rüffer & rub

Irene Bopp-Kistler [Hg.]

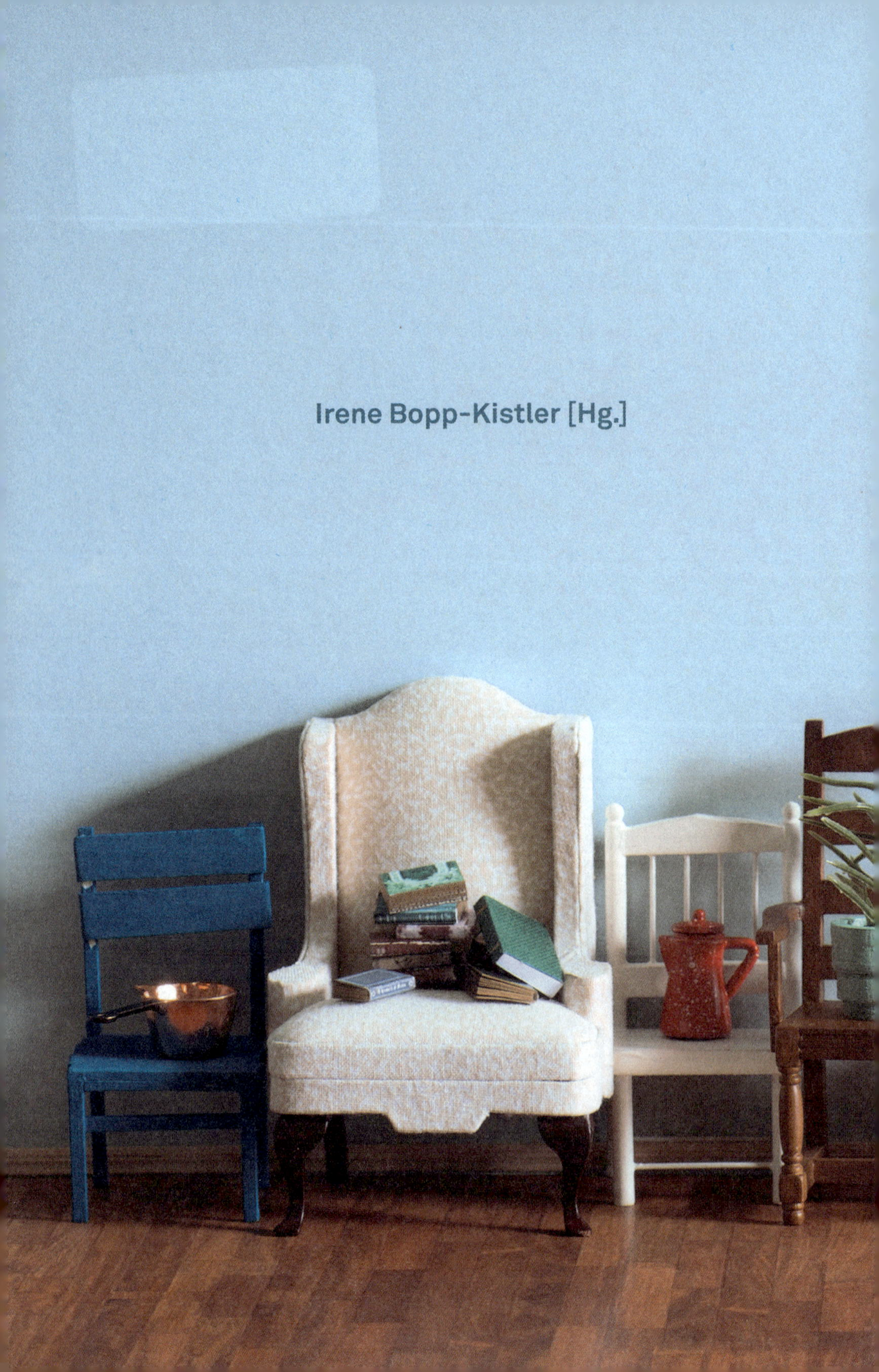

demenz.

Fakten
Geschichten
Perspektiven

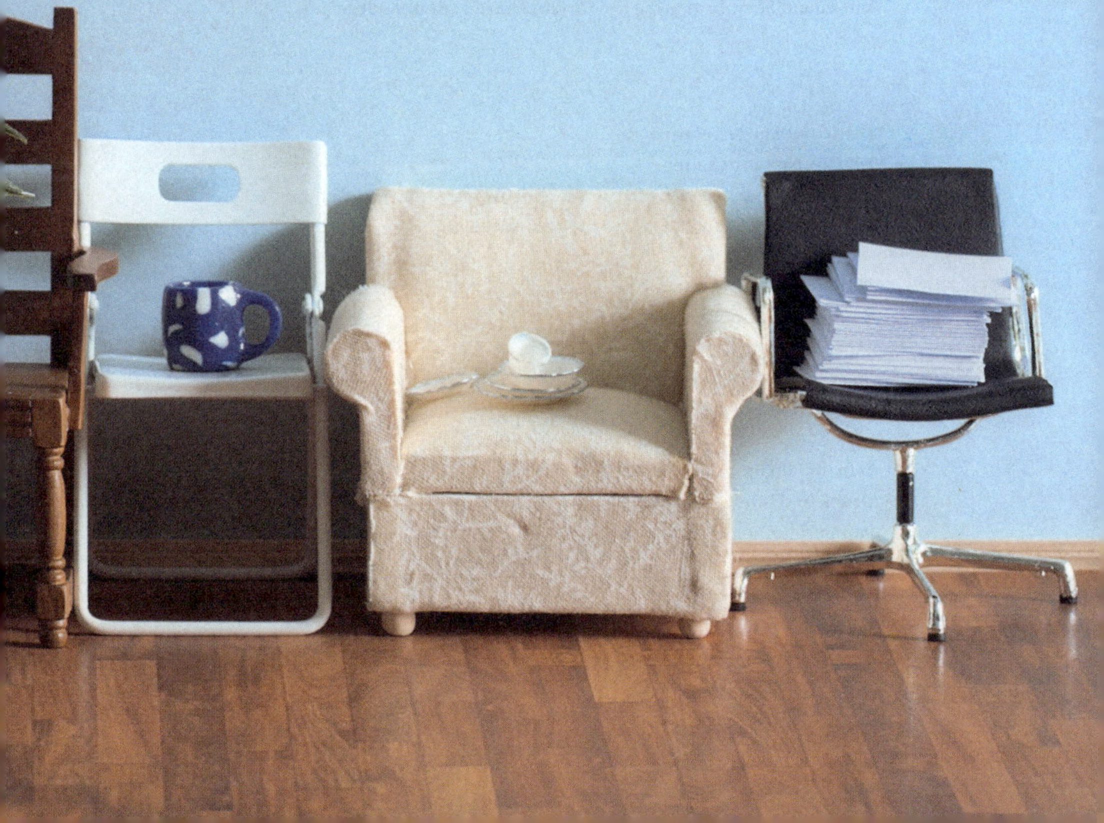

Der Verlag und die Herausgeberin bedanken sich
für die großzügige Unterstützung bei

Alzheimer Forum Schweiz
Hamasil Stiftung
Paulie und Fridolin Düblin Stiftung

altaVita

stiftung sonnweid
hilft bei demenz

sowie bei allen, die ungenannt bleiben wollen.

Der rüffer & rub Sachbuchverlag wird vom Bundesamt für Kultur mit einem Strukturbeitrag für die Jahre 2021–2024 unterstützt.

Dritte Auflage Frühjahr 2022

info@ruefferundrub.ch | www.ruefferundrub.ch

Bildnachweis Umschlag:
© Alita Ong / Stocksy.com

Bildnachweis Porträt Irene Bopp-Kistler:
© Roland Brändli

Schrift: Filo Pro, AkkuratStd
Druck und Bindung: Livonia Print Ltd., Riga
Papier: Munken print white, 80 g/m², 1.8

ISBN 978-3-907351-12-3

INHALT

Irene Bopp-Kistler

Würde und Schicksal

Die erste Auflage dieses Buchs erschien im Jahr 2016, seither ist dieses Buch für viele Betroffene und Angehörige, aber auch Professionelle, zu einem ständigen Begleiter geworden, weil es Fragen aufwirft und mögliche Antworten anbietet.

Menschen mit Demenz stellen sich zu Beginn der Erkrankung oft die Frage, wie es sein wird, wenn sie nicht mehr die Person von früher sein werden. Angehörige fürchten sich, dass sie vergessen könnten, wie die geliebte Person einmal war. Klar ist: Würde kann keinem Menschen genommen werden, auch nicht einem Demenzkranken, solange ihn das Gegenüber in seinem veränderten Sein annimmt und versteht.

Demenz – Punkt. Es geht nicht um Richtig oder Falsch, es geht darum, dass wir uns nach dem Lesen dieses Buches für Gedanken öffnen, die uns bis anhin verborgen waren. Die Autor:innen sind einerseits renommierte Fachleute aus Medizin, Theologie und Wissenschaft, andererseits aber auch Menschen, die tagtäglich mit der Demenzerkrankung konfrontiert werden, sei das als direkt Betroffene, als Angehörige oder als Professionelle. Zu Wort kommen viele Persönlichkeiten und greifen Themen auf wie Sinnfindung, Abschied, Angst, Partnerschaft, Sexualität, Scham oder Wut. Was bedeutet die Erkrankung für Menschen mit Migrationshintergrund oder für Familien mit einer genetischen Belastung? Muss *Palliation* [↗] bei dieser Erkrankung anders definiert werden?

Die Demenz tritt schicksalhaft in das Leben der Betroffenen und ihrer Familien. Giovanni Maio meint dazu: »Die Medizin ist angetreten, um das Schicksal zu bekämpfen … Aber gerade dieser erreichte Erfolg droht heute der Medizin zum Verhängnis zu werden, weil die moderne Medizin in ihrer auf Machbarkeit orientierten Grundhaltung dem Irrglauben verfallen ist, dass sie überhaupt kein Schicksal mehr zu akzeptieren brauche ...«[1] Viele Demenzerkrankte und ihre Angehörigen zeigen uns, wie sie lernen – trotz Schmerz –, das Schicksal zu akzeptieren.

Die Erkrankung betrifft genau den Bereich, der uns so wichtig ist: unser Denken und unsere Persönlichkeit, weswegen sich die Frage stellt, ob ein solches Leben noch Sinn macht. Der Sinn des Lebens wird meist damit verknüpft, ob das Leben dem entspricht, was wir von ihm erwarten. Wenn man Sinn so definiert, dann hat das Leben mit Demenz tatsächlich wenig Sinn. Es könnte aber auch darum gehen, dass wir fähig werden, in jeder Situation, die uns schicksalhaft gegeben wird, nicht aufzugeben – wir alle sind Suchende. Der Sinn des Lebens ist nicht allein durch Hirnleistung bestimmt, sondern durch die bewusste Wahrnehmung jedes einzelnen, einzigartigen Moments. Eine Angehörige schreibt während des Sterbeprozesses ihres Ehemanns: »Ja, da sehnt man sich manchmal nach dieser Zeit, und wenn sie da ist, ist es auch wieder zu früh. Doch im Moment haben wir einfach ZEIT zum Dasein!«

Leben besteht aus dem ständigen Prozess des Loslassens. Betroffene und ihre Angehörigen sind gezwungen, immer wieder loszulassen. In diesem Prozess des Loslassens sind sie uns voraus.

Aus mir ist keine Mathematikerin geworden, wie ich es ursprünglich vorhatte, doch die Mathematik hat mir geholfen bei der Suche, Zusammenhänge und Widersprüche einzuordnen. Als Ärztin werde ich auch nach meiner Pensionierung weiterhin Menschen mit Demenz und ihre Angehörigen auf der Suche nach Antworten begleiten, auch in Momenten, in denen die Sinnhaftigkeit des Lebens infrage gestellt wird.

Irene Bopp-Kistler, Juni 2022

1

demenz – eine krankheit mit vielen facetten

Irene Bopp-Kistler

Die Demenz beginnt schleichend

Bevor die Menschen zu mir in die Sprechstunde kommen, liegt eine lange Zeit der Verunsicherung und schließlich der Verzweiflung hinter ihnen. Ein Name wird vergessen, ein Schlüssel nicht gefunden, die Wörter liegen nicht mehr auf der Zunge. Wir alle kennen die Reaktion auf solche Fehlleistungen: Wir sind verunsichert, spüren auch eine leichte Angst, die mit jeder weiteren Situation des Vergessens noch stärker wird. Solchen Situationen begegnen wir nur ab und zu, doch bei Menschen mit einer *Demenz* [↗] gehören solche Momente zum ständigen Erleben.

Eine Demenzerkrankung ist eine Hirnerkrankung, die zu Einschränkungen von mehreren Hirnfunktionen führt, was Einbußen im Alltag zur Folge hat. So lautet die kürzeste medizinische Definition der Demenz. Der Selbstwert und das Selbstverständnis der Betroffenen werden schon zu Beginn der Erkrankung erschüttert, die Angst ist ein ständiger Begleiter, und diese wird mit jeder noch so kleinen Fehlleistung immer größer. Menschen mit einer beginnenden Demenz haben enorme Angst, über ihre Aussetzer zu sprechen, weil sie sich vor der Reaktion ihres Gegenübers fürchten. Und das lässt die Angst noch größer werden. Erst wenn wir uns vor Augen halten, wie einsam und unverstanden sie sich fühlen müssen, können wir uns in die Menschen mit einer beginnenden Demenzerkrankung hineinversetzen.

Bei fast allen Patient:innen beginnen die Leidensgeschichten nahezu gleich.

Ständige Vergesslichkeit begleitet mich: Ich suche nach Namen, bin weniger speditiv, am Arbeitsplatz bringe ich nicht mehr die gewohnten Ergebnisse. Ich befinde mich in einer permanenten

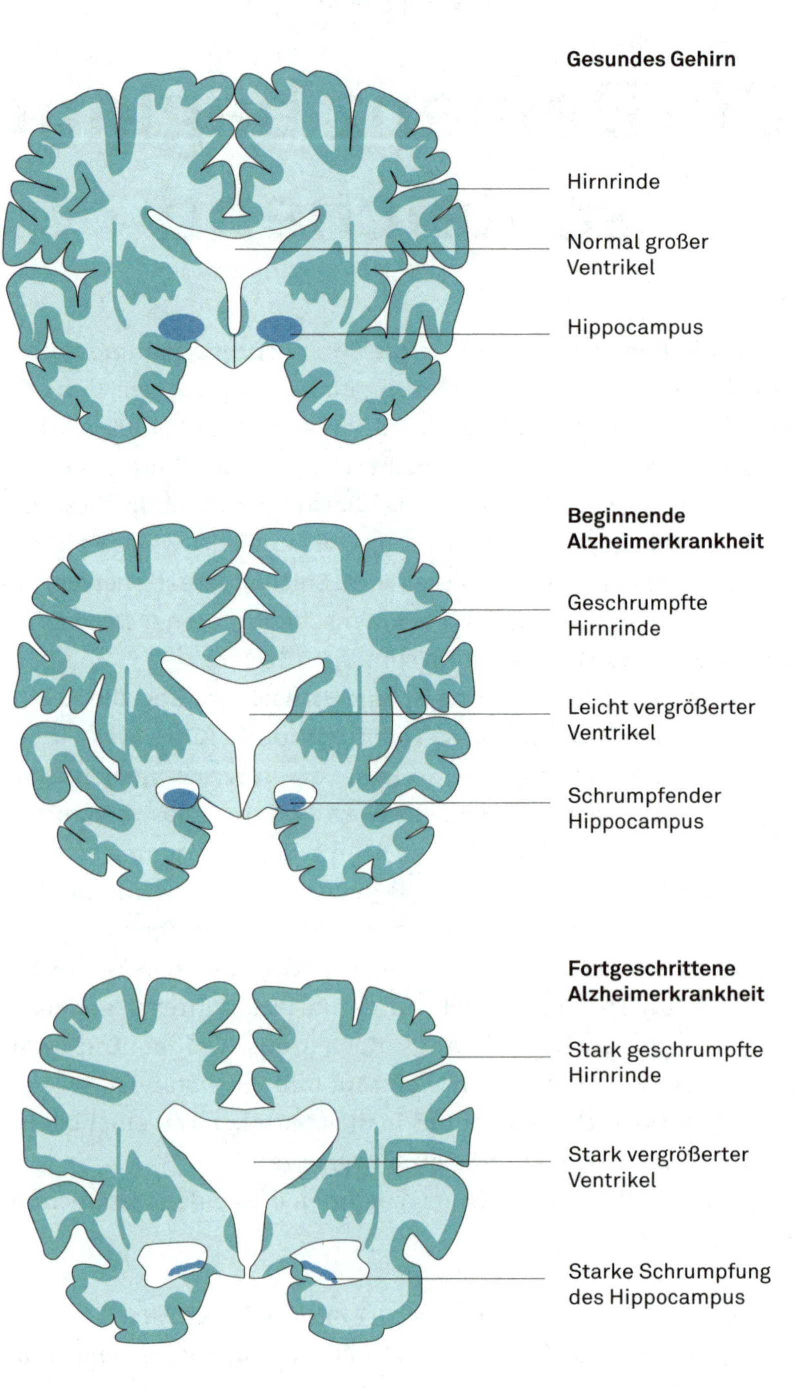
Gesundes Gehirn
Hirnrinde
Normal großer Ventrikel
Hippocampus
Beginnende Alzheimerkrankheit
Geschrumpfte Hirnrinde
Leicht vergrößerter Ventrikel
Schrumpfender Hippocampus
Fortgeschrittene Alzheimerkrankheit
Stark geschrumpfte Hirnrinde
Stark vergrößerter Ventrikel
Starke Schrumpfung des Hippocampus

Stresssituation. Das Mitarbeiter:innengespräch fällt, nach Jahren der Zufriedenheit und der Wertschätzung, plötzlich schlecht aus. Ich fühle mich benachteiligt, nicht verstanden, alleine gelassen.

Am Morgen habe ich keine Lust aufzustehen. Ich habe keine Motivation, zur Arbeit zu gehen, bin erschöpft und lustlos. Ich bin wütend, mache andere für meine Situation verantwortlich. Ich fühle mich von Kolleginnen und Kollegen gemobbt. Hinter meinem Rücken wird über mich geredet, aber nicht mit mir. Ich lasse mich krankschreiben, Burn-out, da hat man das Recht dazu. Trotzdem fühle ich mich nicht besser. Auch zu Hause treten Fehler auf, auch hier werde ich nicht verstanden, es kommt ständig zu Streit. Ich wehre mich gegen alles, möchte einfach in Ruhe gelassen werden.

Ob ich Alzheimer [↗] *habe? Doch ich verdränge diesen Gedanken sofort. Die Menschen würden mit dem Finger auf mich zeigen. Ich stecke in einer Sackgasse. Alle machen mir Vorwürfe, wollen alles besser wissen. Es ist dicke Luft im Haus. Ich werde wieder krankgeschrieben, zuerst vom Hausarzt, dann von einem Psychiater wegen einer* Depression [↗]. *Ich weiß nicht, ob ich depressiv bin, ich mag nicht mehr, mag auch nicht mehr unter die Leute.*

Ich schäme mich, bin aber gleichzeitig froh, dass mich meine Frau endlich darauf anspricht, dass mit mir etwas nicht stimmt. Ich streite es ab, und dennoch nehme ich wahr, dass etwas anders ist. Erneut Streit, Argumente und Gegenargumente.

Und dann die Aufforderung meines Hausarztes, zu einer Abklärung in eine Memory Clinic [↗] *zu gehen. Ich sträube mich dagegen, doch so kann es auch nicht weitergehen. Andererseits: Endlich wird meine Situation ernst genommen. Doch was kann es sein? Hoffentlich nicht Alzheimer, ich bin doch erst 56? Ich hoffe auf eine Ursache, die man behandeln kann …*

Ein Erleben, das Unzählige mitten unter uns durchmachen. Eine Geschichte, die nicht in den Zeitungen steht; eine Geschichte, die in keinem Lehrbuch zu finden ist, und dennoch ist sie lehrbuchhaft.

Jede Demenzerkrankung beginnt unmerklich, die Betroffenen spüren Veränderungen an sich, können diese aber nicht richtig einordnen. Angehörige nehmen Defizite wahr, ein eigenartiges Verhalten, wagen aber nicht, darüber zu sprechen. Doch die Veränderungen lassen sich nicht länger ignorieren. Eine Abklärung wird immer dringlicher.

Überweisungszeugnis eines 58-jährigen Ökonomen in verantwortungsvoller Position: Die überweisende Psychiaterin schreibt, dass sich der Patient umbringen würde, wenn ich ihm allenfalls die Diagnose der Demenz übermitteln müsste.

Vor mir sitzt eine starke Persönlichkeit, die im Berufsleben zunehmende Kränkungen erfährt, weil es immer wieder zu unangenehmen Vorfällen kommt. Es fällt die Diagnose eines Burnouts, der Patient versucht trotzdem wieder 50% zu arbeiten, aber es geht nicht, er fühlt sich müde und antriebslos. Nach intensiven Abklärungen zeigt sich, dass es sich bei ihm um eine beginnende Alzheimerdemenz handelt.

Im Beisein seiner Ehefrau sage ich: »Sie haben Alzheimerdemenz.« Nach einer kurzen Pause fahre ich fort: »Ihre Psychiaterin schreibt, dass Sie nun Ihrem Leben ein Ende setzen möchten.« Der Patient schaut mich an und erwidert: »Endlich kann ich meine Defizite richtig einordnen, ich möchte krankgeschrieben werden.«

Was hat diesen Menschen fast in den Suizid getrieben? Es war nicht die Diagnose einer Alzheimerdemenz, sondern die unklare Situation, die an seinem Selbstwertgefühl rüttelte. Der gestandene Ökonom wurde nur noch auf seine Defizite aufmerksam gemacht und nicht mehr auf seine Stärken.

Zwei Jahre später geht es dem Patienten subjektiv gut, für seine Ehefrau waren es Jahre des Wachstums und des Lernens. Der Patient braucht keine Antidepressiva mehr, er arbeitet nicht mehr und hat sich neue Aufgaben gesucht: mehr Sport, Mitwirken in einem Historikerclub (er wird dort geschätzt, hat seine Situation offen dargelegt), Reisen nach Amerika, wo er sich immer schon wohlfühlte. Auf meine Empfehlung hin hat er sich im Geschäft zu seiner Krankheit bekannt und darauf nur positive Reaktionen erhalten.

Immer wieder wird postuliert, dass man Menschen mit der Diagnosestellung Alzheimer in den Suizid treiben könnte. Genau das Gegenteil ist der Fall: Die Unsicherheit, das Verlorensein in einer nicht einzuordnenden Situation führt zu suizidalen Gedanken.

Eine offene Kommunikation über die Diagnose Demenz ermöglicht es Angehörigen und Betroffenen gleichermaßen, das Leben neu an die Hand zu nehmen, auch wenn die Diagnose zunächst schockiert. Und in der Mehrheit der Fälle führt die Diagnosestellung zu einer Milderung der Symptome.

Eine Abklärung erfindet keine Diagnose, sondern gibt Symptomen einen Namen!

Eine klare Diagnosestellung ist essenziell, weil sich nicht hinter jeder *kognitiven* [↗] Einbuße eine Alzheimerdemenz versteckt. Umso unverständlicher ist die Tatsache, dass oft geäußerte Symptome, die von Patient:innen beunruhigend empfunden werden, von ihrer Umgebung und leider auch von Hausärztinnen und -ärzten zu wenig ernst genommen werden.

Wieso werden ausgerechnet Beschwerden, die die Hirnleistung betreffen, von vielen Ärztinnen und Ärzten bagatellisiert? In einem Workshop für Hausärztinnen und Hausärzte habe ich genau diese Frage gestellt; die offene Antwort, von mehreren Kolleg:innen bestätigt: Im Vordergrund steht die Befürchtung, dass nach einer Demenzdiagnose ein riesiges Case Management nötig ist, für das sie kaum Zeit finden. Dazu gehören beispielsweise die Besprechung der *Fahreignung* [↗], die Abklärung der Urteilsfähigkeit, die Organisation von Hilfe, der Miteinbezug von Angehörigen. Diese längst nicht vollständige Liste zeigt, wie komplex die Situation nach einer Demenzdiagnose ist. Die Antworten zeigen aber auch, dass unser Gesundheitssystem sehr stark auf die Behandlung der Somatik (= körperliche Beschwerden) ausgerichtet ist und dass zeitintensive sozialmedizinische Betreuung finanziell nicht adäquat abgegolten wird. Das muss sich ändern, denn Demenzkranke werden eine Realität in allen Praxen sein. Das Gesundheitssystem sollte die praktizierenden Ärztinnen und Ärzte unterstützen, die sich bereit erklären, solche Patient:innen ganzheitlich zu betreuen, und die auch die Bereitschaft mitbringen, Krisensituationen zu managen. Denn: Krisen sind bei allen Demenzbetroffenen vorprogrammiert.

Ein weiterer Grund, wieso Grundversorger:innen vor der Diagnosestellung zurückscheuen: Die medikamentösen therapeutischen Möglichkeiten sind begrenzt. Immer wieder höre ich: Keine Therapie, wieso also eine Abklärung? Ein solcher Satz zeugt von einem medizinischen Denken, das nur auf »Machbarkeit« ausgerichtet ist.

Ein hochbetagter Mensch mit einer leichten Hirnleistungsstörung, der bereits über ein breites Unterstützungsnetz verfügt und bei dem keine größeren sozialmedizinischen Schwierigkeiten vorhanden sind, braucht auch aus meiner Sicht nicht dieselbe intensive Abklärung wie ein jüngerer, der noch im Arbeitsprozess steht. Doch auch ältere Menschen mit kognitiven Problemen haben das Recht auf Abklärung und Wissen. Es ist immer wieder erstaunlich zu sehen, dass bezüglich technischer Abklärungen und Eingriffe keine Altersbeschränkung vorhanden ist, doch wenn es um Hirnleistung geht, dann wird nicht mit der gleichen Elle gemessen.

Die Abklärung einer Hirnleistungsstörung ist nicht nur wegen des ganzheitlichen therapeutischen Ansatzes gefragt, sondern vor allem, um mögliche Ursachen zu identifizieren, die behandelbar sind. Dazu gehören unter anderem Stoffwechselstörungen, Vitaminmangelzustände und Entzündungen. Neben einer breiten internistischen Abklärung sollte auch immer eine Bildgebung (*MRI* [↗] oder ein *CT* [↗]) gemacht werden, mittels denen die Suche nach Tumoren oder Blutungen möglich ist. Speziell soll an dieser Stelle das *Subduralhämatom* [↗] erwähnt werden, das oft unerkannt bleibt oder mit einer Demenzerkrankung verwechselt wird.

Die Assistenzärztin ruft mich zu einem älteren, leicht verwirrten Mann. Die Ehefrau berichtet, dass er sich in den letzten Monaten mehr und mehr zurückgezogen habe und eine deutliche Störung des Gedächtnisses [↗] *zeige. Er könne aber immer noch gut gehen, sie unternehmen noch lange gemeinsame Spaziergänge.*

Das in unserer Klinik routinemäßig durchgeführte MRI des Hirns zeigt zu unserem Erstaunen zwei ausgedehnte Subduralhämatome, obwohl das klinische Bild überhaupt nicht dazu passte. Nach einem operativen Eingriff erholte sich der Patient.

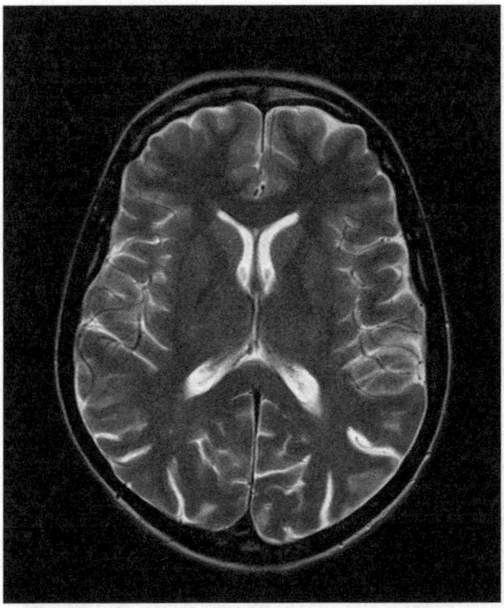

Normales Hirn

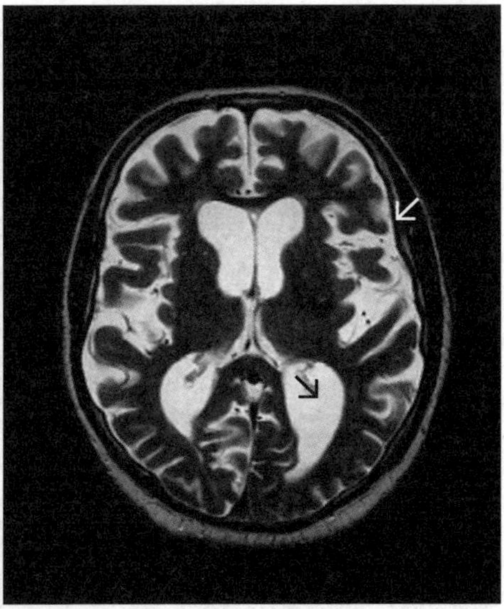

Schwere Atrophie: Hirnrinde stark geschrumpft, vergrößerte Ventrikel

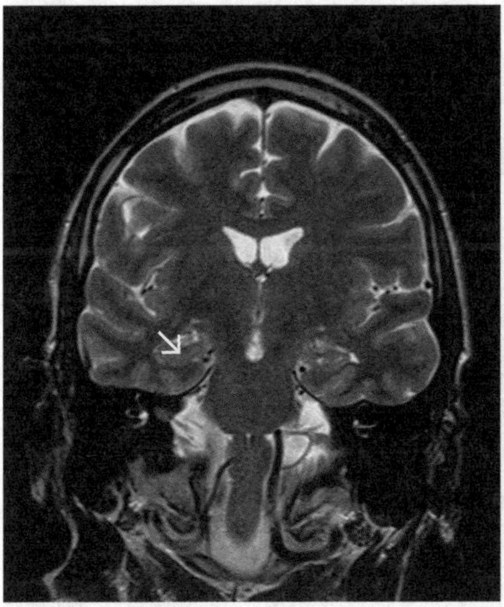

Normales Hirn (coronarer Schnitt): Hippocampus [↗] normal groß

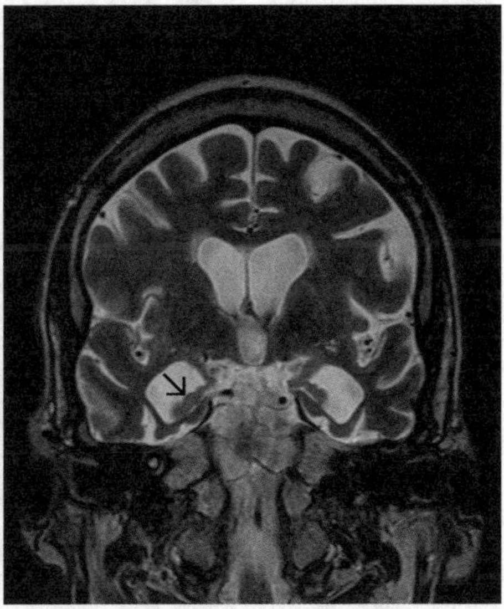

Schwerste hippocampale Atrophie: Hippocampus ist stark geschrumpft

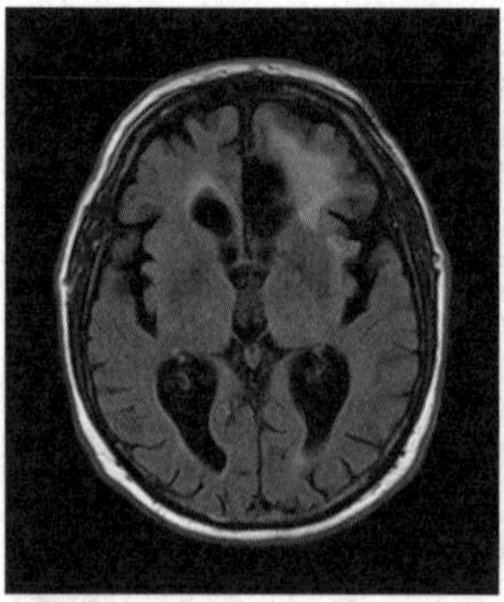

Frontalinfarkt

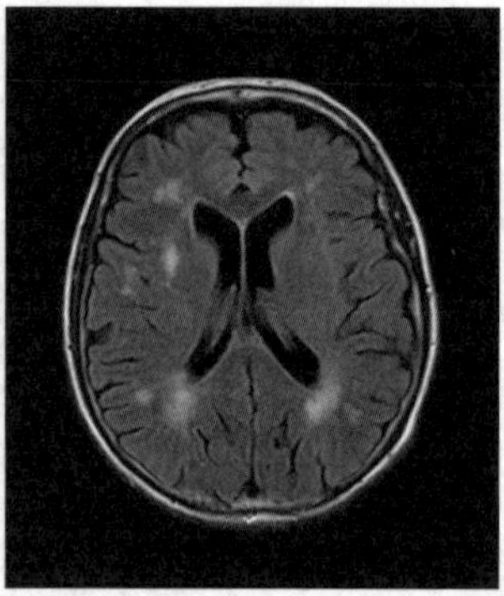

Mikrovaskuläre Veränderungen

Frontalinfarkt:
Durchblutungsstörungen eines großen Hirngefäßes

Mikrovaskuläre Veränderungen:
Durchblutungsstörungen von kleinen Hirngefäßen

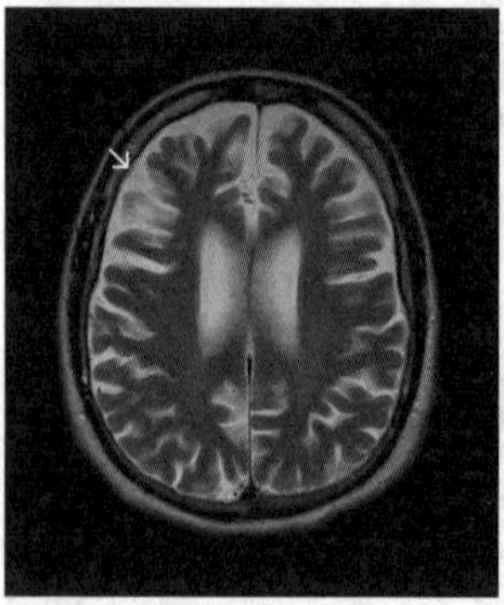

Frontotemporale Demenz

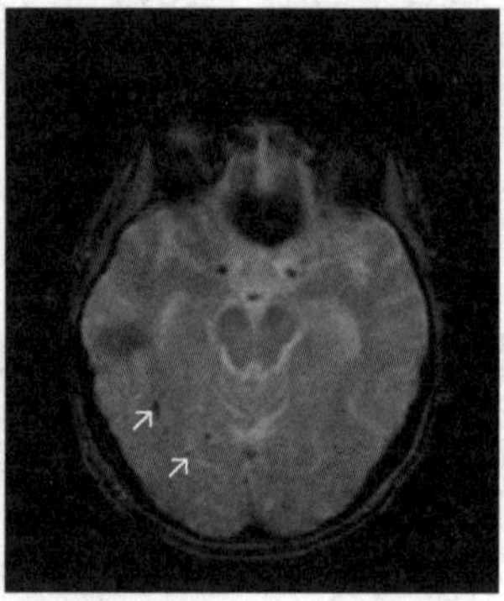

Multiple Mikroblutungen

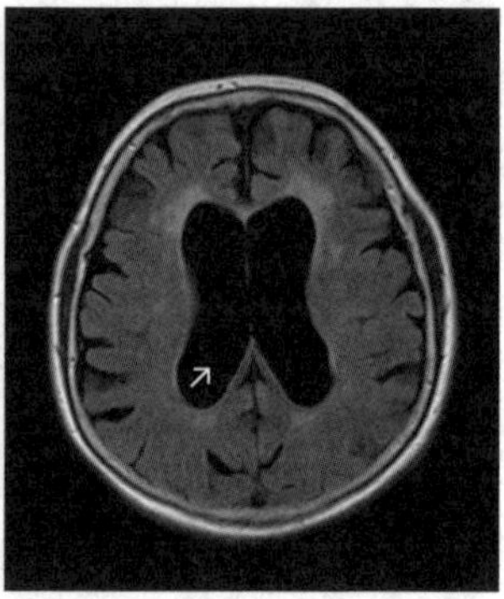

Normaldruckhydrocephalus

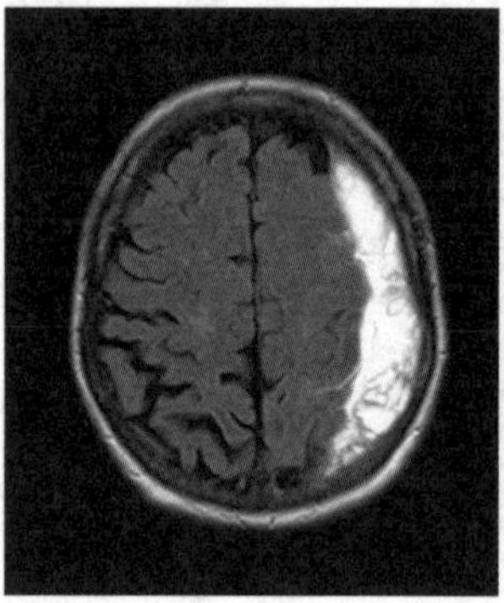

Subduralhämatom: große Blutung

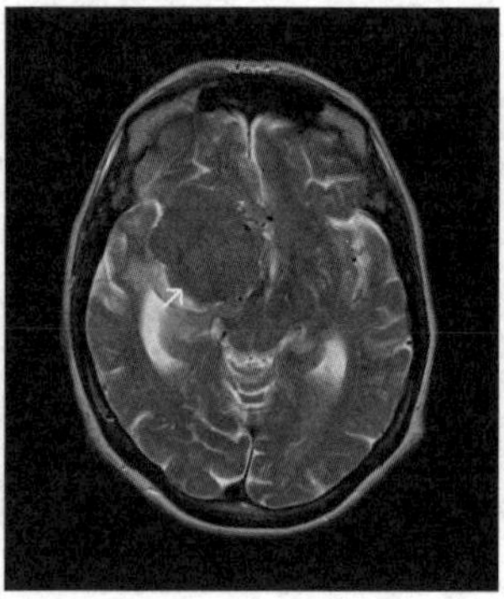

Riesiges Meningeom (gutartiger Tumor)

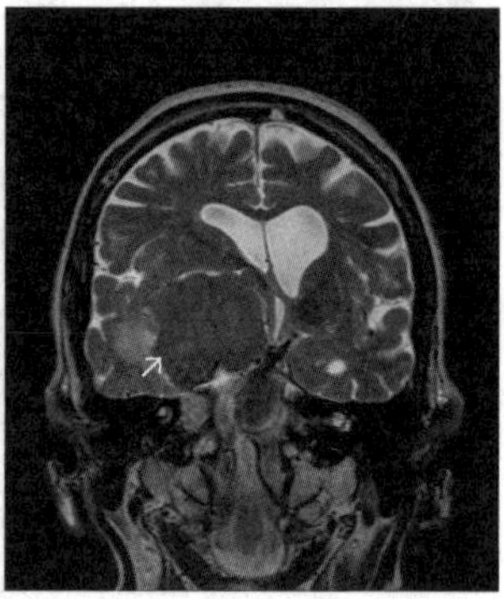

Meningeom drückt auf Hippocampus

Mit der Untersuchung der Hirnflüssigkeit (= *Liquor* [↗]) kann einerseits eine Entzündung ausgeschlossen oder gefunden werden, andererseits ist es auch möglich, gewisse Marker zu identifizieren, die spezifisch bei der Alzheimerkrankheit vorkommen.

> *Ein Mann, 70-jährig, verwirrt, sturzgefährdet, völlig wesensverändert, soll in einem Pflegeheim betreut werden. Der sanfte Großvater bedrohte plötzlich seine Enkelkinder. Von der Memory Clinic hatte er gehört und war bereit für eine Abklärung, weigerte sich jedoch, ins Pflegeheim einzutreten.*
>
> *Meine erste Frage: »Was stört Sie am meisten?« Die Antwort lautete: »Meine Kopfschmerzen, und dass ich plötzlich zuckerkrank bin.« Gedächtnisstörungen erwähnte er nicht. Ich ging auf seine Schmerzen ein, der Patient fasste Vertrauen und willigte schließlich in alle Abklärungen ein.*
>
> *Die* Liquoruntersuchung [↗] *ergab eine schwere Entzündung, hervorgerufen durch* Borrelien [↗]. *An einen Zeckenbiss konnte sich der Patient allerdings nicht mehr erinnern. Die Zuckerkrankheit war durch die Infektion ausgelöst worden. Kopfschmerzen sind kein Leitsymptom der Alzheimerkrankheit. Der Patient wurde während drei Wochen mit Antibiotika behandelt, die Symptome haben sich mehrheitlich zurückgebildet. Er fährt nun wieder mit seinem Auto in sein geliebtes Rustico im Tessin.*

Vermutlich gibt es wenige Gebiete in der Medizin, in denen man mit so großer Unsicherheit und auch schlechter Prognosefähigkeit umgehen muss, wie in der Abklärung von Hirnleistungsstörungen. Selbst wenn die Ergebnisse aller Untersuchungen auf eine beginnende Demenz hinweisen, taucht umgehend die Frage auf, ob das wirklich sein kann.

Jede Demenzerkrankung beginnt Jahre zuvor mit einer *subjektiven Gedächtnisstörung (SCI)* [↗]. Diesem Stadium folgt eine ganz leichte Einbuße verschiedener Hirnleistungen, auch *mild cognitive impairment (MCI)* [↗] genannt, oder nach neuer amerikanischer Nomenklatur auch *mild neurocognitive disorder (NCD)* [↗].

Die Sachlage wird noch komplizierter, wenn man bedenkt, dass nur ein kleiner Bruchteil der Patient:innen mit einer subjektiven Gedächtnisstörung und etwa die Hälfte der Patient:innen mit einer milden kognitiven Beeinträchtigung nach Jahren an einer Demenz erkranken werden. Demgegenüber steht die Tatsache, dass es sich bei einem Teil der Patient:innen sogar spontan verbessern kann; bei einem anderen Teil bleiben die leichten Defizite bestehen, werden aber nicht stärker. Dieser unklare Umstand belastet und kann zu Depression und Verzweiflung führen, insbesondere dann, wenn die Betroffenen noch im Berufsleben stehen. Deshalb ist es angebracht, weitere, auch kostspielige Abklärungen (Liquorpunktion, *PET* [↗]) durchzuführen. Leider zeigen Studien, dass ausgerechnet die Menschen, die Angst vor einer Demenzerkrankung haben und tatsächlich eine leichte Hirnleistungsstörung aufweisen, wirklich gefährdet sind, im Laufe der Jahre eine Demenzerkrankung zu entwickeln.[1] Die Forschung ist noch nicht so weit, dass die Diagnose zu Lebzeiten mit 100-prozentiger Sicherheit gestellt werden kann, wir können uns ihr mit 70- bis 90-prozentiger Sicherheit annähern.

Eine Diagnosestellung setzt sich wie ein Puzzle zusammen: Am Anfang steht die *Anamnese* [↗], die wichtiger ist als jede medizinische und *neuropsychologische* [↗] Abklärung. Zuhören, Nachfragen, die geschilderten Beschwerden und Symptome richtig einordnen, zeitliche Zusammenhänge erfragen, verschiedene Wahrnehmungen aufnehmen. Das Geheimnis des guten ärztlichen Gespräches: sich einlassen auf die Patient:innen und Angehörigen und nicht nur die technischen Abklärungen im Auge haben. Letztere sind notwendig und aussagekräftig, doch heutzutage verliert man sich oft in technischen Abklärungen und vergisst dabei den Menschen mit seinen ureigenen Sorgen und Beschwerden.

Das Ziel eines Diagnosegespräches

Das Verständnis von Krankheitsprozessen und deren Auswirkungen ist sowohl die Grundlage jeder rationalen Therapieplanung als auch die Voraussetzung für die Kommunikation mit den Patient:innen und deren Angehörigen. Eine längerfristige Therapieplanung darf nie nur aus einer medikamentösen Therapie bestehen, sondern muss *milieutherapeutische* [↗] und sozialmedizinische Maßnahmen beinhalten.

PET-Untersuchung

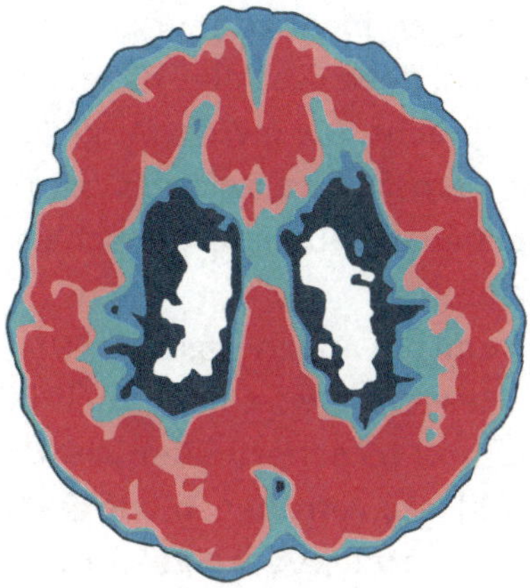

Gesundes Hirn:
Normaler zerebraler Glukose-
Stoffwechselprozess

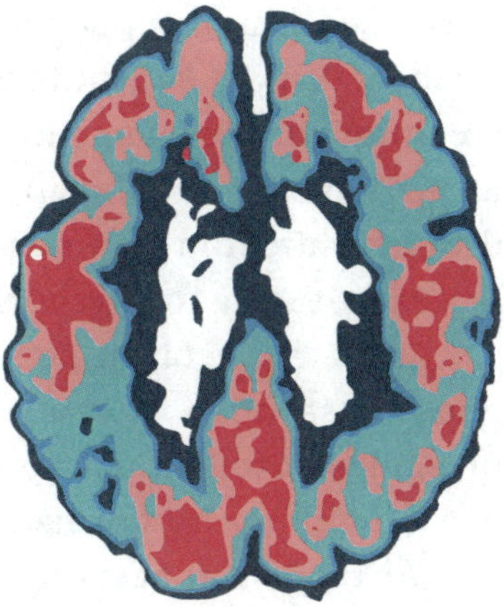

Hirn mit leichter bis mittlerer Alzheimerkrankheit:
Abnehmender zerebraler
Stoffwechselprozess

Die Übermittlung einer Demenzdiagnose entspricht der Übermittlung einer schlechten Nachricht. Aus der Onkologie ist seit Jahrzehnten bekannt, dass das Wie der Diagnoseeröffnung für die weitere Verarbeitung der so herausfordernden Situation von größter Wichtigkeit ist. Alzheimer Europe[2] stellt seit Langem die Forderung, dass der/die Patient:in primär das Recht auf eine klare Information bezüglich seiner Diagnose hat und dass ihm/ihr dieses Recht nur in dem Fall nicht zukommen soll, wenn er/sie dies nicht wünscht. Manchmal braucht es etwas Überzeugungskunst, doch es ist hilfreich, wenn sowohl Betroffene wie auch die Angehörigen die Diagnose gleichzeitig hören. Die Erfahrung zeigt, dass die Angehörigen nicht früh genug mit einbezogen werden können. Dennoch ist es äußerst wichtig, dass nicht über die Demenzerkrankten gesprochen wird, sondern mit ihnen. Nur so können gemeinsame Lösungsstrategien gefunden werden, auch wenn der/die Patient:in seine Symptome nicht gleich wahrnimmt wie das Umfeld (*Anosognosie* [↗]).[3]

In der Praxis sieht es aber oft anders aus: Man spricht mit den Angehörigen über die Patient:innen, auch in deren Gegenwart. Immer wieder hört man die Aussage von Angehörigen: »Diese Diagnose kann man doch den Betroffenen nicht zumuten.« Man versucht den/die Patient:in zu schonen, doch die Folge davon ist die Unmöglichkeit gemeinsamer Gespräche. Die gleichzeitige Information aller Beteiligten hat mit Respekt und Wertschätzung dem/der Patient:in gegenüber zu tun und mit einer partnerschaftlichen Arzt-Patient-Angehörige-Beziehung.

Zu klären ist, ob die Betroffenen und die Angehörigen die Diagnose tatsächlich wissen wollen. Dieser Frage ist man auch in unzähligen Studien nachgegangen, und in nahezu allen wurde der Wunsch nach Information sowohl von Betroffenen wie auch von Angehörigen bestätigt.[4] Es konnte zudem gezeigt werden, dass Paare, die bereits eine Demenzerkrankung befürchteten, mit Erleichterung auf die Diagnose reagierten, auch wenn sie gehofft hatten, dass eine andere Erklärung für die Symptome gefunden werden könnte.[5] Nur die Menschen, die in keiner Weise mit einer Demenzdiagnose gerechnet hatten, reagierten teils schockiert. Meine Erfahrung weist aber darauf hin, dass sich im Laufe der Erkrankung auch bei solchen Paaren eine offene Kommunikation als positiv erweisen wird. Auch wenn schlimmste Befürchtungen bestätigt werden, ist dies besser als die nagende Ungewissheit.

Schwieriger ist die Diagnoseübermittlung bei Alleinstehenden, besonders wenn sie keine Krankheitseinsicht haben. In solchen Situationen ist es unumgänglich, Hilfe (*Spitex* [↗], aufsuchende Beratung oder auch Involvierung der Behörden) zu organisieren.

Wichtig ist, Betroffene und Angehörige nach dem Diagnosegespräch mit ihren Ängsten nicht alleine zu lassen, sondern ihnen eine von menschlicher Anteilnahme und fachlichem Wissen geprägte Begleitung anzubieten. Die Erfahrung zeigt, dass Außenstehende die Demenzerkrankung oft sehr wohl wahrgenommen haben und dass nach erfolgter Diagnoseeröffnung eine wesentlich offenere Kommunikation im Familien- und Freund:innenkreis möglich ist.

Auch einige Ärztinnen und Ärzte vertreten die Meinung, dass Demenzerkrankte nicht über die Diagnose informiert werden sollten. Dies kann mehrere Gründe haben, zum Beispiel Unsicherheit, was die Diagnosestellung bei den Betroffenen auslösen könnte, insbesondere ob sie mehr schaden als nützen würde.[6] Zudem fürchten sich Ärztinnen und Ärzte davor, dass sie die Betroffenen damit verärgern könnten, dass diese noch hilfloser würden, ihren Selbstwert verlieren könnten oder dass die Diagnoseübermittlung eine Krise, wenn nicht gar Stigmatisierung auslösen könnte.[7] Doch die Realität sieht anders aus: In keiner Arbeit konnte bisher gezeigt werden, dass durch die Bekanntgabe der Diagnose die Betroffenen neu eine Depression entwickelten oder Suizid begingen.[8] Es zeigt sich vielmehr, dass vor der Diagnosestellung das Unwissen, die Unsicherheit, die Kränkungen und die Ungewissheit, die Krisensituation und der Kampf um das Verstecken der Symptome die Menschen in die Depression und Suizidalität treibt.

Der Suizid von Gunter Sachs könnte dafür ein Beispiel sein. Er hat seinem Leben ein Ende gesetzt, weil, wie er selber schreibt: »Der Verlust der geistigen Kontrolle über mein Leben [...] ein würdeloser Zustand [wäre], dem entschieden entgegenzutreten ich mich entschlossen habe.« In diesem Abschiedsbrief geht es um Begriffe wie Würde und Lebenssinn, wenn die kognitiven Funktionen nicht mehr in dem Maß vorhanden sind wie zuvor. Eine klare Diagnosestellung fand vermutlich nicht statt. Es wird somit für immer offen bleiben, ob es sich wirklich um eine beginnende Demenzerkrankung handelte oder nicht vielmehr um eine Depression, die häufig auch von kognitiven Ausfällen begleitet wird.

Selbst wenn die Ärztinnen und Ärzte keine durchschlagende medikamentöse Therapie anbieten können, löst die Diagnoseübermittlung nur dann Hoffnungslosigkeit und Hilflosigkeit aus, wenn die Mediziner:innen nicht fähig sind, den Patient:innen trotz der Schwere der Erkrankung Wege aufzuzeigen, wie auch mit einer Alzheimerkrankheit ein gutes Leben möglich ist.

Das Diagnosegespräch als erster therapeutischer Schritt

Die Therapie beginnt mit der Diagnoseeröffnung. Das Diagnoseeröffnungsgespräch, an dem alle wichtigen Bezugspersonen anwesend sind, sollte in einem ruhigen Rahmen und mit genügend

Zeit durchgeführt werden. Zwar müssen die wichtigsten Befunde erklärt werden, doch viel wichtiger ist, dass auch die Betroffenen und Angehörigen Raum erhalten, ihre Gefühle auszudrücken. Der *Palliativ*mediziner [↗] Gian D. Borasio[9] weist darauf hin, dass die Zufriedenheit der Patient:innen nach einem Gespräch direkt mit der Dauer des eigenen Gesprächsanteils zusammenhängt. Dieser Anteil sollte idealerweise größer als derjenige der Ärztin oder des Arztes sein. Eine hohe Messlatte, neigen Ärztinnen und Ärzte doch dazu, möglichst alle medizinischen Details zu übermitteln. Das führt dazu, dass komplizierte medizinische Sachverhalte oft in einer Sprache erläutert werden, die für die meisten Patient:innen unverständlich ist. Dabei rückt das Wesentliche in den Hintergrund: die Übermittlung der schlechten Nachricht.

Die ersten Emotionen und Sätze nach der Diagnoseeröffnung sind für die weitere Gesprächsführung äußerst wichtig und sollten nicht durch das rasche Aufzählen medizinischer therapeutischer Möglichkeiten unterbunden werden, nur weil sich die Diagnoseübermittler:innen unsicher fühlen. Es ist beispielsweise eindrücklich zu erfahren, was eine Pause im Gespräch auslösen kann, wenn nicht sofort von ärztlicher Seite Lösungen vorgeschlagen werden.

Es ist essenziell, dass in erster Linie mit den Betroffenen direkt gesprochen wird und in einem zweiten Schritt mit den Angehörigen. Die Demenzerkrankten fühlen sich ernst genommen, was sie erleichtert. Wertschätzung, Betonung der Stärken, positive Formulierungen und Spiegeln der Gefühle stärken ihn. Der Einbezug der Biografie, die den Menschen zu dem gemacht hat, der er ist, ist eine Möglichkeit, Lösungsstrategien aufzuzeigen, weil sich damit der Demenzerkrankte nicht nur als Patient:in wahrnimmt, sondern als ebenbürtige/r Gesprächspartner:in.

Eine ehemalige Spitexfachfrau kommt in die Memory Clinic, sie wird von ihrer Nichte dazu gezwungen. Die Diagnose: eine leichte bis mittelschwere Demenz. Die Nichte kann nicht zuschauen, wie der Haushalt ihrer Tante zunehmend verwahrlost. Die Patientin lehnt jede Hilfe ab, auch von der Spitex. Sie meint, dass sie es besser könne, sie habe ja die Spitex mit aufgebaut. Jede Argumentation der Nichte wird mit einem Gegenargument beantwortet.

Ich wende mich an die Patientin: »Das muss eine Herausforderung sein, Sie als Pionierin der Spitexdienste sollen nun selber Hilfe annehmen. Und hier sitzen zwei Frauen: Sie eine Powerfrau, und ich eine Powerfrau, und nun soll die eine Powerfrau der anderen vorschreiben, was sie zu tun hat. Ich bewundere Sie für alles, was Sie gemacht haben, aber auch dafür, wie Sie mit der jetzigen Situation umgehen. Sie kämpfen und geben nicht auf, und dennoch verstehe ich, dass sich Ihre Nichte Sorgen macht …«

Die Patientin wurde ganz ruhig und meinte, dass sie verstehen kann, dass wir uns Sorgen machen, und sie willigte kurz danach ein, dass die Spitex organisiert wurde.

Durch sogenanntes *aktives Zuhören* [↗], durch das Spiegeln ihrer Gefühle, fühlte sich die Patientin plötzlich verstanden und konnte ihre ablehnende Haltung ablegen. Bereits in diesem Erstgespräch brachte ein validierendes Verhalten den gewünschten Erfolg. *Validation* [↗] ist in allen Phasen der Demenz möglich. Die Patientin musste sich nicht mehr rechtfertigen und war auch erleichtert, dass der Kampf mit der Nichte, die sie eigentlich liebte, ein Ende fand.

Im Diagnosegespräch sollten auch die Angehörigen zu Wort kommen. Schon zu Beginn der Erkrankung tritt fast unmerklich eine Änderung der Persönlichkeit bei den Betroffenen auf, die zu Konflikten führt. Bereits im ersten Gespräch sollten Themen angesprochen werden, die die Nöte und Gefühle der Angehörigen spiegeln, denn sie sind äußerst dankbar für Erklärungsmodelle. Antriebslosigkeit nicht mehr als Provokation oder Desinteresse zu erleben, sondern als Teil der Erkrankung zu verstehen, hilft ihnen und verhindert Wut und Aggressionen gegenüber den Erkrankten.

Jede Geschichte ist einzigartig. Worte wie »Sie sollten, Sie brauchen, nehmen Sie doch Hilfe an« verletzen mehr, als sie helfen. Fragen hingegen wie: »Was schmerzt am meisten, wie kann ich Ihnen helfen?«, berühren auf der persönliche Ebene. Ein junger Ehemann einer Patientin antwortete auf die Frage, was ihn am meisten schmerzt: »Dass ich mich nicht mehr anlehnen kann.«

Die individuelle Beratung und Begleitung der Angehörigen ist wichtiger als jeder andere therapeutische Ansatz.[10] Patient:innen sind das »Spiegelbild« der Angehörigen. Gehen die Angehörigen nicht argumentativ, sondern verstehend mit den demenzerkrankten Personen um, fühlen sich die Betroffenen sicher, und es entstehen weniger Verhaltensstörungen. Und das ist möglich, wenn von Anfang an Kommunikationshilfen aufgezeigt werden. Angehörige sind dankbar für jeden Hinweis, eine von ihnen brachte es auf den Punkt: »Es ist mehr zu lernen als in der Schule.« Wenn die Angehörigen zum Beispiel erkennen, dass es die Krankheit ist, die dazu führt, dass der/die Patient:in seine Symptome nicht wahrnimmt, müssen sie sich nicht verletzt fühlen. Ein Angehöriger meinte ein halbes Jahr nach dem Diagnosegespräch:

> *»Seit Sie mir gesagt haben, dass es für meine Frau immer wie das erste Mal ist, wenn sie mich das Gleiche fragt, kann ich damit umgehen. Und wenn sie x-mal dasselbe fragt, dann denke ich einfach an Sie und unser Gespräch, und es geht mir wieder gut, weil ich weiß, dass meine Frau es nicht extra macht. Auch ihr geht es viel besser, weil ich sie nicht ständig daran erinnere, dass sie dasselbe schon unzählige Male gefragt hat.«*

Inzwischen ist allgemein bekannt, dass noch keine wirksame Therapie bei einer Alzheimererkrankung existiert. Dennoch gibt es Hilfestellungen – manchmal nur ein liebevolles Wort –, das einen enormen Unterschied bewirkt. Ich habe große Hochachtung vor den Angehörigen, mit wie viel Liebe und Achtsamkeit sie die Hinweise, die Ärztinnen oder Ärzte und Therapeut:innen anzubieten haben, umsetzen. Das ist allerdings nur möglich, wenn der Boden dafür gelegt wurde. Und darin besteht die Kunst des Diagnosegespräches: Es ist der Schlüssel, mit dem die Angehörigen, aber auch die Betroffenen in der so herausfordernden Situation wachsen und neue Hoffnung finden können. Dies verlangt große Empathie vonseiten der Professionellen, Verständnis für Trauer und Tränen und vielleicht auch einmal eine Umarmung oder ein kurzes Händehalten, was in den klassischen Therapiebüchern tabuisiert wird. Wird hingegen die Diagnoseübermittlung lediglich als Bekanntgabe der Befunde abgehandelt, können ein solches Gespräch und die schlechte Nachricht für immer als traumatisch in Erinnerung bleiben.

Bereits im ersten Gespräch sollten weitere Konsultationen vereinbart werden, in denen Themen wie *Vorsorgevollmacht* [↗], Testament, *Patientenverfügung* [↗] u.a. besprochen werden. Zudem muss oft auch die Fahreignung angesprochen werden. Es ist bekannt, dass von einem Gespräch zwischen Ärztin oder Arzt und Patient:in weniges »ankommt«, doch was vom ersten Gespräch in Erinnerung bleiben sollte, ist die Tatsache, dass sich Betroffene und Angehörige verstanden fühlen und mit der Demenzdiagnose nicht alleine gelassen werden. Die Erfahrung zeigt, dass man offen sprechen kann, auch im Beisein der Demenzerkrankten, selbst wenn diese nicht adäquat folgen oder reagieren können. Wichtig ist, dass sie sich nicht ausgeschlossen fühlen. Auch wenn die sprachliche Kommunikation schon erschwert sein sollte, nehmen Demenzerkrankte sehr wohl wahr, was emotional geschieht. Borasio[11] spricht von einer generellen Gratwanderung zwischen Fürsorge durch die Ärztin oder den Arzt und Selbstbestimmung der Patient:innen. Bei Demenz ist die Sachlage noch etwas anders, weil die Wünsche der Patient:innen und ihrer Angehörigen häufig verschieden sind. Um in diesem Spannungsfeld allen gerecht zu werden, braucht es ein hohes Einfühlungsvermögen, um zu entscheiden, wie viel Fürsorge gerade im Moment benötigt wird.

Es ist beeindruckend, dass einzelne Sätze oder auch Bilder (z.B. MRI) für immer erinnert werden. Somit muss man nachfragen, ob ein MRI-Bild wirklich gemeinsam angesehen werden soll. Dies kann das Verständnis für das Geschehen verstärken, es kann damit aber auch das Gegenteil bewirkt werden, weil das geschrumpfte Hirn ein Bild des Schreckens ist.

Welche Sätze in Erinnerung bleiben ist nicht vorhersehbar, weshalb Informationen behutsam weitergegeben werden müssen, und Angehörige und Betroffene müssen auf diese Sätze immer wieder von Neuem zurückkommen dürfen.

Ein Diagnosegespräch löst immer Emotionen aus. Was die Angehörigen besonders betroffen machen kann, ist das Verhalten der Patient:innen. Diese reagieren teils völlig unbeteiligt, was für die Angehörigen, die sich in einem emotionalen Ausnahmezustand befinden, verletzend sein kann. Es gibt jedoch auch das Gegenteil:

Die Ehefrau ist nach der Diagnoseübermittlung in Tränen aufgelöst, der Ehemann nimmt ihre Hand: »Das schaffen wir schon.«

Am Schluss des Gespräches stelle ich stets die Frage nach der Befindlichkeit. Nach einem konfliktbeladenen Familiengespräch erwarte ich eher aggressive Feedbacks, doch der Demenzerkrankte antwortet: »Jetzt weiß ich, dass meine Familie zu mir steht und nicht gegen mich ist.« Die Familie hatte mich zuvor gebeten, das Gespräch ohne den/die Patient:in zu führen, was ich stets ablehne.

Formen der Demenz

Der Begriff Demenz stammt vom Lateinischen »de mente« und bedeutet Abwesenheit des Geistes, des Gedächtnisses. Ein Wort, abwertend, fast schon stigmatisierend, und dennoch ist es nicht mehr aus dem allgemeinen Sprachgebrauch zu entfernen, auch wenn inzwischen die amerikanische Nomenklatur versucht, Demenz durch »neurocognitve disorder« *(DSM-V* [↗]*)* zu ersetzen.

Bei der Alzheimerdemenz kommt es zu Ablagerungen im Hirn. Dabei handelt es sich zum einen um sogenannte senile Plaques, die aus Eiweißbruchstücken (beta-Amyloid Peptid) bestehen, zum anderen um faserförmige Ablagerungen, den sogenannten Neurofibrillenbündel, die aus abnormem, verklumptem Eiweiß (Tau-Protein mit falsch angehängten Phosphatgruppen) bestehen. Die Alzheimerdemenz beginnt fast immer mit Gedächtnisstörungen, schon bald treten weitere Störungen der Hirnleistung auf (Orientierungsstörung, Sprachstörung, Störung der Geschicklichkeit u.a.).

Die zweithäufigste Form ist die *vaskuläre Demenz* [↗], die durch Durchblutungsstörung, insbesondere der kleinen, aber auch größerer Hirngefäße verursacht wird. Immer wieder auftretende Hirnschläge, die durch einen Verschluss größerer Gefäße verursacht werden, können ebenfalls zu einer Demenz führen. Wer kennt nicht den Begriff »Arterienverkalkung des Hirns«, der früher mit der Demenz gleichgesetzt wurde. Erst später wurde klar, dass nicht alle Zustände chronischer Verwirrtheit auf die Verkalkung der Gefäße zurückzuführen sind, sondern dass dafür in der Mehrzahl der Fälle die Alzheimerkrankheit verantwortlich ist. Doch das Bild der Großeltern mit Arterienverkalkung ist tief im Denken unserer heutigen Gesellschaft verankert. Ein Ausdruck, der zu früheren Zeiten gebraucht wurde, ist das POS, das psychoorganische Syndrom; in Zusammenhang mit der Demenzerkrankung wird er nicht mehr verwendet.

Bei der vaskulären Demenz handelt es sich nicht um eine *neurodegenerative Erkrankung* [↗], sondern um eine Erkrankung der Gefäße, die durch dieselben Risikofaktoren beeinflusst wird wie andere Herz-Kreislauf-Erkrankungen. Der größte Risikofaktor bezüglich Arteriosklerose der Hirngefäße ist ein schlecht eingestellter erhöhter Blutdruck, aber auch Fettstoffwechselstörungen, Übergewicht, Rauchen und mangelnde Bewegung können auslösende Faktoren sein. Inzwischen weiß man, dass *vaskuläre* [↗] Veränderungen gar nicht so selten zusätzlich zu den typischen krankhaften Schäden bei der Alzheimererkrankung hinzukommen können. Deswegen geht man davon aus, dass eine Prävention von Gefäßrisikofaktoren das Auftreten der Alzheimererkrankung positiv beeinflussen kann. Dennoch muss darauf hingewiesen werden, dass viele Alzheimererkrankte bis zum Zeitpunkt ihrer Erkrankung sehr gesund gelebt haben.

Auch *okkulte* [↗] Blutungen kleinerer oder größerer Hirnareale können eine Demenz verursachen, wenn die Brüchigkeit der Gefäße erhöht ist, was im Rahmen einer sogenannten *cerebralen Amyloid-Angiopathie* [↗] der Fall ist, bei der die Eiweißablagerungen (Amyloid) sich nicht im Hirngewebe selber befinden, sondern in der Gefäßwand.

Wichtige weitere Demenzerkrankungen sind die *frontale Demenz* [↗] und die *Lewy-Body-Demenz* [↗]. Letztere manifestiert sich völlig anders als eine Alzheimerdemenz: Betroffene Patient:innen zeigen zuerst Probleme in der räumliche Orientierung, während das Gedächtnis noch lange erhalten bleibt. Sie können sich kaum mehr auf etwas konzentrieren, sodass das Autofahren schon in einem sehr frühen Stadium aufgegeben werden muss. Zudem entwickeln sie Symptome wie bei einer Parkinsonerkrankung, und oft treten Halluzinationen auf. Bei der Lewy-Body-Demenz kommt es zur Ablagerung von Eiweißen, den sogenannten Lewy-Körperchen, die sich vom Amyloid der Alzheimerpatient:innen unter-

Wichtigste Demenz-Ursachen

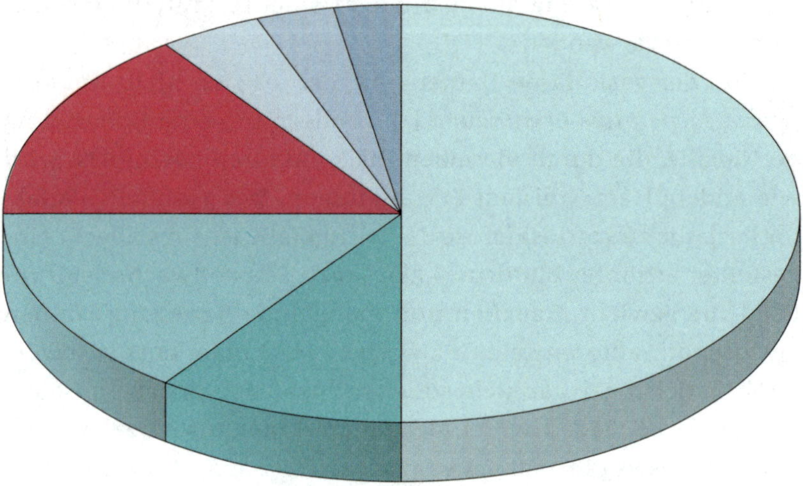

Ungefähre Verteilung der Demenz-Ursachen; je nach Literaturangabe fallen die Zahlen anders aus.

- 50% = Alzheimerdemenz
- 15% = Gemischt vaskulär, Alzheimer
- 10% = Vaskuläre Demenz
- 5% = Frontotemporallappendegeneration, frontale D.
- 5% = Lewy-Body-Demenz, Parkinson-Demenz
- 5% = Seltene Demenzformen (Normaldruckhydrocephalus, PSP, corticobasale Demenz u.a.)
- 10% = Sekundäre Demenz (z.B. Stoffwechselstörung; Depression; entzündliche, infektiöse Ursachen)

scheiden. Diese wurden erstmals vom deutschen Arzt Friedrich Lewy im Jahre 1912 beschrieben, weswegen sie seinen Namen tragen. Erst viele Jahrzehnte später (1990) hat man diesem Krankheitsbild mehr Beachtung geschenkt. Nach wie vor denkt man aber auch heute noch viel zu wenig an diese Krankheit, wenn es um die Diagnosestellung geht. Dabei ist diese Form die zweithäufigste Demenzerkrankung! Helga Rohra[12] leidet an dieser Krankheit und hat ebenfalls die schmerzliche Erfahrung machen müssen, dass sie zu lange keine Diagnose erhielt: Menschen mit Lewy-Body-Demenz zeigen ganz andere Symptome als Alzheimerpatient:innen, sie weisen meist Fehlwahrnehmungen und Halluzinationen auf, weswegen man sie oft als psychisch krank bezeichnet: »Ein paar

Tage später geschah etwas Merkwürdiges, ich begann, vor mir einen Film zu sehen. Es waren Bilder in Farbe, Szenen aus meiner Jugend, von denen ich gar nicht wusste, dass es sie gibt … Natürlich bekam ich es mit der Angst zu tun: Werde ich vielleicht verrückt?«[13]

Die Schilderungen von Fehlwahrnehmungen sind äußerst anschaulich: Einige meiner Patient:innen haben für Familienmitglieder oder auch für Fremde jeden Tag den Tisch gedeckt, weil sie Menschen in der Wohnung wahrnahmen. Menschen mit Lewy-Body-Demenz leiden zudem früh im Krankheitsverlauf unter Orientierungsschwierigkeiten, sie sind in ihrer Aufmerksamkeit eingeschränkt und extremen Schwankungen ausgesetzt: Innerhalb weniger Stunden können sich ihre geistigen Fähigkeiten ändern, Schläfrigkeit wechselt mit starker Agitation oder Verwirrung. Gedächtnisstörungen kommen im Gegensatz zur Alzheimerkrankheit erst spät dazu; zudem treten bei der Lewy-Body-Demenz rasch Parkinson-Symptome wie Steifheit und Zittern auf. Die krankhaften Ablagerungen befinden sich sowohl in der Hirnrinde (v.a. in den hinteren Bereichen und in der Sehrinde) sowie in den tiefen Hirnstrukturen (in den sogenannten Basalganglien, die auch bei der Parkinsonerkrankung betroffen sind).

Die frontale Demenz [↗S. 64ff., 105ff., 161ff.] ist vermutlich die herausforderndste Form, weil sich die Persönlichkeit der Patient:innen ganz stark verändert. Es gibt noch unzählige Demenzformen, die selten sind, alle zeigen typische Leitsymptome. So die *semantische Demenz* [↗], in der die Bedeutung der Sprache verloren geht, und die *primär progressive Aphasie* [↗], die zu einem Verlust der Sprachflüssigkeit führt.

Seltene Demenzformen

Beim *Hydrocephalus malresorptivus* [↗] kommt es nach Blutungen, Infektionen oder auch ohne ersichtlichen Grund zu einer Verklebung der den Liquor rückresorbierenden Membranen, sodass es ein Ungleichgewicht zwischen Liquorproduktion und Wiederaufnahme in die Zelle entsteht, was zu einer Vergrößerung der *Ventrikel* [↗] führt. Die Betroffenen zeigen in der Folge die typische

Trias einer Gangstörung, einer Inkontinenz und in der Folge auch kognitive Störungen. Eine ursächliche Therapie ist nicht möglich. Den Patient:innen kann aber mithilfe einer Shunteinlage geholfen werden: Bei diesem Eingriff wird ein flexibles Schlauchsystem von der Hirnkammer unter der Haut bis in die freie Bauchhöhle eingelegt. Zwischengeschaltet wird ein Ventil, womit die Durchflussmenge von außen gesteuert werden kann. Vor einem solchen Eingriff sollte aber sorgsam abgewogen werden, ob dieser sinnvoll ist, weil sich auch im Rahmen einer Alzheimerdemenz die Ventrikel durch die Schrumpfung des Hirngewebes vergrößern können.

Die *progressive supranukleäre Paralyse* [↗] (progressive supranuclear palsy, PSP oder Steele-Richardson-Olszewski-Syndrom nach den Erstbeschreibern) ist eine neurodegenerative Erkrankung des Gehirns, speziell der Basalganglien. Die Basalganglien spielen eine wichtige Rolle bei der Steuerung automatischer Bewegungen. Ihre Schädigung kann zu Problemen beim Bewegen und beim Halten des Gleichgewichtes, bei der Augensteuerung (Blickrichtung nach unten, aber auch nach oben), der Schlucksteuerung und der Sprechsteuerung führen. Betroffene sehen verschwommen, fühlen sich unsicher, es kommt zu unvorhersehbaren Stürzen (auch nach hinten) und zu einer ausgeprägten Gangunsicherheit. Die Sprache wird leiser und unverständlicher, das Schlucken zunehmend schwierig. Im Laufe der Erkrankung entwickeln sie auch kognitive Probleme, es kommt zu einer Demenzerkrankung. Die supranukleäre Paralyse weist Ähnlichkeit mit der Parkinsonerkrankung auf, sie zählt zum Krankheitsbild der atypischen Parkinson-Syndrome. Betroffene sprechen deutlich weniger auf die Antiparkinsonmedikamente an. Im Gegensatz zu Parkinsonerkrankten weisen Patient:innen mit PSP eine Schrumpfung im Bereich des Mittelhirns auf, diese kann im MRI nachgewiesen werden.

Bei der *corticobasalen Degeneration* [↗] handelt sich um eine Erkrankung, in der nicht das Amyloid, sondern krankhafte Ansammlungen des Tau-Proteins das Hirn angreifen (= Tauopathie). Betroffene haben einerseits Symptome wie Parkinsonerkrankte (atypisches Parkinsonsyndrom), andererseits auch weitere neurologische Symptome wie *Apraxie* [↗], Dystonien (= Verkrampfungen und Fehlhaltungen der Muskulatur) und schwere Gleichgewichtsstörungen. Die Erkrankten haben größte Mühe, gezielt Bewegungen auszuführen, oft wird eine Extremität als nicht mehr die eigene wahrgenommen, man spricht dann von einem alien limb Syndrom (= Fremdes-Glied-Syndrom). Auf Aufforderung sind sie zwar fähig, die Extremität zu bewegen, oft hängt diese aber wie ein Fremdkörper herab. Die Krankheit führt obligat zu einer Demenz, sie wird in letzter Zeit vermehrt der Gruppe der *FTLD* [↗] zugeordnet.

Die Erfahrung zeigt, dass sich Familien mit Alzheimerdemenz gut informieren können, dass aber Betroffenen mit seltenen Formen wesentlich weniger Informationen zur Verfügung stehen. Obwohl es sich eingebürgert hat, dass sich Organisationen, die sich um Demenzerkrankte kümmern, überall Alzheimergesellschaft nennen, haben auch sie ausgezeichnetes Informationsmaterial für sämtliche Demenzformen erarbeitet.[14]

Frau W.

Die Hoffnung stirbt zuletzt

Frau W. ist 54 Jahre alt und unterrichtet Sprachen. Sie war bereit, ihre Gedanken unmittelbar nach der Diagnosestellung Demenz niederzuschreiben. Obwohl im Gespräch immer wieder Wortfindungsstörungen auffallen, ist ihre Fähigkeit zu schreiben unverändert vorhanden.

Nach reiflicher Überlegung und vielen Gesprächen mit meinem Partner habe ich mich entschlossen, vorerst so gut wie möglich im »Normalmodus« weiterzuarbeiten. Ich möchte bis zur »sicheren« Diagnose noch nicht mit den Arbeitgebern sprechen und auch sonst mit niemandem. Nur eine enge Freundin habe ich eingeweiht. Ich werde versuchen, stark zu sein und weiterzufunktionieren, so gut es geht. Die Arbeit gibt mir Selbstvertrauen und Motivation, und ich habe dann das Gefühl, es sei doch alles in Ordnung mit mir. Tendenziell geht es mir an Tagen, an denen ich an der Schule bin, oft besser als an den freien, wenn ich Zeit zum Grübeln habe.

Ich verschließe mich aber keineswegs der fast sicheren Diagnose, sondern lese oft im Internet und befasse mich intensiv mit allen damit zusammenhängenden Fragen. Nach dem Buch von Helga Rohra lese ich nun das Buch von Richard Taylor, »Leben mit Dr. Alzheimer im Kopf«. Ich kann das meistens ganz rational erfassen, doch ab und zu überwältigen mich dann Gefühle der Verzweiflung, Angst und Trauer, nicht aber Wut.

Mein Partner ist mir eine große Stütze. Langsam wird er sich auch immer mehr bewusst, was die Diagnose bedeutet, und wir können offen über Eventualitäten reden. Nur beim Thema *Exit* [↗] wird er äußerst emotional und will keinesfalls etwas davon hören oder darüber reden. Doch für mich ist klar, dass ich die dritte Phase von Demenz, falls ich sie erreichen sollte, nicht erleben will.

Ich hoffe, dass er mit der Zeit verstehen und akzeptieren kann, dass dies mein starker Wunsch ist. Ob ich es dann auch wirklich ausführe, kann ich dann ja immer noch entscheiden. Ich werde die nötigen Vorkehrungen inklusive angepasste Patientenverfügung bald treffen. Jedenfalls habe ich mich (heimlich) schon mit Exit in Verbindung gesetzt und gefragt, wie ich bei Alzheimer vorgehen müsste. Ich würde aber bis zum letztmöglichen Zeitpunkt warten und das Leben vorher noch so intensiv wie möglich genießen. Für mich ist Exit wie ein Rettungsanker, der mir und vor allem auch meinen Liebsten die letzten qualvollen Jahre oder Monate ersparen kann. Vielleicht werde ich es dann auch nicht tun, doch ich habe die Möglichkeit, und dies gibt mir Trost.

Mein Partner und ich haben viel über die finanziellen Konsequenzen gesprochen. Wir sind zum Schluss gekommen, dass wir möglichst schnell heiraten wollen, in erster Linie aus Liebe, aber auch im Lichte oder besser gesagt: Schatten der neuen Zukunftsperspektiven. Es geht uns auch darum, dass mit einer Heirat die Position meines Partners gegenüber meiner Familie gestärkt wird, wenn ich nicht mehr entscheidungsfähig bin. Auch gäbe es für ihn eine verbesserte finanzielle Situation, wenn wir verheiratet wären. Wir würden dies wahrscheinlich ganz still und ohne Verwandte tun und erst nachher alle informieren. Eventuell würden wir nur unsere vier Kinder einbeziehen. Doch bevor wir dies in die Wege leiten, warten wir den Termin der nächsten ärztlichen Besprechung ab. Als Nächstes sollten wir uns um eine/n finanzielle/n Berater:in bemühen, dem/der wir voll vertrauen können.

Meiner Erfahrung nach waren bei mir die ersten Symptome Gedächtnisprobleme, und diese begannen schon vor ca. 12 Jahren. Deshalb ließ ich mich ja schon einmal im Neurologischen Institut der Universität Zürich untersuchen, wo man aber erstaunlicherweise nichts fand. Damals hatte ich, glaube ich, noch keine auffällige Wortfindungsstörungen. Im Herbst 2015 wurde bei mir eine progressive logopenische Aphasie diagnostiziert. Gemäß Internet sind aber die ersten Symptome davon nicht Gedächtnisstörungen, sondern Sprachstörungen, wie ich sie ja jetzt an mir bemerke. Aber waren meine Gedächtnisprobleme denn nicht zuerst da, was doch eher gegen die *logopenische Variante der Alzheimererkrankung* [↗]

spräche? Und da ich diese Gedächtnisprobleme schon so lange habe, heißt das eventuell, dass meine Demenz schon vor über zehn Jahren angefangen hat? In dem Fall hätte sie sich außergewöhnlich langsam entwickelt, was mir wiederum Hoffnung machen würde.

Einen Monat später: Nun sind schon einige Wochen seit dem Diagnosegespräch vergangen. Es war und ist noch immer eine turbulente Zeit mit vielen »Ups« und »Downs«. An manchen Tagen bin ich sehr besorgt, zweifle an meinen Fähigkeiten als Lehrerin und denke daran, mich krankschreiben zu lassen. Nach unseren erholsamen Ferien musste ich meine Lektionen vorbereiten. Ich war so gestresst beim Gedanken, in dieser Woche 20 Lektionen zu unterrichten, dass ich wie gelähmt am Pult saß. Ich brauchte ca. 8 Stunden, um die 6 Lektionen vorzubereiten, und war mit dem Resultat unzufrieden! Deshalb änderte ich vieles in letzter Minute, was mich noch mehr stresste. Ich weiß nicht, ob die Lernenden etwas merkten. Beim Unterrichten war ich so angespannt, dass ich Mühe hatte, mich zu konzentrieren, und z.T. langsamer war als meine Lernenden. Zu Hause war ich so erschöpft und verzweifelt, dass ich nur noch heulte und mich schon als *IV*-Empfängerin [↗] sah. Zum Glück tröstete mich mein Partner und machte mir Mut.

Heute geht es mir sehr gut! Das Unterrichten der 8 Lektionen an der Berufsschule war kein Problem, machte mir Spaß und gab mir die Bestätigung, dass ich es doch noch immer gut kann.

Ich habe mich unterdessen entschlossen, meinem Umfeld weiterhin noch nichts über die Diagnose zu sagen. Denn ich hege noch immer die kleine Hoffnung, dass mein Hirn schon immer nicht sehr gut war und ich viel mit Fleiß kompensiere. Könnte es nicht auch sein, dass mein Hirn vor allem dann schlecht funktioniert, wenn ich gestresst bin? Die Wortfindungs- und Aussprachestörungen hatte ich zwar auch in den Ferien, als ich entspannt war. Wenn ich lernen würde, alles lockerer zu nehmen und weniger perfektionistisch wäre, könnte ich vielleicht auch konzentrierter und besser denken. Könnte da eine Psychotherapie vielleicht helfen?

Ich habe die Diagnose mehrmals genau gelesen. Meiner Interpretation nach ist es ja nicht 100-prozentig sicher, dass ich den Anfang einer Demenz habe. Was könnte es denn sonst sein? Gibt es noch Hoffnung? Denn diese stirbt ja bekanntlich zuletzt.

Klaus Bally

Wenn der Hausarzt gefordert ist

Meine Patient:innen fürchten nach dem Überschreiten der Lebensmitte keine Krankheit mehr als die Demenz. Demenzerkrankungen sind in unserer Gesellschaft nach wie vor mit einem Stigma behaftet. Nicht nur die betroffenen Menschen, auch ihre Angehörigen und sogar die behandelnden Ärztinnen und Ärzte empfinden ein Schamgefühl, wenn sie bei einem/r Patient:in zunehmende kognitive Einbußen feststellen.

Den meisten Patient:innen wie auch ihren Angehörigen fällt es keineswegs leicht, mit ihrer Ärztin oder ihrem Arzt über Gedächtnis- und Orientierungsstörungen oder gar über Fehlleistungen im Beruf oder Verkehr zu sprechen. Oft haben sie sich Wochen oder gar Monate Gedanken gemacht, ob und wann sie dieses Problem ihrer Ärztin oder ihrem Arzt mitteilen sollen. Hierfür verantwortlich sind einerseits die beschriebenen Schamgefühle, aber auch die Angst, dass die Ärztin oder der Arzt die Diagnose einer schwerwiegenden, möglicherweise nicht behandelbaren Krankheit stellen könnte. Viele Menschen ängstigen sich vor dem Verlust ihrer Selbständigkeit, dass sie mittelfristig auf Pflege und Betreuung angewiesen sein und somit anderen Menschen zur Last fallen könnten.

Es ist meine hausärztliche Aufgabe, die Fragen der Betroffenen selbst sowie der Angehörigen ernst zu nehmen. Wenn ich Betroffenen beschwichtigend mitteile: »Wissen Sie – auch ich vergesse manchmal einen Namen«, ist ihnen und ihren Angehörigen nicht gedient. Viel zu groß ist in der Regel die Not, die sie zu mir geführt hat. Eine derartige vermeintliche Beruhigung trägt nicht dazu bei, dass sich ein Mensch, der bei sich ein allmähliches Entschwinden seines Erinnerungsvermögens wahrnimmt, von seiner Ärztin oder seinem Arzt verstanden und ernst genommen fühlt.

Im Rahmen der diagnostischen Abklärungen ist es entscheidend, das Vertrauensverhältnis mit dem/r Patient:in aufrechtzuerhalten, um ihn/sie sowie seine/ihre Angehörigen oftmals über viele Jahre auch in seiner Erkrankung weiterhin ärztlich und menschlich begleiten zu können. Einerseits sollte eine mögliche Demenzdiagnose zeitgerecht gestellt werden, auf der anderen Seite möchte ich meine Patient:innen nicht verunsichern. Gerade zu Beginn einer möglichen Demenzerkrankung besteht oftmals nicht nur bei den Betroffenen und ihren Angehörigen, sondern auch bei Ärztinnen und Ärzten eine Ungewissheit, ob nun tatsächlich eine ernste Erkrankung vorliegt.

In dieser Phase werde ich mir schon einige ganz zentrale Fragen stellen: Wie viel an Information und Aufklärung kann mein/e Patient:in zum jetzigen Zeitpunkt verstehen und ertragen? Welche Konsequenzen hat die Diagnose einer Demenzerkrankung für ihn/sie und seine/ihre Angehörigen? Ist es denkbar, dass die Gewissheit über das Vorliegen einer Demenzerkrankung zu einer Beruhigung für den/die Patient:in und sein/ihr Umfeld führen könnte? Oder bricht für meinen/e Patient:in mit dieser Erkenntnis eine Welt zusammen; könnte er/sie sich gar das Leben nehmen? Gibt es Dinge, die in unmittelbarer Zukunft zu regeln sind und daher einer Sicherung der Diagnose bedürfen? Fährt mein/e Patient:in Auto? Darf ich nach einem in der Hausarztpraxis üblichen Prinzip die Diagnose vorläufig offenlassen, abwarten und weitere diagnostische Schritte je nach Verlauf zu einem späteren Zeitpunkt vorsehen?

Frühdiagnose

Frau G., 75 Jahre alt, kommt mit ihrem Ehemann zu einer Kontrolle ihrer Blutzuckerwerte in meine Praxis. Sie und ihr Ehemann leiden unter einem Altersdiabetes. Die Kontrolle ergibt befriedigende Werte für den Blutzucker, das Cholesterin und den Blutdruck. Zum Schluss bemerkt Frau G. beiläufig, dass sie in letzter Zeit etwas vergesslicher geworden sei; sie müsse sehr viel auf Notizblätter schreiben und habe beim Einkaufen auch schon vergessen, Milch oder Brot nach Hause zu bringen. Den Haushalt erledige sie aber ohne Probleme; auch hüte sie ihr fünfjähriges

Entwicklung der Anzahl Kranken von 1990 bis 2050

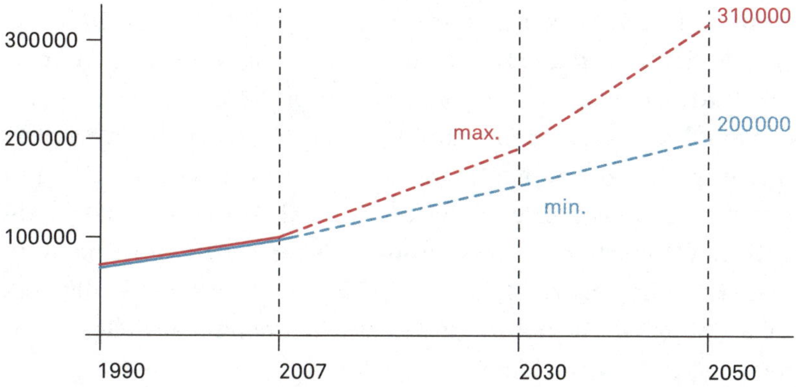

Voraussichtliche Zunahme (bei linearer Entwicklung der Krankheit) demenzkranker Menschen in der Schweiz, je nach Bevölkerungsentwicklung. Eventuell flacht diese Kurve in Zukunft ab, weil es Hinweise gibt, dass die Inzidenz der Demenzerkrankungen abnimmt, vermutlich auch wegen gewisser präventiver Maßnahmen.[15]

Enkelkind jeden Mittwoch; am Sonntag spiele sie jeweils eine Stunde Klavier. Der Ehemann lobt die Kochkünste seiner Gattin. Frau G. meint, dass auch ihre gleichaltrigen Freundinnen in letzter Zeit vergesslicher würden – das sei wohl ein Zeichen des Älterwerdens. Herr G. stört sich übrigens nicht an der Vergesslichkeit seiner Gattin; wenn sie beim Einkaufen etwas vergesse, laufe er zum Lebensmittelgeschäft – das sei sogar gut für seine Zuckerkrankheit.

Als Hausarzt frage ich mich: Besteht hier Handlungsbedarf? Hat Frau G. eine beginnende Demenzerkrankung – oder liegt ein MCI (mild cognitive impairment) vor? Ist ein einfacher Test ihrer kognitiven Fähigkeiten in der Hausarztpraxis angezeigt? Braucht sie eine eingehendere Blutuntersuchung, eine MRI-Untersuchung ihres Gehirns oder jetzt schon eine Überweisung in eine Memory Clinic? Das Vorgehen in einer derartigen Situation wird nicht nur in der populärwissenschaftlichen, sondern auch in der medizinischen Fachliteratur kontrovers thematisiert: So schreibt der bekannte Theologe und Soziologe Reimer Gronemeyer etwas plakativ in seinem 2013 erschienenen Buch »Das 4. Lebensalter – Demenz ist keine Krankheit«:[16] »Die Demenz wird medikalisiert … dem Zwang zur Vorsorgeuntersuchung bei der Schwangeren entspricht der wachsende Druck zur Demenzdiagnose beim Alten.«

Und David Le Couteur, ein namhafter Professor für Geriatrie aus Syndney, Australien, schreibt in der renommierten wissenschaftlichen Zeitung »BMJ« im Jahre 2013 unter der Rubrik »Too much medicine«:[17] »Die Forderung von Politikern, dass Hausärzte bei allen Menschen Testverfahren einsetzen sollen, um eine mögliche Demenzdiagnose früh stellen zu können, entbehrt jeder wissenschaftlichen Grundlage und missachtet den potenziellen Schaden, der damit angerichtet werden kann.«

Auf der anderen Seite wird immer wieder berichtet, dass die Früherkennung von Demenzerkrankungen in Hausarztpraxen zu wünschen übrig lasse und dass Hausärztinnen und -ärzte ihre Patient:innen unbefriedigend über Diagnose und Prognose aufklären:[18] Heute ist bekannt, dass das weitere diagnostische und therapeutische Vorgehen von Hausärztinnen und -ärzten in einer derartigen Situation nicht nur davon abhängig ist, wie viel sie über die Diagnose und Behandlung von Demenzerkrankungen wissen. Ebenso bedeutsam ist, was sich in einer derartigen Situation auf der Gefühlsebene der Ärztin oder des Arztes abspielt und welchen Einfluss der Beziehungsaspekt auf das weitere Vorgehen nimmt. Es konnte gezeigt werden, dass die jahrelange Vertrautheit einer Ärztin oder eines Arztes mit seinen/ihren Patient:innen ein unvoreingenommenes Herangehen an die möglicherweise vorliegende Demenzproblematik eher erschwert als erleichtert.[19] Daher ist es unabdingbar, sich dieser auf der Beziehungs- und affektiven Ebene abspielenden Faktoren bewusst zu sein.[20]

Abklärung

Nach reiflicher Überlegung entscheide ich mich, bei Frau G. erste diagnostische Schritte in die Wege zu leiten. Einer einfachen Blutuntersuchung stimmt meine Patientin zu; eine kurze Befragung mit ein paar Standardfragen macht das Vorliegen einer De-

pression eher unwahrscheinlich. Einen Mini-Mental-Status [↗] *empfindet sie als sehr unangenehm – es sei wie bei einer »Prüfung«. Dabei erreicht sie 27 von 30 möglichen Punkten; vor allem die Rechenoperationen gelingen ihr nicht befriedigend. Frau G. meint, dass Rechnen schon früher nie ihre Stärke gewesen sei. Eine bildgebende Untersuchung möchte sie zum jetzigen Zeitpunkt nicht vornehmen lassen.*

Wenige Tage später ruft die Tochter der Patientin an; sie sei sehr beunruhigt: Die Vergesslichkeit ihrer Mutter bereite ihr zunehmend Sorgen – und nun auch noch das unbefriedigende Resultat im Mini-Mental-Test; sie, die Tochter, verlange eine rasche Abklärung in der Memory Clinic.

In einer derartigen Situation muss, solange keine Selbst- und Fremdgefährdung besteht, die Autonomie meiner Patientin respektiert werden, und es ist erst dann eine eingehendere Abklärung in einer Memory Clinic in die Wege zu leiten, wenn die hierfür urteilsfähige Patientin dazu Hand bietet. Im Bewusstsein, dass in einer Memory Clinic eine sorgfältige Abklärung mit eingehendem Aufklärungsgespräch stattfindet, ist es meine Aufgabe, die Patientin entsprechend vorzubereiten: Was geschieht in der Memory Clinic? Viele Patient:innen fürchten, die »Prüfung« nicht zu bestehen und nach dem Besuch der Memory Clinic von ihrem Umfeld nicht mehr als kognitiv kompetent angesehen zu werden. Schon diese Voraufklärungsgespräche benötigen viel Zeit, Ruhe und oftmals mehrere Konsultationen.

Aufklärung und Therapieeinleitung

Einige Wochen später kommt Frau G. erneut in die Sprechstunde. In der Memory Clinic wurde die Diagnose einer beginnenden Demenz vom Alzheimertyp gestellt; Sorgen und Ängste werden in der Sprechstunde thematisiert. Wird Frau G. weiterhin fähig sein, den Enkel zu betreuen? Frau G. ist nun auch in der Lage, angesichts der sich möglicherweise verschlechternden Gedächtnis- und Orientierungsleistungen über ihre Wertvorstellungen zu sprechen und gemeinsam mit ihrem Ehemann, der Tochter und mir eine Patientenverfügung zu verfassen. Zudem wird Frau G. im Beisein der Familie über Behandlungsmöglichkeiten und Hilfsangebote informiert.

Nach dem Diagnosegespräch in der Memory Clinic vereinbaren viele Patient:innen sehr rasch einen erneuten Termin in meiner Praxis. Sie erwarten von mir, dass ich die Diagnose in den mir bekannten Gesamtkontext einordne. Einerseits erlebe ich bei Patient:innen und Angehörigen Gefühle der Beruhigung, da endlich Klarheit über die Natur der Erkrankung besteht, andererseits aber auch Trauer, Wut oder gar Ablehnung der in den Diagnoseprozess involvierten Fachpersonen; die Diagnose wird angezweifelt, und manche Patient:innen erklären sich die schlechten Testresultate damit, dass sie vor lauter Aufregung in der Nacht vor dem Abklärungstermin kaum schlafen konnten. Hier ist es meine Aufgabe, einerseits Verständnis für die Gefühle der Patient:innen aufzubringen, andererseits auch den Rückhalt aufzuzeigen, den ihnen die Hausarztpraxis und die Memory Clinic mit dem interdisziplinären Hilfsangebot bieten.

In dieser Phase erleben Patient:innen und ihre Angehörigen vor allem die Defizite: »Bis vor Kurzem konnte sie noch alleine in die Stadt zum Einkaufen fahren – jetzt geht auch das nicht mehr.« Als Hausarzt, der seine Patient:innen über Jahre kennt, werde ich ihnen aufzeigen, welche wertvollen Ressourcen noch vorhanden sind: Das sonntägliche Klavierspiel, das gute, vom Ehemann geschätzte Essen und vielleicht auch der Humor, der bei vielen Menschen über längere Zeit erkennbar sein kann.

Ältere Menschen nehmen oftmals eine Vielzahl von Medikamenten ein. Meine Erfahrung zeigt, dass vor allem Demenzmedikamente sehr rasch abgesetzt werden, da Patient:innen naturgemäß keine unmittelbare Wirkung wahrnehmen und selbst bei klarer Diagnose das Vorliegen einer Demenzerkrankung nicht wahrhaben wollen. Man weiß auch, dass aufseiten der Hausärztinnen und -ärzte das Vertrauen in die Wirksamkeit von *Antidementiva* [↗] vergleichsweise gering ist, da offensichtlich in einer Verzögerung des Fortschreitens der Erkrankung kein echter Therapieerfolg erkannt wird. Letztlich geht es darum, eine Priorisierung der Medikation vorzunehmen, Nutzen und Nebenwirkungen sowie Interaktionen jeder einzelnen Substanz abzuwägen und einen Medikationsplan aufzustellen, der eine für die Patient:innen zumutbare Medikamenteneinnahme erlaubt.

Die Hausärztin, der Hausarzt als Teil eines Betreuungsnetzwerkes

Demenzerkrankte Menschen werden mit dem Fortschreiten ihrer Erkrankung oftmals von mehreren Personen unterschiedlicher Berufsgruppen betreut. Diese multiprofessionelle Betreuung stellt eine große Herausforderung für alle Beteiligten dar: Wer weiß wie viel über die Erkrankung, über die Medikation? Wer kümmert sich hauptverantwortlich um die Patient:innen, wer um die Angehörigen? Werden die Angehörigen als Teil des Betreuungsnetzwerkes wahrgenommen oder als Last empfunden, deren Anwesenheit die Pflege aufwändiger und komplizierter gestaltet? Werden Angehörige auch als Abschiednehmende und Trauernde wahrgenommen? Sind alle Pflegenden ausgebildet, um Äußerungen von Unmut oder Schmerzen korrekt zu erkennen und zu bewerten? Sind alle Beteiligten über eine evtl. vorhandene Patientenverfügung informiert? Gerade bei schwer demenzerkrankten Patient:innen, die daheim oder in einer Pflegeinstitution betreut werden, erachte ich es als eine meiner wichtigsten Aufgaben, die Behandlung zu koordinieren und allen Beteiligten den gleichen Wissensstand zu ermöglichen. Pflegende in Langzeitpflegeinstitutionen vollbringen über die Jahre eine enorme Leistung; es gehört zu den hausärztlichen Aufgaben, sie zu beraten und zu begleiten. Letztlich wird das unseren an Demenz erkrankten Mitmenschen zugutekommen und ihnen sowie ihren Angehörigen ein würdiges Lebensende und Abschiednehmen ermöglichen.

Irene Bopp-Kistler

Was Alois Alzheimer nicht ahnen konnte

»Wie heißen Sie?« – »Auguste.« – »Familienname?« – »Auguste.« – »Wie heißt Ihr Mann?« – Auguste Deter zögert, antwortet schließlich: *»Ich glaube … Auguste.« – »Ihr Mann?« –»Ach so.« – »Wie alt sind Sie?« – »51.« – »Wo wohnen Sie?« – »Ach, Sie waren doch schon bei uns.« – »Sind Sie verheiratet?« – »Ach, ich bin doch so verwirrt.« – »Wo sind Sie hier?« – »Hier und überall, hier und jetzt, Sie dürfen mir nichts übel nehmen.« – »Wo sind Sie hier?« – »Da werden wir noch wohnen.« – »Wo ist Ihr Bett?« – »Wo soll es sein?«*

Dieses Interview von Alois Alzheimer mit Auguste Deter ging 1906 um die ganze Welt. Er beschrieb damit den ersten Fall einer eigenartigen Erkrankung, die seither seinen Namen trägt.

Die Kriterien zur Demenzdiagnose haben sich im Lauf der Jahrzehnte immer wieder geändert, doch etwas blieb: Die Krankheit wurde sowohl mit klinischen Kriterien wie auch auf Zellebene (Histologie) definiert. Mittlerweile stehen moderne technische Verfahren wie Bildgebungen (MRI und CT), auch gewisse Marker in Liquoruntersuchungen und PET-Untersuchung zur Verfügung.

Hinter der Demenzdiagnose steht ein Mensch mit seiner Biografie, seiner Persönlichkeit, mit seinen Stärken und Schwächen. Ist es nicht so, dass oft nur seine Defizite benannt werden und das Menschsein immer mehr in den Hintergrund tritt? Deswegen wehre ich mich gegen den Ausdruck »der Demente«, weil damit der Mensch nur auf die Krankheit reduziert wird. Und trotzdem: Kriterien, die eine Krankheit definieren, sind wichtig für die Forschung wie in der ärztlichen Praxis, damit alle dieselbe Sprache sprechen.

Die Demenz wird mittels *ICD (International Classification of Disease)* [↗] und mittels DSM-V (Diagnostisches und statistisches Manual mentaler Störungen) definiert. In den neuesten Kriterien der DSM-V aus Amerika (2013) wurde das Wort Dementia (= Demenz) durch den Begriff major neurocognitive disorder (NCD) ersetzt. Doch so wie sich die Bezeichnung Alzheimer halten konnte, wird man vermutlich auch in Zukunft von Demenz sprechen, obwohl dieser Ausdruck nicht wertneutral ist. Im Konzept von DSM-V wird im Gegensatz zu früheren Definitionen nicht mehr obligat eine Gedächtnisstörung zur Diagnosestellung einer Demenz verlangt. Dies ist aus meiner Sicht äußerst wichtig, da bei mehreren Demenzerkrankungen primär nicht eine Gedächtnisstörung im Vordergrund steht (z.B. bei der Lewy-Body-Demenz und *frontotemporale Demenz* [↗]). Zudem wird erstmals auch die soziale Kognition mit einbezogen, womit das Einfühlungsvermögen und die Empathie gemeint sind. Der Einbezug dieser Komponente ist wichtig, da Angehörige genau unter dieser Störung oft besonders leiden.

Was bedeutet es, wenn das Gedächtnis, das Denken, die Orientierung, die Auffassungsgabe, das Rechnen und Lernen, die Sprache und die Urteilsfähigkeit beeinträchtigt sind? Führe ich mit meinen Patient:innen einfache Tests durch (z. B. den bekannten *MMS* [↗] und den *Uhrentest* [↗]), wird mir bewusst, wie schwierig es sein muss, auf lang Erlerntes plötzlich nicht mehr zugreifen zu können: Wenn ein Ingenieur die einfachsten Rechnungen (z. B. von 100 mehrmals 7 subtrahieren) nicht mehr durchführen kann, er zeitlich nicht mehr orientiert ist, wenn er drei Worte nicht mehr erinnern kann und gewisse Aufforderungen gar nicht mehr versteht, wenn er eine einfache Figur nicht mehr abzeichnen kann und ratlos vor dem Testformular sitzt. Umso wichtiger ist es, dass wir auch in solchen Situationen des Testens therapeutisch mit den Patient:innen umgehen und sie auf emotionaler Ebene wieder aufrichten.

Laut DSM-V ist eine Demenz dann vorhanden, wenn eine signifikante Abnahme der Hirnleistung gegenüber früher in mindestens einer der folgenden Bereiche vorhanden ist:

1. Lernen und Gedächtnis
2. exekutive Funktionen (= Planung, logisches Denken u.a.)
3. Sprache
4. perzepto-motorische Fähigkeit (Wahrnehmung, Bewegung)
5. komplexe Aufmerksamkeit (Konzentration gleichzeitig auf mehrere Dinge)
6. soziale Kognition (z.B. Einfühlungsvermögen)

Doch was stört am meisten? Sind es die Gedächtnisstörungen oder die fehlenden Emotionen, das verminderte Einfühlungsvermögen oder die nachlassende Wahrnehmung und die Antriebsstörung, die die Angehörigen so stressen? Wenn das Erledigen der Finanzen nicht mehr geht, kann man sich Hilfe suchen, auch für das Medikamente Richten. Wie steht es jedoch mit dem Zusammenleben, mit den ständigen kleinen Fehlleistungen im Alltag, die gar dazu führen, dass der Betroffene den Arbeitsplatz verliert ... Oder die Notwendigkeit der Abgabe des Fahrausweises, weil die Orientierung im Raum nicht mehr vorhanden ist.

Interessanterweise wird die Demenz sowohl im ICD wie auch im DSM unter die psychischen Krankheiten eingereiht. Im ICD werden einzelne Krankheiten auch zu den neurologischen Erkrankungen gezählt, oft mit Doppelcodierung. Ich möchte diese Tatsache nicht überinterpretieren, doch aus meiner Sicht handelt es sich bei der Demenz um eine Erkrankung des Nervensystems, die zu psychischem Leid führt. Auguste Deter[21] wurde für immer in der Psychiatrie untergebracht, und diese hat damals anders ausgesehen als heute. Wenn sich im Vergleich zu früher wirklich etwas verändert hat und Fortschritte erzielt worden sind, dann ist es der Umgang mit den Betroffenen und den Angehörigen. Wir können und sollen die Betroffenen nicht ändern, doch wir können den Umgang mit ihnen und die Umgebung anpassen.

Uhrentest

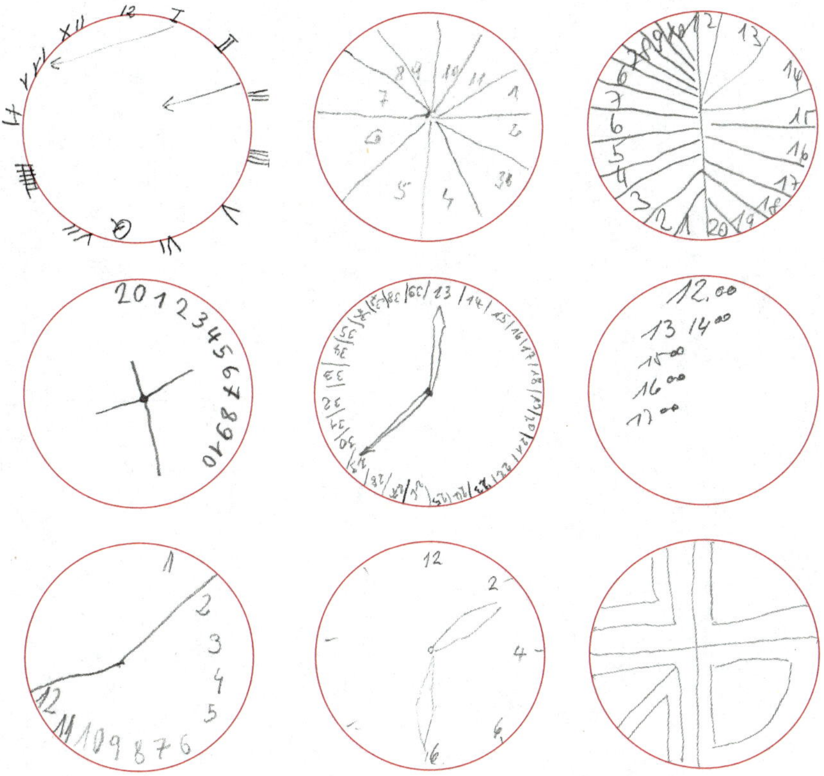

MMS-Figuren

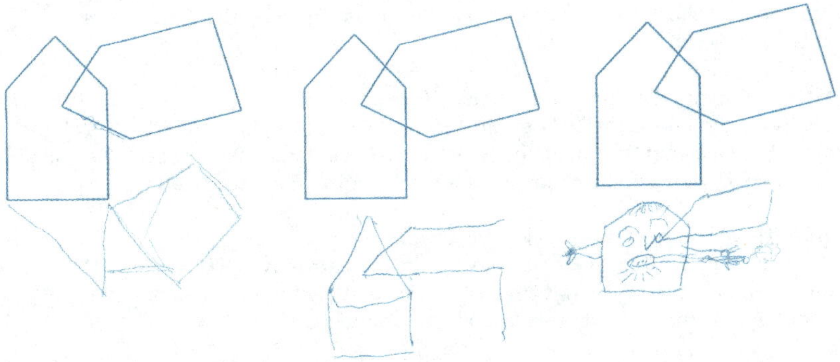

Würfeltest

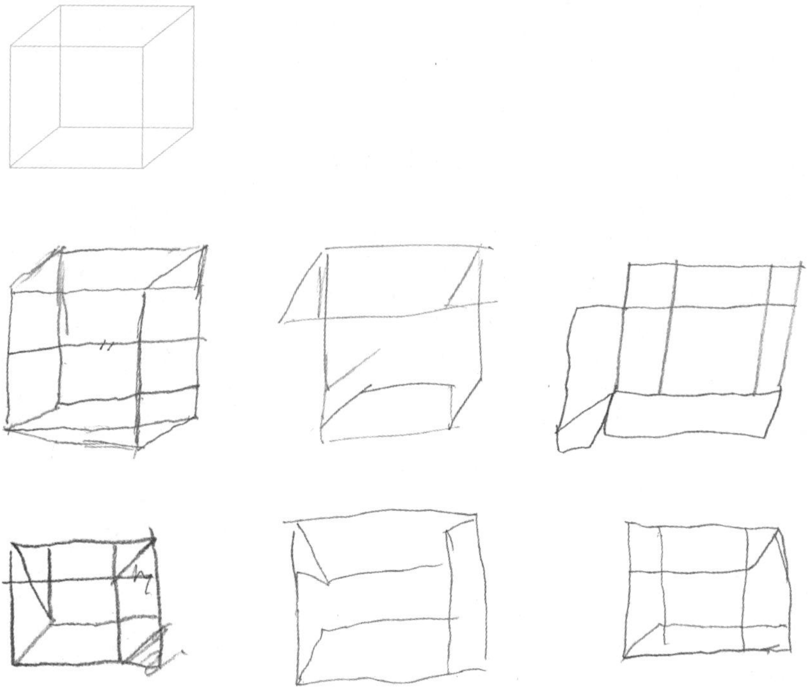

Aufgabenstellungen

Uhrentest: Bitte zeichnen Sie eine Uhr mit allen Zahlen und Zeigern.
Der Uhrentest vermittelt einen Eindruck davon, wie das planerische Denken funktioniert. Zudem gibt er Auskunft über die visuokonstruktiven Fähigkeiten bzw. die räumliche Orientierung. Zusätzlich muss die Aufgabenstellung verstanden werden.

MMS-Figuren: Zeichnen Sie die beiden Fünfecke ab.
Die Kopie der Fünfecke (Teil der Mini-Mental-Status-Untersuchung) gibt schon erste Hinweise auf Störungen in der Raumwahrnehmung. Diese ist bei Menschen mit Lewy-Body-Demenz schon in einem sehr frühen Stadium beeinträchtigt.

Würfeltest: Zeichnen Sie den Würfel ab.
Die Kopie des Würfels zeigt auf, wie die visuokonstruktiven Fähigkeiten der Patient:innen beeinträchtigt sind. Dieser Test ist leicht bildungsabhängig, gibt aber bildlich Auskunft über die räumliche Orientierung.

Beeinträchtigung des Gedächtnisses

Die Gedächtnisstörung ist das Leitsymptom vieler Demenzerkankungen; die Alzheimerdemenz beginnt fast immer damit.

Menschen mit Demenz sind einer permanenten Stresssituation ausgeliefert, das Vergessen führt zu Situationen, die Scham und ungute Gefühle auslösen. Wenn ein Gesunder einen Schlüssel nicht findet oder verliert, sucht er nach Erklärungen. Ein Gesunder hat aber, im Gegensatz zum Demenzerkrankten, Lösungsstrategien. Das Gedächtnis hilft ihm dabei. Er kann möglicherweise rekapitulieren, wo er das letzte Mal einen Gegenstand bei sich hatte und was er damit getan hat. Demenzerkrankte sind in solchen Situationen vollständig dem Vergessen ausgeliefert. Das führt zu Wut, zu Schuldzuweisung. Es kann auch so weit kommen, dass sich Demenzerkrankte ein wahnhaftes System aufbauen: Der/die Nachbar:in ist an allem schuld, er versteckt die Schlüssel oder er geht in die Wohnung und stiehlt etwas. Eine Richtigstellung kann den Betroffenen noch mehr in die Enge treiben und sein Wahnsystem verstärken. Es ist aber ganz natürlich, dass der/die Partner:in versucht, dagegenzuhalten. Argumente lösen Gegenargumente aus, bis die Situation eskaliert. Der erste therapeutische Schritt ist deshalb die Übermittlung von Erklärungen, damit das gegenseitige Verständnis wieder gestärkt wird, der zweite können Anpassungsstrategien sein.

Am Anfang der Erkrankung steht der Verlust des Kurzzeitgedächtnisses, im weiteren Verlauf kommen immer mehr Beeinträchtigungen des Langzeitgedächtnisses dazu. Erkrankte vergessen nicht nur Namen und Begebenheiten, sondern auch Zusammenhänge. Sie leben in Fragmenten, die Biografie wird in Fetzen zerrissen. Hält man sich das vor Augen, kann man sich vorstellen, was dies für die Betroffenen bedeutet. Wenn ich am Morgen erwache, orientiere ich mich zuerst in meiner eigenen Biografie: Ich weiß, was gestern war, was heute zu tun ist und was ich in Zukunft plane. Erkrankte erwachen, können sich am Morgen nicht mehr in der eigenen Biografie zurechtfinden. Die Vergangenheit ist bruchstückhaft, die Zukunft, das prospektive, d.h. das vorausschauende Denken fehlt oder ist zumindest vermindert. Versetzt man sich in die Perspektive der Erkrankten, kann man erahnen, was das auslöst: Verunsicherung, Trauer, Depression, Unverstandensein.

Gedächtnissysteme

Episodisches Gedächtnis	Semantisches Gedächtnis	Priming (»Bahnung«)	Prozedurales Gedächtnis
Ermöglicht den Abruf von Alltagserlebnissen und autobiografischen Ereignissen im Leben	Das Wissen, das wir uns im Lauf des Lebens aneignen: Allgemein- und Schulwissen, generelle Zusammenhänge	Assoziationen im Gedächtnis aufgrund von Vorerfahrungen. Auslösend kann z.B. ein Gegenstand oder Musik sein	Fähigkeiten, die meist automatisiert ablaufen (meist motorische Fertigkeiten)
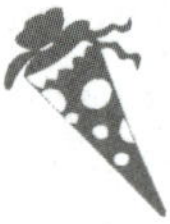	*4 x 7 = 28* *CO_2 = Kohlenstoffdioxid*	 → 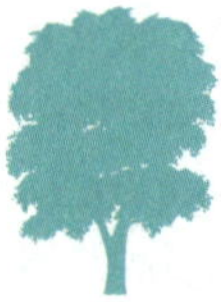	 

Eine 92-jährige Patientin berichtet im Beisein ihrer Tochter von der Sekundarschule und dem nachfolgenden Aufenthalt in Lugano, wo sie ihre erste Liebe erlebte. Dieser Liebhaber wurde mit größter Zärtlichkeit und Zuneigung geschildert. Was danach passierte, ist ein schwarzes Loch. Dann erscheinen die zwei Kinder, mit denen die Patientin gerne im 2CV (»Ente«) am Wochenende in den Wald fuhr, um zu picknicken. Erst auf Nachfragen erwähnt sie ihren Ehemann, der jeweils auch dabei war und mit dem sie nahezu 60 Jahre verheiratet war. Für die Tochter war diese Erzählung erschütternd und belustigend zugleich. Sie hatte nie zuvor von dieser ersten Liebe ihrer Mutter erfahren.

Weil die Vergangenheit so bruchstückhaft ist, werden Fragmente der Vergangenheit zur Gegenwart. Da die zeitliche Abfolge von Begebenheiten nicht mehr richtig eingeordnet werden kann – betagte Patient:innen wollen zu ihrer Mutter –, sprechen wir auch von einer Zeitgitterstörung. Greifen wir in einer solchen Situation korrigierend ein und wollen ihnen klarmachen, dass die Mutter doch schon lange gestorben ist, verstehen sie im wahrsten Sinne des Wortes die Welt nicht mehr. In ihrem Denken lebt die Mutter noch, die ihnen so viel Geborgenheit gegeben hat. Vielleicht sehnen sie sich nicht nur nach der Mutter, sondern viel mehr noch nach der Geborgenheit. Deswegen ist es wichtig, nicht berichtigend auf die Patient:innen einzureden, sondern zu versuchen, ihnen die Geborgenheit zu geben, nach der sie suchen.

Weil das Vergangene zunehmend entschwindet, tritt das Jetzt immer mehr in den Vordergrund, ein Jetzt mit vielen Unsicherheiten und Verunsicherungen, aber auch mit intensiven Momenten des bewussten Erlebens.

Mangelnde Krankheitseinsicht (Anosognosie)

Unter Anosognosie versteht man eine fehlende Wahrnehmung von Krankheitssymptomen bei Erkrankungen des Nervensystems. Ausgelöst wird diese Symptomatik durch Schädigung bestimmter Areale im Hirn. Bezüglich Demenz wird dieser Ausdruck gebraucht, wenn die Betroffenen ihre Symptome nicht oder nur eingeschränkt wahrnehmen. Neben dem Vergessen ist die mangelnde Krankheitseinsicht eines der belastendsten Symptome für die Angehörigen. Und dennoch spricht kaum jemand darüber.

Menschen mit einer klassischen Alzheimerdemenz entwickeln zu einem Großteil eine Anosognosie. Oft realisieren Patient:innen einen Teil ihrer Defizite, aber nicht alles, und es gibt Zeiten, in denen mehr realisiert wird als in anderen. Wie stark diese Symptome von den Betroffenen wahrgenommen werden, ist immer personen- und krankheitsabhängig.

Die Anosognosie scheint ihren Hauptursprung im organischen Bereich zu haben, das heißt im Gehirn selbst. Eine Alzheimerdemenz beginnt im Großteil der Fälle im Temporallappen, d.h. im Schläfenlappen. Diese Region unseres Hirns ist einerseits für unser Gedächtnis verantwortlich, andererseits auch für die bewusste Wahrnehmung. Zudem spielen auch Strukturen im Frontalhirn (Stirnhirn) und im Parietallappen (Scheitellappen) eine übergeordnete Rolle. Wenn Defizite also nicht oder anders wahrgenommen werden als von der Außenwelt, ist das als ein Teil der Krankheit zu

Hirnquerschnitte: Normales Gehirn und Alzheimerkrankheit

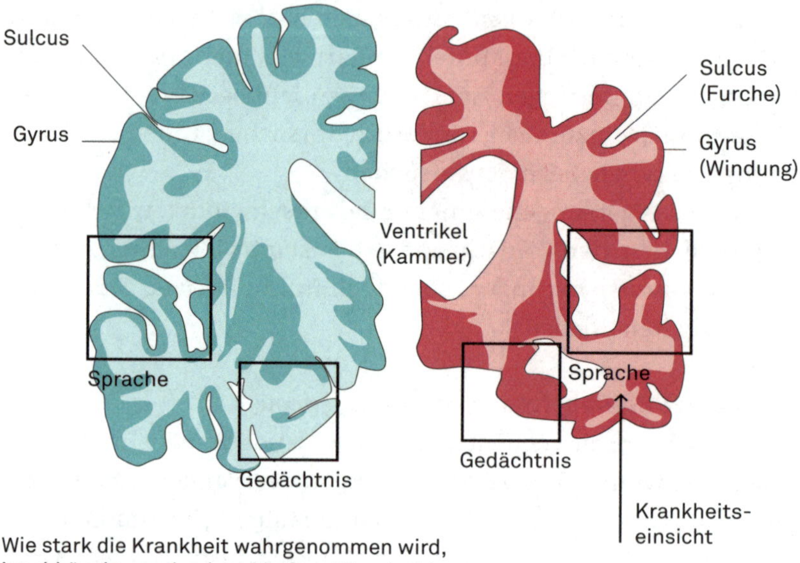

Wie stark die Krankheit wahrgenommen wird, ist abhängig von den krankhaften Hirnstrukturen und den Gedächtnisfunktionen.

deuten.[22] Diese Erklärung kann sehr hilfreich sein für die Angehörigen, die die Anosognosie oft als totale Provokation empfinden.

Entspricht das nicht Wahrnehmen von Krankheitssymptomen eventuell einer Verdrängungsstrategie? Immer wieder hört man solche Thesen, sowohl von Fachkräften wie von Angehörigen. Kann es tatsächlich sein, dass die Anosognosie für die Betroffenen einen Schutzmechanismus darstellt, um das Krankheitsgeschehen in seiner ganzen schmerzlichen Dimension nicht wahrnehmen zu müssen?

»Mir geht es gut«, ist eine Antwort, die ich in meiner Sprechstunde auf die Frage nach ihrem Befinden von den Betroffenen täglich höre. Unvorstellbar und unzumutbar ist es, wenn nach einer solchen Antwort die Patient:innen mit all ihren Defiziten konfrontiert werden und ihnen vorgehalten wird, dass es ihnen doch gar nicht gut gehen könne. Aus der Sicht der Angehörigen ist diese »Richtigstellung« durchaus verständlich, weil es ja gerade die fehlende

Krankheitseinsicht und die so andere Wahrnehmung sind, die den Alltag derart erschweren. Die Tragweite der Defizite wird durch die Tatsache, dass diese von den Betroffenen nicht wahrgenommen werden, für die Angehörigen noch viel größer und unerträglicher.

Die Diskrepanz in der Wahrnehmung hat wenig mit einem aktiven Verleugnen der Betroffenen zu tun, sondern sie widerspiegelt vielmehr den Tatbestand, dass die Betroffenen in einer anderen biografischen Zeit stecken, in der sie tatsächlich noch imstande waren, ihrer Arbeit und ihren Aufgaben in voller Leistungsfähigkeit nachzugehen. Umso schwerer muss es für diejenigen Betroffenen sein, die keine Anosognosie haben und die ihre Defizite in vollem Umfang wahrnehmen.

Ein 55-jähriger Manager wird mit der Diagnose Alzheimer konfrontiert. Er verliert seinen Job, damit alle Anerkennung und sozialen geschäftlichen Kontakte. Die fehlende Tagesstruktur trägt zusätzlich dazu bei, dass er sich rund um die Uhr mit seiner Krankheit auseinandersetzt und sich seine Zukunft in den schwärzesten Farben ausmalt. Seine Frau hat ihn verlassen, den Fahrausweis musste er abgeben. Er merkt, dass er nicht einmal mehr fähig ist, seine persönlichen Finanzen zu regeln, er kann nicht mehr rechnen, ist unkonzentriert, verlegt vieles. Er spricht von Exit. Das Einzige, was ihn davon abhält, ist sein Sohn, zu dem ein intensiver Kontakt besteht und der noch in Ausbildung ist. Dieses Szenario ist aus therapeutischer Sicht eine extrem große Herausforderung. Wer falsche Hoffnungen weckt, nimmt den Patienten nicht ernst.

Was diesen Patienten auszeichnet, ist seine Offenheit, seine liebenswürdige Art, dem Sohn und anderen gegenüber, seine Gefühle, die er äußern kann. Seine einfühlende Art könnte er in einer Gruppe mit Betroffenen einbringen, dort gar eine Führungsrolle übernehmen. Er hat zugestimmt und Menschen kennengelernt, die auch an Demenz erkrankt sind. In der Selbsthilfegruppe hat er Verantwortung übernommen für andere Betroffene, er konnte Ideen einbringen, und es sind neue Freundschaften entstanden. Dennoch wird er täglich mit seinen Defiziten konfrontiert, er spürt, dass die Krankheit fortschreitet, und er denkt an eine Zukunft, die er sich nicht vorstellen kann.

Alltagsaktivitäten

Jede Demenz führt zu einer Beeinträchtigung der Alltagsaktivitäten. Das ist die Grundvoraussetzung dafür, dass man medizinisch überhaupt von Demenz spricht. Doch was bedeutet eine Beeinträchtigung der Alltagsaktivitäten? Denken wir dabei an unsere Freizeitgestaltung, an die Haushaltführung, an das Berufsleben, an Grundbedürfnisse wie beispielsweise die Körperpflege? Die Kriterien der Demenz im DSM-V setzen z.B. eine Beeinträchtigung bezüglich Erledigen der Finanzen oder Einnahme der Medikamente voraus, damit eine Demenz als solche bezeichnet werden darf.

Kürzlich las ich in einer Vorankündigung zu einem Kongress über die Wichtigkeit, dass Demenzpatient:innen möglichst lange selbständig bleiben, also das Anziehen ohne Hilfe bewältigen und für sich kochen können. Ist das wirklich alles, was unseren Alltag ausmacht? Die basalen Aktivitäten des täglichen Lebens beinhalten die Körperpflege, das An- und Ausziehen, die Wahl der Kleider, den Toilettengang, die Fortbewegung. Zu den sogenannt instrumentierten Aktivitäten des täglichen Lebens gehören die Führung der Finanzen, das Einkaufen, das Kochen, das Management der Termine, das Benutzen der öffentlichen Verkehrsmittel, das Autofahren, die Wahrnehmung des Tagesgeschehens.

Die Demenz führt tatsächlich unweigerlich zu einem Verlust von Alltagsaktivitäten, zunächst ganz langsam, beeinträchtigt sie zuerst die komplexesten: Oft höre ich als erstes Symptom, dass Betroffene das Handy oder den Computer nicht mehr bedienen können, das ist schmerzhaft, weil es ja nicht nur um die Bedienung eines Gerätes geht, sondern auch um die Möglichkeit, digital mit anderen Personen in Kontakt zu treten. Ist jemand berufstätig, bedeutet der Verlust des Bedienens eines Computers fast immer Arbeitsunfähigkeit, denn heute braucht sogar die Frau an der Kasse oder der Flachmaler technische Kenntnisse, um einen Rapport zu verfassen. Unsere digitalisierte Welt führt dazu, dass die Demenz sehr früh bemerkbar wird. Zugleich sind die Betroffenen nicht mehr wie früher in ein großes soziales Netz oder in eine Großfamilie eingebettet, die sie auffangen.

Alltag heißt auch zusammenleben, miteinander arbeiten, kommunizieren, sich zurechtfinden in der heutigen Welt. Und das ist mehr als Anziehen und Kochen. Oft geht das eine nicht mehr, wenn das andere fehlt. Bereits das Bedienen eines Billettautomaten erfordert hohe kognitive Funktionen. Können kleine Dinge nicht mehr bewältigt werden, kann das bereits zu Rückzug und Isolation führen, und das muss verhindert werden. Menschen mit Demenz dürfen nicht aus dem sozialen Netz fallen, nur weil sie die digitale Welt nicht mehr verstehen.

Erste leichte Beeinträchtigungen im Alltag erfüllen die Betroffenen mit Scham. Wenn der PIN-Code plötzlich nicht mehr abgerufen werden kann, führt das zu Stress, vielleicht auch zu Wut. Darüber spricht man möglichst nicht, und das ist normal, so würden es viele machen, auch nicht Demenzerkrankte. Zuerst versucht man, diese immer häufiger werdenden Fehlleistungen zu verstecken, doch irgendwann kommen sie ans Tageslicht.

Ein Französischlehrer steht vor der Gymnasialklasse, schreibt an die Tafel, doch er sieht das Wort, das er schreiben wollte, nicht mehr vor sich. Streicht es, streicht es nochmals. Die Schreibweise des französischen Wortes ist wie weggeblasen. Die Schüler:innen lachen, machen Sprüche. Ein paar Tage später steht eine Prüfung an, der Lehrer möchte die Fragebogen aus seiner Tasche nehmen, doch er findet diese nicht mehr. Die Pausenglocke klingelt, er betritt das Klassenzimmer, versucht sich zu erklären, die Prüfung könne heute nicht stattfinden. Einmal mehr Gemurmel im Klassenzimmer, ein Gemisch aus Freude und Schadenfreude, so nimmt es der Lehrer wahr. Die Schüler:innen beschweren sich beim Rektor, mokieren sich über den zerstreuten Professor. Der Lehrer verzweifelt, fällt in eine Depression. Hilfe möchte er sich aber nicht holen, weil er die Hoffnung hat, dass all diese Fehlleistungen nur vorübergehend sind, auf den Stress vor den Abschlussprüfungen zurückzuführen. Ein Jahr später wird die Diagnose einer Alzheimerdemenz gestellt, der Lehrer ist in diesem Jahr durch die Hölle gegangen.

*

Eine Frau mit Demenz geht einkaufen. Im Laden sucht sie ihren Einkaufszettel, ohne diesen ist sie aufgeschmissen. Sie durch-

wühlt die Handtasche, sie schwitzt, hinter ihr Menschen, die sie stoßen. Sie nimmt alles aus der Tasche, endlich findet sie den Zettel, doch es ist die Liste der letzten Woche. Auch diese ist hilfreich, selbst wenn sie wichtige Dinge vergessen wird. Sie geht durch den Laden, packt ein, versucht sich daran zu erinnern, was sie sich merken wollte für den aktuellen Einkauf, doch sie kann sich nicht daran erinnern. An der Kasse möchte sie zahlen, doch sie findet das Portemonnaie nicht mehr. Durch das Durchsuchen der Handtasche ist es nicht mehr an dem Ort, wo es sich normalerweise befindet. Hinter ihr Menschen, die unruhig werden. »Können Sie nicht endlich zahlen?« Sie lässt einen Kunden vor, doch ihre Ware liegt bereits auf dem Band, der zweite Kunde wird vorgelassen. Sie fühlt sich beschämt und genervt. Endlich findet sie ihr Portemonnaie in der Manteltasche. Sie zahlt, hat Mühe, die richtigen Noten zu reichen, wird von der Kassiererin aufgefordert, eine größere Note zu geben. Sie hat das Gefühl, dass sie von allen Kunden angestarrt wird, doch niemand hilft. In Zukunft wird sie sich schon in der Nacht Gedanken machen, wie der Einkauf besser funktionieren wird. Dennoch möchte sie keine Hilfe zulassen, weil sie sich sonst noch mehr beschämt fühlen würde.

Die Kunst der Begleitung besteht darin zu spüren, wo Hilfe notwendig ist und inwieweit die Betroffenen in ihrem Bedürfnis nach Autonomie unterstützt werden sollten. So intensiv technologische Errungenschaften die Erkrankten bereits in einem Frühstadium mit ihren Defiziten konfrontieren können, so groß ist auch die Möglichkeit, technische Hilfsmittel einzusetzen, um diese Defizite zu kompensieren. Dennoch können und dürfen die nie menschliche Zuwendung und Schutz ersetzen.[23]

GPS-Systeme ermöglichen lange Zeit die selbständige Mobilität der Patient:innen, ohne ihre Autonomie zu stark zu beschränken. Und es erstaunt immer wieder, wie kreativ Angehörige sind, um Defizite auszugleichen, statt zu resignieren und letztlich aufzugeben. So hat beispielsweise eine Angehörige ein Babyfon mit Kamera eingesetzt, um in Ruhe im Garten arbeiten zu können und zugleich das Wohlergehen ihres Ehemanns im Wohnzimmer im Auge zu behalten. Eine Tochter kaufte für ihre Mutter einen Warengutschein, damit sie bargeldlos im benachbarten Lebensmittelgeschäft einkaufen konnte. Ein Angehöriger berichtete, dass seine Partnerin sich nicht mehr die Zähne putzen ließ. Da kam ihm die Idee, dass er es einmal mit Kinderzahnpasta versuchen könnte, die süß und unschädlich ist. Und siehe da: Die Patientin machte den Mund auf und ließ sich mühelos die Zähne putzen. Eine demenzerkrankte Italienerin, die nicht mehr kochen konnte, meinte, es sei endlich Zeit, dass ihr Mann auch etwas tun solle. Sein Leben lang hatte er hart gearbeitet, doch er kochte seit der Erkrankung seiner Ehefrau zur vollsten Zufriedenheit der Patientin. Er machte die beste Pasta, ließ diesen Satz einfach so stehen und meinte nur: »Io sono il capo della padrona« (»Ich bin nun der Chef der Gebieterin«).

Stadieneinteilung

Die Angehörigen haben die Zukunft vor Augen, Bilder, die sie aus den Medien kennen, und sie möchten wissen, in welchem Stadium sich ihr/e Angehörige/r befindet. Deshalb stellen sie nach der Diagnosestellung oft als Erstes die Frage: Wie fortgeschritten ist die Demenz und wie geht es weiter? Eine Expertengruppe der Schweiz hat sich in Anlehnung an frühere Stadieneinteilungen der DSM an folgende Stadieneinteilung gehalten:[24]

Stadium 1: Es bestehen eine kognitive Beeinträchtigung und leichte Schwierigkeiten bei Alltagsaktivitäten (z.B. Finanzen, Reisen) gegenüber früher. Der/die Patient:in lebt weitgehend selbständig zu Hause.

Stadium 2: Der/die Patient:in lebt weitgehend unabhängig zu Hause. Die kognitive Beeinträchtigung und Alltagsbeeinträchtigung sind so stark, dass er/sie punktuell bzw. öfters auf Hilfe angewiesen ist (z.B. Telefonieren, Medikamenteneinnahme, Kleiderpflege, Organisieren von Mahlzeiten). Die Lebensführung zu Hause ist mit Unterstützung möglich.

Stadium 3: Die Kognition und Alltagsaktivitäten sind so stark beeinträchtigt, dass eine kontinuierliche Betreuung notwendig ist (z.B. Nahrungsaufnahme, Körperpflege, Kontinenz).

Das erste Stadium ist meist mit den größten Konflikten behaftet, im zweiten Stadium wird Hilfe eher akzeptiert. Die Erfahrung zeigt, dass Betroffene im ersten Stadium, in dem sie gegen ihre Krankheit kämpfen und niemandem etwas davon erzählen möchten, stark gefährdet sein können. Es ist das Stadium, das kaum in der Bevölkerung bekannt ist und in dem so viel Leid entstehen kann: Der Geschäftsmann, der seiner Frau sagt, dass er die Finanzen noch voll im Griff habe, ihr keinen Einblick gibt und innert kürzester Zeit im Internet eine halbe Million verliert. Die Ehefrau steht hilflos da, erhält nirgends Unterstützung, da ja ihr Mann noch »zu gut beieinander sei« und der Dienste der Erwachsenenschutzbehörde noch nicht bedürfe. Ein wohlhabendes Ehepaar, beide leicht demenzerkrankt, verliert fast das ganze Ersparte. Einige Jahre später versucht die zuständige Gemeindebehörde die Bezahlung des Pflegeheims zu umgehen, weil sie die Patient:innen dafür verantwortlich macht, ihr Geld leichtsinnig verschleudert zu haben.

Auch das zweite Stadium birgt große Herausforderungen: Der/die Patient:in lebt zwar noch weitgehend selbständig zu Hause, aber er/sie braucht Hilfe. Das tönt trivial, doch für die Betroffenen ist das keineswegs so, insbesondere nicht für die Angehörigen. Sind die Betroffenen alleinstehend, kann das für betreuende Kinder heißen, dass sie nicht mehr in die Ferien fahren können, dass sie ihr Arbeitspensum reduzieren müssen, dass sie ständig abrufbar sein sollten, auch wenn die Spitexdienste (= spitalexterne Dienste im Sinne von Pflegefachkräften) involviert sind. Für Ehepartner:innen heißt es, dass sie ihre Freizeit und ihren Beruf nicht mehr frei gestalten können, dass sie ständig angebunden sind. Die Spitexdienste sind sehr wichtig in der Betreuung, sie können aber nicht alle Bedürfnisse rund um die Uhr abdecken. Zudem sind die Demenzerkrankten ihnen gegenüber oft primär ablehnend, weil sie sich in ihrer Autonomie bedroht fühlen. Doch Betreuung rund um die Uhr (auch wenn es nur um telefonische Erreichbarkeit geht) ist oft nur durch die Angehörigen gewährleistet.

Ein 40-jähriger Ehemann muss seine kranke Ehefrau und sein 4-jähriges Kind betreuen. Der Arbeitgeber kommt ihm sehr entgegen: Die 80 %-Stelle kann er sich so einteilen, dass er 60 % im Büro anwesend ist, die restlichen 20 % von zu Hause aus arbeitet.

An den übrigen Tagen konnten andere Lösungen mit den Eltern und Schwiegereltern der Patientin gefunden werden.

Im Stadium 2 ist die Haushaltführung bereits beeinträchtigt. Beispiel Kühlschrank: Was braucht es, um den Inhalt richtig zu verwalten? Zunächst das sinnvolle Einkaufen, es ist aber auch ein prospektives Denken unverzichtbar, damit die Lebensmittel nicht verderben. Beim Einkaufen muss man daran denken, was man noch zu Hause im Kühlschrank hat. Menschen mit Demenz kaufen beispielsweise immer wieder dieselben Dinge, die verderben. Große Beachtung hat im Jahr 2000 der Artikel »in frigo veritas« (im Kühlschrank liegt die Wahrheit) erhalten,[25] in dem aufgezeigt wird, dass Personen mit weniger als drei Lebensmitteln im Kühlschrank dreimal häufiger und früher hospitalisiert werden mussten als solche mit vollen Kühlschränken. Der einfache Blick in den Kühlschrank wird dank dieser originellen Arbeit zu einem validen Warnzeichen, um eine kostenträchtige und belastende Hospitalisation vermeiden zu können und die Patient:innen vor Fehlernährung zu schützen. Die Studie macht zudem deutlich, dass nicht nur teure Hightech-Innovationen, sondern auch simple Beobachtungen wichtige und kostensparende Erkenntnisse bringen können. Und dennoch verbirgt sich hinter dieser Studie wieder Konfliktpotenzial: Wer möchte sich schon gerne in den Kühlschrank schauen lassen?

Schließlich das dritte Stadium, in dem die Defizite so zugenommen haben, dass man sich die Frage stellen muss, ob eine Betreuung zu Hause noch möglich ist. Alleinstehende Menschen mit schwerer Demenz sind innerlich verloren, sodass sie, auch wenn sie sich dagegen wehren, im Heim wieder die Geborgenheit erhalten können, die sie brauchen. Für Partner:innen können Demenzerkrankte zu einer so großen Belastung werden, dass keine sinnerfüllten Momente mehr möglich sind. Wird entschieden, dass eine Unterbringung im Pflegeheim die bessere Lösung ist, dann sollten keine Schuldgefühle aufkommen. Der Slogan: Ambulant vor stationär, der so oft in den Medien zu hören ist, gilt in dieser Absolutheit nicht für die Demenz. Ich würde ihn gerne folgendermaßen abändern: Genügend Hilfe und Unterstützung im ambulanten Setting so lange wie möglich, aber nur so lange, bis das stationäre Set-

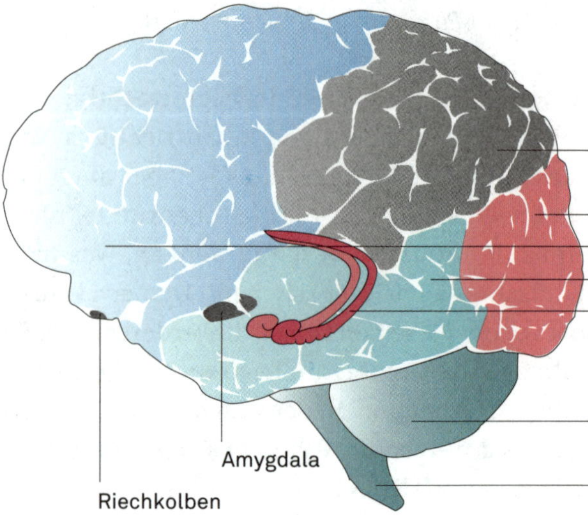

Es besteht ein komplexes Netzwerk zwischen den verschiedenen Hirnlappen und Arealen. [IBK]

Frontallappen: *höhere kognitive Funktionen, Sprache*
- Aufmerksamkeit, Entscheidungsfindung, Denkvermögen, Selbstkontrolle, Impulssteuerung, Planung, motorische Kontrolle, willkürliche Bewegungen, emotionale Kontrolle (Einfühlungsvermögen u.a.)
- Broca-Areal im li Frontallappen: Sprachproduktion, gesprochen und geschrieben, Sprachverständnis

Temporallappen: *komplexe kognitive Funktionen, Hören und Sprache*
- semantisches Wissen, Sprachprozess (Wortabruf u.a.), visuelle Wahrnehmung, Integration von verschiedenen Sinnesreizen. Erkennen und Interpretation von Gesichtern und Gegenständen. Bildung des autobiografischen Gedächtnisses
- primär auditiver Bereich (= Hörbereich): im superioren Temporalgyrus: Erkennen von Gehörtem und der Sprache. Auditives Gedächtnis (Erinnern von Gehörtem)
- Wernickeareal im li Temporallappen: Sprachverständnis

Hippocampus: *Gedächtnisbildung*
- sowohl früher Speicher, Transformation in Langzeitgedächtnis und permanentes Gedächtnis
- Verarbeitung bezüglich räumlicher Orientierung

Amygdala: *Zentrum der Emotion*
Gefühlsbildung, Ausdruck von Angst, physiologische Reaktion auf Stimuli (»Kampf oder Fluchtreaktion«)

Okzipitallappen: *Sehrinde*
primär visueller Bereich, starke Vernetzung zu anderen Lappen (im Besonderen zum Parietal- und Temporallappen). Visuelle Wahrnehmung

Parietallappen: *Raum und Ort*
Vernetzung von Informationen von verschiedenen Sinnesreizen. Schaffung eines ganzheitlichen Bildes: Wahrnehmung im Raum, Orientierung. Räumliches Auffassungsvermögen

ting mehr Geborgenheit und Lebensqualität geben kann. Zu Hause im Heim,[26] das ist möglich, und auch im Heim ist ein sinnerfülltes Leben möglich, wenn für die Betroffenen ihr Leben als das angenommen wird, wie es ist und die Umgebung dementsprechend angepasst wird.

Die Demenz beginnt schleichend, unmerklich. Sie führt innerhalb vieler Jahre zu einer progredienten Verschlechterung und zum Tod. Das Durchlaufen der Stadien bedeutet für Betroffene und Angehörige eine große Herausforderung. Der Psychiater Berry Reisberg[27] hat postuliert, dass Parallelen zur Rückwärtsentwicklung zu einem Kind bestehen. Diese schematische Vorstellung kann hilfreich sein, beschriebene Symptome richtig einzuordnen und mit diesen angemessen umzugehen. Wenn es beispielsweise um die Sprache bei Demenzerkrankten geht, kann es nützlich sein, sich vorzustellen, wie mit einem Kind gesprochen wird: Man benützt einfache Sätze, man schaut das Kind beim Sprechen an, Fremdwörter werden vermieden. Ein Kind braucht immer wieder eine direktive Kommunikation, es kann nicht über alles diskutiert werden. Demenzerkrankte können auch davon profitieren, weil die Entschlussfähigkeit beeinträchtigt ist und das Abwägen ab einem gewissen Stadium nicht mehr möglich ist. Und dennoch dürfen wir die Demenzerkrankten nicht als Kinder behandeln. Sie dürfen nicht einfach geduzt werden, was manchmal in Pflegeheimen geschieht, außer, wenn es gegenseitig so vereinbart wurde. Menschen mit Demenz wurden geprägt durch eine lange Biografie, und sie verdienen in allen Stadien unseren respektvollen und würdevollen Umgang.

Brigitte Rüegger-Frey

Blaue Katzen gibt es nicht

Die neuropsychologische Untersuchung ist ein wichtiges Standbein in der Diagnostik der Demenzerkrankungen; sie bildet die Grundlage einer individualisierten Beratung und Begleitung der Betroffenen und ihrer Angehörigen. Im folgenden Beitrag werden vier unserer Patient:innen vorgestellt; sie stehen exemplarisch für vier unterschiedliche Demenzerkrankungen.

Ich sehe nicht gut, aber niemand nimmt mich ernst

Frau H., eine 61-jährige Juristin, hat einen Termin zur neuropsychologischen Untersuchung, doch das Telefon klingelt, und sie teilt mir mit, dass sie nicht kommen könne, weil sie viel zu müde sei. »Seit wann fühlen Sie sich so erschöpft?« Frau H. schildert, wie anstrengend für sie der Alltag geworden sei. Sie sehe nicht mehr gut, aber kein Augenarzt habe diese Sehstörung bestätigen können. Sie fühle sich unverstanden, keiner helfe ihr, und niemand nehme sie ernst. Vor einigen Jahren sei sie wegen eines Burn-outs behandelt worden. Ihren Beruf habe sie geliebt und sehr viel gearbeitet, aber ihr Chef sei in den letzten Jahren nicht mehr mit ihr zufrieden gewesen. Schließlich sei sie frühpensioniert worden, was sie sehr verletzt habe. Sie schäme sich so wegen ihrer Schwierigkeiten und ihrer Hilflosigkeit. Im Laufe des Telefongesprächs kann ich Frau H. überzeugen, in die Memory Clinic zu kommen.

Während der neuropsychologischen Untersuchung berichtet Frau H., dass sie nicht mehr lesen und schreiben könne und sich auf Bahnhöfen nicht mehr zurechtfinde. Zudem erkenne sie die Uhrzeit nicht mehr und orientiere sich am Glockengeläut der Kirchturmuhr. Beim Einkaufen finde sie die Lebensmittel nicht und sei froh über die Unterstützung der Verkäufer:innen im kleinen Lebensmittelladen um die Ecke. »Aber wissen Sie, was mich am meisten bekümmert? Ich kann die Glückwunschkarten zu meinem Geburtstag nicht mehr lesen.« Bei diesem Geständnis weint sie und formuliert ihre tiefe Trauer über den Verlust ihrer zahlreichen Fähigkeiten und ihre Angst vor Alzheimer.

Im Laufe des Gesprächs fasst Frau H. Vertrauen, sie entspannt sich und lässt eine Teiluntersuchung mit verschiedenen neuropsychologischen Testinstrumenten zu. Ich wähle Tests aus, die aussagekräftig sind, aber Frau H. nicht konstant mit ihren Defiziten konfrontieren. Den Gedächtnistest meistert Frau H. mit Bravour. Die Vergesslichkeit steht bei ihr nicht im Vordergrund. Frau H. kann gut planen und logisch denken, sie drückt sich sehr differenziert aus und versteht auch ohne Weiteres, was ich mit ihr bespreche. Sie realisiert, dass sie noch viele Fähigkeiten hat, was ihr Selbstvertrauen stärkt. Im Laufe der Untersuchung lasse ich sie einfache geometrische Figuren und eine Uhr zeichnen, was ihr nicht mehr gelingt. Mit Mühe schreibt sie einen einfachen Satz. Lesen kann sie nur noch einfache und groß geschriebene Worte.

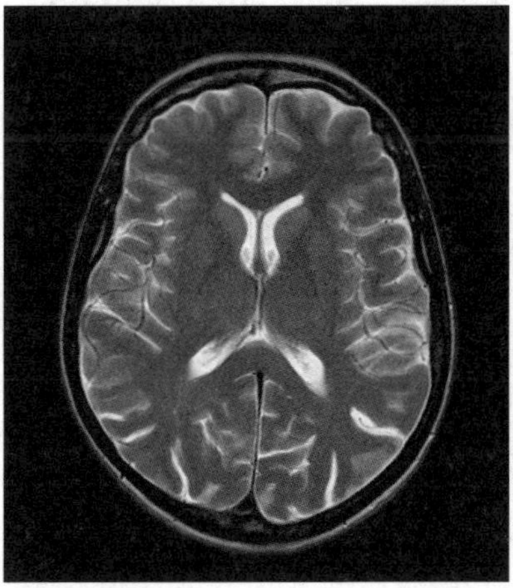

Normales Hirn

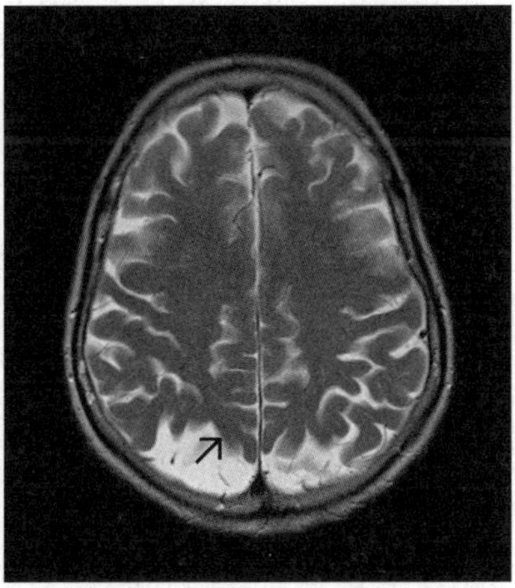

Posteriore corticale Atrophie: starke Schrumpfung im hinteren Hirnbereich

Am Ende der Untersuchung gibt mir Frau H. ein positives Feedback über die Untersuchung und schreibt, wenn auch fehlerhaft: »Es geht mir heute eerstsaumlich gut.« Die neuropsychologische Untersuchung zeigt, dass Frau H. noch über viele Ressourcen verfügt. Sie sieht gut, aber was sie sieht, wird nicht mehr korrekt im Gehirn verarbeiten. Das visuell-räumliche Netzwerk in den hinteren (posterioren) Gebieten des Gehirns funktioniert nicht mehr korrekt.

Zusammen mit den medizinischen Befunden und der Bildgebung wird eine *posteriore corticale Atrophie (PCA)* [↗] diagnostiziert. Diese Krankheit ist eine Unterform der klassischen Alzheimerdemenz. Die neuropsychologische Untersuchung hat dazu beigetragen, das Krankheitsbild richtig einzuordnen. Am Familiengespräch in der Memory Clinic erörtern wir die Befunde mit der Patientin und ihren Angehörigen und erklären ihnen die Ursache für die Schwierigkeiten im Alltag. Alle sind betroffen über die Demenzdiagnose, aber auch erleichtert, dass endlich Klarheit herrscht. Wir sprechen an mehreren Terminen ausführlich über den Umgang mit den Schwierigkeiten und über Kompensationsmöglichkeiten sowie individuelle Schritte zur Verbesserung der Lebensqualität.

Frau H. wünscht sich ein möglichst eigenständiges und unabhängiges Leben. Ihr gutes Gedächtnis und die gute Krankheitseinsicht eröffnen wertvolle Möglichkeiten zur Kompensation der Schwierigkeiten mit verschiedenen Hilfsmitteln (sprechende Uhr, Tracker, iPad). Frau H. lernt, in der neuropsychologischen Therapie ihre Wünsche nach Unterstützung zu formulieren und um Hilfe zu bitten. Die Krankheitsverarbeitung und die Stärkung des Selbstwertgefühls sowie der Umgang mit ihren Ängsten und ihrer Trauer sind sowohl bei Frau H. als auch bei den Angehörigen in weiteren Gesprächen immer wieder Thema.

Blaue Katzen gibt es nicht

»Das ist eben so eine Sache, mit den Namen – Ich habe –« Herr K. spricht langsam, stockend und mit längeren Pausen. Immer wieder ringt er nach Worten. Seine Frau berichtet, dass ein Gespräch mit ihm kaum mehr möglich sei. »Wir verstehen uns einfach nicht mehr. Uns wurde schon eine Paartherapie empfohlen, aber das hat uns auch nicht weitergeholfen.« Die Ehefrau ist verzweifelt, und Herr K. sitzt stumm daneben.

Ich untersuche bei Herrn K. die Sprachfunktionen. »Können Sie mir bitte aus diesen verschiedenen Tierbildern die Ziege heraussuchen?« Herr K. überlegt lange und zeigt am Ende auf die Katze. Beim Käfer zeigt er auf eine Schnecke. Sein Sprachverständnis für einzelne Worte ist bereits deutlich vermindert, ganze Sätze versteht er kaum mehr auf Anhieb.

»Bitte zählen Sie mir so viele Tiere auf, wie Ihnen in den Sinn kommen.« – »Hund, Katze, blaue Katze, weiße Katze, grüne Katze.« Er stockt: »Nein, ich glaube, eine blaue Katze gibt es nicht.«

Herr K. verliert zunehmend die Sprache und das Wissen über die Welt. Ich untersuche ihn mit einem vom Stadtspital Zürich Waid entwickelten Test zum *semantischen Gedächtnis* [↗]. Er erkennt das schwarz-weiße Bild einer Zitrone nicht mehr und kann mir auf einer Farbskala auch nicht mehr die Farbe einer Zitrone zeigen.

Bei Herrn K. finde ich Beeinträchtigungen des Sprachennetzwerkes. Aufgrund der deutlichen Wortfindungsstörung, der Probleme mit dem Sprachverständnis und der Beeinträchtigungen des semantischen Gedächtnisses lautet die Diagnose semantische Demenz. Im Diagnosegespräch zeigt sich die Ehefrau erleichtert, dass sie sich endlich die Sprachlosigkeit ihres Mannes erklären kann.

Die verordnete Logopädie ermöglicht Herrn K. wenigstens vorübergehend eine Stabiliserung der Sprachstörung. Zudem werden *nonverbale* [↗] Therapien empfohlen (z. B. Musiktherapie, Maltherapie).

Der rote Sportwagen

»Stellen Sie sich vor, mein Vater hat sich kürzlich einen roten, sehr teuren Sportwagen gekauft und das, obwohl er früher sehr sparsam war.« Vor mir sitzt ein entsetzter und hilfloser Sohn. »Gibt es sonst noch Veränderungen im Verhalten Ihres Vaters?«

Der Sohn beginnt eine lange Liste von Verhaltensveränderungen aufzuzählen. »Er kann nicht mehr gut zuhören, verhält sich sehr gleichgültig meiner Mutter gegenüber und beteiligt sich nicht mehr an Gesprächen. Kürzlich wurde er von der Polizei angehalten und hat mit ihr einen Streit angefangen, sodass ihm der Führerschein auf der Stelle entzogen wurde. – Wir wissen einfach nicht mehr, was wir mit ihm machen sollen.« – »Denken Sie, Ihr Vater würde zu uns zur Untersuchung kommen?« – »Ich kann mir das kaum vorstellen.« Ich empfehle, nicht zu argumentieren, sondern dem Vater den Termin bei uns kurz vorher mitzuteilen. Tatsachen und klare Anweisungen helfen besser als Argumente.

Ein paar Tage später lerne ich Herrn P. kennen. Er selber sieht überhaupt keine Probleme, er versteht nur nicht, weshalb er nicht mehr mit seinem schönen roten Auto fahren darf. In der Untersuchung zeigen sich einzig beim Planen, beim logisch schlussfolgernden Denken sowie bei der Überprüfung des Einfühlungsvermögens deutliche Beeinträchtigungen. Alle anderen untersuchten Hirnfunktionen, insbesondere auch das Gedächtnis waren unauffällig.

Bemerkenswert war indes sein Verhalten in der Untersuchungssituation. Er machte immer wieder anzügliche Bemerkungen, versuchte mich in ein persönliches Gespräch zu verwickeln und wollte mich unbedingt zum Essen einladen. Diese Verhaltensauffälligkeiten zusammen mit den geschilderten Veränderungen (fehlende Empathie, risikoreiches Verhalten, Distanzlosigkeit) durch die Familie weist auf eine Beeinträchtigung der *Verhaltenssteuerung* [↗] im Gehirn hin, wie sie im Rahmen einer *Frontotemporallappendegeneration* [↗] vorkommen kann.

Im Anschluss an das Diagnosegespräch wurde ein längeres Gespräch mit den Angehörigen über die Symptome und der hilfreiche Umgang mit den Verhaltensänderungen geführt. Herr P. erhält fortan ein Taschengeld und kann kein Geld mehr am Automaten abheben. Die Angehörigen setzen vermehrt Grenzen, ohne zu argumentieren. In schwierigen Situationen wird Herr P. mit seiner Lieblingsbeschäftigung abgelenkt (Muster zeichnen und ausmalen, Flugbewegungen am PC beobachten, »Bolero« von Ravel hören).

Mir geht es gut

»Ich fühle mich sehr gut, ich habe keine Schwierigkeiten. Ich arbeite als Chefsekretärin. Ich koche sehr gern, habe aber kaum Zeit dazu.« Mir gegenüber sitzt eine 84-jährige Frau. Alle zwei Minuten erzählt sie mir dasselbe. »Können Sie mir bitte das genaue Datum sagen?«, frage ich sie zwischendurch. »Heute haben wir den 23. März 1954. Es ist Frühling«, kommt es wie aus der Pistole geschossen, ohne dass die Patientin vor dem Fenster die tief verschneite Landschaft eines Blickes würdigt. »Und was machen Sie hier bei uns?« – »Ich arbeite hier, ich muss bald nach Hause gehen, um für meine Kinder zu kochen.« Die Angehörigen erzählen mir später verzweifelt, dass die Patientin keinen Antrieb mehr zeige und kaum mehr aus dem Bett komme. Sie verweigere jede Hilfe und Unterstützung, weil sie diese als nicht notwendig erachte.

In der Untersuchung begegne ich einer sehr intelligenten Frau. Sie kann noch logische Denkaufgaben lösen und hat ein gutes Lesesinnverständnis, da sie sehr belesen ist. Bereits nach Sekunden vergisst sie aber jeweils die Aufgabenstellung der einzelnen Tests und muss immer wieder von mir daran erinnert werden. In einem einfachen Gedächtnistest zeigen sich schwere Beeinträchtigungen.

Beim Gespräch mit der ganzen Familie sprechen wir offen über die Diagnose der Alzheimerdemenz. Ich erkläre ihr, dass die Antriebslosigkeit Teil der Demenz ist. Frau X. muss bei allen Tätigkeiten liebevoll begleitet werden, weil sie sonst alles wieder vergisst. Viele Menschen mit einer Alzheimererkrankung haben wie Frau X. weder ein Krankheitsgefühl noch ein Krankheitsbewusstsein, der Fachbegriff dafür lautet: Anosognosie. Für die Angehörigen ist die Anosognosie oftmals schwerer zu ertragen als die eigentliche Gedächtnisstörung. Der Beratungsbedarf der Angehörigen im Umgang mit Anosognosie ist üblicherweise riesig. Je nach Schweregrad der Anosognosie wird ein anderes Vorgehen empfohlen.

Wenn die Netzwerke nicht mehr funktionieren

Die oben geschilderten Patient:innen leiden an ganz unterschiedlichen Demenzerkrankungen. Es ist viel zu wenig bekannt, dass nicht zu jeder Demenz eine Gedächtnisstörung gehört. Heute geht man davon aus, dass das Gehirn aus verschiedenen Netzwerken besteht, die zusammengehören und miteinander kommunizieren. Im Laufe der Demenzerkrankung dehnt sich die Krankheit auf weitere Netzwerke aus. Es fallen immer mehr Hirnfunktionen aus, und die einzelnen Demenzformen können im Laufe der Zeit kaum mehr unterschieden werden.[28]

a) Demenzen der visuell-räumlichen Netzwerke (Posteriore corticale Atrophie, PCA): Meist gehen die Patient:innen mit ihren Beschwerden, wie Frau H., zuerst zum Augenarzt, aber oftmals diagnostiziert weder dieser noch der Hausarzt diese sehr seltene Demenzerkrankung. Visuelle Beschwerden kommen meistens als Erstsymptome vor.[29] Gegenstände und Personen werden nicht mehr richtig erkannt. Auch die räumliche Orientierung sowie das Lesen und Schreiben können bereits sehr früh beeinträchtigt sein. All diese Funktionen werden von hinteren (posterioren) Regionen des Gehirns gesteuert.

b) Demenzen des Sprachennetzwerkes (Primär progressive Aphasie, PPA): Bei den drei Varianten der primär progressiven Aphasie sind zu Beginn der Erkrankung in erster Linie sprachliche Netzwerke beeinträchtigt:[30] Bei der nicht flüssigen/agrammatischen Variante fällt es den Betroffenen schwer, zusammenhängende Sätze zu sprechen. Teilweise beginnen sie sogar zu stottern.

Bei der semantischen Variante / semantischen Demenz finden die Betroffenen nicht mehr die richtigen Worte und verstehen zunehmend Gespräche nicht mehr. Im Verlauf der Erkrankung kann auch das Wissen über die Welt und über Objekte (semantisches Gedächtnis) verloren gehen.

Auch bei der logopenischen Variante fehlen die korrekten Worte, das Nachsprechen von Sätzen geht nicht mehr so gut, aber das Sprachverständnis ist lange noch gut erhalten.

c) Die Demenzen des Netzwerkes der Verhaltenssteuerung, der sozialen Kognition und des logischen Denkens: Frontotemporallappendegeneration (bvFTLD): Diese kognitiven Netzwerke erkranken häufig zwischen dem 50. und 65. Altersjahr. Im Vordergrund stehen Verhaltensauffälligkeiten. Die Menschen vernachlässigen sich, sie halten sich nicht mehr an Konventionen oder soziale Regeln. Sie ecken an und zeigen kaum mehr Verständnis und Einfühlungsvermögen gegenüber Nahestehenden.

d) Demenz des Gedächtnisnetzwerkes: Alzheimerdemenz: Wenn dieses Netzwerk erkrankt, ist in der Mehrzahl der Fälle die Alzheimerdemenz dafür verantwortlich und Gedächtnisprobleme stehen zu Beginn im Vordergrund.[31]

Je nach Demenzerkankung sind unterschiedliche Gedächtnissysteme gestört. Bei einer Alzheimerdemenz ist in erster Linie das episodische Gedächtnis für persönliche, biografische Erlebnisse beeinträchtigt, während bei der semantischen Demenz das semantische Wissensgedächtnis über die Welt verloren geht. Das *prozedurale Gedächtnis* [↗] für die Speicherung von motorischen Fähigkeiten wie Auto-, Velo-, Skifahren und Golfen ist bei diesen beiden Demenzformen lange Zeit kaum beeinträchtigt.

Aufgaben und Möglichkeiten der Neuropsychologie

Die Neuropsychologie ist die Wissenschaft über die Funktionsweise des Gehirns. Die verschiedenen Hirnfunktionen (Sprache, Gedächtnis, die Aufmerksamkeit, planerisches und logisches Denken, Wahrnehmung, Raumverarbeitung) werden unter anderem mittels Tests untersucht. Gespräche mit Betroffenen und Angehörigen sowie die Verhaltensbeobachtung sind Teil der Untersuchung. Wir stellen immer eine individuelle Testbatterie zusammen, um die Betroffenen nicht zu überfordern und ihnen gerecht zu werden.

Die neuropsychologischen Profile (Testresultate) ermöglichen bereits im Frühstadium der Demenz eine Diagnose und eine individuelle Beratung/Therapie. Aber auch im mittelschweren bis schweren Stadium kann eine angepasste neuropsychologische Untersuchung sinnvoll sein, um die Betroffenen und ihre Angehörigen fundiert beraten und begleiten zu können. Das Wissen über die Ressourcen und Defizite der Betroffenen ist nicht nur zu Beginn der Erkrankung, sondern auch im Verlauf unabdingbar.

Irene Bopp-Kistler

Die Frage der Vererbung

Im Film »Still Alice« (2014) geht es nebst einer berührenden Familiengeschichte auch um die Problematik, dass die Alzheimerdemenz vererbt werden kann. Alice leidet an einer seltenen Form von Alzheimer, jener Variante dieser Demenzerkrankung, die vorwiegend jüngere Menschen betrifft: Menschen wie Alice, 50, mitten im Leben stehend, Universitätsprofessorin für Linguistik an der Columbia, Mutter dreier erwachsener Kinder, glückliche Ehefrau. Eine selbstbewusste, intelligente Frau, die überall auf der Welt Vorträge hält; eine besorgte Mutter, die nicht aufhört, ihre jüngste Tochter Lydia überreden zu wollen, aufs College zu gehen; ein liebevoller Familienmensch. Doch all das, worüber sich Alice bisher definiert hat, tritt in den Hintergrund, als ihr die Diagnose mitgeteilt wird: »Bald bin ich nicht mehr ich selbst.« Tapfer hält sie an diversen Strategien gegen den Verfall ihrer kognitiven Fähigkeiten fest, doch das Fortschreiten der Demenz ist unaufhaltsam.

Im Film wird die quälende Frage aufgeworfen, ob sie die Krankheit an ihre Kinder vererbt hat. Tochter Lydia verzichtet ganz bewusst auf den Test, Tochter Anna ist schockiert, als sie das positive Resultat erhält: Sie ist wie ihre Mutter Trägerin des Gens, während ihr Bruder nach der Testung aufatmen kann. Noch nie wurde in der Filmwelt auf die problematische Möglichkeit der Gentestung aufmerksam gemacht, und weder die Schauspieler noch der Regisseur ahnten wohl, was mit diesem Teil der Geschichte ausgelöst wurde, denn viele Zuschauer:innen verlassen die Vorführung und fragen sich besorgt, ob sie sich nun auch testen lassen sollen oder nicht.

Szenenwechsel 1, Stadtspital Zürich Waid, 2015: Eine 34-jährige Frau kommt zu mir in die Sprechstunde, ihre Mutter, eine Schwester ihrer Mutter, ihr Großvater und ein Bruder des Großvaters sind alle an einer frontotemporalen Demenz erkrankt. Seit ihrer Kindheit wird sie mit dem Thema Demenz konfrontiert, als Einzelkind hatte sie nicht einmal die Möglichkeit, sich mit einem Bruder oder einer Schwester auszutauschen. Sie hat ein Ökonomiestudium absolviert und ist eine erfolgreiche Geschäftsfrau, sie ist bewusst alleinstehend, weil sie niemanden mit ihrer Familiengeschichte belasten möchten; deswegen sind auch eigene Kinder für sie kein Thema. Sie ist sicher, dass sie Trägerin des Gens ist, für sie gibt es fast keine Alternative, und nun will sie Gewissheit.

Szene 2, Stadtspital Zürich Waid, 2015: Bei einer Frau, 50 wie Alice, diagnostiziere ich eine frontotemporale Demenz. Der Mann bricht in Tränen aus. Der Vater der Patientin habe an einer *Pick-Erkrankung* [↗] gelitten und sei mit 60 Jahren gestorben. Das Paar hat zwei Kinder, 14- und 16-jährig. Neben all der Trauer, die angesichts der Diagnose aufkommt, fragt der Ehemann, ob diese Erkrankung vererbbar ist? In Gedanken sehe ich diese Kinder, die das ganze Leben noch vor sich haben, und weiß, dass bei ihnen eine 30- bis 50-prozentige Wahrscheinlichkeit besteht, dass auch eines von ihnen betroffen ist. Ich teile dem Vater mit, dass es gewisse Familien gibt, bei denen die Demenz vererbbar sein kann. Für diesen Moment genügt ihm die Antwort; sobald die Kinder volljährig sind, lässt er sie selber entscheiden, ob sie sich testen lassen wollen.

Weniger als 1–2 % aller Alzheimerfälle gehen auf die erblich bedingte, früh auftretende familiäre Form zurück, die meisten treten sporadisch auf. Die familiäre Form wird meist dominant vererbt, das bedeutet, dass die Veränderung, die Mutation, eines einzigen Gens für die Krankheit ausreicht und dass statistisch die Hälfte aller Nachkommen von Erkrankten ebenfalls erkrankt. Bis anhin sind drei Mutationen bekannt (Mutation des Präsenilin-2-Gens, des Präsenilin-1-Gens, des Amyloidpraekursorproteins APP): Die veränderten Gene liegen auf den Chromosomen 1, 14 und 21. Die Träger dieser spezifischen Genmutationen erkranken meist zwischen dem 30. und 60. Lebensjahr.

Bei 98–99 % aller Alzheimererkrankten ist das Alter der größte Risikofaktor. Die altersbedingte Alzheimererkrankung wird auch »sporadische« Form genannt, weil die Genetik eine untergeordnete Rolle spielt. Die Symptome beginnen meistens erst nach dem 65. Lebensjahr. Es gibt aber auch hier einen gewissen genetischen Einfluss, so scheint eine Veränderung des Gens Apolipoprotein-Epsilon 4 (ApoE4) das Erkrankungsrisiko zu erhöhen. Dieses Protein könnte bei bis zu 25 % der Fälle eine Rolle spielen. Zudem wurden weitere Gene identifiziert, die das Alzheimerrisiko erhöhen.

Bei Patient:innen mit *FTD* [↗] wird die Häufigkeit von ebenfalls Betroffenen unter den Verwandten ersten Grades mit rund 40 % angegeben, allerdings liegt nur in etwa 10 % der Fälle ein klarer, dominanter Erbgang vor. Als molekulare Grundlage von zumindest einem Teil dieser familiären Krankheitsfälle konnten unter anderem Mutationen im MAPT (Microtubul-Associated Protein Tau) und im GRN (Granulin)-Gen auf Chromosom 17 sowie im C9ORF72-Gen auf Chromosom 19 gesichert werden.[32]

Je mehr Familienangehörige in einer Familie betroffen sind, desto größer ist die Wahrscheinlichkeit, auch Träger:in eines mutierten Gens zu sein. Andere Demenzerkrankungen wie Lewy-Body-Demenz oder *Parkinson-Demenz* [↗] kommen in der Mehrzahl der Fälle sporadisch vor.[33]

Die Fakten: Eine genetische Abklärung ist mittlerweile möglich. Dennoch gibt es auch heute noch eine große Unsicherheit bei der genetischen Testung trotz aller Fortschritte. Die genetische Testung wird in Zukunft vermutlich eine immer größere Rolle spielen bezüglich spezifischer Therapie. Sowohl in der Schweiz wie in Deutschland und Österreich gibt es genetische Beratungsstellen, doch die Entscheidung liegt letztlich bei den Nachkommen. Es ist vermutlich eine der schwierigsten Entscheidungen, die getroffen werden muss. Betroffene Familien erhalten Unterstützung durch DIAN (Dominantly Inherited Alzheimer Network). Dieses Netzwerk ist eine internationale Forschungsgemeinschaft führender Wissenschaftler:innen, die es sich zum Ziel gesetzt haben, seltene Formen der Alzheimererkrankung besser zu erforschen.

Die 34-jährige Frau mit der massiven familiären Belastung geht davon aus, dass sie Trägerin ist. Im Grunde hat sie ihr ganzes Leben bereits darauf ausgerichtet, indem sie auf Partner und Kinder verzichtet hat. Durch eine Testung kann sie nur gewinnen: Sollte diese positiv ausfallen, wird sie in ihrer Annahme bestätigt, wenn sie negativ ausfällt, gleichbedeutend, dass sie nicht Trägerin ist, könnte sie ihr Leben nochmals umkrempeln. Doch es gibt eine Kehrseite: Eine Gentestung hat neben allen menschlichen auch versicherungstechnische Konsequenzen, das heißt, ein positives Testergebnis bedeutet den Vorbehalt oder gar den Ausschluss gewisser Versicherungsleistungen. Getestet wird primär die kranke Person, was 3000 bis 4000 CHF kostet. Die Kosten müssen von der Krankenkasse nach Kostengutsprache bezahlt werden (Orphan-Regelung). Danach erfolgt die Testung der Tochter. Weil das Gen schon bekannt ist, kann man von etwa 700 CHF ausgehen.

Szene 3, Stadtspital Zürich Waid, 2021: Eine Tochter (25 Jahre) erzählt vom Tod ihrer Mutter mit 55 Jahren, die am Schluss in einer Pflegeinstitution untergebracht war. Es sei schwer für sie gewesen, denn die Mutter wusste nicht mehr, dass sie eine Tochter hatte. Erst kurz vor ihrem Tod sei sie ganz klar gewesen und habe voller Liebe ihren Namen genannt. Ihre ganze Familie sei mit Demenz konfrontiert. Sie habe viel gelernt durch die Erkrankung ihrer Mutter, sie hätten eine nie da gewesene Nähe erlebt. Begonnen habe die Krankheit der Mutter, als sie 14 Jahre alt war, die Pubertät sei unglaublich herausfordernd gewesen, weil sie Betreuungsaufgaben übernehmen musste.

Diese Tochter will keine genetische Abklärung vornehmen lassen, sie möchte die Jahre, die sie vor sich hat, in ihrer ganzen Fülle wahrnehmen und im Bewusstsein leben, dass das Leben endlich ist.

»Die Zeitbombe in ihrem Kopf«

Die Geschichte einer jungen Frau mit Ausschnitten aus »Tages-Anzeiger« vom 29.1.2022, die ihren Vater sucht und findet und der kurz danach an Alzheimer erkrankt. »Alzheimer mit 39 Jahren? Da kommen nicht mal Ärzte drauf. Stattdessen behandelten sie ihn auf Burn-out und Depression. Am Ende war es seine Frau, die auf einem Gentest bestand […]« Die junge Frau bestand auf einem Gentest bei sich selbst: »Mit 20 Jahren ist Elisa sehr jung für einen solchen Test, die wenigsten Menschen entscheiden sich in diesem Alter dafür […] ›Mein Bauchgefühl hat mir schon vor dem Test gesagt, dass ich diese Krankheit bekommen werde‹, sagt sie. Die Gewissheit war ihr trotzdem wichtig [...] Tatsächlich bestätigte das Ergebnis ihr Gefühl, dass sie mit dem Vater nicht nur Erinnerungen und Emotionen teilt, sondern auch einen Gendefekt. Sie hat die Mutation, wird Alzheimer bekommen. Wahrscheinlich um das 40. Lebensjahr herum, das lässt sich ziemlich präzise vorhersagen.« In eindrücklichen Worten wird beschrieben, wie sie ihr Leben trotz allem an die Hand nimmt, sie habe es geschafft, so zu leben, dass das Ticken der Bombe die meiste Zeit kaum hörbar sei.

Alices Sohn hat Glück gehabt, Tochter Anna muss bis zum Ausbruch der Krankheit mit vermutlich 50 Jahren mit der Gewissheit leben, dass sie dieselbe Krankheit erleiden wird wie ihre Mutter. Lydia, die jüngste Tochter, wollte es nicht wissen. Berührend ist die Tatsache, wie sie sich auf die Innenwelt der erkrankten Mutter einlässt, obwohl ihre Lebensweise nicht den Vorstellungen der Mutter entsprach. Als sie am Schluss des Filmes der Mutter erzählt, wie sie sich das Leben nach dem Tod vorstellt, spürt sie, dass die Mutter ihr gar nicht mehr folgen kann. Auf die Frage, ob diese etwas verstanden hat, antwortet Alice: »Es geht alles um die Liebe.«

Manuel Trachsel, Daniel Hürlimann

Urteilsfähigkeit und selbstbestimmte Entscheidungen

Das vorliegende Kapitel befasst sich mit *Urteilsfähigkeit*[34] als rechtliche und ethische Grundvoraussetzung für selbstbestimmte Entscheidungen. Dabei geht es primär um medizinische Behandlungsentscheide wie Zustimmung, Ablehnung oder Abbruch einer Behandlung.[35] Bei Patient:innen mit Demenzen steht die Urteilsfähigkeit häufig in Zweifel. Ein besonderes Problem sind Schwankungen der Erinnerungs- und Denkfähigkeit.

Urteilsfähigkeit und ihr Stellenwert in der ärztlichen Behandlung

Urteilsfähigkeit ist ein Schlüsselelement des verfassungsmäßig garantierten Rechts auf Selbstbestimmung.[36] Die ärztliche Beurteilung der Urteilsfähigkeit ist entscheidend für die gleichzeitige Gewichtung zweier ethischer Prinzipien: des Respekts vor der Selbstbestimmung derjenigen, die fähig sind, für sich selbst zu entscheiden, und der Gewährleistung von Schutz für diejenigen, deren Fähigkeit für selbstbestimmtes Entscheiden eingeschränkt ist. Auf dieser ethischen Basis ist eine seriöse Beurteilung der Urteilsfähigkeit erforderlich.[37]

In Anlehnung an die Standards zur Bestimmung der kognitiven Fähigkeiten aus den USA[38] hat die Schweizerische Akademie der medizinischen Wissenschaften[39] folgende Kriterien zur Beurteilung von Urteilsfähigkeit vorgeschlagen: 1. die Fähigkeit, Informationen in Bezug auf die zu fällende Entscheidung zu verstehen, 2. die Fähigkeit, die Situation und die Konsequenzen, die sich aus alternativen Möglichkeiten ergeben, richtig abzuwägen, 3. die Fähigkeit, die erhaltenen Informationen im Kontext eines kohärenten Wertesystems rational zu gewichten, und 4. die Fähigkeit, die eigene Wahl zu äußern.

Die Urteilsfähigkeit kann durch *psychische und körperliche Erkrankungen* beeinträchtigt werden. Verschiedene Formen von Demenzen, *Delirien* [↗], Amnesien, Hirnverletzungen sowie psychiatrische Erkrankungen wie Schizophrenien, schwere Depressionen oder Bewusstseinsbeeinträchtigungen von kritisch-instabilen Patient:innen sind oft mit Urteilsunfähigkeit verbunden.

Die Urteilsfähigkeit ist zudem abhängig von den konkret zu bewältigenden Situationen oder Aufgaben, weshalb von der Relativität der Urteilsfähigkeit gesprochen wird. Die Relativität der Urteilsfähigkeit besagt im Grunde, dass eine Person zu einem bestimmten Zeitpunkt im Hinblick auf eine bestimmte Entscheidung urteilsfähig, im Hinblick auf eine andere jedoch nicht urteilsfähig sein kann. So kann eine Person beispielsweise in Bezug auf einfache Alltagsgeschäfte urteilsfähig sein, nicht aber in Bezug auf anspruchsvolle medizinische Entscheidungen.

Für den Fall, dass im Zusammenhang mit einer bestimmten medizinischen Maßnahme die Urteilsfähigkeit fehlt und keine Patientenverfügung vorliegt, sieht das Zivilgesetzbuch (Art. 378) vor, dass bestimmte Personen der Reihe nach berechtigt sind, die urteilsunfähige Person zu vertreten und der vorgesehenen ambulanten oder stationären Behandlung zuzustimmen oder diese abzulehnen.

Was ist der Unterschied zwischen Urteilsfähigkeit, Zurechnungsfähigkeit und Schuldfähigkeit?

Die Begriffe Urteilsfähigkeit, Zurechnungsfähigkeit und Schuldfähigkeit werden oft praktisch als bedeutungsgleich verwendet. Sie stammen jedoch aus unterschiedlichen Rechtsgebieten und haben verschiedene Bedeutungen. Im *Privatrecht* werden Verhältnisse unter Privaten geregelt (z.B. Familienrecht, Erbrecht, Vertragsrecht), im *öffentlichen Recht* das Verhältnis zwischen dem Staat und Privaten (z.B. Menschenrechte, Baurecht, Polizeirecht, Steuerrecht) und das *Strafrecht* definiert, welche Tatbestände mit welchen Sanktionen geahndet werden. In allen Rechtsgebieten muss die geistige Verfassung einer Person berücksichtigt werden: So kann eine schwer demenzerkrankte Person weder eine Ehe schließen noch eine Baubewilligung beantragen, und auch bei der Ahndung einer Straftat ist zu berücksichtigen, inwiefern den/die Täter:in ein Verschulden trifft.

Das Privatrecht definiert die Urteilsfähigkeit im Zivilgesetzbuch. Im Strafrecht wird die *Schuldfähigkeit* im Strafgesetzbuch beschrieben. Der Begriff der *Zurechnungsfähigkeit* ist ebenfalls dem Strafrecht zuzurechnen, kommt aber heute im Gesetz nicht mehr vor und ist veraltet. Inhaltlich entspricht er jedoch dem Begriff der Schuldfähigkeit.

Im Zivilgesetzbuch (Art. 16) ist die Urteilsfähigkeit wie folgt definiert: »Urteilsfähig im Sinne dieses Gesetzes ist jede Person, der nicht wegen ihres Kindesalters, infolge geistiger Behinderung, psychischer Störung, Rausch oder ähnlicher Zustände die Fähigkeit mangelt, vernunftgemäß zu handeln.« Wer nicht urteilsfähig ist, vermag durch seine Handlungen grundsätzlich keine rechtliche Wirkung herbeizuführen. Sie oder er kann also z.B. nicht heiraten und keine Verträge eingehen. Für urteilsunfähige Personen handelt grundsätzlich ein/e gesetzliche/r Vertreter:in mit Ausnahme beispielsweise von Verlobung, Eheschließung, Erbverträge und Testamente, bei denen eine Vertretung nicht möglich ist.

Handlungsfähigkeit, Volljährigkeit, Mündigkeit

Handlungsfähigkeit, Volljährigkeit und Mündigkeit sind weitere Begriffe, die oft nicht korrekt angewendet werden. Sie stammen alle aus dem Zivilgesetzbuch und damit aus dem Privatrecht. Der Begriff der *Mündigkeit* wird heute im Gesetz nicht mehr verwendet. Auch die zur Vormundschaft führende Entmündigung wurde abgeschafft und durch verschiedene Formen der Beistandschaft ersetzt: Begleitbeistandschaft, Vertretungsbeistandschaft, Mitwirkungsbeistandschaft und umfassende Beistandschaft. Personen, die in der Schweiz nach bisherigem Recht entmündigt worden sind, stehen mit dem Inkrafttreten des neuen Kindes- und Erwachsenenschutzrechts (1. Januar 2013) unter umfassender Beistandschaft.

Handlungsfähigkeit ist die Voraussetzung zur Begründung von Rechten und Pflichten und setzt sich zusammen aus der Summe von Urteilsfähigkeit und Volljährigkeit. Die *Volljährigkeit* wird am 18. Geburtstag erreicht. Handlungsfähig sind also alle über 18-jährigen Urteilsfähigen, d. h. alle Erwachsenen, die vernunftgemäß handeln können.

Kognitive Fluktuationen bei verschiedenen Demenzformen

Kognitive Fluktuationen sind spontane Schwankungen von Gedächtnisleistungen, Denkvermögen und der Aufmerksamkeit. Sie bezeichnen Phasen verwirrten Verhaltens, mangelnder Aufmerksamkeit und zusammenhangsloser Äußerungen, unterbrochen durch Episoden mit besserer Hirnleistung. Kognitive Schwankungen treten bei vielen Formen der Demenz auf, etwa bei Lewy-Body-Demenz, bei Parkinson-, Alzheimer- und vaskulärer Demenz. Diese Schwankungen beeinflussen die Beurteilung der Schwere einer Demenz, aber auch die geistige Leistungsfähigkeit wie beispielsweise das *Gedächtnis* [↗], visuell-räumliche Fähigkeiten und das logische Denken.[40]

Solche kognitiven Schwankungen machen es besonders schwierig, die Urteilsfähigkeit von Patient:innen mit Demenzen zu beurteilen. Eine große Übersichtsstudie hat gezeigt, dass mehr als die Hälfte der Patient:innen mit Alzheimer- und fast die Hälfte der Patient:innen mit Parkinson-Demenz als urteilsunfähig beurteilt wurden.[41]

Beurteilung der Urteilsfähigkeit bei Patient:innen mit Demenz

Die Zuschreibung von Urteils<u>un</u>fähigkeit betrifft immer nur eine spezifische Aufgabe oder Entscheidung zu einem bestimmten Zeitpunkt (= *Relativität der Urteilsfähigkeit*). Die beurteilende Ärztin oder der beurteilende Arzt, die/der eine Urteils<u>un</u>fähigkeit diagnostiziert, trägt für diese Einschätzung die Beweislast. Bei Personen mit einer schweren Demenzerkrankung ist dieser Nachweis unschwer zu erbringen. Wenn Unklarheit über das Vorhandensein oder Nichtvorhandensein der Urteilsfähigkeit betreffend einer bestimmten Entscheidung besteht, ist solange vom Vorhandensein auszugehen, bis das Gegenteil bewiesen ist (Vermutung der Urteilsfähigkeit und Umkehr der Beweislast).

Wegen der genannten Schwankungen der Erinnerungs- und Denkfähigkeit ist es wichtig, dass die Ärztin oder der Arzt einen Tag oder Zeitpunkt wählt, an dem sich der/die Patient:in in vergleichsweise guter Verfassung befindet. Die Information zu verschiedenen Behandlungsoptionen, Risiken und die Einwilligung in eine vorgeschlagene Behandlung sollten während einer solchen »guten« Phase erfolgen. Für Ärztinnen und Ärzte ist die Urteilsfähigkeit ihrer demenzerkrankten Patient:innen auch zur Beantwortung folgender Fragen relevant: Können Betroffene selbstbestimmt entscheiden, welche medizinisch indizierten Behandlungen sie in Anspruch nehmen möchten und welche nicht? Darf ein Forschungsprojekt mit urteilsunfähigen Erwachsenen durchgeführt werden oder nicht (Artikel 21–24 Humanforschungsgesetz)? Dürfen Urteilsunfähigen Organe, Gewebe oder Zellen zwecks Transplantation entnommen werden oder nicht (Artikel 13 Transplantationsgesetz)? Darf bei einer urteilsunfähigen Person eine genetische Untersuchung durchgeführt werden oder nicht (Artikel 10 des Bundesgesetzes über genetische Untersuchungen beim Menschen)? Kann eine urteilsunfähige Person die Anweisungen in ihrer Patientenverfügung widerrufen oder nicht? Die letzte Frage ist nach der Konzeption des Gesetzes (die Patientenverfügung ist gemäß Artikel 370 ZGB gerade für den Fall der Urteilsunfähigkeit gedacht) eher zu verneinen, wobei die Einzelheiten stark umstritten sind.

2

botschaften aus dem land des vergessens

Rainer Diederichs

Humor ist meine beste Medizin – Alzrainer berichtet

Bereits ein paar Jahre vor meiner Pensionierung als Bibliothekar an der Zentralbibliothek Zürich merkte ich, dass sich mein Gehör deutlich zu verschlechtern begann. Auch das Gedächtnis ließ nach, was ich als besonders peinlich empfand: In den Ausbildungskursen für wissenschaftliche Bibliothekare, Diplombibliothekare und nebenamtliche Bibliothekare in Gemeinde- und Schulbibliotheken konnte ich mir alsbald nicht mehr die Namen der Teilnehmer:innen merken. Die damit ausgedrückte persönliche Beziehung ist eine nicht zu unterschätzende Voraussetzung für einen erfolgreichen Unterricht. Auch als Lehrbeauftragter für Germanistik an der Universität kannte ich die Namen der Studierenden rasch, was mir am Schluss leider nicht mehr möglich war; so gab ich meinen Lehrauftrag nach 28 Jahren Unterricht auf. Ebenso beendete ich meine Kurse an der Volkshochschule; es ist besser, sich selbst zu entlassen, bevor mich andere darum bitten.

Nach meiner Pensionierung 2006 genoss ich die Freizeit, das Hören und das Gedächtnis verbesserten sich jedoch nicht. Im Gegenteil, beides nahm weiterhin ab. Ich spürte deutlich, wie sich geistiges Arbeiten bei mir verlangsamte. Dennoch war ich hocherfreut, als mich die Anfrage der Hans Vontobel Stiftung Kreatives Alter erreichte, ob ich bereit wäre, im Stiftungsrat mitzuwirken. Gerne sagte ich zu; die Stiftung gibt älteren Menschen Gelegenheit, sich mit einer eigenen Arbeit – gedruckt oder als Manuskript – an den Wettbewerben der Stiftung zu beteiligen. Pro Wettbewerb werden jeweils 400 bis 500 Arbeiten eingesandt, die von einem neunköpfigen Stiftungsrat beurteilt werden. Dieser entscheidet, welche Arbeiten mit Preis, Urkunde oder Auszeichnung qualifiziert werden.

Weil das Gehör ständig abnahm und mir bewusst war, dass zwischen Hören und Gedächtnis ein Zusammenhang besteht, versuchte ich vieles: Ich besuchte einen Computerkurs für Hörtraining und probierte verschiedene Hörgeräte aus. Zuerst wurde ich im Universitätsspital Zürich bezüglich Gehör abgeklärt, danach in der *Memory Clinic* [↗] im Stadtspital Zürich Waid. Nach verschiedenen Tests und einem *MRI* [↗] teilte mir Dr. Irene Bopp am 19. August 2020 die Diagnose *Alzheimer* [↗] mit. Sie sprach dieses schwere Urteil ruhig aus, ohne es zu beschönigen, gab meiner Frau und mir aber im gleichen Moment zu verstehen, dass sie jederzeit für uns da sei.

Die Diagnose hatte für mich einschneidende Folgen, eine war die Rückgabe meines Führerscheins; seitdem bin ich dankbarer Fahrgast meiner Frau. Besonders wichtig schien mir, Familie und mir nahestehende Personen über meine Diagnose im Klartext zu informieren, damit sich darüber nicht nur Mutmaßungen bilden. Auch meine Tätigkeit bei der Stiftung Kreatives Alter habe ich auf eigene Initiative eingeschränkt. Sieben Jahre lang war ich dort mit großer Freude als Vizepräsident tätig. Deshalb wollte ich mich nur noch als Mitglied des Stiftungsrats auf die Begutachtung von eingesandten Arbeiten konzentrieren. Dieses intensive Lesen und Begutachten betrachtete ich als gute Medizin für mein Gehirn, damit die grauen Zellen immer wieder frische Nahrung bekommen.

Auch mein Engagement bei verschiedenen Gesellschaften und Vereinen habe ich eingeschränkt. Besonders schwer fiel mir der Austritt aus dem Lions Club Zürich-Oerlikon, bei dem ich 26 Jahre lang aktives Mitglied war und während meiner Präsidialzeit eine Kulturreise nach Berlin sowie verschiedenste Veranstaltungen in Zürich durchgeführt habe, wie einen Tanzkurs bei Marianne Kaiser mit anschließendem Besuch des Kaiserballs im Kongresshaus Zürich. Während zwölf Jahren war ich Präsident der Zürcher Gottfried-Keller-Gesellschaft. Dieses Amt hat mich richtig angespornt. Denn jedes Jahr konnte ich eine wachsende Mitgliederzahl der Gesellschaft beim »Herbstbott« im überfüllten Rathaus begrüßen, was für mich als zugewandertem Deutschen – inzwischen aber eingebürgertem Schweizer – stets ein dankbares Gefühl auslöste. Ein abwechslungsreiches Kulturprogramm, wie eine Reise auf Kellers Spuren nach Wien, zog stets viele Interessenten an. Ebenfalls dankbar bin ich für die Mitgliedschaft bei der urzürcherischen Gesellschaft zur Constaffel, die bereits 1336 gegründet wurde und deren Zunfthaus heute das »Haus zum Rüden« ist. Auch diese Mitgliedschaft bedeutet mir viel, ich besuche weiterhin gerne deren Veranstaltungen. Noch bis vor Kurzem war ich in Zürich häufig mit Literaturführungen unterwegs oder habe verschiedenste Vorträge gehalten. All diese Aktivitäten fallen wegen der zunehmenden Alzheimerkrankheit weg. Eine einzige neue Mitgliedschaft habe ich jedoch im letzten Jahr begonnen: Ich bin Mitglied der Alzheimer-Gesellschaft geworden.

Unsere vier Enkel zwischen 10 und 14 Jahren wissen, dass ihr Großvater eine Krankheit hat, finden aber, er sei nicht viel anders als früher. Selbst erwachsene Freund:innen meinen, ich hätte mich kaum verändert. Doch der Schein kann trügen. Ich selbst merke, meine geistigen Fähigkeiten haben spürbar nachgelassen. Mit Staunen nehme ich wahr, was ich alles rasch vergesse. Ein banales Beispiel: Selbst beim Leeren der Abwaschmaschine daheim weiß ich manchmal nicht, wohin all die Gegenstände kommen. Ebenso nimmt die Ausdrucksfähigkeit ab. Manchmal suche ich nach Worten, die mir plötzlich nicht mehr einfallen. Auch die Orientierung in der Stadt hat sich bei mir deutlich verschlechtert. Da fühle ich mich dank des klaren Orientierungsvermögens meiner Frau sehr sicher. Ich merke auch, wie bei mir das Denken langsamer geworden ist. In Gruppengesprächen mit Freund:innen halte ich mich häufig zurück, denn andere denken so viel rascher als ich.

Die Alzheimerkrankheit hat sich bei mir seit Langem spürbar entwickelt und wird weiter fortschreiten. Doch deswegen zu jammern wäre wider meine Natur. Besser ist es, sich in die neue Situation zu fügen und das Beste daraus zu machen. Dies geschieht bei mir mit sprachlichem Humor, damit man das Lachen ja nicht verlernt. Statt den Kopf hängen zu lassen, versuche ich humorvoll, meine liebe Frau aufzuheitern, so wenn ich ihr gestehe: »Ich bin noch nicht ganz blöd, weil ich dich doch liebe.« Auch die Umwandlung von Alzheimer zu Alzrainer hat sie erheitert. So merkt sie, ihr Mann ist ein sprachlicher Schelm geblieben, der es mit Erich Kästner hält: »Humor ist der Regenschirm des Weisen.«

Anka Diederichs ergänzt:

Die Diagnose »Alzheimer« war für mich wie ein Donnerschlag, zwar nicht ganz aus heiterem Himmel, ahnten wir doch seit längerer Zeit, dass etwas nicht mehr so war wie früher. Uns beiden war bewusst, dass nun eine neue Lebensphase beginnt, die wir zu akzeptieren haben und mit der wir leben lernen müssen. Bange Fragen tauchten in mir auf: Wie wird sich alles entwickeln? Wird unsere Beziehung, in der wir mehr als 50 Jahre glücklich leben, darunter leiden? Werde ich den Anforderungen und der neuen Verantwortung für uns beide gewachsen sein? Werden wir noch die gleichen gehaltvollen Gespräche führen können? Werden wir noch lachen und uns freuen können?

Seit der Diagnose sind nun 16 Monate vergangen. Wir haben im Alltag Tritt gefasst. Auf große Reisen, die wir früher oft und gerne unternommen haben, verzichten wir. Wir zehren von der Erinnerung. Fotos sind dabei eine gute Hilfe. Denn wir spüren beide, wie sehr das Kurzzeitgedächtnis und teilweise bereits das Langzeitgedächtnis abnehmen. Diese Tatsache stimmt vor allem mich manchmal traurig. Und es beglückt mich, wenn Rainer sich durch mein Erzählen plötzlich wieder an etwas erinnert. Dann sind wir uns unseres inneren Reichtums bewusst. Meine Traurigkeit und meine latente Angst vor der Zukunft verschwinden, wenn Rainer mich zum Lachen bringt. Wenn er z.B. auf meine Bemerkung »Diese Zeit ist aufregend« antwortet »Nein, anregend«. Solange er noch so hervorragend und treffend formulieren kann, ist eigentlich alles gut. Ich muss lernen, nicht mit Angst in die Zukunft zu schauen, sondern die schönen Momente, die wir jetzt erleben, zu genießen. Dabei sind mir unsere Familie, unsere Freunde und auch Dr. Irene Bopp eine große Hilfe und Beruhigung. Ich weiß, dass ich nicht allein bin. Und ich spüre die große Liebe, die Rainer mir jeden Tag entgegenbringt.

Vor mehr als 50 Jahren schrieben wir gleichzeitig unsere Dissertationen. Meine Arbeit beinhaltete das Thema der Angst, Rainer schrieb über die Strukturen des Schelmischen. Wer hätte damals geahnt, dass beide Themen unsere letzte Lebensphase nochmals prägen würden?

Herr und Frau T.

Zeit für meine Zukunft als Alzheimerpatient

Herr T. (Betroffener)
Nach dem Schock der Diagnose Alzheimer im Jahr 2011 musste ich erst einmal darüber nachdenken, was das wirklich heißt, und zwar für mich, meine Familie und meine weitere Zukunft ebenso. Seither ist viel Zeit vergangen, und ich habe mir eigentlich nicht ausgemalt, was das nun wirklich bedeutet, beziehungsweise was noch auf mich zukommt. Zunächst fiel eine große Last weg, die während meiner Arbeit auf mir gelastet hatte; es war ein wahrer Koloss. Inzwischen ist die Arbeit völlig in den Hintergrund geraten, was allerdings nicht heißt, dass ich nicht immer mal wieder darüber nachdenke, wie es den Mitarbeitenden geht. Aufgrund des Feedbacks vom neuen Direktor darf ich jedoch davon ausgehen, dass alles im Lot ist, und ich bin absolut sicher, dass das auch in Zukunft so bleiben wird.

Nun hat sich vieles geändert, und ich habe ziemlich unbeschwert Zeit für meine Zukunft als Alzheimerpatient. Das heißt nun aber nicht, dass ich permanent über meinen Zustand sinnieren würde. Im Gegenteil, ich kann aufatmen und die Kontakte mit meinen alten Kolleg:innen pflegen, welche allwöchentlich im einen oder anderen Restaurant stattfinden und mir sehr viel bedeuten.

Ein weiteres Gefäß für einen Gedankenaustausch ist ein Lesezirkel, an dem mehrere mir gleichgesinnte Kolleg:innen teilnehmen.

Viel Spaß und Entspannung bedeutet mir auch der Sport. In der Winterzeit sind meine Frau und ich mehrmals wöchentlich im Fitnesscenter. Wenn das Wetter wärmer wird, werde ich wieder mein Rennvelo aus dem Keller hervornehmen und meine zur Gewohnheit gewordenen Strecken fahren, die mir viel Spaß bereiten. Sobald die Golfplätze im kommenden Frühling ihre Tore öffnen, werde ich mich auch wieder intensiv dem mir alles bedeutenden Golfsport widmen. Diesen werden meine Frau und ich in den USA genießen, wo uns viele dort lebende Golferfreund:innen erwarten.

Last but not least bedanke ich mich bei meiner lieben Gattin und unserem wunderbaren Sohn für ihre liebevolle Unterstützung, die mir außerordentlich viel bedeutet. Ohne sie würde ich es nicht schaffen.

Frau T.

Seit dem 11. März 2011 hat sich unser Leben völlig verändert. Mein Ehemann Markus, 59-jährig, hatte einen Nervenzusammenbruch, Diagnose Burn-out wegen hoher Belastung am Arbeitsplatz. Als Direktor einer international vernetzten Firma hatte der sprachbegabte Ökonom einen interessanten Job. Ein zweimonatiger Erholungsurlaub hatte allerdings keine Besserung gebracht. Wegen Konzentrations- und Gedächtnisschwächen wurde in der Memory Clinic ein Test durchgeführt, Diagnose Alzheimer, Schock und viele Tränen!! Unsere Ärztin stand uns immer beiseite, half uns in schwierigen Lagen. Sie versicherte uns, dass die Krankheit erst am Anfang sei und dass wir noch viel Schönes gemeinsam erleben können. Aus dem Berufsleben ist er sofort ausgeschieden, bis zur Pensionierung eine noch untergeordnete Arbeit zu verrichten wäre für ihn eine Demütigung. Markus war zum Glück von seinem Arbeitgeber gut versichert, er bezog vollen Lohn während zwei Jahren. Jetzt bezieht er eine *IV*-Rente [↗]. Für mich gab es dann viele heikle Sachen zu klären, z. B. eine private Unfallversicherung; mit dieser Diagnose wollte niemand Markus aufnehmen.

Ich habe viel über die Krankheit gelesen, das Schwierigste ist auch noch heute, dass man den Patienten nicht überfordert und er doch seine Selbständigkeit beibehalten kann. Sobald ich viel verlange, gibt es Stress, und das löst Panik aus.

Bald sind es vier Jahre her seit der Diagnose, und wir haben es gut miteinander. Wir reisten nach Südostasien, waren in verschiedenen Städten in Europa unterwegs, und schließlich verbringen wir jetzt jährlich zwei Monate in den USA; unsere Leidenschaft ist das Golfspielen. Vor zwei Jahren konnte Markus sogar sein Handicap um 4 Punkte verbessern, d. h. die Motorik funktioniert immer noch bestens.

Es gab natürlich viele Ängste, das Kurzzeitgedächtnis hat bei Markus schon nachgelassen, auch gibt es täglich viele Fragen. Ich nerve mich oft und muss lernen, dass Markus tatsächlich etwas nicht mehr weiß, dass sein *Gedächtnis* [↗] streikt. Zum Glück haben wir fast alle Reisen mit digitalen Fotos dokumentiert, sobald etwas nicht mehr klar ist, schauen wir die Bilder an, und dann ist die Erinnerung wieder präsent. Im Alltag schmeißen wir den Haushalt zusammen. Er geht leidenschaftlich gerne einkaufen, es gibt einen Einkaufszettel, sehr selten bringt er mir nicht das Richtige nach Hause. Kochen kann er immer noch bravourös, er ist auch sehr fit, geht dreimal wöchentlich ins Fitness, sobald es wärmer wird, fährt er mit dem Rennvelo wieder davon und zwar mit Computer, und er ist stolz, wenn er mir wieder von einem neuen Rekord erzählen kann.

Sobald die Krankheit definitiv diagnostiziert ist, benötigt man Literatur, man will wissen, was einem alles zustößt, mit welchen Sachen man konfrontiert wird. Es hat mir sehr geholfen, etwas über die Krankheit zu erfahren, damit nicht alles zu schwarz aussieht.

Es ist nicht einfach, Betroffene zu finden, die selber schreiben, weil bei vielen diese Fähigkeit rasch verloren geht. Es hätten noch viel mehr Betroffene in diesem Buch zu Wort kommen sollen, viele mussten den Versuch trotz gutem Willen vorzeitig abbrechen.

Herr und Frau T. haben mir viele Jahre lang vorgelebt, dass ein Leben mit Demenz [↗] *möglich ist, trotz aller Abgründe, die sich immer wieder auftun. Kurz nach der Diagnosestellung hielt Herr T. vor zahlreichem Publikum im Beisein der Zürcher Stadtpräsidentin ein brillantes Referat. Die Politikerin hatte sich das Denken eines Demenzerkrankten anders vorgestellt.*

Leider war die Krankheit rasch progredient, Herr T. starb im Jahr 2018 mit 65 Jahren, er wurde bis zu seinem Tod von seiner Familie getragen, auch als er die letzten Monate in einer Pflegeinstitution verbrachte. [IBK]

Brigitte Hauser

Die glückliche Heimbewohnerin

Meine Mutter steckt genüsslich ein Stück Pizza Margherita in den Mund. Cousine Doris ist da, Walter, der Jugendfreund meines Vaters, und dessen Frau Esti, Cousin Hans mit Maya aus Bilten und Käthy, die Mutter meiner Partnerin aus Basel. »Alle wegen mir da«, freut sich meine Mutter. Ihr gefällt es in der geselligen Runde. Nur den Anlass dieser Zusammenkunft hat sie vergessen. Erst zwei Stunden zuvor haben wir ihren Mann Emil beerdigt. Eines Nachts kippte mein Vater im Bad tot um. Er lebte seit fast zwei Jahren mit meiner Mutter im Altersheim. Trotz Demenz war sie in diesem Augenblick geistesgegenwärtig und läutete der Pflege. Mir brannte sich das Bild meines toten, in einer Blutlache liegenden Vaters ins Gedächtnis ein. Meiner Mutter nicht. Der Leiter des Altersheims erkundigte sich am folgenden Morgen nach ihrem Ergehen. Ihre Antwort: »Sehr gut.«

Aber nicht immer kann bei einer Demenz mit Gewissheit mit dem Vergessen gerechnet werden. Diese Tatsache brachte mich einige Wochen, nachdem meine Mutter ins Altersheim gezogen war, in Verlegenheit. Aufgeregt fragte sie mich: »Brigitte, wo hast du nur meinen grünen Hosenanzug versorgt? Ich will ihn anziehen.« Just diesen grünen Hosenanzug hatte ich beim Räumen der Wohnung in die Kleidersammlung gegeben. Er war ihr wie die meisten ihrer Kleider viel zu groß geworden. Dasselbe Schicksal widerfuhr auch dem weiß-silbernen Pullover, der einige Wochen später zur Debatte stand. Meine Mutter war einst eine schöne Frau, eine Dame, die Wert auf Kleidung und Frisur legte. Heute ist sie vor allem bequem angezogen und trägt mitunter eigenwillige Kombinationen.

Eine demenzielle Erkrankung hat auch Vorteile. Meine Mutter glaubt, ihre finanziellen Ressourcen seien unversiegbar. Auch nach mittlerweile fast fünf Jahren im Heim. So viel Unbeschwertheit finde ich schlicht beglückend. Als ich ein Kind war, hatte sie mir aus den Märchen der Gebrüder Grimm vorgelesen. »Der süße Brei« hinterließ bei mir besonderen Eindruck. Eine Mutter und ihre Tochter litten großen Hunger. Eine alte Frau im Wald schenkte der Tochter einen Zaubertopf. Durch einen Zauberspruch fing der Topf an, Brei zu kochen, und stoppte erst wieder mit einem Gegenspruch. Eines Tages, als die Tochter außer Haus war, vergaß die Mutter den Gegenspruch. Der Topf hörte nicht mehr auf, Brei zu produzieren. Der Brei lief über, bis schließlich die ganze Stadt mit Brei überzogen war. Wie den Grimm'schen Zaubertopf stellt sich meine Mutter wohl ihr Bankkonto vor. Nur leider hat sie den Wachstumsspruch vergessen. Dank dieses Märchens erfuhr ich übrigens, warum sie den Grießbrei mit Zimt und Zucker, den mein Vater und ich so liebten, nicht mit uns aß. Meine Mutter hatte als Kind einige Jahre im Kinderheim verbracht und dort offenbar mehr als oft Brei vorgesetzt bekommen.

Nach dem Tod meines Vaters erbte ich seine Finanzbuchführung. Deren Logik erschloss sich wohl nur ihm. Meine Partnerin durchforstete einen Dschungel von Papieren und verhinderte so den Privatkonkurs meiner Mutter. Mein Vater war ein liebenswerter, aber eigensinniger Kauz gewesen. Als Kind vergötterte ich ihn. Meine Mutter hatte weniger Energie und war oft betrübt. Ich konnte damals nicht viel mit ihr anfangen.

Jetzt ist sie dankbar für jede Zuwendung. Vor einiger Zeit schrieb sie mir ein Brieflein – praktisch ohne Hilfe –, wie mir die Aktivierungstherapeutin des Heims versicherte. Darin steht, wie sehr sie mich liebe. Sie freut sich über meine Besuche, auch wenn sich ihre Konversationsbeiträge auf ein paar Standardsätze beschränken. Einmal brachte ihr meine Partnerin ein Gesteck aus Trockenblumen mit. Meine Mutter bedankte sich tausendmal. Die Woche darauf lag es völlig zerstört auf dem Tisch. Sie habe die Trockenblumen aus dem Gesteck gerissen, weil sie so trocken gewesen seien …

Manchmal gibt's in Altersheimen Anlässe mit Panflötenduo oder Jodelchor, zu denen auch die Angehörigen eingeladen sind. Ich sitze also an einem Adventsnachmittag im Speisesaal. Auf den weihnachtlich dekorierten Tischen liegen Mandarinen, Erdnüsse und Schokolade, die einige Bewohner blitzschnell an sich raffen. Um mich herum andere Töchter und ein paar Söhne. Weil alle laut mit ihren Eltern reden, dringen Dialogfetzen an meine Ohren: »O nein, Mutter, nicht mit den Fingernägeln in den Zähnen puhlen!« Oder: »Trinkst du auch genügend, Paps? Sonst trocknest du aus und musst wieder ins Krankenhaus.« Darauf ordert der schwer schnaufende Paps nochmals einen halben Roten. Ich sage zu meiner Mutter: »Mami, du bist ein Serviettenmonster.« Sie sammelt nämlich die Servietten sämtlicher Mahlzeiten und lagert sie unter ihrem Kopfkissen. In der Pizzeria vis-à-vis des Heims ist sie jeweils nur schwer von der weißen Stoffserviette zu trennen.

Besonders strahlt meine Mutter, wenn ich mit dem Hund aufkreuze. Der Terrier, der an der Leine zupft, am einen Arm und meine gebrechliche Mutter mit Stock am anderen, das ist jeweils eine Herausforderung. Die wird nur getoppt, wenn zusätzlich Regenschirm und Hundekotsäckchen benötigt werden. Der Vorgänger des aktuellen Hundes hieß Murphy. Ihn nannte sie auf unseren Spaziergängen rund ums Heim je nach Situation: »Schnüffel-Murphy«, »Bettel-Murphy«, »Pinkel-Murphy«. Als unser Hundegreis starb, wies sie mich an, mir unverzüglich einen neuen Hund zuzulegen und ihn Murphy den Zweiten zu nennen. Eigentlich wollten wir mindestens zwei Jahre zuwarten. Vier Monate später war Pablo da, ein explosiver Mix aus Terrier und Jagdhund. Genau richtig für die Generation Rollator mit brüchigen Knochen ... Im Hirn meiner Mutter ist Pablo unter dem Namen Lepro abgespeichert. Wenn Pablo nicht dabei ist, gibt sie mir Extragrüße mit für »Lepro«. Besser als Lepra, denke ich. Weitere Attribute kriegt »Lepro« nicht. Dafür darf meine Mutter ihn sorglos überall streicheln und mit Leckerchen füttern. Denn »Lepro« ist lieb. Murphy war heikler. Ein »Schnapp-Murphy« eben! Auf der Straße grüßt meine Mutter ausnahmslos alle, die uns begegnen. Wohlgemerkt, sie lebt nicht im Dorf, sondern in der Stadt Zürich. Manchmal rezitiert sie auch minutenlang die Nummernschilder der geparkten Autos.

Meine Mutter genießt es, mit mir und Pablo/Lepro durchs Foyer des Altersheims zu schreiten und allen zuzuwinken wie die Queen. Ich genieße diese Auftritte weniger. Vor sich her schiebt sie ihren Rollator. Im Korb des Rollators findet sich ein Sammelsurium an Dingen. Ein Inventar: eine Haarbürste, drei Servietten (siehe oben), eine Illustrierte, ein Waschlappen, eine Inkontinenzeinlage (ungebraucht), ein Paar Socken (fraglich), ein Traktätchen mit frommen Sprüchen (von einer missionarisch veranlagten Mitbewohnerin), ein Schokoladeriegel (angeknabbert), eine Arztrechnung (unbezahlt und seit Wochen vermisst), Stimmrechtsunterlagen, zwei Papierschiffchen (in der Aktivierungstherapie gefaltet?), ein Mandala (von ihr ausgemalt). Auf ewig verschwunden bleibt ihre Brille im Stoffetui mit Katzenaufdruck (im Rollatorkorb einer Mitbewohnerin?). Dafür nach Wochen wiederaufgetaucht: die grüne Strickjacke mit Hundestickerei. Sie war, ohne mit dem Namen meiner Mutter versehen zu sein, in die Wäscherei des Heims geraten.

Anders als mein Vater ist meine Mutter gerne ins Altersheim gezogen. Der Haushalt war ihr über den Kopf gewachsen, und mein Vater keine große Hilfe. Als beide noch in ihrer Wohnung lebten, merkte ich erst, dass mit meiner Mutter etwas nicht stimmte, als nicht mehr sie, sondern mein Vater ans Telefon ging. Meine Mutter liebte es, Neuigkeiten auszutauschen und zu diskutieren. Mein Vater versicherte mir, es sei alles in Ordnung, sie habe sich nur etwas den Rücken verknackst beim Drehen der Matratzen. Sie gehe in die Physiotherapie. Als ich von den Ferien heimkam, lag meine damals 78-jährige Mutter im Krankenhaus. Sie hatte Wirbelbrüche aufgrund ihrer Osteoporose und war schlecht ernährt. Am meisten zu schaffen machte mir ihre veränderte Persönlichkeit. Sie war antriebslos, zeigte kein Interesse, redete nicht von sich aus und hatte die einfachsten Dinge vergessen. Zuerst dachte ich an eine *Depression* [↗]. Diagnostiziert hat man eine Demenz aufgrund von Durchblutungsstörungen im Gehirn und eine leichte Depression. Als ich mit ihr in der Cafeteria des Spitals saß, musste ich plötzlich weinen. Mir wurde bewusst, dass ich meine Mutter, wie ich sie bisher kannte, unwiederbringlich verloren hatte. Sie würde nie mehr meine an allem Anteil nehmende Mutter sein. Meine neuartige Mutter tätschelte etwas unkoordiniert meinen Arm und blickte ins Leere. In den letzten Jahren habe ich sie häufig fotografiert. Oft begleitete sie die Shootings mit der Liedzeile: »Immer nur lächeln und immer vergnügt.« Ihr Lebensmotto?

Nach dem Tod meines Vaters kam meine Mutter in eine höhere Pflegestufe. Davor führte er sie zu den Mahlzeiten, half ihr bei der Körperpflege und ging mit ihr spazieren. Ohne ihn hat sie Mühe, sich zu orientieren. Sie vergisst die Abläufe des Heimalltags und fühlt sich unsicher. Ihr Patenkind meinte bei einem Besuch: »Das ist doch keine Lebensqualität mehr.« Meine Mutter stellt sich die Frage nach ihrer Lebensqualität nicht. Sie lebt einfach ihr Leben, ist meist zufrieden. Unsere Beziehung hat mit ihrer Krankheit an emotionaler Qualität gewonnen. Ab und zu nehmen meine Partnerin und ich sie mit zu uns nach Hause. Als wir auf der Terrasse grillten, sollte sie Gurke, Peperoni und Tomaten schneiden für einen griechischen Salat. Nach einer Weile schaute ich, wie sie vorankam. Vor ihr lag ein Haufen millimeterklein geschnittener Gemüsewürfelchen. Griechisches Tatar! Nach dem Essen war sie erschöpft und machte ein kurzes Nickerchen in meinem Bett. Als wir sie am Abend ins Heim zurückfahren wollten, fragte sie: »Kann ich nicht bei euch wohnen?« Auf der Rückfahrt bemerkte sie: »Das ist doch die Europabrücke?«, und wies auf das blaue Gebäude der Wasserversorgung. »Hier hat Emil gearbeitet.« In ihrem Zimmer angekommen, zog sie sich sogleich aus, schlüpfte unter die Bettdecke und seufzte wohlig.

Im Andenken an meine Mutter. Sie ist 2016 gestorben.

Irene Bopp-Kistler

Flaschenpost aus dem Durcheinandertal

Ärztin: »Wie geht es Ihnen?«
Patient: »Ich bin im Durcheinandertal.«
Ärztin: »Wie poetisch Sie das ausdrücken.«
Patient: »Wissen Sie, was ich anspreche?«
Ärztin: »Sie meinen den Roman ›Durcheinandertal‹ von Friedrich Dürrenmatt.«
Patient: »Schön, dass Sie den kennen. Sie sehen, ich bin weder dürr noch matt.«

Menschen mit Demenz sind oft zufrieden, auch humorvoll und glücklich. Sie erleben gute Momente wie andere auch, sie erleben aber auch schwere Zeiten, weil die Erkrankung existenziell verunsichert und Angst auslöst bis hin zum Todeswunsch. Das subjektive Empfinden ist individuell sehr verschieden: Es gibt einige Betroffene, die während des ganzen Krankheitsverlaufes stark leiden, weil ihnen bis zu einem späten Stadium bewusst ist, was sie alles verlieren und verloren haben. Viele tauchen aber ein in das »Land des Vergessens«, und mit Fortschreiten der Erkrankung wird der subjektive Leidensdruck kleiner. Und immer wieder verblüffen sie ihre Umgebung mit ganz luziden Momenten, so wie dieser Patient, der sich trotz mittelschwerer Demenz sprachlich noch bestens ausdrücken kann und über ein äußerst kreatives, assoziatives Denken verfügt. Die Nachrichten, die sie vermitteln, kommen von irgendwoher, werden angeschwemmt wie eine Flaschenpost. Der Sendende hat die Hoffnung, dass die Strömung die Botschaft an einem anderen Ort an Land spült. Die Botschaften von

Demenzerkrankten stammen oft aus einer weit zurückliegenden Vergangenheit, und die Sendenden sind umso glücklicher, wenn ihre Mitteilungen auf Menschen treffen, die sich für deren Inhalt interessieren.

> *»Ich sehe keinen Nachteil, zeitweilig ist es auch schön zu vergessen. Ich kann alles abladen. Ich bin froh, dass ich nicht mehr muss, das überlasse ich anderen. Manchmal ist weniger mehr.« (Patient)*

Oft nehmen die Betroffenen das Vergessen nicht in vollem Umfang wahr. Könnte somit das Vergessen des Vergessens möglicherweise ein Glücksfall sein? Diese Frage kann nicht so einfach beantwortet werden, auch wenn mir kürzlich ein Patient sagte, dass das Vergessen auch etwas Gutes habe und man sich so auf das Wesentliche konzentrieren könne. Doch das ist nur die eine Seite des Vergessens, wie die folgende Aussage eines Patienten zeigt: »Es ist nichts Willkommenes, doch es geht mir gut. Andererseits stört das Vergessen zutiefst: Was kann ich vorbereiten, bevor ich ganz absacke?«

Menschen mit Demenz sind hin- und hergerissen zwischen zwei Polen, das Leben zeigt im wahrsten Sinne des Wortes zwei Seiten: eine Schwere, die zutiefst traurig macht und ans Lebendige geht, dann wiederum eine Leichtigkeit, die von einer inneren Gelassenheit geprägt ist. Auf der einen Seite Trauer über den Beginn der Erkrankung, Verzweiflung über das Unfassbare, auf der anderen Seite die Aussage: »Mir geht es gut. Andere Krankheiten machen Schmerzen, ich aber fühle mich gut.«

Menschen mit Demenz reagieren äußerst sensibel auf das Gegenüber: Wenn ihr Vis-à-Vis ruhig und mit Verständnis agiert, nehmen sie das sehr wohl wahr und sind dankbar dafür. Sie verzweifeln jedoch, wenn ihre »Flaschenpost« gar nicht erst ankommt oder wenn der Inhalt nicht richtig verstanden wird. Und deswegen fürchten sie sich davor, ihre Diagnose mitzuteilen. Die Basis einer Kommunikation, die durch die Krankheit tragen wird, auch bis ins Endstadium, ist die Gleichwertigkeit. Kürzlich meinte ein Patient zum Abschied, als er definitiv ins Pflegeheim eintreten musste: »Sie waren immer so lieb zu mir.« Der Patient hatte im Rahmen seiner schweren Demenzerkrankung seine Sprache nahezu vollständig verloren. Und nun dieser Satz, der zeigt, wie wichtig es ist, dass mit den Betroffenen während des ganzen Krankheitsverlaufes eine gleichwertige Basis gepflegt wird.

Die Reaktion auf die Krankheit

Die Reaktion auf die Diagnose einer Alzheimererkrankung fällt unterschiedlich aus, wie: »Er hat schon immer alles verdrängt.« – »Sie wollte noch nie der Wahrheit ins Gesicht sehen.« – »Er hat schon immer mit seiner Vergesslichkeit gespielt.« – »Sie hat schon immer die Dinge so wahrhaben wollen, wie sie für sie stimmten.« Solche Äußerungen kann ich zwar nachvollziehen, doch sie entsprechen nicht der ganzen Wahrheit. Die Hirnerkrankung, die zu Defiziten in der Wahrnehmung und zur Abnahme des schlussfolgernden Denkens führt, verändert die Menschen. Die Kunst besteht darin, die Sichtweisen sowohl von Betroffenen wie den Angehörigen in einen übergeordneten Kontext zu stellen. Angehörige haben den Vorteil des schlussfolgernden Denkens, und sie können Informationen richtig einordnen. Genau diese Möglichkeit haben Demenzerkrankte nicht mehr: Sie können sich nicht mehr vertieft in das Gegenüber hineinversetzen, sie können Situationen und Fakten nicht mehr aufnehmen respektive deren Bedeutung entschlüsseln und sie haben weniger Korrekturmöglichkeiten.

Ein großer Teil des veränderten Reaktionsspektrums ist auf die Krankheit zurückzuführen, ein kleinerer Teil auf die Biografie und die Persönlichkeit. Doch vielleicht ist in den befremdlich erscheinenden Reaktionen auch ein Schutzmechanismus enthalten, der es den Betroffenen ermöglicht, in einem Zustand der Zufriedenheit mit dem Jetzt zu leben, der den Gesunden verborgen bleibt.

Jeder Mensch – ob krank oder gesund – hat eine einzigartige Biografie, die ihn geprägt und zu der Person gemacht hat, die er vor Beginn der Erkrankung war. Er bleibt die Person, der Mensch von früher, auch wenn genau die Hirnleistungen entschwinden, die zur Stärke dieser Person gezählt haben. Es gilt zu unterscheiden zwischen Person und Persönlichkeit: Auch wenn die Persönlichkeit im Rahmen einer Demenz mehr und mehr verschwindet und der Betroffene weniger Einfühlungsvermögen im Sinne einer verminderten Empathie zeigt, wird er nicht zum Kind, obwohl im Laufe der Erkrankung gewisse Parallelen zur Rückwärtsentwicklung zum Kind nicht von der Hand zu weisen sind. Es gilt das, was noch vorhanden ist, zu entdecken und zu fördern.

Einem äußerst redegewandten Professor wurde durch die Alzheimerkrankheit die Sprache genommen. Auf die Frage, was er in seinem Leben noch nicht gemacht habe, antwortete er: No sports. Mit 65 Jahren wird niemand mehr zum Spitzensportler, doch es war ihm möglich, jeden Tag mehrere Stunden spazieren zu gehen. In die Sprechstunde brachte er jeweils die Landkarte mit, auf der er alle Wanderungen eingetragen hatte. Die Traurigkeit über das Verlorene blieb, doch daneben entstand eine Heiterkeit und Freude über das, was neu entstehen konnte.

Demenzerkrankten begegne ich im Wissen um ihr Leben, das sie zuvor gemeistert haben und das einzigartig ist. Daraus entsteht ganz selbstverständlich Respekt und das sorgfältige Bemühen, ihre Nachrichten aus dem Durcheinandertal zu verstehen. Eine Demenzerkrankung kann jeden von uns treffen, auch die Schreibende. Wie ich mit einer möglichen Demenzerkrankung umgehen würde, weiß ich nicht. Sicher bin ich mir allerdings, dass ich mir Ehrlichkeit und Offenheit von meinem Umfeld erhoffe.

Das vorausschauende Denken ist bei Menschen mit Demenz beeinträchtigt, weswegen sie mehr Direktiven und Vorschläge benötigen, dies aber meist strikte verweigern. Setzen sich Fachkräfte und Angehörige darüber hinweg und ordnen Hilfsmaßnahmen an, spüren die Betroffenen doch eine große Erleichterung und zeigen sich dankbar, wenn ihnen gewisse Entscheidungen abgenommen werden. Das hat nichts mit respektlosem Verhalten zu tun, sondern fördert das Selbstwertgefühl der Betroffenen, weil sie weniger überfordert sind. Christoph Held[1] dazu: »Wenn eine Hilfestellung für einen Menschen mit fortgeschrittener Demenz vor dem Hintergrund der krankheitsbedingten Gegebenheiten geschieht, kann die Würde der Betroffenen durchaus gewahrt werden. Würdelos – weil Leid verstärkend – hingegen ist es, ihn zu überfordern.« Überforderung endet in Rückzug, Resignation und auffälligem

Verhalten, insbesondere Aggressivität. Menschen mit Demenz leiden mehr an der Reaktion der Umwelt auf ihre Defizite als an den Krankheitssymptomen selber. Trotz aller Defizite ist die Innensicht der Betroffenen immer wieder eine differenzierte. Dieser Tatsache sollte man sich stets bewusst sein, denn im Durcheinandertal herrscht nicht nur Chaos.

»Ich möchte wieder mein Gedächtnis finden …«
»Ich weiß, was ich tue, doch ich weiß nicht, was ich getan habe.«

Demenzerkrankte und Trauma

Viele Demenzkranke leiden unter traumatischen Erlebnissen: dem 2. Weltkrieg, aktuellen Kriegen oder Umweltereignissen. Und wieder sind in unseren Tagen Tausende von Menschen auf der Flucht.

1. August, Nationalfeiertag in der Schweiz. Raketen steigen zum Himmel, dieser wird hell erleuchtet, es knallt überall. Eine Demenzerkrankte versteckt sich schreiend unter der Bettdecke.

Demenzkranke sind traumatischen Ereignissen, die durch Schlüsselreize reaktiviert werden und aus dem Unterbewussten aufsteigen, ausgeliefert. Zuvor gelebte typische *Copingstrategien* [↗], wie das Fokussieren auf das »Funktionieren« im Alltag, fallen weg. Da die Biografie durch die Demenzerkrankung nur noch bruchstückhaft vorhanden ist, treten die emotionalsten und schmerzhaftesten Momente des Lebens in den Vordergrund, die nicht verarbeitete Vergangenheit wird zur beängstigenden Realität.

Der Altersforscher und Psychotherapeut Hartmut Radebold, selbst im Krieg geboren, hält fest: »Die Kriegskinder kommen jetzt in ein Alter, in dem sie mehr Zeit zum Nachdenken haben. Oft bedrückt sie ihre Lebensbilanz. Die eigenen Kinder sind längst aus dem Haus. Alles, was bisher identitätsstiftend wirkte, ist weg. Und noch etwas kommt hinzu: Die Mütter sterben. In engen Mutter-Kind-Beziehungen geben die Mütter lebenslang Schutz. Wenn das entfällt, brechen die Verletzungen auf – und der eigene Tod rückt näher. […] Augenblicklich sehen wir ja, wie durch aktuelles Erleben bei vielen ehemaligen Kriegskindern Panikzustände, Angstattacken und Unruhe wieder aufbrechen. Wir nennen das eine Trauma-Reaktivierung. Der Irakkrieg etwa, all die Bücher oder Serien über das Kriegsende können das Unbewusste aufwühlen.«[2]

Viele Demenzerkrankte haben geschwiegen, in der Familie wurde wenig bis gar nicht über die Kriegsereignisse gesprochen. Viele von ihnen wurden in den Jahren nach Kriegsende von den Erinnerungen gepeinigt, heute würde man das Posttraumatische Belastungsstörung (PTBS) nennen.[3] Oft wird den Nachkommen erst durch die Demenzerkrankung des Vaters und/oder der Mutter klar, dass auch sie die Schreckenserlebnisse ihrer Eltern unbewusst mittragen mussten. Angesichts der Demenzerkrankung können frühere Verhaltensmuster neu eingeordnet werden, wodurch neu positive Beziehungsmuster entstehen können.

Eine 40-jährige Frau mit Trisomie 21, früh an Demenz erkrankt, berichtete in der Sprechstunde von ihrer traumatischen Vergewaltigung, die sie in der Jugend erlebt hat. Auf die Frage, was sie am meisten belaste, antwortete sie, dass ihre Seele krank sei.

Verschiedene Studien haben ergeben, dass über 12 % der über 60-jährigen Deutschen Symptome einer Traumatisierung zeigen. Von den Jahrgängen 1928–45 sind mindestens 60 % traumatisiert, also über 2,5 Mio. Menschen.[4] Auch in der Schweiz und in Österreich leben viele Menschen, die dieselben Traumata in sich tragen.

Wenn Menschen mit Demenz aggressiv, mit Panik, angsterfüllt, akut verwirrt, apathisch oder traurig reagieren oder sich gegen bestimmte Pflegehandlungen wehren, kann ein Trauma zugrunde liegen. Ist man sich in Pflegeheimen dessen bewusst, kann der Blick auf unverständlich scheinendes Verhalten geändert und das Wohlbefinden des Betreffenden verbessert werden. Alles sollte ausgeschaltet werden, was an frühere lebensbedrohliche Situationen erinnert: Geräusche wie das Hallen der Schritte auf den Gängen, unsensible Intimpflege, typische Trigger wie Sirenenheulen oder Konfrontation mit beängstigenden Fernsehsendungen, in denen von Krieg, Katastrophen und Terror berichtet wird. Pflegende sollten sowohl die Zeitgeschichte als auch die individuelle

Biografie des Einzelnen kennen. Durch Enttabuisierung und Auseinandersetzung können Pflegende helfen, die durch Kriege und andere Katastrophen verursachten seelischen Wunden zu lindern.

Die Anwendung kreativer Ansätze wie Musik, Gestaltung, szenisches Theater, Tanz, Bewegung und Poesie trägt zusätzlich dazu bei, Unverarbeitetes zum Ausdruck zu bringen. Durch verstehendes Begleiten und Pflegen kann das Trauma – oft auch *averbal* [↗] – als Teil des Lebens verarbeitet werden.

Die Gefühlswelt und Bedürfnisse

> *Einer meiner Patienten wurde als Kind schwer gezüchtigt. Seine Frau und er haben kaum eine zärtliche Beziehung gelebt, trotz mehrerer Kinder. In der Demenz trat plötzlich eine enorme Zärtlichkeit auf, er hat alle umarmt. In dieser Phase lebte er aus, was er vorher nie zeigen konnte. Später hat er sich in einem Pflegeheim für Demenzpatient:innen in eine Patientin verliebt. Einige Monate später ist er zufrieden gestorben.*

»Das Herz wird nicht dement«[5] lautet der Titel eines Buches. »Demenz ist mehr als eine Gedächtnisstörung. Der Blick muss auf die Innenwelt und besonders auf das Herz der Menschen mit Demenz gelenkt werden.«[6] Damit ist vor allem ihre reiche Gefühlswelt angesprochen, denn: »Wird das Herz berührt, kann die Erinnerung über das zu Herzen Gehende hinaus reichen, und es werden Schritt für Schritt andere Regionen des Erinnerns aktiviert.«[7]

Es ist eindrücklich, wie Erinnerungen an die Oberfläche kommen, wenn bei Betroffenen Gefühle wachgerufen werden. Dies kann durch Musik geschehen, durch Tanz oder einen Geruch, durch Fotos, ein Gebäck, eine Landschaft, eine Stimme, ein Lied, eine Berührung. Und ihr biografisches Gedächtnis, ihre Lebensgeschichte, die sich zunehmend fragmentarisch auflöst, wird durch gefühlsmäßig stark verankerte Begebenheiten wieder belebt. Vielleicht ist es wirklich so, dass sich das Leben unter diesen Umständen auf das Wesentliche beschränkt, wie das einmal ein Patient formulierte.

Obwohl die Gefühlsebene eine große Ressource für die Betroffenen darstellt, wird diese von Angehörigen oft nicht verstanden, weil die Bedürfnisse stark divergieren. Wenn eine junge, an Demenz erkrankte Partnerin beginnt, im wahrsten Sinne des Wortes kindlich-naiv, aber voller Freude und Glück zu reagieren, stimmt das für den Partner nicht mehr. Er hat eine erwachsene Person geheiratet und kein Kind. Für eine Tochter kann das kindliche, liebenswürdige Verhalten der Mutter die Beziehung in ihrem Fundament erschüttern, weil die Rollenverschiebung erst gelernt werden muss. Deswegen können Demenzerkrankte ab einem gewissen Stadium auch besser in einem geschützten Rahmen leben, weil sie dort mit ihren Gefühlen und ihrem Verhalten kein Missfallen erregen.

»Menschen mit Demenz halten sich nicht an die Regeln der Zivilisation. Vor allem im späten Stadium der Krankheit werden sie im Alltag stets mit ihren Defiziten konfrontiert – damit, was alles nicht mehr geht. Fehlinterpretationen, die stark eingeschränkte Sprache und Vergesslichkeit führen zu Stress und Verunsicherung, falls ihr Verhalten von anderen Menschen nicht toleriert wird. Diese dauernde Konfrontation kann das Leben frustrierend und langweilig machen. Unsere Aufgabe ist es, Menschen mit Demenz Schutz und Zuwendung zu geben. Wir unterscheiden nicht zwischen ihrer und unserer Wirklichkeit – und schaffen damit einen Rahmen, der geprägt ist von Normalität, Nähe und Leichtigkeit.« Dieser Rahmen ermöglicht den Demenzerkrankten ein gutes Leben: Das Durcheinandertal wird zur Normalität, die Nachrichten der Flaschenpost kommen an und werden verstanden.

Menschen mit Demenz kann es gut gehen, wenn sie das Gefühl haben, trotz allem geschätzt zu sein. Menschen mit Demenz kann es gut gehen, wenn ihnen das Gefühl gegeben wird, trotz Demenzerkrankung noch gebraucht zu werden. Menschen mit Demenz kann es gut gehen, wenn ihre Wirklichkeit normal ist und nicht mit anderen Wirklichkeiten verglichen wird.

»Einen Menschen mit Demenz zu akzeptieren heißt demnach, ihn in erster Linie als Menschen und nicht als Symptomträger wahrzunehmen. Es reicht nicht aus, sich darüber im Klaren zu sein, dass dieser Mensch für die Folgen seiner Erkrankung nicht verantwortlich ist. Akzeptanz geht darüber hinaus: Sie erkennt die Einzigartigkeit des Individuums an, indem sie seine eigene

persönliche Art und Weise, mit der Erkrankung umzugehen und das Leben zu meistern, vorbehaltlos respektiert.«[8]

Paare und Familien verlieren durch die Krankheit Demenz die gemeinsame Biografie. Konrad Lorenz hat eines Tages konstatiert, dass er seine Frau verloren habe. Der Ehemann von Iris Murdoch, der Historiker John Bayley, hat getan, was viele Partner:innen tun: Er hat seine Frau nie aus seiner Liebe entlassen. Vielleicht hat er es auch für sich getan, dieses umfassende Lieben, und Iris hat es auf ihre Weise erwidert.

Die Sprache der Demenzerkrankten

Der Verlust der Sprache gehört zur Demenz, besonders zur Alzheimerdemenz. Menschen mit Demenz suchen nach Worten, sie finden Ausdrücke nicht, sie verstehen komplizierte Sätze und Wörter nicht mehr.

Menschen mit Demenz artikulieren sich auch ohne Worte oder mit veränderter Sprache. In der Kommunikation mit ihnen müssen wir versuchen, die Emotionen und die damit verbundenen Bedeutungen als das zu verstehen, was wörtlich gesagt wurde. Wenn Menschen in einer Vermischung von Vergangenheit und Gegenwart ausdrücken möchten, was sie beschäftigt, muss es für sie wie eine Ohrfeige sein, wenn wir sie ständig korrigieren. Die Kunst der Kommunikation besteht darin herauszuhören, was diese Menschen uns sagen möchten:

»Ich fahre nicht mit dem Velo, der Kopf fährt mit mir, der Kopf macht sich selbständig.«
»Es ist ein Leerzuhören …«
»Ich weiß, was ich sagen möchte, doch ich kann es nicht sagen.«
»Ich möchte wieder mein Gedächtnis finden. Geben Sie mir die Sprache wieder, ich bin so stumm …«

Wenn die verbale Sprache zunehmend verschwindet, wird das Befinden averbal ausgedrückt: Zufriedenheit, innere Unruhe, ein in sich Ruhen, Wertschätzung, aber auch Ablehnung. Erstaunlich ist, wie sensibel Menschen mit Demenz die Befindlichkeit anderer wahrnehmen, ohne dass darüber gesprochen wird.

Doch es gibt sie auch, die andere Seite: der leere Blick, der sich verliert, der unsichere Blick zum/zur Partner:in. Es kommt dann nicht selten im wahrsten Sinne des Wortes zu einer »Blickdiagnose«. Lässt man sich darauf ein, erlebt man die Kommunikation mit Menschen mit Demenz als äußerst vielschichtig, symbolreich, verschlungen, tiefgründig, oft sogar heiter. Wortneubildungen (*Neologismen* [↗]) verblüffen immer wieder, ebenso unkonventionelle Zusammensetzung. Auf die Frage, was für eine Jahreszeit sei, antwortet ein Patient mit einer mittelschweren Demenz eine »Lebensfreudige«, die Uhr bezeichnet er als »Zeitarm«.

Es ist eindrücklich, wie Menschen mit Demenz nach Worten ringen. Dann ist es unsere Pflicht, im Sinne von fürsorglichem Verhalten zu helfen, ohne dass es beschämend wirkt. Wenn man immer wieder auf die Sprünge hilft, dann ist Sprechen auch bei schweren Wortfindungsstörungen möglich. Selbst die schwer Demenzerkrankten erkennen sehr wohl die Modulation der Stimme und das Wohlwollen, das mit der Stimme ausgedrückt wird. Ich ermuntere die Angehörigen immer wieder, in einer ruhigen, beruhigenden Stimmlage mit den Menschen zu sprechen und so, als ob sie alles verstehen würden.

Schreitet die Demenz weiter fort, reduziert sich die Kommunikation auf Nähe und Liebe.

> *Ein Sohn: »Meine Mutter hatte früher, als ich Kind war, selten Zeit für mich. Sie musste arbeiten, trotzdem reichte das Geld nie. Während vieler Jahre musste ich im Kinderheim wohnen. Dennoch konnte ich ihr nicht böse sein. Nun gibt sie mir all die Zärtlichkeit, nach der ich mich in der Kindheit so gesehnt hatte. Wir können stundenlang beieinandersitzen, uns an den Händen halten, beide glücklich, ohne zu sprechen. Erst jetzt realisiere ich, was meine Mutter für schöne Hände hat, doch sie sind gezeichnet von der harten Arbeit. Ich glaube, dass wir uns heute so verstehen wie noch nie, auch ohne Worte. Und diese Zärtlichkeit, dieses Händehalten, all das werde ich auch nach ihrem Tod in mir tragen.«*

Christoph Held

Was »macht« Demenz mit den Menschen?

Verändertes »Selbsterleben« bei Demenz und »Wesensveränderung« bei demenzkranken Menschen

Eine seltsam anmutende Begebenheit: In einem Heim stellt eine Pflegeassistentin einem Bewohner mit Alzheimerkrankheit auf seinen Wunsch nach Kaffee (»aber heiß muss er sein«) einen solchen auf den Tisch. Der Bewohner kann noch gut verbal kommunizieren, erinnert sich an zurückliegende Ereignisse und kann selbständig essen und trinken. »Dieser Kaffee ist noch zu heiß, warten Sie noch ein wenig mit Trinken«, sagt die Pflegende freundlich, und der Patient nickt. Um ihre vorausschauende Fürsorglichkeit gleichsam noch abzusichern, ergänzt die Pflegende: »Man kann sich mit heißem Kaffee die Lippen verbrennen.« – »Stimmt«, antwortet der Bewohner, und zum Erstaunen der Betreuerin fällt ihm zu dieser Tatsache eine Erinnerung ein: »In der Rekrutenschule habe ich mir mit heißem Kaffee grausam den Mund verbrannt.« Hierauf wendet sich die Pflegende für einen Augenblick ab und ist entsetzt, als sie sieht, dass sich der Bewohner bereits Lippen und Mund verbrüht hat. Hatte er ihre Warnung bereits vergessen? Auf ihre empörte Frage: »Was habe ich Ihnen vorher gesagt?«, antwortet der Bewohner: »Dieser Kaffee ist noch zu heiß zum Trinken.«

Warum nur hat der Bewohner seinen Kaffee also trotzdem getrunken? Er *selbst* kann es uns nicht erklären – versuchen wir uns deshalb anhand dieser paradigmatischen Begebenheit klarzumachen, was hier eigentlich geschah. Der Patient verfügte über eine

Erinnerung an den heißen Kaffee in der Rekrutenschule, also über *Erfahrung*, und ebenfalls über ein *allgemeines Wissen* bezüglich der Gefahr von heißem Kaffee. Er verfügte ferner über eine elementare Motorik, wie man eine Tasse mit heißem Kaffee ergreift und diese zum Mund führt. Dass er – bei erhaltener Sehkraft – das ganze Geschehen erblickte (aber nicht mehr überblickte) und sich mit Worten adäquat äußern konnte, macht die offensichtliche Fehlleistung noch erstaunlicher, konnte dieser Patient doch scheinbar alle notwenigen geistigen Instrumente einsetzen, um zu warten, bis das Getränk angenehm und gefahrlos zu genießen gewesen wäre.

Was diesem Kaffeetrinker offensichtlich fehlte, war die Fähigkeit, eine blitzschnelle Verknüpfung seiner geistigen Instrumente mit *sich selbst* herzustellen, was zur Folge hatte, dass er Erfahrung und Wissen im entscheidenden Moment nicht mehr auf *sich selbst* beziehen konnte, »etwas in ihm« ergriff die Kaffeetasse und trank.

Der Begriff des »Selbst« und der Verlust der »Selbstverständlichkeit«

Bei Demenz ist es schwierig – und es kann sogar anmaßend wirken –, das subjektive Erleben eines Betroffenen überhaupt beschreiben und »erfassen« zu wollen. Die Betroffenen können sich wegen der zunehmenden Beeinträchtigung ihrer Sprache oft nicht mehr verständlich ausdrücken, was sie erleben und was sie innerlich beschäftigt. Doch schwerwiegender als durch diese Sprachbehinderung wirkt sich Demenz – wie wir am Beispiel des Kaffee trinkenden Bewohners erleben – im Selbsterleben der Betroffenen aus. Die demenzbedingten Veränderungen führen nicht nur zum Vergessen der autobiografischen Zusammenhänge, also zum Beispiel, wer man ist, wie alt man ist und was man im Leben gemacht hat, sondern auch zu einer Art »Filmriss« bei der eigenen Wahrnehmung. Die Betroffenen wissen dann oft nicht, was sie selbst tun, und sie wirken in ihren Aussagen und Handlungen, ja in ihrem gesamten Verhalten zerrissen, gerade so, wie sich der Protagonist im Theaterstück »Der Zerrissene« von Johann Nestroy ausdrückt: »Mein Gott, ich weiß selbst nicht mehr, was ich will!«

Diesem zeitweisen oder länger andauernden Verlust von *Selbstgewissheit* – zum Beispiel bei der fast lächerlich anmutenden Gewissheit, »ich bin es, der Kaffee trinkt, ich bin es, der herumwandert, ich bin es, der schreit oder ›Hallo‹ ruft« – begegnen wir bei Menschen mit fortgeschrittener Demenz jeden Tag. Als Heimarzt und *Gerontopsychiater* [↗] bin ich immer wieder erschüttert, wie Betroffene, Angehörige und Pflegende bei diesem existenziellen Geschehen miterleben müssen, was eigentlich unser Gehirn im Innersten zusammenhält.

Die Angst vor dem »Selbstverlust« bei Demenz

Die Frage nach dem »Selbst« wird heute nicht mehr nur in den Geisteswissenschaften und der Psychologie, sondern auch in den Neurowissenschaften diskutiert. In den gegenwärtigen Konzepten bedeutet ein neurologisches Selbst weit mehr als nur der denkerisch-philosophische Bezug auf die eigene Person. In seinem Buch »Cortex and mind – unifying cognition« schreibt der amerikanische Psychiater Joaquin Fuster sogar, dass die wenigsten Handlungen von einem bewussten Erleben begleitet werden; vielmehr sei das Bewusstsein ein »concomitant phenomenon of cognition« (eine Begleiterscheinung der mentalen Vorgänge), das dem Denkenden das Erleben vermittle, er selbst sei am Denken oder Handeln. Das scheint uns gerade für alltägliche Handlungen sehr einleuchtend – hier ist die Gewissheit: »Ich bin es, der am Bancomaten Geld zieht«, oder: »Ich bin es, der sich auf die Toilettenschüssel setzt«, so automatisch, so »selbstverständlich« vorhanden, dass man sich dessen nicht immer wieder gewahr werden muss. Erst in ihrem für den Betroffenen unmerklichen, aber unverrückbaren Entzug, wie wir ihn bei demenzkranken Menschen erleben, tritt die existenzielle Bedeutung dieser Selbstverständlichkeit hervor.

Obschon die neurobiologischen Grundlagen einer »Selbst«-funktion noch nicht geklärt sind, können wir in der Praxis genau beobachten, wie bei einer Alzheimererkrankung einem funktionierenden »Selbst« durch die fortschreitende Zerstörung von Nervenzellen langsam der Boden entzogen wird. Häufig ist bei den Betroffenen dieser schleichende Vorgang verbunden mit einem Gefühl des Unheimlichen, einem Gefühl einer stets lauernden Gefahr vor etwas Unbestimmten. Von diesem Grauen zeugen nicht nur die Symptome der Angst wie Unruhe, Zittern, Gesichtsrötung und Schweißausbrüche, sondern häufig auch verzweifelte Bitten der Betroffenen: »Gell, du lässt mich nicht allein; gell, du bleibst bei mir.« Ständige Fragen wie zum Beispiel: »Was muss ich machen, was soll ich machen?«, belegen ebenfalls die Gefühle der Verlorenheit und Ratlosigkeit. Zielloses Hin- und Hergehen, ständiges Reiben mit den Händen auf einer Tischfläche, Rufe ohne ersichtlichen Grund sind weitere Zeichen eines abwehrenden Versuchs, dem drohenden Selbstverlust etwas entgegenzusetzen. Manche Patient:innen umklammern sich mit ihren Armen, um sich vor einem drohenden Auseinanderfliegen des Körpers zu schützen. Andere Menschen mit fortgeschrittener Demenz schließen – im Wachzustand – ihre Augen, um sich nicht mehr den Blicken der anderen preiszugeben. Aus dieser existenziellen Angst heraus orientieren sie sich intuitiv oft an Begleiter:innen und Angehörigen, die ein »intaktes Selbst« ausstrahlen, und suchen deren Nähe, indem sie ihnen zum Beispiel hinterhergehen. Manche Demenzkranke beginnen zu singen, zu beten oder Gedichte aufzusagen, um wenigstens mit diesen semantischen »Gewissheiten« der Angst vor einem Selbstverlust zu begegnen.

Noch bedeutsamer für demenzkranke Menschen wirkt sich das veränderte Selbsterleben bei Schmerzen aus. Die Betroffenen können keine Verknüpfung mehr herstellen zwischen dem Wahrnehmen von Schmerzen (obschon sie zum Beispiel bei prall gefüllter Harnblase starke Schmerzen fühlen) und dem eigentlichen »Schmerzen haben«. Schmerz ist nämlich erst dann selbst-konstitutiv, wenn sich der Betroffene im Schmerz auf eine bestimmte Weise zu sich verhält. Während nicht demenzbetroffene Menschen Schmerzen äußern oder auch unterdrücken können, leiden demenzkranke Patient:innen mit unbehandelten Schmerzen oft stumm vor sich hin, was sich in Angst, Wahn oder Unruhe äußern kann.

Ahnungslosigkeit

Auf längere Sicht wird bei Demenz einem kontinuierlichen und konsistenten Selbsterleben langsam der Boden entzogen, sodass die Patient:innen tragischerweise ihre eigenen Veränderungen häufig nicht wahrnehmen und über weite Strecken scheinbar »ahnungslos« sind. Die »Wesensveränderung« der Betroffenen bleibt dann paradoxerweise eine Feststellung, die nur noch Angehörige oder Pflegende machen können. Manche Angehörige sprechen manchmal sogar von einem bisher »verborgenen« Wesen, das ihnen ihr/e Patient:in nun zeige und von dem sie zuvor nichts gewusst hätten.

Akzentuierung früherer Persönlichkeitszüge, oder war das, was sich bei Demenz zeigt, immer schon da?

Das Verhalten eines demenzkranken Menschen spielt im Alltag oft eine größere Rolle als zum Beispiel die Frage, ob die Betroffenen zeitlich noch orientiert sind oder ob sie ihr Zimmer finden. Eine demenzkranke Bewohnerin in einem Pflegezentrum war unzufrieden mit allem, was sie hier vorfand, mit dem vorzüglichen Essen, mit den Mitbewohner:innen, die sie beschimpfte, und auch mit den engagierten Pflegenden, die sie wie ihre Diener:innen behandelte. Entsprach etwas nicht gerade ihren Wünschen, fluchte sie über die Pflegenden: »Deutsche Sau«, »Neger«, »Saupersonal« oder »Faule Kerle«. In der Pflege demenzkranker Menschen wird verlangt, dass die Pflegenden auch mit so schwierigen Bewohner:innen freundlich bleiben und sie mit Wertschätzung pflegen sollen. Was bedeutet es aber, solche Bewohner:innen »wertzuschätzen«? In zahlreichen Besprechungen fragten sich die Pflegenden, woran die schlechte Laune dieser Patientin wohl liegen könnte, und versuchten, durch eine besonders wohlwollende Haltung der Patientin entgegenzukommen. Aber wenn sie ihr Zimmer betraten und sie freundlich fragten: »Möchten Sie etwas?«, bedeutete sie ihnen mit einer abschätzigen Handbewegung, wieder zu gehen. Dargebotene Getränke oder Speisen, Zeitungen oder Bücher, Taschentücher oder eine Brille konnte sie mit dem Handrücken vom Tisch wischen, und wenn die Pflegenden sich bückten, um diese Sachen vom Bo-

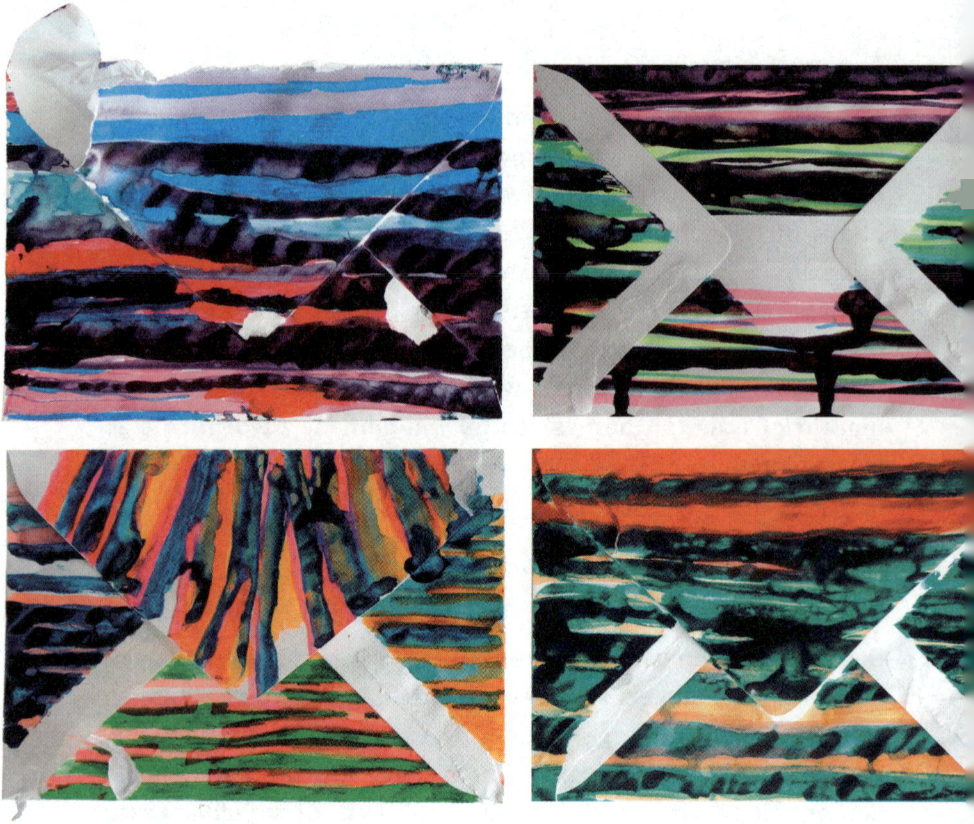

Karin Schuh, Briefe, 2015

den aufzuheben, konnte es sogar geschehen, dass sie sie an den Haaren zerrte. Schließlich wollte keiner mehr das Zimmer dieser Bewohnerin betreten. »Genug!«, beschlossen die Pflegenden und baten mich, diese Bewohnerin mit Medikamenten zu behandeln. Doch die Einnahme der Tabletten führte dazu, dass die Muskeln und Gelenke ihrer Arme und Beine steif wurden wie hartes Leder. Ihr Rumpf und ihr Kopf bewegten sich unwillkürlich hin und her, und aus ihrem halb geöffneten Mund floss der Speichel. Die Pflege dieser Bewohnerin war nun noch schwieriger als vorher und umgänglicher war sie unter dieser Behandlung keineswegs geworden.

»Warum darf man so böse mit uns sein?«, fragten mich die Pflegenden. Sicher sind die geschädigten Nervenzellen im Gehirn und die dadurch entstandenen Ausfälle beteiligt, aber ließ sich die Wut dieser Bewohnerin nur auf diese Zerstörung zurückführen? Die

Pflegenden fragten die Tochter: »War Ihre Mutter auch früher so böse?«, und diese Tochter erzählte ihnen mit einer ungewöhnlichen Offenheit über ihre Mutter, unter der sie seit ihrer Kindheit sehr gelitten habe. Ihr ganzes Leben lang habe sie ihre Mutter launisch und aggressiv erlebt. Wenigstens schlage sie im Pflegeheim nicht mehr aus heiterem Himmel zu, wie sie das zu Hause getan habe.

Auch andere Angehörige erzählten mir von »Wesenszügen«, die in der Demenz noch deutlicher hervorgetreten waren. Ängstliche Menschen, welche früher lediglich kontrolliert hatten, ob die Wohnungstüre gut abgeschlossen sei, brachten nun ein zweites oder drittes Schloss zur Verriegelung der Türe an. Ich erinnere mich an eine Patientin mit Alzheimerkrankheit, die über zehn Schlösser aufschließen musste, bevor sie die Wohnungstüre öffnen konnte, was ihr zunächst noch gelang. Später verwechselte sie die Schlösser und verlor einige der Schlüssel. Sie behauptete, dass sie gestohlen worden seien. Auf ihr lautes Rufen vom Balkon befreiten wir diese Patientin mit der Polizei aus ihrer eigenen Wohnung.

Umgekehrte Richtung: Nivellierung früherer Wesenszüge, oder ist das, was sich in der Demenz zeigt, das »eigentliche« Wesen des Betroffenen?

Viele Angehörige berichten aber gerade über »gegenläufige« Wesensveränderungen ihrer Demenzkranken. Einige der früher eher negativ wahrgenommenen Persönlichkeitsmerkmale scheinen sich geradezu in ihr Gegenteil zu entwickeln. Strenge und unnahbare Mütter, die früher den Körperkontakt mit ihren Kindern stets gemieden haben, fassen auf einmal nach der Hand ihrer Tochter und lassen sich zu deren Überraschung streicheln. Geizige Menschen beginnen, Geld zu verschenken, und sparsame Menschen, die früher stets auf getrennter Rechnung im Restaurant bestanden hatten, laden nun ihre Gäste großzügig ein. Menschen mit ausgeprägten Essensgewohnheiten verzehren auf einmal mit Genuss alle Gerichte, die ihnen serviert wurden, und zwar auch solche, für die sie zuvor eine heftige Abneigung gezeigt hatten.

»Doppelte Ahnungslosigkeit« von Betroffenen und Angehörigen

In einigen Fällen scheint eine Wesensveränderung sogar noch vor einer erkennbaren Vergesslichkeit der Betroffenen begonnen zu haben. Den Angehörigen ist zwar »etwas« aufgefallen, aber sie haben nichts dabei gedacht oder sich sogar über die Wesensveränderung gefreut. Da wie oben erwähnt auch der Demenzkranke seine Veränderung nicht wahrnehmen kann, entsteht nun für einige Zeit der Zustand einer »doppelten« Ahnungslosigkeit. Einige Angehörige mögen manchmal enttäuscht sein, weil sie zum Beispiel auf eine familiäre Versöhnung mit dem Betroffenen gehofft haben, die nicht krankheitsbedingt war. Ihnen empfehle ich, die Wesensveränderung ihres/ihrer Patient:in trotz allem als seine Art von Einsicht zu würdigen.

Retrogenesis und Regression

Der amerikanische Psychiater Berry Reisberg hat solche Wesensveränderungen in einen Zusammenhang mit einer allgemeinen »Retrogenesis« des demenzkranken Menschen gestellt. In einer Art Rückentwicklung nehmen beim Betroffenen nicht nur die geistigen, sondern auch die funktionell-psychischen Fähigkeiten stufenweise ab und zwar in hierarchischer und reziproker Richtung, nämlich genau so, wie ebendiese Fähigkeiten im Verlaufe der Entwicklung eines Kindes zunehmen. Verhaltensweisen wie etwa Wut oder Trotz sind dann folgerichtig Reaktionsweisen auf eine chronische Überforderung, wie man sie auch bei überforderten Kindern feststellen kann.

Das Beobachten von »kindlich-unangemessenen« Verhaltensweisen bei Demenzkranken hat auch der Altersforscher Hartmut Radebold in den tiefenpsychologischen Zusammenhang einer »Regression« gestellt. »Regression ist das Wiederauftreten seelischer Funktionsweisen, die für die psychische Tätigkeit des Individuums während früherer Lebensstadien charakteristisch waren.« Aus tiefenpsychologischer Sicht wird regressives Verhalten als Abwehr angesichts unlösbarer innerer Konflikte aktiviert, was bei Demenz natürlich der Fall ist. Sie zeigt sich in einer Wiederbelebung von Gefühlen und Bedürfnissen aus früheren Entwicklungsstufen bis hin zur Kindheit. Nach Radebold ist diese Regression bei Demenz aber verunglückt, weil neue Erfahrungen wegen der Gedächtnisstörungen nicht mehr ausreichend integriert werden können. Das Modell nach Radebold legt nahe, die Beziehung von demenzkranken Bewohner:innen und Angehörigen oder Pflegekräften als dem »Interaktionsmodell der Mutter-Kind-Beziehung« ähnlich anzusehen. Angehörige und Pflegende sollten sich dann bewusst sein, dass sie durch zu »erwachsenes« Umgehen mit den Demenzbetroffenen, insbesondere durch dauernde Konfrontation, Kränkung und Überforderung, die beschriebenen inneren Konflikte reaktivieren und »schwieriges« Verhalten hervorrufen und verstärken können.

Jeder Demenzkranke erlebt seine Krankheit unterschiedlich

Obwohl nicht von der Hand zu weisen ist, dass Wesensveränderungen bei Demenz mit kindlich anmutenden Verhaltensweisen einhergehen können, sind solche »Rückwärts«-Theorien jedoch mit großer Vorsicht aufzufassen und in die Praxis umzusetzen. Bei der Retrogenese handelt es sich nicht immer um einen generalisierten und gleichmäßig verlaufenden Prozess mit definierten zeitlichen Abständen, wie ihn zum Beispiel Reisberg mit seinen Skalen postuliert. Auf gar keinen Fall sind demenzbetroffene Menschen einfach wie Kinder zu behandeln.

Solche und ähnliche Theorien führen in der betreuenden und pflegerischen Praxis nicht selten zu einer nicht gerechtfertigten Gleichmacherei von demenzbetroffenen Menschen. Es wird zum Beispiel behauptet, dass demenzkranke Bewohner:innen in der »Vergangenheit« leben und ihre Umgebung und Aktivitäten entsprechend gestaltet werden sollen. In Räumen mit alten Möbeln werden Spiele aus früherer Zeit durchgeführt oder alte Lieder gesungen, und es werden Gerichte aus Großmutters Küche serviert. In einer Ecke eines Pflegeheimes wird ein altmodisches Eisenbahncoupé installiert und den Betroffenen vorgegaukelt, sie befänden sich auf einer Zugfahrt durchs Berner Oberland. Es gibt aber keineswegs eine Evidenz, dass alle Menschen mit Demenz ständig in früheren Zeiten leben. Sie leben so wenig wie wir über einen längeren Zeitraum in bestimmten Lebensabschnitten. Bei der Durchführung solcher oder ähnlicher Konzepte wird den demenzkranken Bewohner:innen bedeutet oder sogar explizit gesagt, was sie wahrzunehmen und zu empfinden haben, wohin sie gehen oder wie sie sich möglichst nicht benehmen sollten. Den demenzkranken Bewohnern, die sich ja nicht dagegen wehren können, werden zum Beispiel elektronisch gesteuerte Plüschtiere in die Hand gegeben, die sie herzig anblicken. Auf solche Verkindlichung und subtil dargebotene Freiheitseinschränkung, die manchen Angehörigen und Pflegenden gar nicht bewusst sind, reagieren viele demenzkranke Menschen nicht so, wie es erwartet wird.

Wie wichtig ist die »prämorbide Persönlichkeit« bei einer Demenz?

Persönlichkeit ist eine Bezeichnung für alle Eigenschaften, Erlebnis- und Verhaltensprozesse, die die individuelle Eigenart eines Menschen ausmachen. Manche der Persönlichkeitsmerkmale waren den Angehörigen ja schon vor Beginn der Demenzerkrankung, also prämorbid, bekannt. Die fluchende Patientin, wie eingangs erwähnt, war zusammen mit elf Geschwistern in einem Dorf in der Ostschweiz geboren und in ärmlichen und rohen Verhältnissen aufgewachsen. Nach der Schule arbeitete sie in einer Spinnerei, in einer Lack- und in einer Schokoladenfabrik, später als Putzfrau. Bei allen Arbeitsverhältnissen – so habe es die Tochter später von ihrer Tante erfahren – kam es zu Kündigungen wegen der Launenhaftigkeit der Patientin mit Ausbrüchen und Anschuldigungen. Sie war auch Kettenraucherin und trank Alkohol. Sie heiratete, gebar vier Kinder, ließ sich scheiden und heiratete dann einen Brasilianer und später einen Türken. Zu ihren Kindern pflegte sie keinen Kontakt, und wenn es zu Begegnungen kam, endeten sie mit Streit und Anklagen. In einer psychiatrischen Beurteilung würden wir rückwirkend bei dieser Patientin wahrscheinlich sogar von einer Persönlichkeitsstörung sprechen. Mit dem Begriff der Persönlichkeitsstörung betritt man aber ein schwieriges und umstrittenes Feld, das früher nicht frei war von gesellschaftlichen Werten und moralischer Verurteilung.

Bleibt die Persönlichkeit im Alter konstant?

In der modernen psychologischen Wissenschaft wird die Persönlichkeit des Menschen auf die Wirksamkeit von vier bis fünf Grundeigenschaften wie Extraversion, emotionale Stabilität, Offenheit und Gewissenhaftigkeit reduziert, wobei zahlreiche Forscher:innen auch emotionale, motivationale und soziale Prozesse einschließen, also eigentlich alles, was von einer Person übrig bleibt, wenn man Intellekt und *Gedächtnis* [↗] abgehandelt hat.

Eine Übersicht über die Veränderung und Konstanz der oben beschriebenen Grundeigenschaften mit zunehmendem Alter gibt die Altersforscherin Ursula Lehr in ihrem Hauptwerk »Psychologie des Alterns«: Nach ihren Befunden bleiben diese Eigenschaften im Alter einigermaßen stabil. Dennoch sind Eigenschaften wie Offenheit für Neues (nimmt ab), Introvertiertheit (nimmt zu) und emotionale Stabilität (nimmt ab) beim betagten Menschen Änderungen unterworfen, deren Gründe noch nicht eindeutig erforscht sind – Persönlichkeitsprofile älterer Menschen verändern sich also auch ohne Anzeichen von Demenz.

Was ist bloß in dich gefahren? – Brechts »Unwürdige Greisin«

Bei der Geschichte »Die unwürdige Greisin« von Bertolt Brecht handelt es sich um einen sachlich beschreibenden Bericht eines Enkels über seine Großmutter, die mit 72 Jahren Witwe wird und auf einmal ins Kino geht (damals ein »unanständiger« Ort für zwielichtige Gestalten), jeden Tag im Gasthof isst (nachdem sie stets für die Familie gekocht und immer nur die Reste aufgegessen hatte), Pferderennen besucht, Rotwein trinkt und mit verrufenen Sozialdemokraten im Dorf herumzieht. Nach zwei Jahren solch »liederlichen« Lebenswandels stirbt sie. Ihre Wesensveränderung hatte die Familie in Angst und Schrecken versetzt. »Was war bloß in sie gefahren?« Sie sollte in die Psychiatrie kommen, was zum Glück verhindert wurde, und der Enkel kommentiert zum Schluss: »Genau betrachtet, lebte sie hintereinander zwei Leben. Sie hatte die langen Jahre der Knechtschaft und die kurzen Jahre der Freiheit ausgekostet und das Brot des Lebens aufgezehrt bis auf den letzten Brosamen.« Brechts Geschichte über die »unwürdige« Greisin zeigt auf exemplarische Weise, dass Veränderungen im Alter nicht nur mit der psychopathologischen Brille des Psychiaters, sondern auch im Lebenszusammenhang gesehen werden sollten. Vermutlich wäre die unwürdige Greisin schon in ihrem »früheren« Leben eine gesellige und lebenslustige Frau gewesen, doch hatte sie sich den Forderungen von Familie und Gesellschaft unterworfen. Das änderte sich nun schlagartig nach dem Tod ihres Mannes. Heute ärgert sich die Gesellschaft bei uns glücklicherweise nicht mehr in diesem Ausmaß, wenn alte Menschen Dinge tun, die einem bestimmten Bild von Alter nicht entsprechen. Oft erleben wir aber, dass demenzkranke Menschen ein bestimmtes Verhalten zeigen, das aus früheren gesellschaftlichen Zusammenhängen durchaus zu erklären ist. Die Historikerin Heidi Witzig hat eindrücklich aufgezeigt, dass viele Pflegende keine Vorstellungen davon haben, wie frühere Rahmenbedingungen wie zum Beispiel Arbeitslosigkeit, Sparwut oder religiös belastete Tabus wie Körperlichkeit und Sexualität das Verhalten von demenzkranken Menschen prägen.

Was »macht« Demenz mit den Menschen?

Die Antworten fallen bruchstückhaft und fraglos unbefriedigend aus. Sicher spielt neben der Art der Demenz auch das Erkrankungsalter eine wesentliche Rolle. Jüngere Demenzkranke erleben ihre Krankheit in völlig unterschiedlicher Weise als Hochbetagte. Menschen, deren frühere Persönlichkeit geprägt ist von unsicherem oder ängstlichem Erleben, haben es sicher schwerer, sich dem chronischen Bewältigungsstress der Demenz anzupassen. Doch kann auch eine im Leben bisher gefestigte Persönlichkeit unter den Zumutungen der Demenz langsam auseinanderbrechen. Auch können die unterschiedlichen Versuche der Betroffenen, sich gegen die Demenz zu wehren, sie zu »bewältigen« oder auch zu akzeptieren, der Umgebung als eine »Wesensveränderung« erscheinen.

Umso hilfreicher für Betreuende und Pflegende sind Angaben der Angehörigen oder anderer Auskunftspersonen über die frühere Persönlichkeit der Betroffenen. Bei jeder Begegnung mit Demenzkranken sollte es eigentlich darum gehen, frühere und aktuelle Aspekte der Persönlichkeit gleichzeitig und gleichwertig zu berücksichtigen – das ist sehr anspruchsvoll!

Unvergesslich bleibt mir in diesem Zusammenhang ein Patient mit fortgeschrittener Demenz. Längst konnte er sich nicht mehr selbst fortbewegen, und die Mahlzeiten mussten ihm mit dem Löffel eingegeben werden. Der alte Herr wusste nicht mehr, wer und wo er war, und schien seine Angehörigen nicht mehr zu erkennen. Früher war er als Musik- und Literaturwissenschaftler tätig. Die gewaltige Autorität, mit der er im Rollstuhl über bedeutende Komponisten sprach, war atemberaubend. Auswendig zitierte er einige Zeilen aus dem Lied »Die Nacht« von Richard Strauss, um dann mitten im Text abzubrechen und sich über eine gelbe Gewürzdose zu ängstigen, die sich zusammen mit ein paar anderen Utensilien in einem Plastikkörbchen auf seinem Nachttisch befand:

Aus dem Walde tritt die Nacht,
aus den Bäumen schleicht sie leise,
schaut sich um in weitem Kreise,
nun gib acht!
Alle Lichter dieser Welt,
alle Blumen, alle Farben
löscht sie aus …

Es ist noch nicht so lange her, da wurden solche Patient:innen als »wesenlose« Subjekte, gar als »menschliche Hüllen« bezeichnet. Das Gegenteil ist der Fall. In der fortgeschrittenen Demenz enthüllen sich oft wesentliche Persönlichkeitszüge der Betroffenen, und gerade ihnen sollte die Aufmerksamkeit, der Respekt und die Fürsorge der Umgebung gelten.

Margrit Sprecher

»Am meisten ärgert mich, dass ich das Einfache nicht mehr kann«

Der Bankeingang gleicht einer feierlichen Kathedrale, das Treppenhaus ist von klassizistischer Eleganz, der Blick aus dem Sitzungszimmer über die Dächer der Stadt überwältigend. In dieser Sitzung freilich bleibt der Konferenztisch spiegelnd leer. Was der Bankmanager zu sagen hat, steht auf keinem Papier und ist in keinem Dossier festgehalten. Er sagt: »Am meisten ärgert mich, dass ich das Einfache nicht mehr kann.« Kopfrechnen beispielsweise. Die Uhr ablesen. Den Buchstaben »B« auf der Tastatur finden.

Georges Miller[9] ist ein Mann in der Blüte seines Lebens, ein Mann von zupackend praktischer Art. Vieles prallte an seinem breiten Rücken ab. Die Hektik im Beruf, die Schwierigkeiten mit unentschlossenen Kunden, Missstimmungen aller Art. Seine Abteilung, eine der bedeutendsten der Großbank, führte er väterlich. Wichtiger als Hierarchie war ihm, dass jeder Mitarbeitende über ein Spezialwissen verfügte. Damit wurde er für seine Kolleg:innen zum Ratgeber statt zum Rivalen. Georges Miller sagt, dass ihn sein Beruf nicht nur glücklich machte. Er machte ihn überglücklich.

Spult er die Geschichte rückwärts, beginnt die Katastrophe mit dem Ratschlag seines Bruders: »Mit fünfzig ist der große Check-up fällig.« Reine Formsache, dachte Georges Miller. Schließlich war er noch nie im Leben bei einer Ärztin oder einem Arzt gewesen. »Nicht mal beim Zahnarzt«, fügt er bei. Der Arzt verschrieb ein

Medikament gegen zu hohen Blutdruck. Einige Monate später stellte Georges Miller fest: »Ich vergesse alles.« Früher hatte er die kompliziertesten Abläufe abrufbereit im Kopf gehabt. Jetzt musste er alles aufschreiben. Selbst für Kleinigkeiten brauchte er dreimal so lang. »Ich verblöde«, teilte er seinem Arzt mit. »Ich nehme das Zeug nicht mehr.« Der Arzt verteidigte sein Rezept und tippte auf einen Hirntumor.

Im Stadtspital Zürich Waid wurde Georges Miller in eine Röhre geschoben und vor Blätter mit Prüfungsaufgaben gesetzt. Mal musste er eine Uhr zeichnen, mal jeweils 7 von 100 abziehen. Eine Woche später klingelte sein Telefon. Die Leitende Ärztin der Memory Clinic, Irene Bopp-Kistler, bot ihn zum Gespräch mit Frau und Tochter auf.

Die Memory Clinic liegt im verschachtelten Altbau des Stadtspital Zürich. Selbst Gesunde haben Mühe, sich im Korridor- und Stockwerk-Labyrinth zurechtzufinden. Ja, die Suche könnte glatt als weiterer Gedächtnistest durchgehen. Dass man am Ziel ist, zeigt sich an den Sonnenblumen-Bildern an der Wand. Irene Bopp-Kistler hat sie selbst fotografiert. Abstrakte Bilder machen ihren Patient:innen Angst.

Am Tisch setzt sich Irene Bopp-Kistler ihren Patient:innen gegenüber. Sie will ihnen in die Augen schauen, wenn sie das Wort Alzheimer ausspricht. Danach macht sie eine Pause. Wartet auf Emotionen. »Die Stille muss man aushalten.« Manchmal geschieht gar nichts. Vielleicht will der/die Patient:in seine/ihre Krankheit nicht wahrhaben. Vielleicht glaubt er/sie an einen Irrtum. Schließlich fühlt er/sie sich völlig gesund. Dafür brechen die Angehörigen in Tränen aus. Sie haben es schon lange geahnt.

Nicht so Albin Egli. Niemals hatte er an Alzheimer gedacht, wenn seine Frau abends nur noch »schnell essen und schnell schlafen« wollte. Vielmehr führte er ihre Erschöpfung auf ihren Stress als Lehrerin zurück. Auf Stress deutete auch, dass ihre Schwierigkeiten mit der Neuordnung des Schulbetriebs begannen. Eine Marathonsitzung jagte die nächste, jeden Tag mussten die Lehrer:innen neue Protokolle abfassen. Rosmarie Egli blieb es ein Rätsel, wie ihre Kolleg:innen gleichzeitig tippen und sprechen konnten. Sie nahm die Schreibarbeit mit nach Hause. Doch zu Hause wusste sie nicht mehr, wofür die Computertastatur da war. Einmal versuchte sie gar, mit ihr zu telefonieren.

Die Eglis wohnen in einem modernen Wohnblock hoch über dem Zürichsee. Mit federnd leichter Energie geht Rosmarie auf die Terrasse, um die Aussicht hinüber auf Rapperswil zu zeigen. Zurück im Wohnzimmer, klappt sie ihr Bein zusammen, als wäre es ein Taschenmesser und bleibt auf ihm sitzen bis zum Ende des Gesprächs. Ihr Blick ist prüfend, ihre Sprache präzis. Eine Frau wie sie lässt weder bei sich noch bei andern Halbheiten zu. Sie fordert Disziplin. Und will Klarheit, auch über sich selbst.

In der Schule, sagt sie, half ihr erst die Routine, dann halfen die »Hosentaschen-Zetteli«. Sie notierte die Namen ihrer Schüler:innen und die Plätze, auf denen sie saßen: »Niemand merkte etwas.« Klippen umschiffte sie geschickt. So wie damals, als sie einen Schüler trotz Spickzettel verwechselte und dieser befremdet reagierte. Keck fragte sie zurück: »Bist du beim Coiffeur gewesen?« Der Bub nickte, beeindruckt von der Beobachtungsgabe seiner Lehrerin. Wieder mal Glück gehabt.

Abends fiel sie, schier bewusstlos vor Müdigkeit, ins Bett. Vor Mitternacht wachte sie wieder auf und drehte sich bis morgens früh unter der Decke. Was immer ihr einfiel, schrieb sie auf: »Lämpchen an und Lämpchen zu, wie ein Wackelkontakt, und dies bis zum Morgen.« Alles brachte sie sogleich zum Weinen. Dazu kamen unerklärliche Rücken- und Bauchschmerzen. »Wir halten durch«, verkündete ihr Mann, in einem technischen Beruf tätig. Und ließ sich frühpensionieren, um ganz für sie da sein zu können.

Es war Zufall, dass Rosmarie Egli eine Radiosendung über Burn-out hörte. »Das große Aha. Ich erkannte mich«, sagt sie. »Endlich wusste ich, was mit mir los war.« Eine Psychiaterin reihte die Schwere ihres Falls auf der Skala von 1 bis 10 bei 8 ein und schrieb sie zwei Monate krank. Dreimal versuchte sie, wieder zu arbeiten. Dreimal gab sie auf. »Alle wollten etwas, alle fragten, ständig klingelte das Telefon.« Selbst die Knöpfe der Kaffeemaschine konnte sie nicht mehr bedienen. Dazu wurden die Arbeitszeiten immer länger, die Pausen kürzer. Viele Lehrer:innen verzichteten inzwischen auf ihr Mittagessen. Rosmarie Egli brauchte die Zeit zum Verschnaufen: »Ich muss meinen Kopf auslüften.« –

»Geh nur«, erwiderte bitter eine Kollegin. »Ich kann mir das nicht leisten.«

Schließlich der Supergau. Eine Lehrerin, wie alle von den neuen Strukturen überfordert, schrieb ein Mail an die Schulleiterin. Aus Versehen schickte sie es »an alle«. Auch Rosmarie bekam es. Die Rede war von einer Simulantin, die »einmal kommt und dann wieder geht«, untragbar für ein ohnehin gestresstes Team. Als die Mail-Verfasserin ihren Irrtum bemerkte, rief sie aufgelöst Rosmarie an. Beide weinten am Telefon.

Rosmarie Egli war 54, Georges Miller 50, als die ersten Krankheitszeichen auftraten. Ernst Baumgartner spürte bereits mit 47 gewisse Symptome. Er arbeitete als Experte in einem kantonalen Baudepartement. Einer, der es den Klient:innen »nicht kompliziert oder schwer machen« wollte. Viele, die bei ihm vorsprachen, hatten es schließlich schon schwer genug. Manchmal wurde ihr Land enteignet, weil es einer Straße weichen musste. Manchmal verloren sie es durch Erbstreitigkeiten.

Ernst Baumgartner hat große, blaue Augen, die nichts von der Boshaftigkeit der Welt wissen. Wissen wollen. Als ihm die ersten Fehler passierten, stand er dazu, präsentierte sie als eine Art Streich. Uups! Schon wieder passiert. Meist handelte es sich um vergessene Termine. Er deutet auf seine Ohren: »Daten gingen hier rein und dort raus.«

Er wusste nicht, dass seine Stellvertreterin seine Versäumnisse und Verwechslungen brühwarm dem Chef hinterbrachte. Ihm seine Briefe und Notizen voller Orthografiefehler zeigte. Seine Absenzen meldete. »Der Chef wurde komisch. Ich spürte, dass etwas nicht mehr stimmte.« Ernst Baumgartner spürte auch, dass etwas mit ihm selbst nicht mehr stimmte. Seine Hausärztin bescheinigte ihm Burnout. Das klang gut und brachte ihm 2011 einen Erholungsaufenthalt mit Entspannungsübungen im appenzellischen Gais ein. »Doch die drei Wochen waren rasch vorbei.« Gebracht hatten sie nichts. Im Gegenteil. Es schien ihm, als sei er seinen eigenen Gedanken nicht mehr gewachsen. Der Chef beschloss, hart durchzugreifen. Er stellte eine Vereinbarung in Aussicht, »damit du wieder spurst«. Andernfalls drohte Kündigung. Ernst Baumgartner wusste mit Sicherheit, dass er eine solche Vereinbarung nicht einhalten konnte.

Vor einem Jahr versuchte die Gemeinde, Ernst Baumgartner einem Nachbarort unterzujubeln. Er weigerte sich, die neue Stelle anzutreten. Unmöglich, noch größeren Stress zu ertragen. Darauf wollte ihn die Gemeinde in eine Klinik für psychisch Kranke und Alkoholiker abschieben. Auch dagegen sperrte er sich. »Nicht meinetwegen«, sagt er. Vielmehr war ihm peinlich, dass mit der Einweisung sein Amt ins Zwielicht geriet. Schon hörte er die hämischen Stimmen: »Was, ihr beschäftigt Spinner im Bauamt!«

Wie üblich, dachte kein Vorgesetzter an eine medizinische Abklärung. »Dabei deutet vieles in Richtung Alzheimer, wenn jemand trotz früherer guter Leistung plötzlich Termine vergisst oder unzuverlässig wird«, sagt Irene Bopp-Kistler. Stattdessen sehen viele Arbeitgeber tatenlos zu, wie die Betroffenen so lange von ihren Kolleg:innen gemobbt werden, bis sie schließlich von selbst kündigen. Für den Betrieb die billigste Lösung.

Auch der Jurist einer großen Wirtschaftskanzlei gab zermürbt auf. Seit Wochen waren die Gespräche verstummt, wenn er sich seinen Kolleg:innen näherte. Fragen blieben unbeantwortet. Dossiers verschwanden vom Schreibtisch. Seinen Parkplatz benutzten andere, und wenn er reklamierte, lachte man ihn aus. Vor drei Monaten schließlich hat er gekündigt. Er wurde sofort freigestellt. Gleichzeitig traf ihn ein zweiter Verlust: Seine Frau trennte sich von ihm. Sie wohnt jetzt im Tessiner Ferienhaus und will die Scheidung – ein gängiges Szenario. Besonders, wenn die Ehe schon vorher gekriselt hatte. Oder auf dem beruflichen Status des Mannes basierte.

Bei Martha Schwind dauerte es vier Jahre, bis ihren Arbeitskolleg:innen erste Fehler auffielen. Denn sie gab sich keine Blößen, wollte durchhalten. »Ich bin zäh. Und man entwickelt Überlebensstrategien.«

Ein Schneehauch liegt über den ordentlichen Gärten der Familiensiedlung, wo sie wohnt. Tief unten ruht bleigrau der Zugersee. Ihre Fenster gehen nach hinten hinaus, zum steilen Damm der Autobahn. An das stete Rauschen hat sie sich noch immer nicht gewöhnt.

Wohnen ist ihr Hobby. Sie kombiniert scharf Modernes mit rustikalen Stücken. Doch viel kosten durfte es nicht. »Ich bin schon ewig alleinerziehend.« Um finanziell über die Runden zu kommen, hatte die diplomierte Pflegefachfrau im Spital »alle Schichten« gemacht. Tag und Nacht und auch am Wochenende. Erst schob sie ihre wachsende Vergesslichkeit auf Überarbeitung, dann auf die Spitalrenovation. Mal befand sich ihre Abteilung im Provisorium, mal im Haupthaus. Mal brauchte man sie in der interdisziplinären Abteilung, mal als Chemo-Schwester. Der neue unterirdische Korridor zwischen Operationssaal, Labor und Zimmertrakt wurde »zum Horror«, zur Geisterbahn, sagt sie. Auch die neue Zimmernummerierung durchschaute sie nicht. Kaum hatte sie die Türe hinter sich geschlossen, vergaß sie, bei welcher Patientin, welchem Patienten sie eben gewesen war. Namen und Gesichter standen nicht mehr in einer Verbindung.

Ihr Aufwand, sich im Spital zurechtzufinden, wurde von Tag zu Tag größer: »Ich war total durch den Wind.« Die Panik, einem/r Patient:in das falsche Medikament zu geben, wuchs. »Abends war ich völlig erschöpft. Und mein Selbstwertgefühl lag bei null.« Langjährige Kolleginnen und Kollegen zeigten sich verständnisvoll, als sie sich endlich outete; sie schoben alles auf das gesellschaftlich anerkannte Burn-out. Neue, junge Pflegekräfte reagierten gereizter: »Soll sie doch zu Hause bleiben, wenn sie es nicht mehr packt.« Martha Schwind versteht ihre Haltung: »Ich hätte auch so gedacht.«

Von ihrem jungen Hausarzt fühlte sie sich im Stich gelassen: »Er nahm mich nie ernst.« Mal tat er sie als Simulantin ab, mal verdächtigte er sie, an einer »Self-Fullfilling Prophecy« zu leiden: Schon zwei ihrer Tanten waren in jungen Jahren dement geworden. Den Arzt wechseln konnte sie nicht. Sie hatte aus Kostengründen das Hausarztmodell gewählt.

Gewohnt, die Sachen selbst zu regeln, meldete sie sich schließlich ohne ärztlichen Attest bei Fachstellen für Demenzerkrankungen an. Sie buchte Termine für ein MRI, bei einer *Neuropsychologin* [↗] und in zwei Memory Clinics. Eine schickte das Untersuchungsergebnis an ihren Hausarzt. Die Alzheimerdiagnose Martha Schwind schonend beizubringen, war dem Arzt kein eigener Termin wert. Vielmehr nutzte er die Gelegenheit, als er sie zufällig im Wartezimmer des Gesundheitszentrums sitzen sah. Zwischen Tür und Angel, »in fünf Minuten«, teilte er ihr beiläufig die Diagnose mit. Auf seiner Rechnung fungierte sein Einsatz als »psychotherapeutische, psychosoziale Beratung durch den Facharzt«.

Das Gesundheitszentrum hat den Charme eines Containers und verkörpert architektonisch das Kostenbewusstsein im modernen Gesundheitswesen. Der Empfang scheint bei jedem Schritt wie ein Schiff zu schwanken; das Wartezimmer ist ein spärlich erleuchteter Schacht.

Martha Schwinds Hausarzt ist jung, athletisch und forsch und arbeitet im T-Shirt, obwohl draußen Stein und Bein gefriert. Er spricht Schriftdeutsch, versteht aber Dialekt. Fehler einzugestehen bereitet ihm keine Mühe. Er sagt: »Es ist extrem schlecht gelaufen.» Er gibt auch zu, das Verhältnis zwischen ihm und seiner Patientin sei »emotional und anstrengend« gewesen. »Wir hätten längst einen andern Therapeuten suchen sollen.« Aber er kann Gründe zu seiner Verteidigung aufführen: Wie soll ein Hausarzt Alzheimer feststellen? »Es gibt ja keine Tests wie bei Krebs.« Überhaupt: »In ihrem Alter, mit 52, denkt doch niemand an Alzheimer.«

Tatsächlich scheint es, als treffe Alzheimer immer Jüngere. 4000 der jährlich an Alzheimer Neuerkrankten in der Schweiz stehen, so die Schätzung, noch im Berufsleben. Doch der Eindruck täuscht. Die Krankheit bricht nicht früher aus. Sie wird nur früher erkannt. Schuld daran ist der Computer. Nirgendwo zeigen sich erste Verwirrtheiten deutlicher als vor dem Bildschirm. Einen Computer, sagt Irene Bopp-Kistler, kann man selbst mit Burn-out noch bedienen. Mit Alzheimer geht das nicht mehr. Und dies nicht nur in anspruchsvollen Bürojobs. Heute arbeiten auch Migros-Kassier:innen und Flachmaler:innen mit dem Rechner.

»Sie war doch erst 54!«, sagt auch der Case Manager der Zürcher Erziehungsdirektion, dem die Schulleitung den Fall der Mittelschullehrerin Rosemarie Egli übergeben hatte. »Nie hätte ich an Alzheimer gedacht.« Der Case Manager logiert im Stadtzürcher Verwaltungsgebäude am Helvetiaplatz. Mehr Amtshaus geht nicht. Ein Koloss auf Stelzen schwebend, deutlich aller Bodenhaftung entrückt. Die Wartezimmer machen die Wartenden zu Bittstellern, die aufgereihten Bürowaben zum Massenproblem. Der Case Manager sitzt hinter einem Dokumentenberg, der seine Ansichten stützt.

Die meisten seiner Klient:innen erklären ihre beruflichen Schwierigkeiten mit Burn-out, vor allem Männer. Der Case Manager mag das Wort nicht. »Burn-out bedeutet nichts anderes, als dass sie halt zu viel geleistet haben.« Er zieht den Begriff Überforderung vor. Auch bei Rosmarie Egli tippte er auf Überforderung: »Alles, was sie sagte, deutete darauf: Gedankenkreisen, Vergesslichkeit. Rücken- und Hautprobleme. Ihre hohen Anforderungen an sich und andere.«

Der Case Manager möchte ein gängiges Vorurteil ausräumen: Ein Case Manager ist keine Kontrollinstanz im Dienste des Arbeitgebers. Vielmehr besteht seine Aufgabe darin zu helfen, bevor sich ein Fall chronifiziert. »Je länger jemand weg ist vom Arbeitsplatz, desto schwieriger wird die Rückkehr für ihn.« Deshalb baut er, sagt er, »sanften Druck« auf.

Rosemarie Egli empfand den Druck nicht als sanft. Im Gegenteil. Sie hat auch eine Erklärung dafür: Der Case Manager kommt aus der profitorientierten Bankenbranche und kennt, ganz arbeitgeberorientiert, nur ein Ziel: Die Arbeitskräfte möglichst zügig wieder in den Arbeitsprozess einzugliedern. Also wies er ihr Widersprüche nach, zitierte Sätze aus früheren Gesprächen, die Rosemarie anders in Erinnerung hatte. Warf ihr vor, das Sozialsystem auszunutzen, eine Profiteurin zu sein. Rosemarie verstand nichts mehr. Sie hatte doch immer nur die Wahrheit gesagt.

Heute, sagt sie, ist das Kapitel für sie abgeschlossen. Die Diagnose Alzheimer hat alles leichter gemacht. Nicht sie, die Krankheit ist schuld an ihrem Versagen. Verglichen mit den frühern Qualen empfindet sie die neuen Einschränkungen als belanglos, als mutwillige Scherze des Schicksals. Manchmal ist ein Gedanke gleich weg, wenn sie ihn nicht sofort in Worte fasst. Einmal duschte sie am Morgen zweimal hintereinander. Einmal wusste sie nicht mehr, wo der Lichtschalter ist. Und einmal fand sie auf einer Velotour den Weg nicht mehr zurück. »Siehst du!«, neckte sie ihr Mann.

Bauamt-Experte Ernst Baumgartner hat niemanden mehr, der ihn necken kann, geschweige denn, für ihn sorgt. Seine Frau hat sich scheiden lassen. Nicht seiner Krankheit wegen, der Entschluss sei schon früher gefallen. Das gab sie ihm auch schriftlich, falls die

Journalistin danach fragen sollte. Ernst Baumgartner möchte deshalb nicht, dass ein böses Wort über seine Exfrau geschrieben wird.

Seit der Scheidung lebt er allein in einem neuen Block am Dorfrand. In der Garderobe hockt ein Stoffhund. Den echten hat seine Frau behalten. Sie behielt auch sein Elternhaus und die Kinder. Ernst Baumgartner sieht das alles ein. Besser, Hund und Kinder bleiben dort, wo sie aufgewachsen sind. Alle vierzehn Tage kommen Sohn und Tochter auf Besuch. Doch im Teenie-Alter langweilt man sich rasch. Ernst Baumgartner versteht auch das. Er hat ja ihre Fotos an der Pinnwand. Die andern Wände seines Wohnzimmers sind kahl. Alles sieht aus, als wäre er erst halb eingezogen. Gewaltige Kunstledersessel aus zweiter oder dritter Hand stehen auf dem nackten Laminatboden, auf dem Campingtisch liegt Irene Bopp-Kistlers Buch über Alzheimer: »Da und doch so fern«.

Er kann noch immer nicht glauben, dass er krank ist. Sein Leiden nennt er »diese Krankheit«, als hielte er sie so auf Armdistanz entfernt. Als sei sie etwas Ansteckendes, ja Unanständiges, mit der er seine Umgebung nicht belästigen möchte. Gut, wenn er sich bewegt, sieht's aus, als experimentiere er, selbst über die neue Erfahrung erstaunt, damit, seine imposante Größe aufrecht und im Gleichgewicht zu halten. Den Fahrausweis musste er abgeben. Aber er fährt noch immer Velo. Mischt sich gar auf einer viel befahrenen Kreuzung unter den Schwerverkehr. Andere Kranke spielen bis zum Schluss Gitarre. Lang geübte, routinierte Fähigkeiten scheinen dem Krankheitsverlauf zu trotzen. Der legendäre Countrysänger Glen Campbell tourte noch drei Jahre nach Ausbruch seiner Krankheit durch die größten Konzertsäle Amerikas. Die Griffe bereiteten ihm bis zuletzt keine Mühe. Nur die Worte seines Abschiedssongs »I am here but I'am gone« konnte er nicht mehr behalten.

Am meisten zu schaffen macht Ernst Baumgartner der Prozess gegen seinen früheren Arbeitgeber im Bauamt. Es geht um eine Gehaltsforderung von 20 000 Franken. »Ich bin da noch tief drin«, sagt er. Doch sein Gedächtnis lässt nach. Seit Kurzem sieht er auch die kleinen Buchstaben nicht mehr genau. Sie stehen auf den Blättern in einem dicken Ordner, seinem Papierkrieg mit Ärztinnen, Ärzten, Versicherungen und dem Kanton Aargau. Die Ränder zeigen, wie oft schon darin geblättert worden ist. Briefe, die ihn beschäftigen, sind besonders abgegriffen. Sie wieder einzuheften, gelingt ihm nicht auf Anhieb.

Dank einer großen Anstrengung schafft er es, niemandem persönlich etwas nachzutragen. Nur einmal sagt er: »Schweinerei.« Der Anwalt der Gemeinde hatte in seinem Plädoyer geschrieben: »Ernst Baumgartner hat von Anfang an seine Leistung nicht erbracht.«

Die Gemeinde weigerte sich, über den Fall zu sprechen, solange das Gerichtsverfahren läuft.

Auch Krankenschwester Martha Schwind hat Mühe, ihrem Hausarzt zu verzeihen. »Er ist der Einzige, der mich in meiner Würde tief verletzt hat«, schrieb sie in ihrer Beschwerde an den Kantonsarzt. Der Kantonsarzt schrieb zurück: »Er hat nichts falsch gemacht, Sie haben es falsch verstanden.«

Dass sie jetzt trotzdem für den Arzt eine gewisse Gleichgültigkeit empfindet, schiebt sie auf den Krankheitsverlauf. Auch sich selbst sieht sie neuerdings merkwürdig distanziert. Ihren beruflichen Abstieg schildert sie, als handle es sich um einen fremden Menschen. Noch am selben Tag, als sie von ihrer Alzheimerdiagnose erfuhr, schlug sie der Spitalleitung einen Deal vor: »Ich hab immer als Erste kommuniziert.« Statt als diplomierte Pflegefachfrau eine ganze Patient:innengruppe zu betreuen, übernimmt sie fortan als Patient:innen-Assistentin nur noch zwei Pflegefälle: »Und dies unter der Bedingung, dass mir eine Diplomierte auf die Finger schaut.« Dann überstieg auch das ihre Möglichkeiten: »Ich konnte die beiden nicht mehr auseinanderhalten.«

Heute ist sie Putzfrau auf ihrer früheren Abteilung. »Schließlich ist mein Körper gesund.« Die Gesichter ihrer Kolleg:innen kann sie sich nicht mehr merken: »Aber ich spüre sie.« Überhaupt ist das Gespür »noch voll da«. Sie spürt, wo sie putzen muss, auch wenn sie keinen Putzplan mehr befolgen kann. Mal muss ein Ausguss gereinigt, mal die Kaffeemaschine nachgefüllt werden. Die Arbeit macht sie gratis. Hauptsache, sie gehört noch irgendwo dazu.

Auf der Autobahn vor ihrem Wohnzimmer donnert der Wochenendverkehr Richtung Süden. Sie klappt ihr Dossier zusammen. Jetzt scheint alles gesagt. Dann doch nicht. »Bitte schreiben Sie, dass meine Lebensqualität nur dank *Exit* [↗] so hoch ist. Ich bin froh, dass ich den Weg nicht bis zum Schluss gehen muss.« Nächstens kommt ihre Sterbehelferin zum ersten Mal auf Besuch. Dann wird sie, in immer kürzeren Abständen, wieder und wieder kommen. »Ich möchte den richtigen Zeitpunkt nicht verpassen.« Das hat sie auch schon bei anderen Interviews gesagt. Es wurde immer gestrichen.

Dazu Irene Bopp-Kistler: »Der freiwillige Tod als Ausweg übt auf die Kranken einen unguten Erwartungsdruck aus.« Sie setzt in der Memory Clinic lieber auf Betreuung. Dass sich dort alles, in immer neuen Schüben, unaufhaltsam zum Schlechtern wendet, erfordert von allen Mitarbeitenden eine gewisse Trainiertheit. Der Ton ist fröhlicher als in andern Abteilungen; Irene Bopp-Kistler hat sich den sprühenden Optimismus einer Reiseleiterin zugelegt, die weiß, welch mühsame Reise die ihr Anvertrauten unfreiwillig gebucht haben. Banker Georges Miller schätzt diese Haltung. Er sieht in Irene Bopp-Kistler die versierte Verbündete in einem unbekannten Land voller Abgründe, die ihn vor Abstürzen bewahrt, wenn er diese selbst nicht mehr erkennen kann.

Damals, bei der Diagnose, hatte sie auch gleich das Arztzeugnis für seine 100-prozentige Arbeitsunfähigkeit zur Hand gehabt. Eine gängige Praxis. Sie verhindert, dass der/die Arbeitgeber:in einem Alzheimerkranken kündigen kann. Doch das Arztzeugnis traf Georges Miller stärker als die Diagnose: »Den ganzen Tag zu Hause herumsitzen. Fernsehen. Dreimal die Zeitung von hinten bis vorn lesen. Warten, bis abends meine Frau nach Hause kommt.« Georges Miller beschloss zu kämpfen, solange er noch konnte. Er weihte seinen Chef in seine Krankheit ein. Dieser weigerte sich, sie zu glauben. »Ich ja auch nicht!«, erwiderte Georges Miller. Was ihn rettete: Er leitete eine hoch spezialisierte Abteilung; auf seinem Gebiet gibt es nur wenige Fachleute. Die Bank war, so lange es ging, auf sein Know-how angewiesen.

Beim nächsten Gang in die Memory Clinic begleitete ihn sein oberster Boss. Ähnliches hatte Irene Bopp-Kistler noch nie erlebt: »Und das im berüchtigten Finanzsektor.« Auf beider Wunsch verringerte sie die 100-prozentige Arbeitsunfähigkeit auf eine 70-prozentige. Georges Miller geht noch täglich auf die Bank. Ohne feste Arbeitszeiten freilich, »wann und wie ich will«. Seinen Chefposten hat er an seinen engsten Mitarbeiter abgegeben. Dieser verdankt ihm viel, Karriere ebenso wie Spezialwissen. Das gegenseitige Vertrauen macht alles einfacher. »Er kann mich fragen, wenn er nicht mehr weiterweiß«, umreißt Georges Miller seine Aufgabe heute. »Dann bekommt er schnell und einfach eine Antwort.« Zudem hat er drei weitere Kollegen in seine Krankheit eingeweiht. »Wenn ich zu spinnen anfange, wissen sie, warum.«

Freund:innen und Familie dagegen wissen nichts von seiner Diagnose, nicht einmal sein Bruder, ein Lungenspezialist. »Als Arzt macht er gleich ein Riesen-Tamtam und will die Krankheit flicken.« Flicken, das weiß Georges Miller inzwischen, kann man seine Krankheit nicht. »Vielleicht in zehn Jahren«, mutmaßt er. Für ihn zu spät. Zwar verlangsamen seine Medikamente ihren Verlauf. Stoppen können sie sie nicht.

Georges Miller war schon immer Pragmatiker. Er bleibt es auch jetzt. Nach dem ersten Schock begann er, die Dinge zu regeln, solange er sie noch regeln konnte. Bevor er die viertausend Franken teure Kamera kaufte, rechnet er aus, wie teuer ihn ihre Benutzung pro – noch zu bewältigenden – Tag zu stehen kam. »Regentage abgezogen«, fügt er bei. Um seine Aussagen in diesem Text noch verstehen zu können, gibt er sich eine Frist von acht Wochen. Keineswegs möchte er in den Sog des Selbstmitleids geraten. Oder andere mit seinen Sorgen belasten. Betont entspannt lehnt er sich im federnden Konferenzstuhl des Banken-Sitzungszimmers zurück. Ganz freundlicher Gastgeber, lächelt er über den leeren Tisch: »So ist es halt, wenn das Kurzzeitgedächtnis langfristig zum Problem wird ...«

Martha Schwind (Rita Schwager) ist am 16.7.2020 gestorben, drei Wochen nach ihrem 61. Geburtstag. Sie ist mit Exit gegangen, so wie sie es sich gewünscht hatte. Wie sie ihre Demenz erlebte und was die Krankheit und das Sterben für ihre beiden Kinder bedeutete, kann im Beitrag von Manuela Enggist »Die Mutter, die ihr Gedächtnis verlor« (»Das Magazin« des »Tages-Anzeigers«, 27.2.2021) nachgelesen werden. [IBK]

3

von grenz-
erfahrungen

im alltag

Irene Bopp-Kistler

Einmal nach nirgendwo

Die Krankheit *Demenz* [↗] stellt jede Partnerschaft auf die größte Probe. Alle, die an einer Beziehung beteiligt sind, verlieren zunehmend den Gesprächspartner, die Gesprächspartnerin. Es ist die Krankheit, die Partnerschaften, Freundschaften, Eltern-Kind-Beziehungen durcheinanderrüttelt und in Schieflage bringt.

»Einmal nach nirgendwo«, so die Aussage eines demenzerkrankten Patienten. Darauf reagierte die Ehefrau mit den Worten, dass sie in der genau gleichen Situation sei, es sei wie ein Aufbrechen nach nirgendwo, irgendwohin. Eine andere Partnerin meinte, dass es wie ein Albtraum sei, der nicht mehr aufhöre: »Ich bin Witwe, obwohl mein Mann noch lebt.«

Die Demenz macht keinen Unterschied: Sie stellt sich als Begleiterin zwischen Menschen, die sich lieben, wie auch zwischen Menschen, deren Beziehung nicht gut ist. Sie kann damit Auslöserin von Konflikten, Streit und Wut sein, kann ganze Familien destabilisieren und schwelende Auseinandersetzungen zur Eskalation bringen. Beziehungen können derart ins Wanken geraten, dass getrennte Lebenswege folgen. Manchmal geschieht es jedoch, dass die Erkrankung eines Mitglieds die Familienmitglieder neu zusammenführt und sich Beziehungen vertiefen, obwohl sich die Beziehungsqualität verändert. Die Demenz ist eine Krankheit, die keine Grenzen kennt und die zu einer Fragmentierung des Lebens führt: somit ist alles möglich, auch auf Beziehungsebene. Niemand weiß zu Beginn, was die Demenzerkrankung auf Beziehungsebene auslöst.

Wenn ich dieses Erklärungsmodell in gemeinsamen Gesprächen erörtere, eröffnet sich ein erster Weg heraus aus der Krise und nimmt Schuldgefühle.

> *»Ich hielt es nicht mehr aus, meinen Mann ins Pflegeheim eingewiesen zu haben. Da sagte mir meine Ärztin, dass ich diesen Entschluss nicht freiwillig gefällt hatte, sondern dass die Krankheit meines Mannes ihn verlangt habe. Das half mir ungemein. Bis zu diesem Moment hatte ich mich schuldig gefühlt.«*

In einer scheinbar aussichtslos scheinenden Situation muss das Leben neu definiert werden, und zwar in allen Stadien der Erkrankung. Betreuende Angehörige müssen ihr Leben völlig neu gestalten, die Demenzerkrankung zwingt sie dazu. Angehörige werden häufig bemitleidet, aber oft nicht verstanden. Sie müssen ihre Träume und Visionen zurückstellen, ihren Tagesablauf an die Demenzerkrankung anpassen, ihre Freizeit wird eingeschränkt. Die sozialen Kontakte nehmen ab, die Begegnungen mit Freund:innen ändern sich, weil sich die Gesprächsqualität ändert.

»Da und doch so fern« lautet der deutsche Titel des Buches von *Pauline Boss* [↗], und treffender kann die Situation der Angehörigen kaum beschrieben werden. Nicht nur der Partner, die Partnerin sind da und doch so fern, sondern auch ausgerechnet liebe Freund:innen oder auch Professionelle. Das Umfeld nimmt die betreuenden Angehörigen nicht mehr als Menschen mit eigenen Wünschen, Visionen und Bedürfnissen wahr, sondern eben nur noch als betreuende Angehörige. Sie werden konfrontiert mit Vorschlägen, Besserwisserei, obwohl sich niemand mehr mit der Demenzerkrankung auseinandersetzt als sie. Diese Tatsache wird sehr schmerzlich erlebt. Dabei sind gerade sie auf verständnisvolle Gesprächspartner:innen angewiesen, da sich der Partner, die Partnerin zunehmend entfernt und weil seine Empathie, das feine Einfühlungsvermögen, das den Boden einer Beziehung legt, früh verloren geht.

Werden Angehörige mit Ratschlägen – ob von Freund:innen oder Professionellen – überhäuft, empfinden sie genau diese als Schläge. Man fordert sie auf, für Entlastung zu sorgen, doch wie sollen sie sich Erleichterung von ihrer schweren Aufgabe verschaffen, wenn sie sich nicht verstanden fühlen? Möglicherweise wird gerade die aufgezwungene Entlastung zur Belastung. Entlastung ist wichtig, doch sie muss individuell definiert werden. Angehörige sind die erfahrensten »Professionellen«, durch die Betreuung sammeln sie ein Wissen an, das größer ist als jedes von Professionellen. Dennoch bedürfen sie des Schutzes, der Zuwendung und einer Sicht von außen, die ihren Blick für neue Lösungswege öffnet; für solche Blickrichtungswechsel sind sie dankbar. Äußerungen wie »Sie sollten, Sie müssen sich helfen lassen« sollten vermieden werden. Es bedarf einer behutsamen Annäherung, um zu erfahren, wie und wann die Angehörigen Schmerz und Belastung erfahren. Für die einen Angehörigen kann es tatsächlich körperliche Erschöpfung und Übermüdung sein, für andere aber das ständige Beisammensein mit dem geliebten Menschen, der nicht mehr der ist, der er war.

Entlastung kann somit bedeuten, dass Fragen angesprochen werden, die belasten, die tabuisiert sind, dass Raum gefunden wird für Themen, über die man bis anhin nicht sprechen wollte oder konnte, sei dies im Rahmen eines therapeutischen Gespräches oder im Freundeskreis.

Unklarer Verlust

Pauline Boss hat den Begriff des *»ambiguous loss«* [↗] geprägt, des Verlustes, der nicht richtig einzuordnen ist. Angehörige von Demenzerkrankten erleben diesen unklaren Verlust rund um die Uhr. Man könnte fast von einem Prototyp eines uneindeutigen, unklaren Verlustes sprechen. Das Abschiednehmen von der Persönlichkeit, von der Streitkultur, des gegenseitigen einfühlenden Mitdenkens und Mittragens ist mit Schmerz erfüllt, denn die an Demenz erkrankte Person ist noch vorhanden, aber ein Teil von ihr ist verschwunden, entschwindet jeden Tag ein Stück mehr. Angehörige fühlen sich einsam, hilflos, unsicher, nicht verstanden. Oft kommt es zu Konfliktsituationen, weil die gewohnte Kommunikation mit den Demenzerkrankten nicht mehr möglich ist. Dies führt zur Eskalation und zu Verletzungen, und es kommt zu Missverständnissen mit Freund:innen und weiteren Bezugspersonen, weil häufig Unkenntnis wie Unverständnis die Situation bestimmen.

Angehörige von Demenzerkrankten befinden sich in einem ständigen Wechselbad der Gefühle: Sie fühlen sich stark und schwach zugleich, sie fühlen gleichzeitig Zuneigung und Abneigung, sie trauern und haben gleichzeitig den Wunsch nach Freiheit, nach einem Leben ohne Belastungen. Dieser Wunsch nach Freiheit darf nicht gedacht und schon gar nicht ausgesprochen werden.

Vielfach werden Angehörige als *Depressive* [↗] abgestempelt, doch der größte Teil von ihnen sind permanent Trauernde, die es schaffen, Stärke in einer hoffnungslos erscheinenden Situation zu zeigen. Ein unklarer, uneindeutiger Verlust ist immer mit ambivalenten Gefühlen verbunden, und das ist normal, das ist nicht krankhaft. Als Außenstehende sollten wir den Blickwinkel wechseln und als selbstverständlich annehmen, dass die Ambivalenz Teil des Denkens der Angehörigen ist. Es ist normal, dass Angehörige Wut und Schuldgefühle gleichzeitig mit Liebesgefühlen erleben können. Es ist auch normal, dass in Angehörigen der Gedanke auftauchen kann: Wenn doch nur alles vorbei wäre, wenn ich doch nur wieder frei sein könnte!

Lebensgestaltung und Risiko in der Zerrissenheit der Demenz

Die momentane Lebenslage wie die persönliche Biografie, die Lebenseinstellungen und die Persönlichkeit beeinflussen den Entschluss von Angehörigen, wie sie das Leben nach der Diagnosestellung weitergestalten wollen, und das sollte respektiert werden.

Es gibt Angehörige, die bereit sind, ihr Leben auf das Leben des erkrankten Partners, der erkrankten Partnerin, vollumfänglich einzustellen. Viele Angehörige entwickeln eine innere Stärke (= *Resilienz* [↗]), die sie trägt und ihnen Kraft gibt. Damit sind sie fähig, mit vielen herausfordernden Situationen kreativ umzugehen. »In guten und schlechten Tagen«, dieses Versprechen kann zu einer Hypothek werden. Eine interessante Arbeit (Kenneth)[1] konnte zeigen, dass etwa ein Drittel der Angehörigen im Verlauf einer Demenzbetreuung eine Depression entwickelt: Gefährdet sind insbesondere jüngere Angehörige von Demenzerkrankten mit

Verhaltensauffälligkeiten (v.a. bei aggressivem Verhalten), Ehefrauen und Töchter (mehr als das männliche Geschlecht, diese können sich besser abgrenzen) und Angehörige, die sich wegen fehlender finanzieller Mittel nicht die Entlastung leisten können, die sie bräuchten. Betroffen macht auch die über 20 Jahre alte Studie von Kiecolt-Glaser,[2] die ähnliche Resultate liefert bezüglich Depressionsrisiko, aber zudem aufzeigen konnte, dass Angehörige gefährdet sind, vermehrt an Infektionskrankheiten zu erkranken. Aufhorchen lässt zudem eine neue Studie:[3] Angehörige sind gefährdet, *kognitive* [↗] Störungen zu entwickeln. Die gleiche Studie berichtet über einen erhöhten Kortisonspiegel, was mit Stress gleichzusetzen ist, gekoppelt mit Angstsymptomen.

Wohnen betreuende Angehörige wie Kinder, Freund:innen, Patenkinder, Enkel, Geschwister nicht im gleichen Haushalt wie die Demenzerkrankten, entsteht eine Herausforderung der besonderen Art, weil sie sich zwar verantwortlich fühlen und Verantwortung übernehmen möchten, die Hilfe aber oft abgelehnt wird. Häufig erhalten sie nicht viel Wertschätzung, aber sie sollen ständig abrufbereit sein. Erschwerend kommt eine Veränderung der Beziehung hinzu, eine Rollenverschiebung (z.B. in der Eltern-Kind-Beziehung), was zu Konflikten führen kann. Es konnte gezeigt werden, dass betreuende Angehörige, egal, ob sie mit den Erkrankten zusammen oder entfernt wohnen, häufig an Schlafstörungen leiden.[4] Daraus kann geschlossen werden, dass Belastung da ist, egal ob die betreuenden Angehörigen im gleichen Haushalt wohnen oder nicht. Die wissenschaftlichen Resultate (es gibt noch unzählige weitere Studien, die ähnliche Resultate liefern) sollen veranschaulichen, welchem Stress die Angehörigen wirklich ausgesetzt sind. Und sie verdeutlichen, warum nicht alle bereit sind, diesen Weg der Betreuung für immer zu gehen.

Von niemandem kann und darf erwartet werden, dass er sein Leben aufgibt, um einen Menschen über 10 Jahre und länger rund um die Uhr zu betreuen. Partnerschaften können sich schon vor Auftreten der Erkrankung auseinandergelebt haben, auch wenn das Paar noch zusammen ist. Tritt die Krankheit Demenz während einer Krise und/oder Neufindung auf, ist der Entscheid der Trennung nicht weniger schwer, für das moralisch urteilende Umfeld jedoch noch weniger nachvollziehbar. Besonders gravierend für die Beteiligten: Ein Paar trennt sich vor der Abklärung, weil der/die gesunde Partner:in das veränderte Verhalten nicht richtig einordnen konnte. Man denkt einfach viel zu selten an die Möglichkeit einer Demenz.

»Meine Frau bleibt immer meine Ehefrau, aber sie ist nicht mehr meine Partnerin«, so die Aussage eines jungen Mannes, der die Situation nicht treffender beschreiben könnte. Von einer Partnerin erwartet er Verständnis, Empathie, Kommunikation über Probleme, die ihn belasten oder auch erfreuen. All das kann ihm seine demenzerkrankte, liebenswürdige Ehefrau nicht mehr geben, selbst wenn sie ihn anlächelt und ihm freundlich zugewandt ist. Dann kann sogar eine Dreiecksbeziehung stimmen, obwohl das nicht unseren gängigen moralischen Vorstellungen entspricht. Durch eine neue Partnerschaft werden Kräfte freigesetzt, sodass die Zeit mit dem demenzerkrankten geliebten Menschen noch intensiver gelebt werden kann. Ich habe mehrfach beobachtet, dass neue Partner:innen sich äußerst liebenswürdig um die Patient:innen gekümmert haben. Viele Paare blieben bis zuletzt beisammen, Angehörige standen trotz der Schwere der Situation zum/r erkrankten Partner:in, sehnten sich aber gleichzeitig nach einer anderen Partnerschaft oder gingen eine solche kurz nach dem Tod des demenzerkrankten Menschen ein. Einmal nach nirgendwo – niemand kann voraussagen, was die Demenz in der Beziehung auslöst, und deshalb gibt es kein Richtig oder Falsch.

Trauer, Depression, Rituale und Abschied

Die Trauer ist eine permanente Begleiterin der Angehörigen. Trauer wird aber nach neuester Nomenklatur bereits als pathologisch (= krankhaft) bezeichnet, wenn sie länger als zwei Wochen anhält. Die Tränen fließen lassen, ein bewusstes Abschiednehmen mit der Gewissheit, dass es nie mehr so sein wird, wie es war, sind wichtige Voraussetzungen zur Verarbeitung. So kann »Frieden geschlossen« werden mit der Situation, die als ungerecht und als unvorstellbar wahrgenommen wird. Das Hadern mit dem Schicksal kann umgewandelt werden in einen Miteinbezug des Schicksals ins eigene Leben. Traurige Momente dürfen auch ganz bewusst immer wieder gelebt werden: Momente, in denen den Angehörigen klar wird, dass wieder ein Abschied angesagt ist, sei das etwas Konkretes im Alltag oder etwas Emotionales in der Beziehung. Wenn beispielsweise das Skifahren nicht mehr geht, hilft ein Ritual des Abschiednehmens. Ein Ehepaar ist mir in Erinnerung geblieben, das die Skistöcke für immer an einem geliebten Ort mitten im Skigebiet platziert hatte. Der Abschied soll bewusst durchlebt werden, und dazu sind Rituale äußerst nützlich und hilfreich. Rituale helfen seit Jahrhunderten beim Abschied und Übergang zu einem neuen Abschnitt.[5] Der Philosoph Arnold van Gennep (1873–1957)[6] beschreibt eindrücklich die Wichtigkeit von Ritualen, er unterscheidet Trennungsrituale von Übergangsritualen.

Wenn plötzlich der/die Partner:in nicht mehr lesen kann, die Sprache verliert und sich nicht mehr ausdrücken kann, dann verursacht das tiefen Kummer auf beiden Seiten. Dann tröstet das Lieblingsbuch des Erkrankten, das bewusst an einem schönen Ort aufgestellt wird. Oder wenn der/die Partner:in ins Pflegeheim übertreten muss, kann ein bewusstes Abschiednehmen Tränen trocknen:

> *»Als meine Ehefrau ins Pflegeheim eintreten musste, glaubte ich, dass sie ein Problem hätte. Ihr geht es aber gut, und ich bin so traurig. Für mich ist das Abschiednehmen viel schwerer als für sie …«*

Ein Übergangsritual könnte sein, ein Windrad aufzustellen, das den Aufbruch zur nächsten Phase symbolisiert. Kürzlich habe ich das Hochzeitsbild eines glücklichen Paares gesehen, hineingesteckt die Kopie des letzten Satzes, den die erkrankte Ehefrau geschrieben hatte. Der Satz lautete: »Ich liebe meinen Fritz.«

Ich habe viele Angehörige erlebt, die trauern, Wut in sich tragen und zugleich gewisse Momente, in denen Gutes passiert, in vollen Zügen genießen können. Bei anderen Angehörigen lösen helle Momente noch mehr Traurigkeit aus, weil sie ihnen vor Augen führen, wie es sein könnte, wenn die Demenz nicht da wäre. Zudem kommt Hoffnung auf, die im nächsten Moment wieder zunichtegemacht wird. Ich ermuntere die Angehörigen, dass sie die lichten, die schönen, die liebenswürdigen, die intensiven Momente in sich tragen sollen wie den Proviant eines Rucksacks, der sie stärken wird in schweren Momenten, wenn der Rucksack angesichts der Schwere der Krankheit mit vielen Steinen gefüllt zu sein scheint.

So schwer die Trauer über viele Jahre ist, so erlösend kann der Tod sein, und die Trauer danach ist vielfach leichter als bei anderen Todesfällen. Dann steht das Tröstliche, das gute Sterben im Vordergrund, die Erlösung vom Schweren. Die Angehörigen erinnern sich danach auch an das Leichte, an die lichten Momente, dies wird auch durch Studien belegt.[7]

Nach dem Tod beginnt die Phase der Neuorientierung. Um nochmals Träume zu verwirklichen, die zurückgestellt wurden, braucht es eine Zeit der Verarbeitung, bis wieder etwas Neues wachsen kann.

Wechselbad der Gefühle und Wachstum trotz allem

Denke ich an Angehörige, sehe ich Menschen vor mir, die stark sind oder auch neu Stärke entwickelt haben. Menschen, die trotz allem nicht aufgegeben haben. Und Menschen, die den Mut haben, auch heikle Themen anzusprechen: Dazu gehören Sexualität und Scham. Sexualität, die in der Krankheit nicht mehr stimmt, weil sich die Beziehung so fundamental geändert hat. Sexualität aber auch als Oase, in der alles so sein kann, wie es immer war. Zärtlichkeit, die neu entsteht, aber auch Zärtlichkeit, die völlig verloren geht, die nicht mehr als echt angenommen werden kann, weil sich die Gefühlsebene gewandelt hat. Liebe, die noch mehr wächst auch im Auseinanderfallen der Kommunikationsebene, Liebe aber auch, die zerbricht, nur noch zur Hülle wird:

»Er ist wie ein Ölmantel, von dem alles abperlt.«

Es gibt sie noch, die Nähe, die anstelle von früheren Beziehungsmustern zu Wärme führt. Es gibt jedoch auch eine Nähe, die kaum ausgehalten werden kann, weil sie einengt, nicht mehr frei lässt: So wie mit den Kindern, die es einem kaum erlaubten, alleine das WC aufzusuchen. Und nun der demenzerkrankte Partner, der einen auf Schritt und Tritt verfolgt, weil er sonst orientierungslos ist und die Ehefrau auch in der eigenen Wohnung sucht. Doch im Gegensatz zu den Kindern, deren Weg durch Wachstum und Weiterentwicklung geprägt ist, geht ein Demenzerkrankter jeden Tag einen Schritt rückwärts, und das Suchen der Nähe wird zur Überlebensstrategie:

> *»Er ist wie ein siamesischer Zwilling, der ganz in meiner Nähe ist und mich nicht mehr loslässt.«*

Anlehnung geschieht einseitig, das führt zur Schlagseite. Der Gesunde muss stark sein, sodass das Paar nicht auf eine Seite kippt.

> *»Was mir in meiner Partnerschaft am meisten fehlt, ist die Tatsache, dass ich mich nicht mehr anlehnen kann.«*

Es gibt Angehörige, die gerne selber die Körperpflege übernehmen, weil das eine Möglichkeit ist, mit dem/der Partner:in in Kontakt zu treten: Einmassieren und Körperpflege anstelle von Sexualität. Diese kurzen Momente der Zweisamkeit möchte man sich nicht durch die *Spitex* [↗] nehmen lassen, doch das versteht die Umwelt häufig nicht. Andere Angehörige schämen sich, denn sie ist da, die Scham vor dem Körper des anderen, weil man ihn nur noch als Hülle sieht, ihn deswegen kaum mehr berühren möchte, weil Geist und Körper nicht mehr in Harmonie sind, und nun soll man plötzlich die Körperpflege übernehmen. Angehörige von Demenzerkrankten sind starken Gefühlsschwankungen ausgesetzt.

Während der Musiktherapie in der Gruppe anlässlich gemeinsamer Alzheimerferien wurde das Lied von Mani Matter *»d Chue am Waldrand«* gespielt. Dieses Lied löst heftiges Weinen und tiefe Wehmut aus und erinnert an den/die Partner:in, der/die aus dem gemeinsamen Lebensbild läuft, den man nicht mehr einfangen kann, auch nicht mit Rufen und Winken. Das Leben verläuft anders, als man sich das vorgestellt hat. Und die Erinnerung an Zeiten, in denen man gemeinsam die Lieder von Mani Matter gehört hat, die so viele Emotionen ausgelöst haben, die sind schön, aber sie sind unwiederbringlich vorbei.

Ich sehe Angehörige vor mir, die sich gegenseitig Mut machen, die einander zuhören, die eine Schicksalsgemeinschaft bilden, in der sie verstanden werden. Angehörige, die füreinander einstehen, die Offenheit zeigen, sich gegenseitig trösten. Es entstehen neue Freundschaften, die geprägt sind durch ein gemeinsames Schicksal, das verbindet: die Demenz, die alles durcheinanderwirbelt und nichts mehr so stehen lässt, wie es einmal war.

Angehörige sind uns ein Stück voraus, weil sie das Thema Loslassen und Tod nicht verdrängen, sondern zu einem Teil ihres Lebens werden lassen.

»Es ist ein langer Abschied, das gibt mir Trost,
und das ist auch eine Chance für mich …«
»Er ist oft nicht mehr da, doch es macht
mich nicht mehr so wütend wie früher …«

Möglicherweise nehmen Angehörige das Leben in allen Tiefen, aber auch Höhen bewusster wahr als andere Menschen. Ich habe Angehörige als Menschen erlebt, die sehr sensibel auf andere eingehen können, auch auf mich als Ärztin. Ich habe Angehörige als lebensfreudige, kreative Menschen kennengelernt, die größte Offenheit zeigen für alles Neue, die bereit sind, sich immer wieder auf unerwartete Situationen einzulassen. Sie zeigen eine hohe Fähigkeit zur Resilienz. Aber sie sind auch sehr zerbrechlich.

Das Leben von Angehörigen wird viele Jahre lang von Stress und Trauer begleitet, die keinen Abschluss finden. In dieser Polarität des Lebens bedürfen sie unserer Fürsorge, unserer Hochachtung und Behutsamkeit und unseres Verständnisses für ihren einzigartigen individuellen Umgang mit der Demenzerkrankung eines geliebten Menschen.

Isabella Lauener

Der Dementor in Zeiten des Nebels

Ich bin 25-jährig und studiere Logopädie. Ich war 22, meine Mutter 52 Jahre alt, als bei ihr 2013 eine früh beginnende *Alzheimerdemenz* [↗] diagnostiziert wurde. Wann die Krankheit genau begann, ist unklar. Wir vermuten, dass der Anfang schon manche Jahre zurückliegt. Eineinhalb Jahre regelte ich den Haushalt: Kleider waschen, aufhängen, zusammenfalten und einräumen, Essen kochen, abwaschen, Einkäufe machen. Ich hatte das Gefühl, alles hänge nur an mir: meine Mutter unterstützen, sie beruhigen, wenn sie wütend wurde oder Angst hatte, sie zur Beerdigung einer Freundin begleiten. Ich fühlte mich einfach für alles verantwortlich. Und daneben der Druck des Studiums, der Prüfungen, der Abgabetermine.

Ähnlich ging es den anderen Familienmitgliedern: meinem Bruder, der sein Medizinstudium unterbrach und ein Semester zu Hause half. Anschließend leistete er Militärdienst; er empfand ihn als Entlastung gegenüber der Belastung zu Hause. Meinem Vater, der kurz vor der Diagnosestellung eine neue Stelle als Arzt in einer anderen Stadt antrat; er fährt möglichst oft frühmorgens und abends spät zu uns. Meiner Großmutter, die allen helfen wollte und den Grat zwischen zu viel Nähe und zu wenig Hilfe suchen musste.

Jeder versuchte jedem zu helfen, bis er selbst die Nerven verlor. Wir mussten lernen, unsere Leben anders zu gestalten und unsere neuen Rollen einzunehmen. Und wir mussten lernen, dass das Neugelernte nicht lange gültig ist: Die Krankheit schreitet fort, und die Situation ändert sich ständig. Man muss sich fortlaufend anpassen, doch man schafft es nie: Immer liegt man einen Schritt zurück. Die Ratschläge in gescheiten Fachbroschüren, wie, nie den

Patient:innen böse zu sein, sondern der Krankheit: Man ahnt, man hat wieder versagt und bekommt ein noch schlechteres Gewissen.

Von Juni bis Anfang August 2015 machte ich ein Praktikum in einer Geriatrie-Station als Logopädin. Während dieser Zeit lebte ich bei meinem Vater an seinem Arbeitsort. Eigentlich sollten es drei glückliche Monate werden, aber ich musste das Praktikum abbrechen, weil ich die tägliche Konfrontation mit Demenzerkrankten in fortgeschrittenem Stadium nicht aushielt. Ich weinte oft, im Büro des Spitals oder zu Hause. Da ich eine ehrgeizige Person bin, wollte ich zuerst allen zeigen, dass ich stark genug bin. Schließlich erlitt ich einen psychischen Zusammenbruch. Immerhin: Ich habe im Praktikum vieles gelernt, was ich zu Hause anwenden kann.

Seit ich zu schreiben begann, standen mir immer die Dementoren, die bösen Kreaturen aus »Harry Potter«,[8] vor Augen, wenn es um meine Mutter ging. Darum entwickelte sich mit der Zeit eine Geschichte, die ganz in seinem Universum spielt.

Januar 2015: Es sind die traurigsten der traurigsten Tage, an welchen das Schreiben am einfachsten fällt. Es strömt alles aus einem heraus, auch das, was man sonst niemandem je sagen würde. Dieser Text wurde an einem sehr traurigen Tag geschrieben.

Alzheimer ist wie ein Dementor.[9] Er greift dich, meine Mutter, an und saugt alle Erinnerungen aus dir heraus. All die Freude, das Gelächter, die vielen Tränen, die du vergossen hast; er saugt dir deine Erinnerung an deine Bekanntschaften weg, deine Freund:innen, die nicht wissen, wo du bleibst, deine Familie verblasst mehr und mehr. Auch wenn du sie später einmal nicht mehr kennst und sie hassend ansiehst und meinst, sie würden dich bestehlen und alle Welt sei gegen dich, bleibt immer noch ein Schimmer Hoffnung übrig. Personen in der engsten Familie, die sich trotz der vielen Schmerzen, die du ihnen wegen der Krankheit zugefügt hast, wieder aufrappeln und versuchen, nicht nur das Schlechte zu sehen, sondern auch, wie du lächelst, wie deine Augen strahlen, wie du uns eine Freude bereitest durch deine Anwesenheit. Diese guten Momente sind wie der Patronus-Zauber.[10] Als silbern schimmerndes Hoffnungstier, das in mir selbst schlummert, jagt er den Alzheimer-Dementor fort. Nicht für immer, aber meine Kraft kann ihn für eine gewisse Zeit außer Gefecht setzen, wenn ich stark genug bin. Und ich muss stark sein, denn obwohl du meine Mutter bist, muss ich auf dich achtgeben. Der Patronus kann nur herbeigerufen werden durch glückliche Erinnerungen oder wenn wir unsere Freude auf das Gegenüber projizieren können. Dazu brauchen wir starke Emotionen.

Es sind genau diese Momente, in denen uns die Tränen kommen und die uns sprachlos machen. Du begreifst nicht, wieso meine Trauer die schönen Momente überwiegt. Wir versuchen unsere Trauer zu verstecken, aber wenn sich der silberne See gefüllt hat, fließt er ab. Der Zauber lässt nach, denn er kann nicht ewig dauern.

Manchmal, wenn der Dementor weitere Erinnerungen aus deinem Leben stiehlt, wirst du traurig. Dann sind wir für dich da und nehmen dich in den Arm, halten dich fest, drücken dich an uns und lassen dich nicht mehr los, bis du dich beruhigt hast und eingeschlafen bist. Unser Blick schweift erschöpft, aber zufrieden über deinen entspannt schlafenden Körper.

Wenn die Krankheit überhandnimmt, lässt sie dich aufschrecken: Du hättest zu wenig Geld im Portemonnaie. Du stehst auf und suchst dein Portemonnaie im ganzen Haus. Vergebens. Wenn du Angst hast und nicht weißt, wie dir geschieht, gibst du uns die Schuld, etwas gestohlen zu haben. Wenn du dich verletzt fühlst, denkst du, die Welt sei gegen dich. Du wirst sehr böse und schreist verletzende Worte. Manchmal kannst du dich dann kaum mehr beruhigen und fängst an, uns zu bedrohen, oder gar hast du (einmal) versucht, mich zu schlagen. Du möchtest den vermeintlichen Übeltäter, mich, bestrafen für meine Untat, möchtest ihn schlagen. Wäre der Übeltäter nicht vielmehr ein Dementor oder gar Lord Voldemort,[11] der nur von Harry Potter besiegt werden kann? Aber wir sind keine Harry Potters, wir sind, wenn überhaupt, nur ganz gewöhnliche Zauberer und Hexen[12] in diesem dunkeln Reich der Demenz, das niemand verstehen kann, der nicht dazugehört.

Das Schlimme am Ganzen ist, dass diese Krankheit einen komplett anderen Menschen aus dir gemacht hat. Nun hast du nebst Stimmungsschwankungen auch noch Wahnvorstellungen, die uns auf eine ziemlich harte Beziehungs- und Kommunikationsprobe stellen. Manchmal versagen wir und wissen nicht weiter, wir sind ratlos, fassungslos, wissen nicht, was gerade mit uns passiert. Die Gedanken kreisen in uns, orientierungslos, hilflos. Teilweise können wir sie nicht mehr fassen, sie schweben immer so hoch, dass wir nicht mehr an sie herankommen. Das Schlimmste ist, wenn mein äußerlich so starker Vater in Tränen ausbricht. Im Herzen ist dieser Schmerz kaum auszuhalten. Es reicht doch schon, wenn es einer Person in der Familie nicht gut geht.

Ich weine oft aus Überforderung. Es tut gut zu weinen. Es hilft mir, etwas Last abzulegen und meinen silbernen See zu leeren. Danach fühle ich mich entspannt und schlafe mit neuer Hoffnung ein.

Fünf Tage lang habe ich alle zwei bis drei Minuten geweint. Ich konnte nichts dagegen tun, war meinen eigenen Emotionen ausgeliefert. In solch traurigen Momenten habe ich sehr klare Fragen vor meinen Augen: Wieso noch hoffen, wenn man die Krankheit eh nicht heilen kann? Meine Hoffnung ist auf die tiefsten Tiefen des Meeres gezogen worden, und ich habe das Gefühl, es werde lange dauern, bis ich die Krankheit als Angehörige verarbeiten kann.

Es scheint, als wären Raum und Zeit relativ. Erinnerungen an früher kommen und gehen. Ich lebe nur noch passiv. Die Welt zieht an mir in Windeseile vorbei. Ich kann nicht mehr. Ich will nicht mehr. Ich brauche Hilfe. Reale Hilfe, nicht aus der Zauberwelt.

April 2015: Wir erkennen dich wieder, du hast keine Wutanfälle mehr. Du genießt das Leben, beteiligst dich an Selbsthilfegruppen und machst sogar Witze über dich und deine Krankheit.

Mai 2015: Der Dementor saugt weiter an deinen Erinnerungen. Aber manche bleiben dir.

Für mich ist die Zeit mit dir kurz, vielleicht sogar zu kurz, und anstrengend, aber auch schön. Du bedankst dich sporadisch, wenn man dir hilft, fühlst dich dann aber wieder bemuttert oder wie im Kindergarten. Nichts geschieht spontan. In der Familie sprechen wir uns ab, wer was macht, und planen so die Wochen. Manchmal ist nur schon dies zu viel. Mein Vater gibt sich große Mühe, alles richtig zu machen; er arbeitet so viel und er möchte nur das Beste für seine Tochter, für seine Familie. Doch er kann nicht zaubern.

Ich denke, wir haben vergessen zu leben. Zu leben mit diesem neuen Gast, der sich bei dir eingenistet hat. Es ist nicht einfach, sich anzupassen, nicht mehr sein zu dürfen. Andererseits lernen wir dank dem Dementor auch die schönen Dinge im Leben zu würdigen: das Leben im Hier und Jetzt. Er lehrt uns, sich der Tage und der wertvollen Zeit mit unseren Liebsten bewusst zu werden. Egal, ob ein Tag düster, neblig oder eisig kalt ist; wir lernen auch diesen Temperaturen zu trotzen und die Schönheit darin zu sehen. Die Krankheit lehrt uns die Freude an den kleinen Dingen und in den traurigen Momenten dennoch das Positive zu sehen. Sie lehrt uns das Miteinander anstatt das Gegeneinander. Wir verstehen, dass nicht das Kompetitive, sondern das Unterstützen uns weiterbringt.

Der Dementor führt uns aber auch vor Augen, wie naiv wir sein können zu glauben, nichts verändere sich. Er lehrt uns, wie es ist, wenn man nichts weiß. Er lässt nicht nur den Betroffenen, sondern auch die Angehörigen im Nichts, im Nebel stehen. Mit der Zeit verdichtet sich dieser Nebel, und wir als Angehörige beginnen ebenfalls zu vergessen. Wir vergessen, wie die Betroffene, meine Mutter, einmal war. Die Erinnerungen an den gesunden Menschen gehen verloren, es bleiben nur kleine Fetzen von früher hängen. Wir versuchen uns so sehr an diese Fetzen festzuklammern, dass wir uns schließlich gar nicht mehr sicher sind, ob wir das Richtige tun. Wir versuchen uns zu freuen, an dem, was noch vorhanden ist, uns zu orientieren im immer dichter werdenden Nebel.

Aber: Können wir uns gegenseitig noch retten? Sind es wir Angehörige, die dem Kranken helfen, oder sind es die Kranken, die uns helfen? Helfen in diesem Sinne: die Welt anders wahrzunehmen, den kleinen Dingen im Leben Beachtung zu schenken. Helfen in dem Sinn, dass z.B. meine Mutter die Einzige ist, die sich nicht dermaßen an etwas festklammert, sondern die Dinge so nimmt, wie sie kommen. Ist sie weiter in das Reich der Zauberer und Hexen vorgedrungen als wir? Ist sie nicht diejenige, die sich am ehesten in den dichten Nebel getraut und uns mitnimmt, damit sie nicht alleine ist? Klammern wir uns nicht zu sehr an die Zeit vor dem Vergessen und können oder wollen nicht loslassen?

In Zeiten des Nebels verschwimmt die Welt, und man ist sich nie sicher, wohin man tritt. Es gibt Zeiten, da denkt man, man stecke im Sumpf fest und versinke im Elend. Gerade dann ist es wichtig, nicht loszulassen. Das Trostloseste am Nebel ist, den Anschluss an die Familie zu verlieren. Gegenwärtig finden wir uns jeweils wieder, auch wenn dazu viele Tränen vergossen werden. Manchmal ist der Nebel so dicht, dass man den Abgrund nicht sieht. Jeder Tag ist ein weiterer Schritt des Abschiednehmens. Wir müssen lernen, tiefer in das dunkle Reich des Vergessens einzudringen.

Wir kämpfen jeden Tag mit dem Dementor. Aber müssen wir überhaupt kämpfen? Wir können den Dementor nicht vertreiben, doch wir können den Patronus-Zauber üben, um den Nebel zu lichten, sodass wir den früheren Menschen wiedererkennen.

Vor sieben Jahren wurde der erste Teil unseres Familienthrillers »Der Dementor in Zeiten des Nebels« veröffentlicht. Seither ist viel passiert: Die Mama ist im Heim. Mamas Dementor saugt mit rasendem Tempo an ihr: Mit glasigem Blick ist sie nun ganz in seiner Welt angelangt. Wir kämpfen nicht mehr, wir lassen geschehen. Wir müssen geschehen lassen, ansonsten zerreißt der Dementor auch uns. Auch jetzt zeigt er uns immer wieder neue Facetten von sich: Er löst epileptische Anfälle oder schlimme Nebenwirkungen auf Medikament aus. Trotz allem konnte er ihr eins nicht nehmen: Ihr Lächeln! Ihr Lächeln macht uns stark. Es gibt uns Halt.

Demenz ist eine Lebenserfahrung mit überwältigenden Auswirkungen auf die ganze Familie. Wir haben aber viel gelernt: im Nebel Halt zu finden, Hilfe annehmen können (das ist gar nicht so leicht), ein starkes Miteinander und Füreinander.

Und: Wir haben alle einen Weg aus dem dichten Nebel gefunden.

Inzwischen habe ich einen liebevollen Mann an meiner Seite, der mich tatkräftig unterstützt. Ich bin Logopädin und habe einen Stall mit Pferden; neu mach ich die Ausbildung zur Reittherapeutin. Zielpublikum sind palliative [↗] *Patient:innen; im Vordergrund stehen Demenzpatient:innen. Mein Bruder arbeitet als Arzt in einem Spital. An seiner Seite hat er seit über zehn Jahren seine abenteuerlustige Freundin, die ebenfalls Ärztin ist. Unser Papa hat eine neue Lebensgefährtin gefunden. Wir sind unglaublich stolz darauf, dass er sie uns vorgestellt hat und sie nun zu unserem engsten Kreis gehört!*

Diä tuät ihm so richtig guät!

Regula Bockstaller

Angehörigen-gruppen: gemeinsam stark

»Ich wollte und will das alles gar nicht, aber ich muss – ich habe keine andere Wahl.« Dieser Satz ist Ausdruck der Krise, in der sich Angehörige befinden. Die Angehörigen sind infolge der Veränderung der Persönlichkeit und Beziehungsfähigkeit des erkrankten Menschen bereits mit einem großen Verlust konfrontiert. Der Verlust der seelischen und geistigen Präsenz, auch wenn der Partner oder die Partnerin noch körperlich anwesend ist, sich selbst oft sogar als glücklich bezeichnet und nicht das Gefühl hat, krank zu sein, wird als uneindeutiger Verlust bezeichnet (ambiguous loss).

Die Angehörigengruppe stellt im Sinne von Pauline Boss eine »Wahlfamilie« dar, die hilfreich ist, in einer so schwierigen Situation zu leben und zu überleben. Gemeinsam über die Lebenssituation, die Krankheit, die fehlenden Freiräume, aber auch zur Trauer über die Verluste sich mit gleich betroffenen Angehörigen auszutauschen ist ein wichtiger Eckpfeiler in der Verarbeitung der Alltagssituation mit uneindeutigen Verlusten. Was dies für eine Angehörige bedeuten kann, zeigt nachfolgender Mailkontakt zwischen der Leiterin und einer Teilnehmerin einer Angehörigengruppe.

Die 68-jährige Ursula ist Gymnastiklehrerin, unterrichtet noch heute Entspannungstechniken und leitet Seniorenturngruppen. Sie ist seit 42 Jahren mit Samuel verheiratet. Das Paar hat vier gemeinsame Kinder und sechs Enkelkinder. Vor zwei Jahren ist bei Samuel eine Demenz diagnostiziert worden. Alle Kinder unterstützen die Mutter nach ihren Möglichkeiten.

Über eine Anfrage beim Beratungsbüro der Alzheimervereinigung kommt Ursula zu einer Angehörigengruppe. Diese Gruppe setzt sich aus sechs Frauen und einem Mann zusammen. Alle sind zwischen 60 und 70 Jahre alt, eine Frau ist noch berufstätig, alle andern sind im Ruhestand oder haben ihre Arbeit frühzeitig niedergelegt, um den/die Partner:in zu betreuen.

Ursula kommt seit bald drei Monaten in die Gruppe, und nach anfänglich erstauntem Zuhören und wiederkehrender Bestätigung ihrer eigenen Situation: »... wenn ich das höre, muss ich sagen, geht es mir noch sehr gut!«, beginnt ein reger Mailverkehr über ihren Alltag und die Fragen, die sich daraus ergeben.

In der Gruppe wird die ressourcenorientierte Sammlung von Ideen auch als Bestärkung des Einzelnen erlebt. Gerade die undurchführbarsten Ideen sind oft in ihrer Respektlosigkeit gegenüber den bekannten Verhaltensweisen Türöffner für mögliche Lösungsansätze. Es setzt erstaunliche Kräfte frei, sich gegen alte Verhaltensmuster aufzulehnen oder etwas Unkonventionelles zu erproben. So war dies auch bei Ursula. Als sie erzählte, dass ihr Sohn wohl nicht ganz nachvollziehen könne, warum sie so erschöpft sei, hat ihr die Gruppe empfohlen, den Sohn ein Wochenende mit dem Vater alleine zu lassen und sich eine Auszeit zu gönnen. Ursula reagierte damals mit Empörung und Ablehnung auf diesen Vorschlag. Auf ihre Schuldgefühle angesprochen, meinte sie, dass es genau den wunden Punkt treffe. Sie fühle sich ihrem Mann wie dem jüngsten Sohn gegenüber schuldig, weil ja beide nichts dafür können ... Trotzdem hat die Idee sie nicht losgelassen, und sie hat sie später in die Tat umgesetzt.

Auch bei ihr stellte sich die Frage, wie sie ihren Mann, der zu Hause inaktiv sei, beschäftigen könnte. Die Einsicht, dass sie für ihren Mann keine Animatorin sein kann, wird durch die Gruppenteilnehmenden bestärkt. Der Einstieg in eine externe Alltagsbeschäftigung könnte aber eine DVD mit einer musikalischen Reise[13] sein. Dies will Ursula ausprobieren.

Ursula erzählt von der ernüchternden Erkenntnis, dass die DVD keine Entlastung darstelle. Die Gruppenteilnehmer:innen raten ihr, sich dringend nach einer Tagesbetreuung umzusehen. Dies hat Ursula bereits getan und organisiert noch einen Entlastungstag. Zum nächsten Treffen erscheint sie ohne Sorgen, was ihr Mann in der Zeit ihrer Abwesenheit machen werde. Und die Tagesstruktur, zweimal wöchentlich, läuft gut an.

Externalisierung

Die Technik der *Externalisierung* [↗] lenkt den Problemfokus weg von einer Person (»die Person macht ...«) hin zu einem Blick von außen (»die Krankheit macht ...«). Dies hilft, sich gemeinsam gegen das Problem zu verbünden, Fixierungen auf Verhaltensweisen bei sich und dem/der Partner:in zu lösen und mögliche Lösungsansätze zu erkennen. Die Externalisierung schafft etwas Drittes in der Uneindeutigkeit und ermöglicht so eine Außenperspektive.

Die Einsicht, dass die Krankheit das seelische Ungleichgewicht hervorruft, löst von Schuldgefühlen und ermöglicht, Hilfsangebote von außen anzunehmen. Somit hilft die Externalisierung, Schuldgefühle in einem neuen Licht zu betrachten.

Belastungsverarbeitung und Copingstrategien

Untersuchungen an Angehörigen haben gezeigt, dass vermeidende und regressive *Copingstrategien* [↗] wie Wunschdenken, Resignation und »emotionale Ventilierung« (z.B. Klagen) zu vermehrter Depressivität führen können. Wilz et al.[14] beschreiben zehn Verhaltensweisen, die für Angehörige von Menschen mit Demenz im Sinne einer positiven, belastungsreduzierenden und gesundheitsfördernden Bewältigung hilfreich sein können: Entspannung, Information, Ablenkung, Distanzierung, Problemanalyse und -lösung, Akzeptanz, soziale Unterstützung, Veränderung der Lebenssituation, Neubewertung der Symptomatik und der Pflegesituation sowie die Kontrollierbarkeit von Stressereignissen.

Kontrolle und Kompetenz

Auf die Uneindeutigkeit eines Verlustes übertragen, bekommen Angehörige mit der konkreten Benennung der Uneindeutigkeit eine gewisse Kontrollierbarkeit zurück und erfahren damit eine Stärkung ihres Kompetenzgefühls. Mit dem schriftlichen Festhalten der Erlebnisse hat Ursula ein großes Stück Kontrollierbarkeit und damit Stärkung ihres Kompetenzgefühls zurückerhalten. In langen Texten erstellt sie einen Lebensrückblick. Diese Auseinandersetzung zeigt auf, woher sie ihre Kraft, ihre Energie und den Glauben an das Gute im Menschen nimmt.

> *Liebe Regula, dieser Rückblick auf mein Leben hat die Demenz meines Mannes etwas relativiert. Es ist zurzeit kein Koloss, der mich demnächst überrollt. Und wenn er ins Rollen kommen würde, halte ich ihn auf!!!*
>
> *Am letzten Sonntag bekam mein Tagebuch einen etwas merkwürdigen Eintrag. »Zeit der Vergebung«, ich empfinde keinen Groll oder Enttäuschung mehr gegen einige ehemalige Kolleg:innen und Freund:innen von Samuel. Die wussten es nicht besser, waren überfordert mit der Situation und hatten immer Ausreden, weil Besuche Angst machten. Aber das gesteht sich ja niemand ein! Wenn ich ganz ehrlich bin mit mir, war ich ja auch total überfordert mit meiner Situation, und mein lieber Mann war der Grund – eigentlich schrecklich!*
>
> *Heute bin ich so weit, dass ich in einer neuen Normalität leben darf. Vor einem Jahr hätte ich nie gedacht, dass ich mich so verändern kann. Die Besuche bei meinem Mann sind nach wie vor schlimm, aber sie erdrücken mich nicht mehr. Mit einer wiedererlangten Zufriedenheit und inneren Gelassenheit grüße ich dich herzlich, Ursula*

Reframing – Umdeutung

Das Umdeuten, das *Reframing* [↗], ist ein außerordentlich wirksames Mittel, »mentale Sackgassen zu verlassen und neue Wege zu finden: Neue Worte schaffen neue Gefühle!«[15] Es ermöglicht den Betroffenen, neue Perspektiven einzunehmen, die sie zuvor nicht mal zu denken wagten. Reframing stellt die Bedeutung eines Geschehens in einen neuen, anderen Rahmen (»frame«).

Sinnfindung

Boss (2006) beschreibt als eine weitere Bewältigungsstrategie im Umgang mit uneindeutigem Verlust die neue Sinngebung der Lebensumstände und der Lebenssituation. Einen neuen Sinn zu suchen, wenn die Belastung schwer und nicht absehbar ist, könnte fälschlicherweise als fatalistisches Denken oder als Schicksalsergebenheit gewertet werden. Oft ist eine Sinnfindung erst nachträglich möglich, z.B. wird die Erfahrung im Umgang mit dem/der kranken Partner:in dann von einigen als die größte Herausforderung für die eigene Persönlichkeitsentwicklung und als Erweiterung des persönlichen Handlungs- und Erlebnisraumes bezeichnet.

Liebe Regula, nun ist mein Mann seit 15 Monaten im Heim. Die Krankheit Demenz hat meinen lieben Mann weiter und unbarmherzig in ihre Fänge genommen. Er ist aber dank der kompetenten und lieben Pflege meistens fröhlich und immer noch gut zu Fuß. Der Schmerz, die Wut, die Trauer füllen mich nicht mehr ganz aus, in mir ist NEU auch Platz für Dankbarkeit – Zufriedenheit und NORMALITÄT. Ursula

Zum ersten Mal alleine in der Ferienwohnung:

Das erste Mal allein mit Benji, meinem Hund, in den Ferien. Bei Sonnenschein genieße ich die prachtvolle Aussicht auf den Titlis. Eigentlich bin ich zufrieden mit den vergangenen Jahren, ich durfte eine intensive, gute Zeit erleben an der Seite eines ganz tollen Mannes (er ist und bleibt meine große Liebe).

Die Distanz zwischen meinem Mann und mir wird immer größer. Ein komisches, schmerzhaftes Gefühl, das ich aber absolut bewusst wahrnehme. Ursula

Kurze Zeit später:

Der Mensch, mit dem ich regelmäßig Spaziergänge mache und der früher einmal mein Mann war, geht nicht mehr aufs WC. Die Pants können die pflegenden Personen auch nur schwer wechseln, er wird wütend und will das nicht. Die Hosen sind ständig nass. Für mich wieder eine neue Erfahrung.

Neu brauche ich nun auch Hilfe bei den regelmäßigen Spaziergängen! An Silvester spazierten wir mit unserer Tochter durch den Wald. Die Tochter war ganz ruhig, sie stützte ihren

Vater und plauderte mit ihm. Ich hielt ihn auf der anderen Seite und konnte kein Wort mehr sagen, so wütend war ich! Ich musste mich zusammenreißen, damit ich nicht noch Streit mit meiner Tochter bekam, die meinen Zorn wahrscheinlich nicht nachvollziehen konnte und es wohl nur gut meinte. Diese Spaziergänge waren das einzige Schöne, das ich noch mit meinem Mann machen konnte. Die grausame DEMENZ nimmt mir nun auch noch DAS weg. Das machte mich unsäglich wütend!

Zurück im Heim, hatte ich einen Blitzgedanken. Ich fragte ganz spontan, ob ich mit meinem Instrument vorbeikommen soll, um etwas Musik zu spielen. Die Pflegenden waren begeistert von diesem Angebot, so spielte ich Weihnachtslieder, Volkslieder und andere Musik. Alle Bewohner saßen in einem Raum. Es wurde gesungen, der Takt geschlagen, mit den Füßen gestampft, gelacht, es herrschte eine friedliche und fröhliche Stimmung. Nach dieser Stunde wurde ich überhäuft mit Komplimenten und guten Worten vom Personal. Mein Mann saß die ganze Zeit fröhlich und zufrieden neben mir. Auch ich ging zufrieden nach Hause, die Wut war weg. Zum Glück gibt es DIE MUSIK. Liebe Grüße und ein gutes neues Jahr, Ursula

Demenz ist an sich und in Wechselwirkung mit der Umgebung komplex und vielschichtig. Es ist unabdingbar, die gesamten Lebensumstände und die vielfältigen Verluste als uneindeutig wahrzunehmen, um Antworten und eindeutigere Einschätzungen finden zu können. Noch ist die gemeinsame Geschichte mit Ursulas geliebtem Mann nicht zu Ende und bleibt ein uneindeutiger Verlust!

Liebe Regula, ich verliere mich in meinen eigenen Gedanken. Es gibt kein Ziel, kein Ende, nichts kann zu Ende gedacht werden. Es bleibt immer alles offen in allen Richtungen. Der Tod wird einmal ein Ende sein. Aber bis es so weit ist? Ein normaler menschlicher Verstand kann so etwas nicht einordnen.

Meinen Mann gibt es nicht mehr, aber er lebt ja noch! Man könnte kondolieren, aber das kann man nicht, denn er ist ja noch da! Meine Besuche im Heim zeigen, dass er noch da ist, obschon er ja eigentlich nicht mehr da ist!

Eine große Traurigkeit trage ich stets in mir. Mal kommt sie hoch, mal ist sie im Innern. Existent ist sie immer. Ursula

Und wer meint, mit dem Tod des/der erkrankten Partner:in sei die Dualität der Gefühle sowie die Trauer über den Verlust endlich an einem festgemachten Platz, an einem guten Ort, der könnte sich irren. Manche Angehörige erzählen, dass die Trauer über den/die verlorene/n, kranke/n Ehepartner:in sich in Grenzen halte, weil der Trauerprozess schon so lange angedauert hat, die große Trauer über den Verlust des gesunden Partners aber erst dann beginne. Eine Trauer, die vorher in der stark belasteten Lebenssituation keinen Platz haben durfte, weil es immer um Lebens- und Überlebensfragen gegangen ist. Was die Endgültigkeit des Todes aber löst, ist die Uneindeutigkeit des Verlustes.

Vorbeigehen wird die Trauer um den Verlust, ob eindeutig oder uneindeutig, nie ganz, soll sie auch nicht. Die Trauer soll einen festen Platz im künftigen Leben des Angehörigen bekommen, und die Erinnerung an den geliebten Menschen soll ein Teil des Lebens nach dem Verlust werden.

Irene Bopp-Kistler

Von Sein und Verhalten

Demenzbetroffene sprechen eine Sprache, die nicht mehr verstanden wird; ihr Tempo ist meist die Zeitlupe; sie spüren die Nervosität und Ungeduld der Angehörigen oder Betreuenden und wissen sich nicht mehr anders zu helfen als mit einem »Hilfeschrei«: mit Aggression, innerer Unruhe, Angst oder Reizbarkeit.

Verändertes Verhalten kann eine direkte Folge der Hirnerkrankung sein: Wenn Demenzbetroffene sich verloren fühlen, hängen sie sich auf Schritt und Tritt wie ein Schatten an die Angehörigen (»shadowing«). In der Nacht kann es vorkommen, dass sie sich plötzlich anziehen, umherwandern, weil sie zeitliche Zusammenhänge nicht mehr einordnen können oder weil sie aus biografischen Gründen immer frühmorgens aufgestanden sind. Ihre Wahrnehmung ist im wahrsten Sinne des Wortes »ver-rückt«. Dieses »Ver-rücktsein«, zeitlich, biografisch, örtlich wie inhaltlich, wird oft mit einem wahnhaften Zustand gleichgesetzt, doch es ist meist eine Folge der Erkrankung.

BPSD: Verhaltensauffälligkeiten bekommen einen Namen

Bei bis zu 90% der Patient:innen mit Demenz manifestieren sich früher oder später im Krankheitsverlauf Verhaltensauffälligkeiten.[16] Unter Verhaltensauffälligkeiten, die in der Fachsprache als *behaviorale und psychologische Symptome der Demenz (BPSD)* [↗] genannt werden, versteht man z.B. Depressivität, Wahnvorstellungen (z.B. sich verfolgt fühlen) und Sinnestäuschungen (vor allem optische Halluzinationen).[17] Depressivität und Teilnahmslosigkeit sind die am häufigsten beobachteten BPSD. Aber auch Unruhe, Schlafstörungen und Angst treten häufig auf. Insbesondere bei der Demenz vom Alzheimertyp (Alzheimerdemenz) kommen oftmals auch Wahn, Halluzinationen und Aggressivität hinzu. Lebhafte visuelle Halluzinationen (die Patient:innen sehen oft ganze Szenen) sind typisch für die *Lewy-Body-Demenz* [↗], und ausgeprägte Wesensänderungen bereits in der Frühphase der Erkrankung charakteristisch für die *frontotemporale Demenz* [↗].

Übersicht zu den Verhaltensauffälligkeiten bei Demenz (BPSD):[18]

Verhaltenssymptome	Psychologische Symptome
Unruhe	Depressivität
Hyperaktivität	Ängstlichkeit
Umherwandern	Reizbarkeit
»shadowing«	Emotionale Labilität
Agitation	Apathie
Aggressivität	Wahn (v.a. Verfolgungswahn)
Schlafstörungen, Tag-Nacht-Umkehr	Verkennungen
Stereotype Handlungen	Halluzinationen (v.a. optische)
Verweigerung	
Störung der Nahrungsaufnahme	
Sozial unangepasstes Verhalten	

Eine mehr oder weniger ausgeprägte depressive Störung tritt in 30 bis 50 % aller Fälle auf,[19] insbesondere bei der Demenz vom Alzheimertyp und bei der subkortikalen *vaskulären Demenz* [↗]. Die Depression ist besonders mit der Anfangsphase der Demenz assoziiert, oft nimmt sie im weiteren Verlauf der Erkrankung ab.[20]

Noch häufiger als die Depression dürfte Apathie vorkommen, wobei eine erhebliche Überlappung besteht, vor allem hinsichtlich Antriebsmangel und Initiativlosigkeit. Während die Depression typisch mit deprimierter Stimmung einhergeht, präsentiert sich die Apathie bei Demenz durch eine Teilnahmslosigkeit im Sinne einer reduzierten Reaktivität auf das Geschehen in der Umwelt bei nicht deprimierter Grundstimmung.

Der Umgang mit Inaktivität, Passivität und fehlender Teilnahme am Leben stellt das Umfeld oftmals auf eine härtere Probe als das Auftreten von störendem aktiven Verhalten.[21] Im Gegensatz zur Depression nimmt die Apathie im Krankheitsverlauf meist zu.[22] BPSD verlaufen oft uneinheitlich und sind in der Regel mit oder ohne Therapie vorübergehender Natur, dennoch sind sie sehr belastend. Die genauen Ursachen der BPSD werden bisher nur lückenhaft verstanden. Die Fachleute gehen davon aus, dass neurobiologische (Krankheitsschwere, Demenztyp, Ort der Gehirnschädigung), psychologische (biografische Erlebnisse, Persönlichkeit, Krankheitseinsicht) und soziale Faktoren (soziales Umfeld, Art der Betreuung und Kommunikation) eine Rolle spielen.

Die Therapie der BPSD gestaltet sich oft schwierig, weswegen sich 2013/2014 in der Schweiz Expert:innen aus den verschiedenen Fachgesellschaften und Berufsgruppen mehrfach trafen, um einen Konsens zur Empfehlung optimaler therapeutischer Interventionen zu definieren.[23] Psychopharmaka sind in dieser vulnerablen Patient:innengruppe aufgrund möglicher Nebenwirkungen mit Bedacht einzusetzen, *Antidementiva* [↗] können zur Verminderung von BPSD beitragen. Psychosoziale, *milieutherapeutische* [↗], medizinische und pflegerische Interventionen sollten gleichermaßen in das therapeutische Setting einfließen. Zudem können viele nicht medikamentöse Therapien (Musiktherapie, Maltherapie, Aromatherapie, alle Formen von Bewegungstherapien u.a.) hilfreich sein. Die Berücksichtigung klinischer Erfahrung ist wichtig, weil für die meisten Behandlungsformen nicht ausreichend kontrollierte Studien vorliegen. Somit sind viele therapeutische Möglichkeiten zwar sinnvoll, aber nicht *evidenzbasiert* [↗].

Patient:innen mit Demenz weisen oft *Komorbiditäten* [↗] wie kardiovaskuläre und Erkrankungen der Atemwege, Diabetes mellitus und Infektionen auf, die BPSD verursachen oder verstärken können. Diese Krankheiten sollten optimal therapiert werden, wobei eine Diabetesbehandlung bei einem Demenzerkrankten andere Ziele haben sollte als bei einem jungen Erwachsenen. Bei Menschen mit Demenz sollten unbedingt Zustände von Unterzuckerung vermieden werden, die Verwirrtheit verstärken können. Menschen mit BPSD reagieren sehr sensibel auf zu tiefe Blutdruckwerte, weswegen bei der Einstellung eher höhere Blutdruckwerte akzeptiert werden sollten. Zudem ist auf eine genügende Flüssigkeitszufuhr, die Behandlung von Schmerzen, Verhinderung von Verstopfung sowie Versorgung mit Hörgeräten und Brillen zu achten. Es sind Maßnahmen, die nicht selten Wunder bewirken können. Ferner sollte geprüft werden, ob die bestehende Medikation oder Wechselwirkungen eine ursächliche Rolle spielen könnten. Gewisse Medikamente (z.B. *Anticholinergika* [↗] oder auch Betablocker) können BPSD verstärken, weswegen eine Medikamentenumstellung durchaus rasche Abhilfe schaffen kann.

Der kombinierte Einsatz von Psychotherapie, *Psychoedukation* [↗] und praktischer Unterstützung bei Angehörigen der Patient:innen zeigt die beste Wirksamkeit bei BPSD. Es kann nicht genügend hervorgehoben werden, wie wichtig die Angehörigenarbeit auch bei der Behandlung von BPSD ist. Ebenso sind spezifisch pflegerische Interventionen sinnvoll: bei Eskalation eine ruhige, nicht hastige Annäherung, eine beruhigende Stimme, eine *nonverbale* [↗] Kommunikation und Augenkontakt, das ruhige Erklären von Handlungen und die Vermeidung von Ausdrücken mit wertenden Gedanken und Gefühlen. Viel zu wenig bekannt ist auch, dass zu viel Stimuli und Lärm (z.B. Radio und TV) BPSD verstärken können. Ein Patient hat kürzlich sein Fernsehgerät mit einem scharfen Gegenstand zerstört, weil er sich durch den Tagesschausprecher bedroht fühlte.

Die frontotemporale Demenz als Prototyp von Verhaltensstörungen

Bei keiner anderen Demenzform stehen Verhaltensauffälligkeiten wie mangelndes Einfühlungsvermögen, Distanzlosigkeit, Impulsivität und Enthemmung so im Zentrum wie bei der frontotemporalen Demenz (FTD). Der Frontallappen ist dafür zuständig, dass wir uns sozial adäquat verhalten und unser Verhalten auch immer wieder neu überdenken, er prägt zudem unsere Persönlichkeit.

Die meisten Patient:innen wirken zu Beginn zunehmend oberflächlich und sorglos, unkonzentriert und unbedacht, vernachlässigen ihre Pflichten und fallen im Beruf wegen Fehlleistungen auf. Viele Patient:innen ziehen sich allmählich zurück, verlieren das Interesse an Familie und Hobbys, werden antriebslos und apathisch. Einige entwickeln eine zunehmende Taktlosigkeit im Umgang mit Mitmenschen, sind leicht reizbar und manchmal aggressiv. Infolge der Enthemmung kommt es nicht selten dazu,

Wichtige Funktionen des Frontallappens

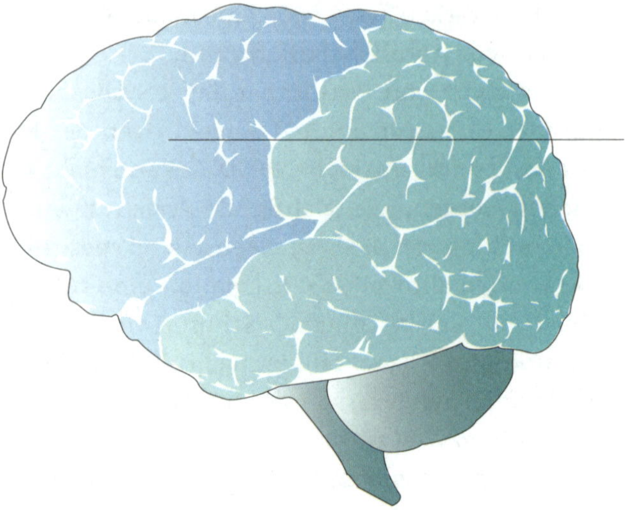

Funktionen

- Aufmerksamkeit
- Filtern, Hemmung
- Arbeitsgedächtnis
- Selbstkontrolle, -disziplin
- Emotionskontrolle
- Impulskontrolle
- Motivation
- Sprachfunktionen
- Planung
- Motorische Kontrolle

Die Exekutivfunktion (lokalisiert im Frontallappen) beinhaltet die Planungsfähigkeit, das logische Denken, die Möglichkeit, komplexe oder gleichzeitig mehrere Handlungen auszuführen (dual task), und die Fähigkeiten der Fokussierung auf bestimmte Sachverhalte. Der Frontallappen ist die Schaltstelle des Hirns und der »Dirigent« des Denkens.

dass sie soziale Normen verletzen oder sogar Delikte begehen. Sexuelle Muster ändern sich grundlegend, oft besteht das ständige Verlangen nach Sexualität.[24] Zuvor seriöse Menschen findet man plötzlich im Rotlichtmilieu, oder ununterbrochener Telefonsex wird zur Normalität, was Tausende von Franken kosten kann. Manchmal entwickeln die Erkrankten merkwürdige Rituale oder sie wiederholen unablässig die gleichen Tätigkeiten. Häufig stellt sich ein Heißhunger ein, vor allem auf Süßigkeiten, und manche Patient:innen zeigen eine ausgeprägte Vorliebe für bestimmte Lebensmittel.

»Denn parallel zu diesem Wandel in seinem Auftreten setzte Luca, der stets sportlich gewesen war und für seine Fitness sorgte, merklich an Pfunden zu. Der Bauchumfang wuchs in nur kurzer Zeit um drei Gürtellöcher. Im Gesicht machten sich Hamsterbacken bemerkbar, über die sich die beiden Teenagersöhne auf liebevolle Art gerne lustig machten. Für Nathalie war das kein Wunder, denn der ständige Gang zum Kühlschrank war schon längst zum Konfliktthema geworden. Selbst das Abschließen der Küche hinderte Luca nicht daran, sich den Weg über den Balkon des Nebenraums zu ebnen, um an was Essbares zu gelangen.«[25]

Viele Patient:innen vernachlässigen früh die körperliche Hygiene, die Krankheitseinsicht ist obligat beeinträchtigt. Erst im weiteren Verlauf der Erkrankung kommen Störungen der Sprache hinzu bis hin zum völligen Verstummen. Neben den Patient:innen, die extrem durch ihr Verhalten auffallen, gibt es einige wenige FTD-Betroffene, die in sich zurückgezogen leben, von Angst erfüllt und antriebslos.

Die Krankheit wird oft nicht als solche erkannt, psychiatrische Behandlungen erfolgen, ohne dass die Krankheit einen Namen erhält. Ehen zerbrechen, Schuldzuweisungen erfolgen, man nimmt sich einen Anwalt, weil Geld verschleudert wird, und niemand kann die Situation richtig einordnen. Oft besteht auch kein Verständnis für die Angehörigen, weil Betroffene verschiedene Seiten zeigen: Es gibt Momente, in denen sie völlig vernünftig wirken und somit einen gesunden Zustand vortäuschen – sie können den Anschein erwecken, die Finanzen noch voll im Griff zu haben, obwohl sie inzwischen große Mengen Geld verschleudert haben. Die Angehörigen werden genau durch diese »Fähigkeiten« der Täuschung zur Verzweiflung gebracht, weil Behördenmitglieder der *KESB* [↗] keinen Grund sehen, etwas zu unternehmen.

Es gibt keine andere *neurodegenerative Erkrankung* [↗], deren klinisches Erscheinungsbild so bunt ist wie das der FTD. So werden immer wieder ganze Familien als Alkoholiker:innen abgestempelt, weil die Betroffenen keine Kontrolle mehr über ihren Konsum haben. Angehörige von frontal betroffenen Demenzerkrankten werden oft stigmatisiert und sogar als Teil der Ursache für die Misere beschuldigt. Die FTD ist gar nicht so selten, denn sie ist die dritthäufigste *degenerative* [↗] Demenzerkrankung (an erster Stelle steht die Alzheimerdemenz, gefolgt von der Lewy-Body-Demenz). Die Krankheit tritt meist zwischen dem 45. und dem 60. Lebensjahr auf, sie gehört somit meist zur *präsenilen Demenz* [↗], was bedeutet, dass die Krankheit vor dem 65. Lebensjahr auftritt. Bei jungen Betroffenen kommt sie ebenso häufig vor wie die Alzheimerdemenz.

Die erste Beschreibung einer FTD erfolgte durch den Prager Neurologen Arnold Pick 1892, weswegen die Erkrankung auch heute noch als »Pick-Krankheit« bezeichnet wird. Pick publizierte den Fall eines 71-jährigen Patienten mit einer »progressiven Geistesschwäche«, bei dem eine »hochgradige Sprachstörung« auffiel. Inzwischen weiß man, dass es weitere Demenzformen gibt, die der FTD sehr ähnlich sind. Bei all diesen Krankheiten sind der Frontal- (= Stirn) und der Temporallappen (= Schläfenlappen) beteiligt, und sie werden als Frontotemporallappendegenerationen (= *FTLD* [↗]) zusammengefasst. Steht die Verhaltensstörung im Vordergrund, spricht man von der frontotemporalen Demenz (FTD) oder von der Verhaltensvariante.[26] Aber wie bereits 1892 beschrieben, gibt es auch Varianten, bei denen die Sprache bereits zu Beginn stark beeinträchtigt ist: Sie werden *semantische Demenz* [↗] und *primär progressive Aphasie (PPA)* [↗] genannt, wobei auch diese Nomenklatur mittlerweile teilweise geändert wurde [↗ S. 64ff., 167ff.].

Die FTD stellt größte Herausforderungen an Betroffene, Angehörige, Behörden und Professionelle, sei das im ambulanten, halb ambulanten oder stationären Setting. Menschen mit FTD müssen oft für längere Zeiten in psychiatrischen Kliniken platziert werden, weil das Zusammenleben mit anderen Demenzerkrankten zu einer Zerreißprobe werden kann. Es darf nicht sein, dass ausgerechnet Angehörige von FTD-Patient:innen im Stich gelassen werden.

Margrit Dobler

Verkannt und bagatellisiert

Herr Karlen[27] *ist 59 Jahre alt, verheiratet, selbständig erwerbend und besitzt zwei Immobilienfirmen; seine Frau ist Mitinhaberin. Einige Zeit nach einem Unfall hat sich seine Persönlichkeit rapide verändert: Alkoholische, sexuelle und finanzielle Exzesse waren die Folge. Nach einer Abklärung in einer* Memory Clinic [↗] *war klar, dass Herr Karlen an einer frontotemporalen Demenz (FTD) erkrankt ist. Die Memory Clinic machte Meldung an die KESB, die vorerst seine Unterschriftsberechtigung sistierte und nichts Weiteres unternahm. Herr Karlen, der noch fähig war, mit dem Computer zu arbeiten, buchte Ferien in Thailand, verpasste den Flug infolge Alkoholkonsums, buchte um und flog dann später. Nach einigen Tagen wurde er aus dem Hotel geworfen, da er dieses fast in Flammen gesetzt hatte. Zwei Wochen später kehrte er zurück ohne Gepäck, er hatte alles für Zigaretten veräußert. Sein exzessives Verhalten ging weiter: Da die Sexnummern auf seinem Handy gesperrt waren, sprach er die Leute auf der Straße an und bat darum, schnell das Handy benutzen zu dürfen.*

Er war zeitweilig im Rotlichtmilieu unterwegs, ging in fremde Häuser, z.B. auch bei den Nachbar:innen, bediente sich dort im Kühlschrank, ließ sich täglich mit Alkohol volllaufen, bat Kund:innen, die noch offene Rechnungen hatten, das Geld auf ein anderes Konto zu zahlen. Ab und zu wurde er von der Polizei für ein bis zwei Tage in Gewahrsam genommen. Die Familie verzweifelte fast. Der Hausarzt, ein Freund, stufte den Zustand als nicht so schlimm ein, solange er noch fähig sei, übers Internet Ferien zu buchen. Die KESB unternahm nichts, weil sie die Ansicht vertrat, dass das Alkoholproblem schon zuvor vorhanden gewesen und dass es noch nicht zu einer Verwahrlosung gekommen sei, wobei der Begriff der Verwahrlosung nicht näher definiert wurde und vermutlich mit körperlicher Verwahrlosung gleichgesetzt wurde (z.B. mit im eigenen Kot und Urin liegen). Weder der Hausarzt noch die KESB kannte das Krankheitsbild einer FTD. Frau Karlen nahm sich eine Anwältin, die einen Brief an die KESB verfasste mit Kopie an die kantonale Regierung. Erst dann wurde eingegriffen, es erfolgte eine fürsorgerische Unterbringung (FU) [↗] *in eine psychiatrische Klinik, in der er viele Wochen auf der akuten Aufnahmestation weilte, wo er sich völlig gehen ließ und sich weder rasierte noch wusch. Unterdessen hat er Hausverbot zu Hause. Die KESB wollte einen Beistand einsetzen, doch das Verfahren ist noch offen, weil sich Herr Karlen einen Anwalt nahm, einen Schulfreund, der dagegen Rekurs einreichte. Die Situation ist also weiterhin völlig verfahren. Zudem dürfte es schwierig sein, eine geeignete Institution zu finden, die den Patienten aufnimmt.*

Ich leite drei Gesprächsgruppen für Angehörige von Menschen mit einer FTD, dabei höre ich jedes Mal solche und ähnliche Schicksale.

Bis die Diagnose gestellt wird, haben die Angehörigen einen langen Leidensweg hinter sich. Sie erleben eine Odyssee des Unverstandenseins sowohl von Professionellen, von Familienmitgliedern wie auch von den Ämtern. Die Krankheit beginnt schleichend, wird lange kaum als mögliche Hirnerkrankung wahrgenommen, weil die Betroffenen noch relativ jung sind. Man denkt eher an eine psychische Erkrankung, im Besonderen an eine Depression oder ein manisches Leiden. Es kommt zu Beziehungsproblemen, weswegen viele Paare zuerst in eine Gesprächs- oder Ehetherapie geschickt werden. Erst wenn das Verhalten so abnorm und exzessiv wird, wie beschrieben, denkt man an eine frontotemporale Demenz.

Frau Steiner ist 55 Jahre alt, verheiratet. Der Ehemann merkte, dass etwas nicht stimmte. Frau Steiner machte noch teilweise die Buchhaltung im Betrieb ihres Mannes. Plötzlich konnte sie das nicht mehr. Auch sonst schien sie sich in ihrem Wesen immer mehr zu verändern. Es erfolgte eine Klinikeinweisung in eine psychiatrische Klinik. Sie blieb dort während drei Monaten stationär, es wurde die Diagnose einer Depression gestellt. Die betreu-

ende Psychologin veranlasste in der Folge eine weitere stationäre Abklärung, es wurde primär eine Demenz vom Typus Alzheimer vermutet. Frau Steiner war früher eine eher zurückgezogene, sehr distinguierte Frau. Nun fing sie plötzlich an, sehr direkt oder sogar ordinär und oft auch verletzend zu reden, sprach alle Leute auf der Straße an, auch auf ihre Sexualität. Zum Mann meinte sie mal im Lift: »Wollen wir einen Quickie machen?« Sie zeigte zunehmend Mühe mit Tischmanieren, wollte auch nicht mehr kochen, obwohl sie das vorher gern und gut getan hatte. In der Stadt fand sie sich noch gut zurecht, auch in neuen Quartieren. Herr Steiner besuchte einen Kurs über »Leben mit Alzheimer«. Er realisierte, dass sich das Verhalten seiner Frau sehr rapide veränderte, und vermutete, dass seine Frau an einer FTD erkrankt ist. In einer Memory Clinic wurde diese Diagnose bestätigt; es waren fast zwei Jahre vergangen.

Die Gefahr der Isolation ist sehr groß, noch größer als bei Angehörigen anderer Demenzerkrankter. Gerade deswegen kann die Gesprächsgruppe sehr hilfreich sein: Man muss sich nicht erklären, jede und jeder weiß, wovon man spricht, und niemand muss sich schämen. Es tut einfach gut, loslassen zu können, auch mal zu weinen oder auszurufen.

Es existieren unglaublich viele Facetten, wie sich die FTD manifestiert: Es gibt Menschen mit FTD, die sich sprachlich nicht mehr ausdrücken können. Ein Betroffener zum Beispiel pfiff den ganzen Tag, klatschte in die Hände oder klopfte auf den Tisch. Oftmals packte er auch Bekannte an den Schultern und schüttelte sie oder gab ihnen einen kräftigen Schlag auf den Rücken. Damit wollte er zum Ausdruck bringen: Ich kenne dich. Ein anderer marschierte acht bis zehn Stunden am Tag in einem Tempo, bei dem niemand mithalten konnte. Er musste mit einem speziellen GPS ausgestattet werden, damit man ihn finden konnte, da er sich an den unmöglichsten Orten aufhielt. Wieder ein anderer Betroffener summte den ganzen Tag »na na na« vor sich hin, wurde immer lauter, sodass seine Frau die Fenster schließen musste. Ein anderer zog sich in aller Öffentlichkeit splitternackt aus; eine Frau beschimpfte ihren Mann und fluchte ständig vor sich hin.

Angehörige werden durch solches Verhalten total an ihre Grenzen und oftmals weit darüber hinaus gebracht. Sie wissen nicht, wie sie sich verhalten sollen. Da diese Krankheit nicht so bekannt ist, ist es schwierig, geeignete Fachleute zu finden, die das Krankheitsbild kennen und sich auch in die Situation der Angehörigen einfühlen können.

Eine große Empathie seitens der Fachleute, seien dies Ärztinnen bzw. Ärzte, Therapeut:innen, Pflegepersonen, Psycholog:innen oder Sozialarbeiter:innen, wäre aber besonders gefragt, weil die Angehörigen oft nicht ernst genommen werden, sei dies von Nachbar:innen, Amtspersonen, Freund:innen und Verwandten. Auf der einen Seite verlieren sie ihr Gegenüber, und sie schämen sich für das Verhalten ihrer betroffenen Partnerin bzw. ihres betroffenen Partners, auf der andern Seite glaubt man ihnen nicht. Der einzige Weg, der ihnen oftmals bleibt, ist der Rückzug; daraus folgen Einsamkeit, Depression und Erschöpfung bis hin zu Symptomen eines Burn-outs.

Herr Gerber, 57, verheiratet, hat erwachsene Kinder und ist selbständig erwerbend. Sein Verhalten und seine Persönlichkeit veränderten sich schleichend. Primär wurde der Patient von einem Neurologen abgeklärt. Herr Gerber behauptete, er müsse zu Hause immer gehorchen und seine Frau befehle. Der Neurologe meinte, es handle sich um Eheprobleme, da er keine neurologischen Auffälligkeiten fand und auch keine wesentliche Hirnleistungsstörung. Nach einer Zweitabklärung in einer Memory Clinic wurde zwar der Verdacht einer möglichen FTD geäußert, man sprach aber vornehmlich von psychischen Problemen und schlug eine Behandlung in einer psychiatrischen Tagesklinik vor. Nach einiger Zeit brach er diese Besuche jedoch ab. Die Ehefrau wünschte eine nochmalige Beurteilung, doch sie wurde immer wieder vertröstet, weil die behandelnden Ärztinnen und Ärzte keine Notwendigkeit sahen. Dennoch fanden mehrere Gespräche statt. Der Patient, der sich sprachlich sehr gut ausdrücken konnte, blendete die Ärzteschaft mit seinen Aussagen, die Ehefrau und ihre Kinder fühlten sich völlig unverstanden. Es wurden einmal mehr Eheprobleme postuliert, sodass es in der Folge sogar so weit kam, dass der Patient nur noch alleine zur behandelnden Ärztin ging, weil sich diese auf die Seite des Patienten stellte: Sie setzte sich für seine Wünsche ein und zeigte kein Gehör für die Ehefrau, obwohl die Situation eskalierte. Der Patient suchte sich eine eigene Wohnung, sprach immer wieder von Suizid und war in seinem Verhalten stark verändert.

Frau Gerber kam völlig verzweifelt in die Gesprächsgruppe. Der Ehemann hatte ein zweites Mal eigenmächtig eine Wohnung gemietet, und die Familie musste dafür sorgen, dass der Vertrag rückgängig gemacht werden konnte. Auf mein Anraten hin holte Frau Gerber in einer anderen Memory Clinic eine Zweitmeinung ein. Der Arzt veranlasste unverzüglich, dass Frau Gerber fachliche Hilfe bekam, und ordnete eine detaillierte Abklärung an, inklusive PET-Untersuchung [↗]. *Herr Gerber, so stellte sich heraus, leidet an einer speziellen Form von FTD. Frau Gerber fühlt sich endlich ernst genommen, verstanden und auch unterstützt. Auch Herr Gerber fühlt sich nun gut begleitet und ist seither ruhiger geworden.*

Es ist sehr schwierig, Entlastungsmöglichkeiten zu finden, sei dies zu Hause oder in einer Tagesklinik oder an einem für Demenzerkrankte geeigneten Ferienplatz, weil FTD-Patient:innen alle Normen sprengen und ihr Verhalten sich auf andere Demenzerkrankte, im Besonderen auch auf Alzheimererkrankte, oft negativ auswirkt. Zudem sind die meisten Institutionen nicht dafür eingerichtet, so schwierige Patient:innen aufzunehmen, weil die Betreuung extrem personalintensiv ist und die nötige Ausbildung fehlt.

Doch auch bei vorhandenem Wissen kommen Betreuende oft an ihre Grenzen, und manchmal ist eine Verlegung in eine psychiatrische Klinik nicht zu umgehen.

Wichtigkeit der Gesprächsgruppe

Es stellt sich die Frage, weshalb Angehörige von FTD-Patient:innen eine eigene Gesprächsgruppe brauchen. Alzheimerpatient:innen zeigen primär Vergessen und zunehmende Probleme im Alltag, bei FTD-Patient:innen kommt es obligat schon zu Beginn zu schweren Verhaltensstörungen. Das Krankheitsbild wird auch von Außenstehenden kaum verstanden. Scham, das Nicht-verstanden-Werden und die daraus folgende Isolation sind die größten Schwierigkeiten, mit denen die Angehörigen zu kämpfen haben. Zudem können die verbalen Attacken (Fluchen, Behauptungen, Anschuldigungen) sehr verletzend sein und nicht einfach weggesteckt werden. Es ist von enormer Wichtigkeit, dass Angehörige mindestens einen Ort haben, wo sie sich aussprechen können, verstanden werden und Hilfe erfahren. Einen Ort, wo sie auch über ihre Gefühle der Scham, des Ekels, der Wut, Angst und Traurigkeit sprechen können. Es tut gut zu hören, dass andere in ähnlichen Situationen sind. Angehörige können voneinander lernen, dies ist enorm wichtig für die Erhaltung der Gesundheit. Zudem besteht in der Gesprächsgruppe auch die Möglichkeit, über Erfahrungen mit der Sozialversicherung und anderen Versicherungen zu sprechen oder über Finanzierungsmöglichkeiten, Entlastungsdienste oder die Vermittlung von hilfreichen Adressen.

Wertvolle Hinweise vermitteln folgende Internetplattformen: *www.frontotemporale-demenz.de* und *www.rhapsody-project.eu*. Besonders zu empfehlen ist eine Internet-Video-Gruppe, die sich monatlich über die deutsche Seite der Alzheimervereinigung trifft: *www.alzheimer.de*.

Angehörige geben sehr vieles auf, seien dies Freundschaften oder Hobbys, und teilweise verlieren sie wie ein Stück von sich selber. In der Gruppe können sie einander ermutigen, vielleicht doch hier und dort wieder einen kleinen Faden vom Verlorenen aufzunehmen, und sie lernen, so gut es geht, zu sich selber Sorge zu tragen. »Ein Freund ist jemand, der die Melodie deines Herzens kennt und sie dir vorspielt, wenn du sie vergessen hast.« Einen solchen Freund, eine solche Freundin wünsche ich den FTD-Betroffenen, aber ganz besonders auch ihren Angehörigen. Begegnen wir ihnen mit Achtung und Wertschätzung, schenken wir ihnen auch einmal eine Stunde unserer Zeit, ein offenes Ohr, einen lieben Händedruck oder eine Umarmung.

Joël Meier

Die verschwundene Birke

Mein bald 60-jähriger Vater leidet an Demenz. Er ist geschieden, deshalb wohnt mein älterer Bruder bei ihm zu Hause in Buttikon, Schwyz, und kümmert sich um ihn. Ich bin 2010 aus dem Elternhaus ausgezogen und wohne in Zürich. Ich versuche, an Wochenenden so oft wie möglich etwas mit meinem Vater zu unternehmen, sei das ein Besuch oder ein gemeinsamer Ausflug. Mein Vater besucht mich auch oft in Zürich, die selbständige Zugfahrt klappt nach wie vor.

Vor etwa fünf Jahren begann sich mein Vater zu verändern. In seiner Sprache fielen nach und nach Wörter auf, die nicht in den Satz passten. »Sie wird erstaunlich sein«, sagte er etwa, wenn er »erstaunt« meinte. Irritierend, wie diese sprachlichen Brüche auch waren, besorgt haben sie uns zu Beginn noch nicht.

Das scheinen alle Geschichten der Demenzerkrankung gemein zu haben: Diese Krankheit ändert subtil und graduell das Verhalten eines Betroffenen. Menschen, die ihm nahe sind, entwickeln parallel zur fortschreitenden Krankheit eine wachsende Toleranz für deren erste Symptome. Erst auffällige, schockierende Ereignisse lösen den Gedanken aus, dass etwas nicht stimmen könnte. Solche Wendepunkte gibt es ebenfalls in jeder Geschichte von Angehörigen. Ich würde sagen, bei meinem Vater war dies der Fall, als er nicht mehr wusste, was eine Birke ist. Die Birke, die 20 Jahre lang in unserem Garten gestanden hatte und die er ein Jahr zuvor gefällt hat. »Was ist das?«, fragt er, als ich sie erwähne.

Mein Vater leidet an *semantischer Demenz* [↗]. Das ist eine seltene Form, die den Frontotemporallappen befällt. In dieser Gegend befindet sich das Sprachzentrum und die Region, die das soziale

Verhalten steuert. Mein Vater verliert nach und nach seine Sprache. Zusammen mit der Sprache verschwindet auch das gesamte Wissen über die Welt, über die Geschichte, die Wissenschaften, die Politik und darüber, was es heißt, Teil einer Gesellschaft zu sein, die dank sozialen Codes funktioniert. Wenn mein Vater versucht, eine Wespe mit der Hand zu erschlagen, weiß er zwar noch, dass Insekten im Haus unerwünscht sind. Allerdings hat er vergessen, dass die Wespe ihn sticht, wenn er mit der bloßen Hand zuschlägt. Verscheucht er den Schmetterling im Garten mit derselben Entschlossenheit, dann weiß er nicht mehr, dass wir den Schmetterling – im Gegensatz zur Wespe – tolerieren.

Nach der Episode mit der Birke wurde ich aufmerksamer. Bald realisierten wir in der Familie, dass Eigennamen, etwa von Tieren oder Nahrungsmitteln, langsam aus dem Wortschatz meines Vaters verschwanden. Er konnte ohne Probleme über eine Handvoll Themen sprechen – seinen Job als Buchhalter, das letzte Formel-1-Rennen, das Wetter. Er erinnerte sich auch an seine Kindheit. Fragte ich ihn aber, ob er den Hund oder das Pferd auf der Wiese gesehen habe, sah ich an seinem Blick, dass er diese Begriffe nicht identifizieren konnte. Schockiert von diesen Beobachtungen, konsultierten wir seinen Hausarzt, der unseren Vater in das regionale Spital schickte, um Scans seines Gehirns machen zu lassen. Die Bilder zeigten nichts Auffälliges.

Mein Vater war etwa 54 Jahre alt, als sich sein Verhalten veränderte. In diesem jungen Alter rechnet niemand mit einer Demenz, Alzheimerkranke, das sind 85-Jährige. Ich versuchte mir die sprachliche Verarmung meines Vaters anders zu erklären. Er war nie ein Mensch mit intensivem sozialen Austausch oder engen Freund:innen. Ihm fehlt einfach die Übung, die Routine des Sprechens, sagte ich mir. Wenn er häufiger mit den Nachbar:innen, Mitarbeiter:innen und Familienmitgliedern spricht, wird er die Wörter wieder verstehen, die er vergessen hat. Als ich ihm das erklärte, schüttelte er den Kopf. »Es ist etwas da oben«, sagte er und zeigte auf seinen Kopf. Dass er damit seine später – viel später – erhaltene Diagnose voraussah, ahnte ich nicht. Ich äußerte meine Skepsis an seiner Theorie, wusste aber gleichzeitig nicht, ob ich damit recht hatte.

Einige Zeit nach dem Spitalaufenthalt nahmen wir nochmals einen Anlauf für eine Diagnose. Dieses Mal konsultierte mein Vater eine Neurologin. Ich war erleichtert, denn ich vermutete immer stärker, dass ich falschlag mit meiner Erklärung. Mehrere Menschen aus unserem Umfeld, die meinen Vater nach längerer Zeit wieder erlebt hatten, waren schockiert über sein verändertes Verhalten. Eine Freundin sah in ihm einen nicht einmal 60-Jährigen, der sich wie ein 90-Jähriger verhielt. Die Neurologin erkannte keine körperlichen Ursachen des Sprachverlusts und verwies ihn mit einem Verdacht an eine weitere Adresse. Wir sahen, dass diese Adresse eine psychoanalytische Praxis war, was mich erstaunte. Nach dem Termin meines Vaters bekamen wir ein Gutachten, das endlich eine Diagnose formulierte, eine »leichte psychische Störung«.

Dass mein Vater uns im Restaurant mitteilte, dass er dasselbe bestelle wie wir, weil er die Speisekarte nicht mehr verstehe, war also die Folge einer psychosomatischen Erkrankung, die mit »leicht« beschrieben wurde. Wir waren skeptisch, aber wir hatten es ja schwarz auf weiß, in einem Brief mit einem glaubwürdigen und kompetenten Absender. Und doch beschlich uns ein unsicheres Gefühl bezüglich der Diagnose, denn sie nannte keine Ursachen und keinen Weg nach vorne. So kam es zu einer nächsten Station auf der Suche nach Sicherheit. Auch die Klinik für Psychiatrie, die mein Vater als Nächstes besuchen sollte, bestätigte die erhaltene Diagnose. Zwei Institutionen konnten nicht falschliegen. Mein Vater konnte die medizinischen Gutachten, die er bis dahin erhalten hatte, zwar noch laut vorlesen, aber den Inhalt verstand er längst nicht mehr.

Die Fehldiagnose machte es für uns noch härter zu beobachten, wie das ausgelöschte Wissen meines Vaters mit den sozialen Regeln der Gesellschaft kollidierte. Deshalb begannen wir, seine Interaktionen mit anderen Menschen zu moderieren, um peinliche Pausen und hilflose Blicke auf beiden Seiten zu verhindern. Wir wurden zu Dolmetschern an der Kasse, im Restaurant und wenn wir zufällig jemanden trafen, den wir von früher kannten. Solche Situationen zu entschärfen ist anstrengend, insbesondere, wenn die Verwirrung des Gegenübers nicht mit einem schnellen Hinweis auf eine Krankheit beseitigt werden kann. »Er hat eine psychische Störung«, hilft nicht, wenn er vergisst, die Flugzeug-Toilette zu schließen und jemand hereinkommt. »Er hat eine psychische Störung«, ruft auch kein Verständnis bei der Kassiererin hervor, wenn mein Vater versucht, den 56 Franken teuren Einkauf mit einer Zwanzigernote zu bezahlen.

Im Frühjahr 2013 brachte er einen Brief nach Hause und gab ihn uns mit ernster Miene. Darin stand, dass sich Fehler am Arbeitsplatz gehäuft hatten, dass er immer häufiger zerstreut wirkte. Und dass sein Chef, nachdem er 28 Jahre als Buchhalter in derselben Firma gearbeitet hatte, ihm kündigen müsse. Wir – seine Familie – hatten still damit gerechnet, dass es passieren würde. Doch ohne medizinische Erklärung seines veränderten Verhaltens war die Kündigung ein tragischer Bruch mit der Normalität, die wir bis dahin versucht hatten, so gut wie möglich aufrechtzuerhalten. Wir hatten auch Verständnis für den Chef. Nach fast drei Jahrzehnten Zusammenarbeit und Freundschaft sah er einen Mann, der ohne Anlass verwirrt und still wurde. Niemand konnte es sich erklären: Mein Vater, der 28 Jahre lang um Punkt 7 im Büro war und um 17.23 Uhr wieder zu Hause (sein Nachhauseweg dauerte 23 Minuten mit dem Auto), verlor plötzlich seinen Tagesablauf, acht Jahre vor dem Pensionsalter.

Eine Kündigung ohne eine medizinische Erklärung für die Arbeitsunfähigkeit war nicht nur eine emotionale Belastung, sondern drohte auch große finanzielle Schwierigkeiten auszulösen. Nach einem erneuten Gespräch mit dem Hausarzt empfahl er uns die Memory Clinic des Stadtspitals Zürich Standort Waid, die sich auf Demenzkrankheiten spezialisiert hat. Die Tests, die unser Vater in der Klinik durchführte, förderten krasse Schwächen zutage. Während der Umgang mit Zahlen und die Motorik noch fast tadellos waren, stellte sich das Sprachverständnis als enorm verkümmert heraus. Wenig später erhielten wir die Diagnose, die uns erschütterte und erleichterte: semantische Demenz.

Jetzt hatten wir eine Diagnose, ein Modell, das die Verkümmerung der kognitiven Fähigkeiten meines Vaters erklärte, den weiteren Verlauf der Krankheit prognostizieren konnte und ein Minimum an Orientierung im Chaos schaffte. Die Diagnose ermöglichte uns, die Krankentaggeld-Versicherung noch während der Kündigungsfrist zu aktivieren (was meinem Vater zwei Jahre lang finanzielle Sicherheit verschaffte und die Zeit bis zum Bezug der *IV* [↗] überbrückte). Das Wissen über die Krankheit hatte weitere konkrete Folgen: Er musste den Führerschein abgeben. Dieser Verlust der Mobilität kam dem Entzug seiner Freiheit gleich, etwas, das ihn – neben der plötzlichen Kündigung – bis heute am stärksten belastet und wovon er sich wohl nie erholen wird.

Das Leben als Angehöriger eines/r Demenzpatient:in findet immer im Jetzt statt. Erinnerungen an meinen Vater, wie er früher war, verlöschen allmählich. Die Zukunft wird zu einer Unbekannten, die man nicht antizipieren kann (sofern man das überhaupt will). Die Traurigkeit über die Krankheit weicht im Alltag einem Pragmatismus, der es erlaubt, den schönen Momenten mehr Gewicht zu geben. Fünf Jahre, nachdem mein Vater das Wort »Birke« vergessen hat, ist er immer noch fröhlich, vielleicht sogar fröhlicher als vorher. Demenz ist eine Furcht einflößende Krankheit – die sich auflösende Hirnmasse ist deutlich auf den Scans als weiße Fläche zwischen Schädeldecke und Gehirn zu beobachten. TV zu schauen oder einem Gespräch zuzuhören muss für meinen Vater nichts anderes sein als ein Lärm aus 1000 nicht identifizierbaren Geräuschen. Die Fähigkeit, Ideen zu formulieren, Witze zu machen, Fragen zu stellen, Ratschläge zu geben, verschwindet auf schmerzlich langsame Weise. Diese Regression meines Vaters in einen hilflosen und geistig stumpfen Zustand mitzuerleben macht mich unendlich traurig. Doch dass mein Vater trotz seiner enormen Bürde viel lachen kann und eine kindliche Freude hat, wenn ich ihn besuche oder ein Foto von ihm mache, macht mich glücklich. Sollte er im Verlauf der Krankheit diese Aufgestelltheit oder seinen Mut verlieren, wäre das ein harter Schlag. Man sagt, Demenz sei schwieriger für die Angehörigen als für den Betroffenen selbst. Ich hoffe für meinen Vater, dass dies stimmt.

Mein Vater ist Anfang 2019 ins Pflegeheim Sonnweid eingezogen, wo er sich schnell eingelebt hat und liebevoll umsorgt wurde, er hat sich dort wohl gefühlt. Mein Bruder und ich haben ihn oft besucht, und er hat sich immer gefreut, uns zu sehen (stets begleitet von einem lauten Jauchzer). Auch seine Geschwister und Eltern haben ihn regelmäßig besucht. Er ist am 28. Mai 2020 an einer Lungenembolie gestorben.

4

therapien –

eine große palette

Irene Bopp-Kistler

Therapeutische Möglichkeiten

Unser medizinisches Denken ist auf die Heilung von Krankheiten ausgerichtet, und dabei helfen vielfach Medikamente. Es gibt unzählige Krankheiten, die mit Medikamenten zu heilen oder zumindest zu lindern sind; sie sind mitverantwortlich, dass die Lebenserwartung in den letzten 100 Jahren massiv gestiegen ist. Die Krankheit *Demenz* [↗], die alleine in der Schweiz weit über 100 000 Menschen betrifft, ist durch Medikamente nicht heilbar.

Im Wort »Patient« ist das Wort »Leiden« versteckt, »patiens« heißt auch geduldig, aushaltend, ertragend. Das Leiden geduldig zu ertragen steht aber im Widerspruch zum Denken der Mediziner:innen: Durch ihre ärztliche Kunst soll Heilung erzielt werden. Die Ärztin bzw. der Arzt, der eine Krankheit überwinden will, muss ihre/seine Sicht im Kontext der Demenz neu definieren. Das ärztliche Handeln bedeutet somit Heilung im übergeordneten Sinn einer universalmenschlichen Handlungsweise. Dazu gehört, dass Betroffene nicht stigmatisiert werden und dass die Würde und der würdevolle Umgang in jedem Stadium der Demenz gewährleistet sind. Es geht um gegenseitige Wertschätzung, wo immer die Betroffenen im Leben stehen.

Medikamente sind ein Gehstock, mehr nicht

»Es gibt doch Medikamente.« In diesem Satz – oft gehört, nachdem die Diagnose *Alzheimer* [↗] eröffnet wurde – versteckt sich die Hoffnung auf Überwindung der Krankheit und Beseitigung der Symptome. Dieser Wunsch ist nachvollziehbar und zutiefst menschlich. Es gibt sie, die Medikamente, die Symptome lindern und Alltagsfunktionen für eine gewisse Zeit bewahren. Man nennt sie *Antidementiva* [↗], wozu die sogenannten *Acetylcholinesterase-Hemmer* [↗] und *Memantin* [↗] gehören. Einige Betroffene erleben nochmals subjektiv eine deutliche Besserung, sie fühlen sich aktiver, gewisse Alltagsfunktionen gehen plötzlich wieder besser.[1] Zudem kann die Pflegeheimeinweisung im Durchschnitt um sechs bis zwölf Monate verzögert werden. Studien zeigen, dass sich gewisse *kognitive* [↗] Leistungen über eine kurze Zeit sogar wieder verbessern,[2] das ist aus meiner Sicht jedoch weniger alltagsrelevant als das subjektive Befinden der Patient:innen und ihrer Angehörigen. *Komorbiditäten* [↗], die Begleiterkrankungen, und damit auch die begleitend verabreichten Medikamente, müssen allerdings immer berücksichtigt werden. Wenn Nebenwirkungen auftreten (z.B. Magen-Darm-Beschwerden wie Übelkeit und Durchfall oder Herzrhythmusstörungen), sollten diese Medikamente wieder abgesetzt werden. Bei der Entscheidung pro oder contra Medikamente geht

Medikamentöse Behandlung

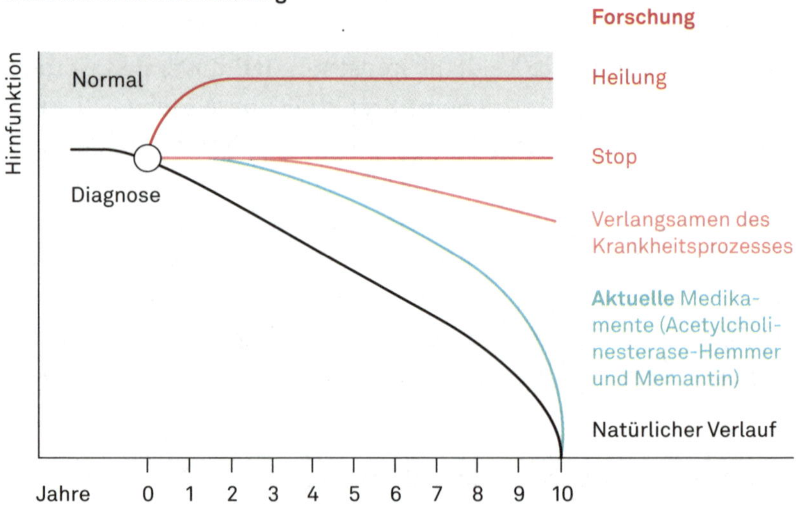

Schematische Darstellung, modifiziert nach Prof. A. Monsch, Basel. Bei den zehn Jahren handelt es sich um einen Durchschnittswert. Der individuelle zeitliche Verlauf der Erkrankung ist sehr unterschiedlich. Die aktuellen Medikamente führen zu einer verbesserten Lebensqualität, sie zögern aber den Todeszeitpunkt nicht hinaus.

es um die möglichst lange Bewahrung einer guten Lebensqualität und keineswegs darum, die Leidenszeit zu verlängern. Gleichwohl gilt es zu konstatieren: Antidementiva sind keine Wundermittel, sondern sie werden aus *palliativer* [↗] Perspektive eingesetzt.

Acetylcholinesterase-Hemmer (die Substanzen Donepezil, Galantamin, Rivastagmin) erleichtern die Information zwischen den Nervenzellen, indem das Acetylcholin weniger schnell abgebaut wird und somit länger zur Verfügung steht. Die Acetylcholinesterase-Hemmer sind in der Schweiz bei leichter bis mittelschwerer Demenz zugelassen. Als Kontrolle des Therapieerfolgs sollten Selbständigkeit im Alltag, das Verhalten und die Stimmung erfragt werden. Es ist klinisch bedeutend, dass Außenstehende einen möglichen Therapieerfolg beurteilen: Nachdem bei einem Patienten der Acetylcholinesterase-Hemmer gestoppt wurde, konnte er plötzlich seine Schuhe nicht mehr binden, nach erneuter Gabe war er dazu wieder fähig. Es stellt sich die Frage, ob es sich lohnt, wegen einer solch trivialen Alltagsfunktion ein Medikament zu verabreichen. Das Schuhebinden ist aber mit dem Selbstwert des Patienten verbunden, er hatte immer schöne Schuhe getragen und weigerte sich, diese gegen solche mit Klettverschluss auszutauschen. Eine Stabilisierung der Krankheitssymptome oder eine langsame *Progredienz* [↗] kann bereits als Erfolg gewertet werden, weil es sich bei der Demenz in der Regel um eine langsam fortschreitende Erkrankung handelt. Die Erfahrung zeigt, dass sich Verhaltensstörungen und insbesondere auch die Antriebsstörung, die oft als größte Belastung von den Angehörigen beschrieben wird, bessern können. Ärztinnen und Ärzte müssen zugleich den Mut aufbringen, die Verordnung zu stoppen, wenn die Wirkung ausbleibt. Antidementiva werden primär bei einer Alzheimerdemenz verabreicht, und es ist leider noch zu wenig bekannt, dass sie auch bei einer *Lewy-Body-* [↗] und der *Parkinson-Demenz* [↗] (ca. 50 % der Parkinson-Patient:innen entwickeln im Laufe der Jahre eine Demenzerkrankung) wirksam sind. Es kommt zu einem starken Mangel an Acetylcholin sowie Dopamin und Serotonin, was zu Fehlwahrnehmungen und Parkinson-Symptomen führt.

Wegen der Fehlwahrnehmungen und Halluzinationen werden oft zuerst Psychopharmaka (meist Haloperidol) gegeben, die aber sogenannt extrapyramidale Nebenwirkungen hervorrufen können: Das sind parkinsonähnliche Symptome. Deswegen sind Patient:innen mit Lewy-Body-Demenz der Gefahr ausgesetzt, dass sie durch falsche Medikamente (Psychopharmaka, außer Quetiapin) so steif werden, dass sie sich nicht mehr bewegen können. Man spricht dann von einer lebensgefährlichen akinetischen Krise: Die Patient:innen entwickeln ein bedrohliches Fieber, die Steifheit betrifft auch die Atemmuskulatur, sie können nicht mehr schlucken.

Obwohl bei keiner anderen Demenzerkrankung die Acetylcholinesterase-Hemmer so gut wirken wie bei der Lewy-Body-Demenz und dies auch durch Studien[3] dokumentiert ist, sind sie in der Schweiz bezüglich dieser Indikation nicht zugelassen, im Gegensatz zur Parkinson-Demenz. Somit müssen die Antidementiva bei Lewy-Body-Demenz *off-label* [↗] verabreicht werden.

»Die **Off-Label-Gabe** ist immer mit einer erhöhten Verantwortung des Arztes verbunden. Zudem muss er in der Lage sein, eine hinreichende Aufklärung des betroffenen Patienten nachzuweisen und plausibel darzulegen, weshalb im konkreten Einzelfall ein Arzneimittel außerhalb der behördlichen Zulassung eingesetzt wird. In der Schweiz sind die Ärzte aufgrund der geltenden heilmittelrechtlichen Rahmenbedingungen gehalten, bei der Verschreibung und Abgabe von Arzneimitteln die anerkannten Regeln der medizinischen und pharmazeutischen Wissenschaften zu beachten (Art. 26 HMG). In mehreren Fachbereichen – auch in der Geriatrie und Alterspsychiatrie – kann die medizinische Versorgung aber nur gewährleistet werden, wenn zugelassene Arzneimittel auch ›off-label‹ – d.h. abweichend von der Fachinformation – eingesetzt werden. Off-label-use ist in der Schweiz im Rahmen der ärztlichen Therapiefreiheit grundsätzlich zulässig, wenn der eigenverantwortlich entscheidende Arzt die anerkannten Regeln der medizinischen und pharmazeutischen Wissenschaften einhält und der ärztlichen Sorgfaltspflicht Beachtung schenkt (Art. 3 und 26 HMG).«[4]

Memantin ist ein sogenannter N-Methyl-D-Aspartat-Antagonist, auch NMDA-Rezeptorantagonist genannt. Dieses Medikament hemmt den Botenstoff Glutamat. Bei Patient:innen mit Demenz ist die Glutamatkonzentration zwischen den Nervenzellen anhaltend erhöht, die Nervenzellen werden quasi dauererregt. Dadurch können (Lern-)Signale nicht mehr richtig erkannt und weitergeleitet werden. Memantin schützt somit die Nervenzellen vor einer dauerhaften Überflutung mit dem Botenstoff Glutamat. Studien und meine eigene Erfahrung zeigen, dass sich die Kommunikationsfähigkeit und Alltagsfunktionen verbessern können. Zudem sind positive Auswirkungen auf das Verhalten, insbesondere auf Aggression und Unruhe, feststellbar. Nebenwirkungen treten bei dieser Substanz selten auf. Es kann zu Schwindel und Kopfschmerzen kommen, manchmal können sich die Unruhe und weitere Verhaltensstörungen paradoxerweise auch verstärken.

Memantin ist nur bei Alzheimerdemenz zugelassen. Die Erfahrung zeigt aber, dass sich diese Substanz auch in einzelnen Fällen bei Sprachstörungen oder bei Verhaltensstörungen von Patient:innen aus dem Formenkreis der Frontotemporallappendegeneration (*FTLD* [↗]) äußerst positiv auswirken kann. Das Medikament wird dann off-label verabreicht. Die Information, dass ein Medikament off-label verabreicht wird, ist gerade kognitiv beeinträchtigten Menschen besonders schwierig zu vermitteln. Deswegen sollten die Angehörigen ausreichend informiert werden. Dennoch sollten sich Ärztinnen und Ärzte nicht davon abhalten lassen, ein Medikament off-label zu verabreichen, nur weil dies mit einer besonderen Sorgfalts- und Aufklärungspflicht verbunden ist. Gerade in der komplexen Behandlung von Demenzerkrankten kann die Off-Label-Gabe neue Lebensqualität schaffen. Ich habe beispielsweise Patient:innen erlebt, die dank Memantin für eine gewisse Zeit ihre Sprachfähigkeit wiedererlangt haben, zudem haben sich Verhaltensstörungen wieder zurückgebildet.

Ein 60-jähriger Patient mit einer frontotemporalen Demenz [↗] *verändert sich: Er ist weniger einfühlsam, und der früher so zuverlässige Mensch beginnt anfallartig zu trinken, wenn seine Frau aus dem Haus geht. Sie findet ihn jeweils am Boden liegend, fluchend, und hat Angst, das Haus zu verlassen, weil er wieder trinken könnte. Deswegen gibt sie vorzeitig ihren Beruf als Lehrerin auf. Verschiedene Psychopharmaka zeigen wenig Erfolg bei diesem Patienten, der seine Impulskontrolle verloren hat. Ich verschrieb off-label Memantin. Das Verhalten des Mannes hat sich verändert, er nahm in der Folge kaum Alkohol mehr zu sich, dennoch verschlechterte sich der Zustand zunehmend. Die Ehefrau erlebte dennoch mehr Lebensqualität.*

Ginkgo-Präparate können im weitesten Sinn auch zu den Antidementiva gezählt werden. Ihre Wirksamkeit wird zwar kontrovers diskutiert, dennoch konnte eine Wirkung auf die Kognition und auch Verhaltensveränderungen wissenschaftlich belegt werden. Eine aktuelle Zusammenstellung mehrerer Arbeiten der letzten Jahre zeigte bei Alzheimer- und gefäßbedingter Demenz eine Wirkung, einzelne Arbeiten weisen darauf hin, dass auch im Stadium leichter *Hirnleistungsstörung* [↗] eine Wirksamkeit vorhanden sein könnte, wobei die Wirksamkeit weniger eindeutig belegt werden konnte.[5] Somit gibt es in den sogenannten S3-Leitlinien Demenz,[6] die in Deutschland regelmäßig durch einen Wissenschaftsrat erstellt werden, eine Empfehlung für den Einsatz von Ginkgo bei leichter bis mittelschwerer Demenz, aber nicht bei einer leichten kognitiven Einschränkung. Aus allen Arbeiten wird aber ersichtlich, dass Ginkgo Biloba nur dann wirksam ist, wenn es genügend hoch dosiert (240 mg) und genügend lang eingenommen wird (mind. 24 Wochen), zudem sollte man vorsichtig sein bei Patient:innen, die blutverdünnende Medikament einnehmen und Menschen mit erhöhter Blutungsneigung.

Meine Erfahrung zeigt eine hohe Akzeptanz von Ginkgo, die Menschen erleben oft eine subjektive Verbesserung, auch Menschen mit leichten kognitiven Einschränkungen. Ob es daran liegt, dass der Ginkgobaum der Lieblingsbaum von J.W. von Goethe war, der in seinem berühmten Gedicht »Ginkgo Biloba« die zweiteiligen Blätter als Zeichen der Freundschaft und Liebe deutete und dieses seiner späteren Liebe Marianne von Willemer widmete: »[…] Fühlst du nicht an meinen Liedern, / Dass ich eins und doppelt bin?«

Psychopharmaka werden bei Demenz mehrheitlich off-label verabreicht, was immer wieder in den Medien breit diskutiert wird.[7] Teils fehlen Studien, weil bei den Pharmafirmen kein Interesse be-

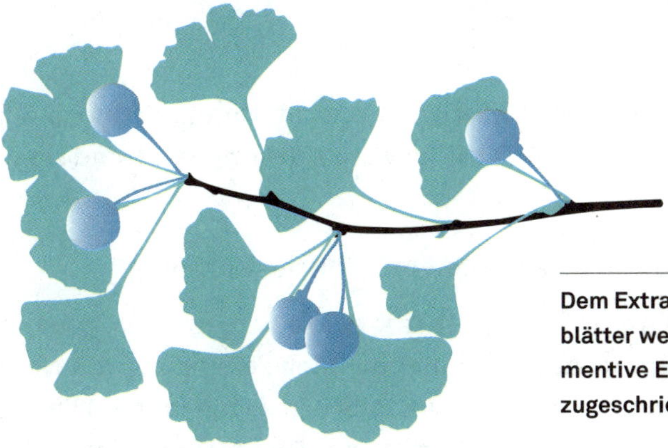

Dem Extrakt der Ginkgoblätter werden antidementive Eigenschaften zugeschrieben.

steht und sie auch nicht mehr investieren möchten, um bestehende Psychopharmaka bezüglich Einsatz bei Demenz neu zu erforschen. Dies gilt besonders für Psychopharmaka, die in den letzten 20 Jahren auf den Markt gekommen sind. In der Behandlung von psychischen Störungen und Verhaltensstörungen bei der Demenz ist der Off-Label-Einsatz insbesondere von Antidepressiva, konventionellen und atypischen *Antipsychotika* [↗] sowie *Anxiolytika-Sedativa* [↗] zunehmend Regel statt Ausnahme geworden, und dies trotz ungenügender Evidenz durch klinische Studien.[8]

Einige Studien ergaben, dass die Gabe von Psychopharmaka bei Demenz das Sterberisiko erhöht.[9] Diese Studien sind mit Vorsicht zu interpretieren, da es sich um Beobachtungsstudien handelt und ein Vergleich der Gruppen problematisch ist. Es ist unumstritten, dass in der Schweiz und auch in anderen Ländern Europas zu viele Psychopharmaka verabreicht werden, besonders in den Pflegeheimen. Hier ist noch viel zu tun. Dennoch dürfen Psychopharmaka nicht verteufelt werden, viele Angehörige könnten die aufwändige Betreuung der Demenzerkrankten ohne sie nicht mehr schaffen. Ist der Schlaf gestört, können beispielsweise gewisse Antidepressiva äußerst nützlich sein, so z.B. Trazodon,[10] manchmal braucht es auch niedrig dosierte *Neuroleptika* [↗].[11] Hier gilt es, eine vorsichtige Nutzen-Schaden-Analyse vorzunehmen. Wenn Demenzerkrankte halluzinieren und von Angst geplagt werden, ist die Gabe eines Psychopharmakons sicher als weniger schädlich einzuschätzen als die permanente Stresssituation des/der Patient:in. Psychopharmaka und andere Medikamente, auch Antidementiva, sind zwar in keiner Weise als Durchbruch in der

Therapie der Demenz zu interpretieren, dennoch können sie als »Gehstock über eine gewisse Zeit« unterstützend sein.

Neue Medikamente - vergebliche Hoffnung?

Die Ansammlung eines krankhaften Proteins, genannt Beta-Amyloid, soll zu einer zunehmenden Zerstörung von Nervenzellen im Hirn führen: Es kommt dabei zu sogenannten Plaques, die schädlich für das Hirn sein sollen. Diese Amyloidhypothese wird seit Langem postuliert. Die übermäßige Ablagerung von Amyloid soll zu entzündlichen Prozessen führen, was den Transport in den *Axonen* [↗] schädigt, es kommt zu einer krankhaften Veränderung der Nervenstränge mit Veränderung ihres wichtigsten Proteins, des Tau-Proteins (sichtbar im Mikroskop als sogenannte Tangles). Eine andere Hypothese stellt die Veränderung der Nervenstränge als Hauptfaktor der Krankheit in den Vordergrund.

Bereits Alois Alzheimer beschrieb im Jahre 1906 im Gehirn der verstorbenen Auguste Deter diese Amyloidablagerungen, in den letzten 20 bis 30 Jahren wurde diesbezüglich intensiv geforscht. Doch es gibt auch Fragezeichen, ob das Amyloid wirklich der Auslöser für die Alzheimererkrankung ist oder ob es nicht als Nebenprodukt im Rahmen eines Prozesses entsteht, der immer noch nicht verstanden wird. In letzter Zeit erscheinen zudem wissenschaftliche Arbeiten zu alzheimerähnlichen Krankheitsbildern, bei denen das Amyloid nicht vorhanden sein soll.[12] Alle Alzheimererkrankte haben zwar eine Anreicherung von Beta-Amyloid im Gehirn, aber die Ablagerung von Amyloid muss nicht zwingend zu Symptomen einer Demenz führen. Diese Tatsache wurde bereits in der aufsehenerregenden Nonnenstudie bestätigt, die im Jahre 1986 begonnen und später vom Epidemiologen Dr. D. Snowden und seinem Team publiziert wurde. Es wurde zwar auch in dieser Studie der Nachweis erbracht, dass ein wichtiger Zusammenhang zwischen den Amyloidablagerungen und einer Alzheimererkrankung besteht. Es gab aber Nonnen, insbesondere die Nonne Bernadette, deren Gehirn voller Amyloid war und die keinerlei klinische Symptome zeigte. Eine Hirnleistungstestung kurz vor ihrem Tod fiel völlig unauffällig aus.

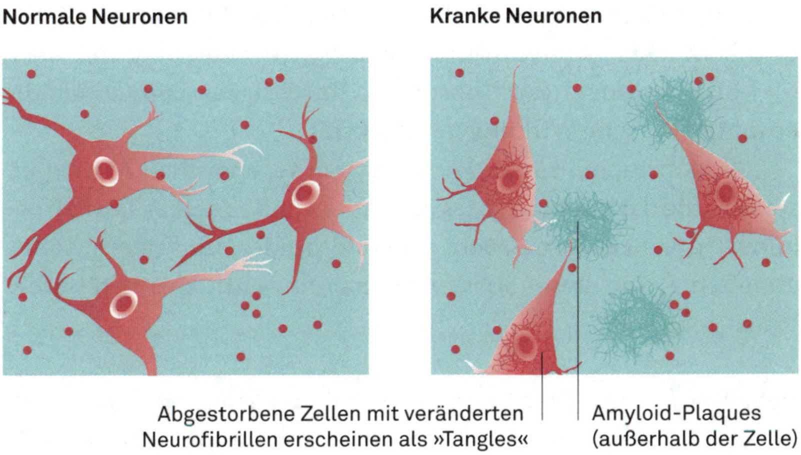

Dennoch fokussierte sich die Medikamentenforschung der letzten Jahrzehnte vorwiegend auf die Reduktion von Amyloid: Es wurden mehrere sogenannte »Impfstoffe« entwickelt. Erste Substanzen mussten in einer frühen Phase der Studie gestoppt werden (bereits 2002), da es zu schwerwiegenden Nebenwirkungen mit Todesfällen und Entzündungen des Gehirns kam. Dieser Typ der Impfung enthält gentechnisch hergestellte Antikörper (monoklonale Antikörper, erkennbar an der Endsilbe »mab«), die sich an das Beta-Amyloid-Protein oder Vorstufen haften. Das Immunsystem baut dabei das so markierte Protein ab, wobei es zu einer »Reinigung« von Amyloid kommt. Dieser Ansatz wird auch passive Immunisierung genannt. Die verheißungsvollste Substanz (Aducanumab) der letzten Jahre wurde zwar trotz Ablehnung eines Beratungsausschusses im Juni 2021 in den USA zugelassen, eine Zulassung in Europa wurde Ende 2021 jedoch abgelehnt. In klinischen Studien konnte bei Auftreten teils starker Nebenwirkungen (Schwellung des Gehirns, kleinere Blutungen u. a.) nicht der erhoffte Nutzen nachgewiesen werden, obwohl der Beta-Amyloid-Spiegel im Gehirn hoch signifikant reduziert werden konnte. Ein neuer Rückschlag in der Hoffnung auf eine Therapie, die nicht nur symptomatisch wirkt, sondern sich direkt auf die krankhaften Veränderungen im Gehirn auswirken sollte.

Auch Betasekretase-Inhibitoren werden gegen Beta-Amyloid eingesetzt: Sie verstärken nicht den Abbau, sondern sorgen dafür, dass kein neues Beta-Amyloid gebildet wird. Leider hat sich auch hier bisher keine dieser Substanzen durchsetzen können, da die erhoffte klinische Wirkung nicht eintrat.

Es kam zudem zur Entwicklung von sogenannten Aktivimpfstoffen, die dazu führen, dass die Patient:innen selber Antikörper bilden, die sich an das Beta-Amyloid binden und deren Abbau einleiten. Keine dieser Substanzen hat bis anhin aber den Durchbruch geschafft.[13]

Neben dem Amyloid stehen als möglicher Therapieansatz auch die Verhinderung der Ausfällung von Tauproteinfibrillen (krankhafte Veränderung des Stützskelettes der Nervenstränge) im Vordergrund, wobei hier auch ein Zusammenhang mit dem krankhaften Amyloid postuliert wird. Diese Therapie könnte aber auch bei Krankheiten wirksam sein, bei denen das Amyloid keine Rolle spielt. Neben der Alzheimerpathologie gibt es noch viele andere Demenzerkrankungen mit anderer Ursache (z. B. Lewy-Body-Demenz, frontale Demenzerkrankungen). Dabei spielen andere Faktoren eine Rolle (Synuclein, Tau, TDP-43 u. a.). Die Forschung bezüglich dieser Erkrankungen hat ebenfalls noch keinen Durchbruch verzeichnen können.

Vieles deutet darauf hin, dass die Behandlung sehr frühzeitig begonnen werden sollte, was auch zu ethischen Fragestellungen führt bezüglich Früherkennung einer möglichen Demenzerkrankung. Aktuell werden Marker zur Früherkennung im Blut stark erforscht, da bis anhin nur Marker im Liquor (Hirnflüssigkeit) zur Verfügung stehen (Amyloid, Tau und Phosphotau), zudem können Amyloid und das Tau auch in nuklearmedizinischen Untersuchungen des Hirns (*PET-Untersuchung* [↗]) nachgewiesen werden.[14]

Ich habe mich Jahrzehnte mit den Forschungsergebnissen beschäftigt und hatte immer wieder die Hoffnung, dass es endlich eine Heilung geben könnte, obwohl mir zunehmend bewusst wurde, dass die Therapie der Alzheimerdemenz eine der größten Herausforderungen der Medizin werden könnte.

Leider kam es in den letzten Jahren fast nur zu Misserfolgen, obwohl sich unzählige Pharmafirmen und Universitäten intensiv in der Alzheimerforschung engagiert haben. In anderen medizinischen Gebieten kann man erfahrungsgemäß davon ausgehen, dass zumindest eines von neun neu erforschten Medikamenten später auch die Zulassung erhält. Trotz dieser traurigen Bilanz werden weiterhin Alzheimermedikamente in unzähligen klinischen Studien erprobt. Da die Pharmaindustrie immense Gelder in die Forschung investiert hat, ist zu erwarten, dass eine erfolgreiche Therapie mit sehr hohen Kosten verbunden sein wird, so wie das bei der Therapie mit Aducanumab der Fall ist (jährliche Kosten über 50 000 Dollar). Bei einer Krankheit, von der sehr viele Menschen betroffen sind, wird dies auch zu politischen und ethischen Diskussionen führen, im Speziellen, wenn die Therapie in einem Stadium begonnen werden sollte, in dem noch keine Symptome vorhanden sind.

Therapie von körperlichen Beschwerden

Inkontinenz | Inkontinenz bedeutet für die Angehörigen und Betroffenen eine besonders große Belastung. Demenzerkrankte verlieren die Kontrolle über die Blasenfunktion, im Endstadium auch über die Darmentleerung, das Hirn büßt seine Kontrollfunktion ein. Wenn Medikamente gegen Inkontinenz verabreicht werden, kann sich die Hirnfunktion zusätzlich verschlechtern, da diese zu einem verminderten Angebot von Acetylcholin führen. Eine neuere Generation von Medikamenten verursacht diesbezüglich weniger Nebenwirkungen. Dennoch sollten diese Medikamente zurückhaltend und unter guter Kontrolle eingenommen werden, weil sie oft nicht den gewünschten Erfolg bringen.

Menschen mit Demenz verspüren schlagartig den Drang, Wasser zu lösen. Die Zeit reicht dann nicht, das WC aufzusuchen, oder sie haben Mühe, dieses rechtzeitig zu finden oder zu erkennen. Zudem haben sie angesichts der *Apraxie* [↗] (Schwierigkeiten, zielgerichtete willkürliche Bewegungen auszuführen) Probleme, die Kleider rechtzeitig auszuziehen. Toilettentraining mit regelmäßigem Toilettengang kann hilfreich sein. Das WC sollte gut gekennzeichnet werden. Wenn diese Maßnahmen nicht greifen, sollten Hilfsmittel (Windeln, Einlagen, Matratzenschoner u.a.) rechtzeitig eingesetzt werden. Manchmal ist diese Maßnahme mit weniger Scham verbunden, als wenn die Betroffenen den ganzen Tag Trainerhosen tragen, damit der Toilettengang vereinfacht wird. Kleider machen Leute, das gilt auch für Demenzerkrankte.

Es gehört zur ärztlichen Aufgabe, die Inkontinenz anzusprechen und zu spüren, was für die Betroffenen und ihre Angehörigen die bestmögliche Lösung ist. Es ist aber auch wichtig, eine Abklärung durchzuführen, ob nicht andere Faktoren als die Demenz für die Inkontinenz verantwortlich sind (Harnwegsinfekte, bei der Frau Probleme in der Scheide, beim Mann Prostataerkrankung u.a.). Angehörige erleben zudem nicht selten starke Ekelgefühle, besonders, wenn Stuhlinkontinenz dazukommt. Es ist wichtig, dieses Tabuthema anzusprechen, oft ist dann der Zeitpunkt gekommen, in dem eine Heimeinweisung für alle Betroffenen die beste Lösung darstellt.

Probleme bei der Körperpflege | Untersuche ich eine demenzerkrankte Person, ist es auch für mich unangenehm, wenn diese Person nicht gut riecht und schlecht gepflegt ist. Entfällt der Schutz der Kleider, stehen die Betroffenen im wahrsten Sinne des Wortes nackt vor mir. Spreche ich die Person direkt darauf an, erfolgen meist Abwehr und Selbstverteidigung, und schließlich kommt Scham auf, auch wenn die Person vehement abstreitet, dass überhaupt ein Problem besteht. Die Vorstellung über Körperhygiene ist individuell sehr verschieden. Kompromisslösungen können besprochen werden, wenn sich beispielsweise eine Person lieber am Waschbecken als in der Dusche pflegen lässt. Es gilt abzuwägen, was lebensnotwendig und was unbedenklich, wenn auch nicht optimal, ist. Spazieren Demenzerkrankte leicht bekleidet im Winter auf der Straße, ist dies lebensgefährlich. Wenn sie in ungewohnten Farbkombinationen und mit schmuddeligen Kleidern nach draußen gehen, ist dies zwar unbedenklich, aber die Patient:innen werden möglicherweise in ihrer Würde und Ehre durch Getuschel verletzt. Auch krankheitsuneinsichtige Menschen spüren sehr wohl – wenn auch unbewusster –, wie sie als Mensch und Person wahrgenommen werden. Es gilt hier eine Gratwanderung zwischen Wunsch nach Autonomie und Fürsorge und Würde abzuwägen und die richtigen Schritte wie Unterstützung durch *Spitex* [↗] in die Wege zu leiten, auch wenn dies primär von dem/der Patient:in abgelehnt wird.

Schmerzen | Wenn ich Menschen mit Demenz frage, wie es ihnen geht, dann antworten sie oft: »Ich habe keine Schmerzen, eigentlich geht es mir gut.« Demenz verursacht tatsächlich keine Schmerzen, dennoch ist es wichtig, dass Schmerzen auch bei Demenzerkrankten erfasst werden, weil diese oft unterdiagnostiziert werden. Gemäß Schätzungen sind 80 % der Bewohnenden von Pflegeinstitutionen und bis zu 50 % der zu Hause lebenden älteren Menschen von regelmäßigen Schmerzen betroffen. Schmerzen betreffen keineswegs nur kognitiv gesunde Personen. Dabei sind das Schmerzempfinden wie auch die damit zusammenhängende Lebensqualität sehr subjektiv und von biografischen Umständen, Lebenssituationen und Bedürfnissen geprägt. Menschen mit Demenz bleiben aber nicht von Schmerzen verschont und eine Demenzerkrankung wirkt nicht schmerzstillend![15] Sie können oft ihre Schmerzen nicht lokalisieren, sie sind unruhig oder schreien. Wenn Schmerzen da sind, wird beispielsweise auf den Bauch gezeigt, so wie das bei Kindern auch oft der Fall ist: Bauchschmerzen als Ausdruck eines allgemeinen Unwohlseins. Demenzerkrankte können die Empfindung des Schmerzes nicht richtig einordnen, sie können den Schmerz auch nicht einer Verletzung zuordnen. Sie verstehen nicht einmal die von der Ärztin oder dem Arzt gestellten Fragen. Der Verlust des Wissens über den Schmerz kann so weit führen, dass andere Empfindungen mit dem Schmerz in Zusammenhang gebracht werden, z. B. wenn Menschen gewaschen werden. Dieser Prozess wird dann kausal mit einer vorgängigen Untersuchung verknüpft.

Es ist wichtig, dass bei Demenzerkrankten, die sich im Verhalten plötzlich ändern, auch immer an die Möglichkeit von neu aufgetretenen Schmerzen gedacht wird. Ärztinnen, Ärzte und Pflegefachleute sind dabei gefordert, der Schmerzursache auf den Grund zu gehen. Es braucht viel Zeit, Geduld und Einfühlungsvermögen,

Demenzerkrankte zu untersuchen. Die Frage, ob Patient:innen Schmerzen spüren, kann oft nicht einmal mehr mit Ja oder Nein beantwortet werden. Umso wichtiger sind deshalb Schmerzerfassungsskalen, die spezifisch für Demenzerkrankte entwickelt wurden. Die Schmerzsymptomatik kann Ursache von Unruhe, Aggressivität, aber auch Apathie, sozialem Rückzug, Immobilität, Niedergeschlagenheit und Veränderung des Schlaf- und Essverhaltens sein. Schmerzen können sogar zu einem *Delir* [↗] und zu einer zusätzlichen Verschlechterung der Hirnfunktion führen.[16] Wenn es unklar bleibt, ob die Verhaltensveränderung auf einen möglichen Schmerz zurückzuführen ist, sollte immer versuchsweise die Gabe eines Schmerzmittels überlegt werden.

Hilfe für Betroffene und Angehörige

Es gibt Tage, an denen ich mehrfach die Diagnose Demenz übermitteln muss, auch jungen Patient:innen. Im Wissen, dass die Krankheit weiter voranschreiten, dass sich das Leben der Betroffenen und ihrer Angehörigen ändern wird, dass mit dem Zeitpunkt der Diagnoseübermittlung für viele Familien das Leben A zum Leben B wird, versuche ich, mit ihnen die aufkommende Wut und Trauer auszuhalten und ihnen mit ganz konkreten Vorschlägen zu helfen.

Im interdisziplinären Gespräch gilt es individuell herauszufinden, was am meisten schmerzt oder Angst auslöst. Oft hilft die Biografie als Quelle für Selbstvertrauen und Sicherheit. Es gibt einzelne Betroffene, die sich eine Psychotherapie oder *Psychoedukation* [↗] wünschen. Mittlerweile ist bekannt, dass Psychotherapie im Anfangsstadium wirksam sein kann, bei mittelschwer und schwer Demenzerkrankten kann eine modifzierte Verhaltenstherapie hilfreich sein.[17]

Im Zentrum jeden therapeutischen Ansatzes steht die Lebensqualität im Alltag: der liebevolle Umgang mit den Defiziten, die feinfühlige Stärkung der Ressourcen. Demenzerkrankte sollten sich unterstützt fühlen, und dennoch nicht bemuttert. Stressreduktion ist ein weiterer wichtiger therapeutischer Schritt. Das vorgeschädigte Hirn reagiert äußerst sensibel auf alle Formen von Stress, sei er beruflich oder privat bedingt.

Mit Herz und Leidenschaft
Anne Rüffer

Meine erste Begegnung mit dem Thema »Demenz« fand Ende der 1990er-Jahre statt. Damals bewegte die Geschichte von Anna und Otto Nauer die Leserschaft des »Tages-Anzeiger« – der ehemalige Politiker, der seine an Demenz erkrankte Ehefrau zu Hause betreute, geriet zum Vorbild für viele Angehörige. Begleitet vom Journalisten Kurt-Emil Merkt erzählte Otto Nauer von seinem Alltag, er durchbrach die Mauer des Schweigens und er ließ auch die Schattenseiten nicht aus. Das Buch, das ich damals herausgab, trug den Titel »Rückwärts. Und alles vergessen«. Die nächste Gelegenheit ergab sich 2014, und wiederum entstand daraus ein Buch, nein eigentlich zwei, dieses, das Sie vielleicht gerade in der Hand halten, sowie die für Angehörige gedachte Publikation »Da und doch so fern« von Pauline Boss. Diesmal war es die Filmerin Marianne Pletscher, die den Stein ins Rollen brachte und die sich selbst in verschiedenen Filmen intensiv mit dem Thema beschäftigt hatte.

Im Lauf der Jahre kam ich mit dem Thema auf die eine oder andere Weise immer wieder durch engagierte Fachpersonen in Kontakt. Eine davon ist Christina Krebs, Geschäftsführerin von Alzheimer Zürich. Für mich ist sie eine dieser Personen, die man sich zur Seite wünscht, wenn man selbst mit Demenz zu tun bekommt – in welcher Form auch immer. Christina ist energisch, findet deutliche Worte, wenn es um die Lebensqualität von Menschen mit Demenz geht, ihre Leidenschaft für das Bessere ist ansteckend, und ausreichend ist ihr längst nicht genug. Sie steckt voller Ideen, und sie weiß, es geht meistens noch mehr, noch viel mehr – deshalb lässt sie nicht locker und sich auch nicht abspeisen. Bleibt zu hoffen, dass sie noch viele Mitstreiter:innen findet, die ohne Scheu dafür einstehen, eine demenzgerechte Gesellschaft mehr und mehr Wirklichkeit werden zu lassen.

Vertiefte Informationen zu den vielfältigen Projekten von Christina Krebs und ihrem Team unter www.alzheimer-schweiz.ch/de/zuerich/angebote.

Die Ärztin oder der Arzt können als Case Manager für Betroffene betrachtet werden: Für jüngere Patient:innen stehen rechtliche und versicherungstechnische Fragen im Vordergrund, auch die Angst um die Zukunft und vor Verarmung. In der Schweiz ist die gemeinnützige Vereinigung Pro Infirmis sehr hilfreich, die kostenlos eine juristische und soziale Beratung anbietet. Bei jüngeren Betroffenen muss das ganze soziale Netz mit einbezogen werden, auch die Kinder, die durch die Erkrankung eines Elternteils oft in eine Krise geraten. Es gilt, Minderjährige zu schützen, damit sie nicht zu viel Verantwortung übernehmen müssen, manchmal ist die Vermittlung einer kinderpsychologischen Begleitung notwendig. Wichtig ist eine enge Zusammenarbeit zwischen der Memory Clinic und den Therapeut:innen, die sich um das Kind kümmern.

Bei Paaren ist der Leidensdruck und auch das, was am meisten schmerzt und Angst auslöst, sehr unterschiedlich. Einzelne Paare wünschen sich eine Paartherapie, andere wollen je einzeln Beratung und Unterstützung, für einen großen Teil ist die regelmäßige Beratung im Beisein beider Teile sehr hilfreich. Manchmal können mit einzelnen Tipps Konflikte im Alltag reduziert werden.

> *Ein Bauer meint, dass er es kaum aushalte, wenn ihn seine Frau dauernd dasselbe frage. Sie folge ihm in den Stall und bohre unablässig, ob die Kühe schon gemolken seien. Das nerve ihn, und er habe das Gefühl, dass sie ihm überhaupt nicht zuhöre. Ich erkläre ihm, dass das Fragen für die Frau jedes Mal wie ein erstes Mal sei. Das habe nichts mit Bösartigkeit zu tun. Ein halbes Jahr später kommt der Bauer in die Sprechstunde und sagt, dass es ihnen sehr gut gehe: Jedes Mal, wenn seine Frau wieder dasselbe frage, denke er einfach an mich, und es sei für ihn erledigt. Seither sei sie auch ruhiger geworden.*

Demenz betrifft ganze Familiensysteme, weil sie die gewohnten Strukturen völlig destabilisieren kann und bestehende Konflikte eskalieren können. Deswegen ist der familientherapeutische Ansatz so wertvoll. Therapeutisch wichtig ist, dass jedes Familienmitglied klar formulieren muss, was es tun kann, aber auch, wovon es sich distanzieren möchte. Sind die Aufgaben konkret verteilt (auch ungleich), entsteht Klarheit, womit Spannungen abgebaut werden können.

Noch immer kommt es vor, dass Familien von den behandelnden Ärztinnen und Ärzten nicht erfahren, dass sie das Recht auf eine *Hilflosenentschädigung* [↗] haben oder das Recht auf einen Behindertenausweis der SBB (Schweizerische Bundesbahnen) oder auf *Assistenzbeiträge* [↗]. Es ist wichtig, dass die Zukunft rechtzeitig angesprochen wird und Themen wie *Vorsorgevollmacht* [↗][18] oder *Patientenverfügung* [↗] u. a. diskutiert werden. Ganz wesentlich ist, dass die gesunden Partner:innen sich der Frage stellen, wer für sie im Falle einer Urteilsunfähigkeit entscheiden sollte. Dies geht oft vergessen. Von Rechtes wegen wären es ja die Partner:innen. Wenn diese demenzerkrankt sind, sind sie dazu nicht mehr fähig.

Klarheit in all diesen Geschäften und Fragen bringt Entlastung und nicht Belastung, wie oft vermutet wird. Auch das führt zu Stressreduktion und ist somit ein wichtiger Teil des therapeutischen Settings.

Mithilfe der Technik selbständig bleiben: Nutzen und Risiko

Technische Hilfsmittel sind heute als wichtiger Teil der *Milieutherapie* [↗] nicht mehr wegzudenken und helfen, dass Betroffene möglichst lange selbständig zu Hause weiterleben können. Zu den technischen Hilfsmitteln gehört aber auch eine optimale Lebensraumgestaltung, die die Bedürfnisse der Demenzerkrankten aufnimmt. Technische Hilfsmittel können Freiräume schaffen – man fühlt sich sicher statt eingesperrt. Dennoch darf die Technik nie menschliche Beziehung ersetzen.

GPS-Systeme (Personenortungssysteme) sind extrem hilfreich, damit Betroffene noch selbständig nach draußen gehen können. Der Weglauftendenz kann mit speziellen Türöffnungssystemen entgegengetreten werden. Es existieren automatische Herdsicherungen, Rauchmelder, Temperaturbegrenzungen bei Mischbatterien, automatische Wasserflussregler, die nur auf Bewegung reagieren. Es gibt Lichtsensoren, sodass sich Demenzerkrankte in der Nacht besser zurechtfinden, es gibt sprechende Uhren und Wecker, die sogar an die Medikamentengabe erinnern, unterstützende Tablets können mithilfe der Stimme von Betroffenen viele Funktionen übernehmen, wie z.B. die Telefonbedienung, wenn diese nicht mehr funktioniert (eine sehr hilfreiche Zusammenfassung ist auf der Website der Alzheimervereinigung[19] zu finden). Doch es stellt sich die Frage: Ab wann ist es für die Betroffenen besser, menschliche Hilfe zu erhalten oder in eine Institution einzutreten, wo sie umfänglich aufgehoben sind?

Technik kann insgesamt hilfreich sein, und es ist erstaunlich, dass im frühen Stadium einer Demenz auch noch Neues gelernt werden kann, wie die Handhabung eines iPads oder eines anderen Tablets, womit Betroffene leicht das Internet oder auch E-Mails bedienen können oder sich auf Facebook oder einer anderen Plattform mit anderen Betroffenen oder der Familie verlinken können.

Wendy Mitchell beschreibt in ihrem eindrücklichen Buch »Der Mensch, der ich einst war«,[20] wie sie Wege gefunden hat, ihr Leben besser zu organisieren: Sie entdeckt das iPad als praktischen Helfer und stellvertretendes Gedächtnis: Der Wecker dieses Gerätes erinnert sie daran, ihren Abfall herauszustellen, Termine einzuhalten und regelmäßig zu essen. Zudem richtet sie ein Erinnerungszimmer ein, in dem sie an Wäscheleinen Fotos von ihren Lieben und von schönen Erlebnissen aufhängt. Auf der Rückseite der Bilder notiert sie Anknüpfungspunkte, die ihrem Gedächtnis auf die Sprünge helfen.[21]

Es braucht aus meiner therapeutischen Sicht möglichst viel kreatives Denken, wie Demenzbetroffene auch in Zukunft noch vermehrt durch technische Möglichkeiten und andere, auch eigene Ideen unterstützt werden können, damit sie weiterhin an der Gesellschaft teilhaben können.

»Wann immer ich mich verliere, setze ich mich in den Erinnerungsraum. Dann weiß ich wieder, wer ich bin, und fühle mich besser. Jeder sollte Fotos von seinen Lieben aufhängen. Mit lachenden Gesichtern, und du kannst dich sofort besser fühlen.«[22]

Hier geht auch die Ergotherapie neue Wege: es geht dabei um kognitive Stimulation, aber auch um die therapeutische Unterstützung im Alltag, um Aktivitäten zu vereinfachen und Strategien zur Kompensation bei Defiziten zu finden. Auch die Organisation einer angepassten Tages- und Wochenstruktur ist von größter Wichtigkeit, insbesondere auch bei jungen Betroffenen, die oft von einem auf den anderen Tag die Struktur des Alltags im Berufsleben verloren haben. Oft liegt auch der Fokus der Beratung in der Instruktion von Hilfsmitteln, z.B. digitale Gedächtnishilfen. Angehörige sind oft überfordert, aus dem reichen Spektrum möglicher digitaler Hilfsmittel das Richtige auszuwählen, auch hier kann ein professioneller Support hilfreich sein.

Sprache und Schlucken: Der Stellenwert der Logopädie

Logopädie beinhaltet das Wort »Logos«, also das »Wort«. Die Logopädie behandelt Probleme der Sprache, des Sprechens, der Stimme, aber auch des Schluckens, was weniger bekannt ist. Die Logo-

Ein Freund, ein guter Freund
Petra Rösler

»Ein Freund, ein guter Freund, das ist der größte Schatz, den es gibt!«, lautet der Text eines Liedes, das vielleicht manche aus dem Film »Die Drei von der Tankstelle« kennen. Vielleicht singen wir ja schon bald »Ein Freund, ein Roboter-Freund ...«? Denn es scheint, dass intelligente Maschinen noch viel bessere Freund:innen sein können als ein Mensch. »ElliQ heißt der Freund der 93-jährigen Juanita. Und er ist ein Roboter«, titelt der »Guardian« in einem Artikel über soziale Roboter. Und ein Projekt zur Entwicklung einer Roboter-Plattform für Menschen mit Demenz nennt sich unmissverständlich AMIGO. Ist das nicht toll? Oder eher ein Horror-Szenario?

Der Roboter ElliQ ist freundlich, intelligent und hat viel Zeit. Und wie so oft polarisiert Technik: Was die einen für eine wertvolle Errungenschaft halten, ist für die anderen der Anfang vom Ende. Nicht umsonst werden die ethischen Implikationen solcher »Emotionsroboter« immer wieder diskutiert und beforscht. Ich gestehe, ich habe mich nun wochenlang darum gedrückt, diesen Artikel zu schreiben. Wo sollte ich überhaupt anfangen, mich diesem komplexen Thema zu nähern? Was ist denn nun wirklich meine Meinung?

Soziale Roboter sind kurz gesagt Maschinen, die für die Interaktion und die Kommunikation mit Menschen geschaffen und programmiert werden. Sie sollen Gefühle erkennen und auch selbst vortäuschen. Daher werden sie etwa auch als Emotionsroboter bezeichnet.

Hört der Roboter besser zu?

An diesem Punkt war ich wirklich verunsichert. Sind Menschen wirklich so leicht durch Roboter zu ersetzen und gar noch die bessere Betreuungsoption? Kann nicht ein Roboter besser spiegeln, verstehen (z.B. die uns fremde Muttersprache), zuhören (150 Wiederholungen einer Episode wären wohl kein Problem)? Ja, vielleicht könnte der AMIGO sogar auf *Validation* [↗] programmiert werden?

Was Maschinen nicht können, ist das, was in Begegnungen »menschelt«: die kleinen Differenzen, die man im Dialog überwindet, das aneinander Annähern in einer Art Tanz, die Kompromisse, die Missverständnisse und das Verzeihen. All das, was wir gern zusammenfassen mit Martin Buber: »Der Mensch wird zum Ich am Du.« Dieses Du, dieses Gegenüber, so ist für mich ganz klar, wird eine Maschine nie sein. Eine simulierte Reibung kann nie belebend und heilsam sein.

Nun stellt sich natürlich die Frage, ob es das in der Demenz überhaupt noch braucht. Gibt es da noch ein »Ich«, das werden kann? Passiert dort überhaupt noch Entwicklung? Wäre es nicht einfacher, gemütlicher, konfliktärmer, wenn eine Maschine all diese kleinen Störungen beseitigt und für die Lebensqualität durch Bestätigung und perfekt angepasste Interaktionen steigert?

Hier ist unser Bild von Menschen mit Demenz gefragt. Gestehen wir ihnen zu, bis zuletzt ein solches Du zu brauchen, um ihr Ich zu aktualisieren? Ich bin sicher, dass es so ist. Und ebenso sicher bin ich, dass wir jene, die nicht mehr in der Lage sind, die schwirrende Grenze zwischen Mensch und Maschine zu verstehen, nicht täuschen und verwirren dürfen.

Zwischen den Polen des perfekten maschinellen Gegenübers und des wunderbar fehleranfälligen Mitmenschen werden wir uns wohl in Zukunft entscheiden müssen. Nicht nur in der Demenzpflege.[23]

pädie ist bestens etabliert im Bereiche der Behandlung von Sprachstörungen im Kindesalter und in der Neurorehabilitation, z.B. bei Patient:innen nach Hirnschlag oder Schädel-Hirn-Trauma. Im Bereich der Demenz ist der Nutzen der Logopädie kaum bekannt. Der Verlust der Sprache gehört zur Demenz, es gibt sprachbetonte Demenzformen, aber auch im Rahmen der Alzheimerdemenz kommt es im Verlauf der Erkrankung obligat zu Sprachstörungen. Schluckstörungen werden oft nicht erkannt, treten bei gewissen Demenzformen aber früh auf (z. B. *progressive supranukleäre Paralyse* [↗]), bei anderen Demenzerkrankungen in einem Spätstadium. Häufig kommt es wegen der Schluckstörung zu *Aspirationen* [↗], die zu Lungenentzündung und zum Tod führen können.

Meine Erfahrung zeigt, dass sich Betroffene aus Scham und Angst zunehmend zurückziehen, wenn sie die Sprache mehr und mehr verlieren. Die Logopädie hilft aus der Sprachlosigkeit: Logopädische Interventionen helfen die Kommunikation zu verbessern oder möglichst lange zu erhalten, es können Strategien erlernt werden, das Selbstwertgefühl der Betroffenen wird gestärkt. Heilung ist nicht möglich, aber eine Stärkung der Ressourcen und das Erlernen von *Copingstrategien* [↗].

Jürgen Steiner, Pionier im Bereich der Logopädie bei Demenzerkrankten, lehrte an der Interkantonalen Hochschule für Heilpädagogik in Zürich (HfH) im Studiengang Logopädie. Erste Beratungen von Menschen mit Demenz fanden in der Memory Clinic Nordrach (D) bereits 1996 statt, an der HfH etablierte er ab 2008 eine Beratungsstelle Sprache und Demenz und arbeitete eng mit der Memory Clinic am Stadtspital Zürich Standort Waid zusammen. Er konnte mir durch sein unglaubliches Wissen, seine tiefe Menschlichkeit und sein großes Engagement vermitteln, was Logopädie für Menschen mit Demenz wie ihre Angehörigen, bedeutet.[24] In alzheimer.ch erschien 2021 ein Beitrag von Viktoria Hug, nachdem Jürgen Steiner zwei Schlaganfälle erlitten und die schmerzliche Erfahrung gemacht hatte, bezüglich der kognitiven und sprachlichen Leistungsfähigkeit verunsichert zu werden. Dieser wertvolle Text zeigt eine Perspektive der Logopädie, die bis anhin kaum so kommuniziert wurde.

»Ich fühle, also bin ich«
Jürgen Steiner

Selbstausdruck – Fremdeindruck – Austausch. Mit Sprache zeigen wir uns und gewinnen Eindrücke von anderen. Wir treten in Kontakt über das gesprochene Wort, senden Botschaften und teilen Emotionen.

Sprache definiert unsere Beziehungen. Unsere Sprachkompetenz ist uns so selbstverständlich, dass wir uns nicht vorstellen können, diese nach und nach zu verlieren. Nach der Demenzdiagnose müssen wir uns aber mit dem Verlust der Kompetenz auseinandersetzen. Der Verlust betrifft nicht nur die Sprache, denn diese ist eingebettet in ein Netzwerk: Selbstkompetenz, Beziehungskompetenz, Sozialkompetenz, Sachkompetenz, Handlungskompetenz und Sprach- und Kommunikationskompetenz. Wenn wir ein Netzwerk stärken und aufrechterhalten wollen, setzen wir an jenen Knotenpunkten an, an denen wir weiterkommen. Wir bestärken das Selbst, pflegen Sozialkontakte, halten Interessen aufrecht, animieren zu Tätigkeiten, die noch gut gelingen, halten das Gespräch aufrecht. All das ist das Gegenteil von Rückzug und Depression ...

Denn die Demenz lehrt uns, dass »Ich denke, also bin ich« (Descartes) ersetzt werden muss durch »Ich fühle, also bin ich«. Selbst im späten Stadium der Demenz bleiben trotz aller Verluste die Emotionen. Teils sind Demenzbetroffene emotional in besonderer Weise wach.

Logopädie bietet eine mögliche Hilfestellung, sie ist auch zuständig dafür, dass Lesen und Schreiben sowie die Nutzung digitaler Medien nicht aufgegeben werden. Zunächst gilt zu klären, was auf einem geeigneten Niveau noch möglich ist. Dem Sog »giving up and given up« (aufgeben und aufgegeben worden sein) tritt Empowerment entgegen – die Ermutigung, selbst etwas zu tun. Hier stehen die Ressourcen im Zentrum.

Eine Begleitung mit dem Ziel, im Gespräch zu bleiben, bedeutet Coaching beider Gesprächspartner:innen als Primär- und Sekundärbetroffene. Das Ziel, die Aktivitäten Lesen, Schreiben, digitale Medien aufrechtzuerhalten, kann ein/e Therapeut:in mit dem Primärbetroffenen alleine verfolgen. Hier sind die Mitbetroffenen (Angehörige) nicht Akteur:innen, werden aber einbezogen, zum Feiern von Ergebnissen (ein selbst erstellter Text), zum Helfen (»Dein Bildband liegt auf dem Schreibtisch – setz dich doch da hin und schau ihn mal durch«) oder zum Austausch auf Augenhöhe (»Hast du den Artikel über Davos auch gelesen?«)

Die Ziele einer Therapie sind also:

1. Dass die betroffene Person möglichst eigenmotiviert Aktivitäten initiiert, durchführt und damit Kapazitäten aufrechterhält. Wer beispielsweise nicht mehr komplexe Texte lesen kann, kann einfache Texte über Überschriften lesen.
2. Dass beide Gesprächspartner:innen »Gesprächsstörer oder -killer« erkennen und hilfreiche Strategien anwenden.

Ein Coaching soll dafür sorgen, in relevanten Kontexten gehört zu werden und eingebunden zu sein. Das Thema Demenz gibt Anlass, über Formen des Zusammenlebens jenseits von Leistung, Tempo und Effizienz nachzudenken und die Frage zu beantworten, wie ein Mehr an Miteinander und Füreinander erreicht werden kann.

Wer Lösungen für einen gangbaren Weg im Umgang mit Demenz vorantreibt, bearbeitet gleichzeitig den Umgang mit dem Altern, den Alten und den Menschen mit Behinderung, die älter werden. Wohlbefinden und Lebensqualität hängen davon ab, wie wir unsere Gespräche führen.

Im Gespräch bleiben

Wir halten das Gespräch mit demenzbetroffenen Menschen aufrecht, indem wir ...

- den Kontakt auch in den Schweigephasen genießen, Berührungen suchen und ungeteilte Aufmerksamkeit aufrechterhalten,
- das Gespräch verlangsamen (weniger über Sprechgeschwindigkeit als über Reduzierung der Komplexität),
- dem Gegenüber Raum geben und gleichzeitig präsent sind,
- Fragen allgemein dosieren, bedrängende Fragen vermeiden und Fragen teils durch Kommentieren ersetzen.

Scham, Unsicherheit, Leid, Ohnmacht, Verzweiflung, Akzeptanz kann man nur bewältigen durch aktive Gestaltung, durch Akzeptanz und Bestärkung, durch Annahme und Sinn. Therapie und Coaching können dazu beitragen.[25]

Mehr wissen, besser helfen!

Martin Mühlegg

Menschen mit Demenz und ihre Angehörigen haben viele Fragen. Das Online-Lexikon demenzwiki und die Plattform alzheimer.ch liefern Antworten – niederschwellig und kostenlos.

Ist Oma nur vergesslich oder ernsthaft krank? Macht eine Untersuchung beim Neurologen Sinn? Darf mein demenzkranker Vater noch Auto fahren? Wie soll ich mich verhalten, wenn meine Frau mitten in der Nacht aus dem Haus will? Wie kann ich meine Mutter entlasten, die Tag und Nacht mit der Betreuung meines Vaters beschäftigt ist? Wer bezahlt das Heim? Was soll ich unternehmen, wenn mein Vater den (lieben) Nachbarn für einen Dieb hält?

Im Lauf einer Demenz tauchen viele Fragen auf. Manche kann uns Google innert Kürze beantworten. Bei anderen dauert es etwas länger, weil wir auf kompetentere und vertrauenswürdigere Informant:innen angewiesen sind. Sicher ist: Die Antworten müssen einfach zugänglich und verständlich sein, damit sie einen positiven Einfluss haben auf die Lebensqualität von Menschen mit Demenz und ihre Betreuenden. Denn wer mehr weiß, hilft besser.

Von A wie Achtsamkeit bis Z wie Zuhause

So kann zum Beispiel ein validierendes Gespräch schwierige Situationen entschärfen. Die Unterstützung beim Aufstehen ist effizienter und angenehmer, wenn sie nach den Grundsätzen der Kinästhetik ausgeführt wird. Und wenn wir um die psychischen Begleiterscheinungen von Alzheimer Bescheid wissen, fällt es uns leichter, die Aussagen von Betroffenen einzuordnen und angemessen darauf zu reagieren.

Effiziente Hilfe vermittelt das Online-Lexikon demenzwiki.ch. Es erklärt die 150 wichtigsten Begriffe im Zusammenhang mit Demenz – von A wie Achtsamkeit über R wie Reizüberflutung bis Z wie Zuhause. Dank verständlicher Sprache, Videos, weiterführenden Links und Auflistungen von Tipps vermittelt es in kurzer Zeit viel Wissen – niederschwellig und kostenlos.

Tipps für den Alltag und Vernetzung

Noch umfangreicher als demenzwiki informiert die Plattform alzheimer.ch. Sie berichtet über Entwicklungen, befragt Expert:innen und lässt Betroffene zu Wort kommen. Auf alzheimer.ch finden sich professionell produzierte Lernvideos zu »Berührung und Begegnung«, »Validation bei Demenz« oder »Lass dich endlich abklären«. Mehrere Blogger:innen teilen ihre Erfahrungen, vermitteln Tipps für den Alltag oder kommentieren Aktuelles. Die Plattform ist auf den Social Media präsent, wo sich ihre Follower:innen austauschen und vernetzen.

Hinter alzheimer.ch und demenzwiki steht ein Redaktionsteam mit Martin Mühlegg (Leitung), Marcus May, Viktoria Hug, Michael Schmieder und Denise Azzini. Die beiden Websites richten sich an Menschen im deutschen Sprachraum, die beruflich und/oder privat mit Demenz zu tun haben. Sie sind unabhängig, werbefrei und werden von Stiftungen und Spender:innen finanziert; sie sehen sich als Ergänzung zu bestehenden Angeboten und kooperieren mit den bestehenden Alzheimer- und Altersorganisationen.

Die Vermittlung von Demenzwissen hat neben der direkten Hilfe für Menschen mit Demenz und ihre Betreuenden einen weiteren Effekt: Sie rückt die Krankheit in die Öffentlichkeit und zeigt auf, dass es Lösungen gibt. Sie regt an zum Austausch und zu mehr Selbstverständlichkeit, zum Einlassen auf andere Realitäten. Denn so lange sich viele Betroffene und ihre Angehörigen aus Scham verstecken, braucht es mehr Aufklärung. alzheimer.ch und demenzwiki möchten dazu beitragen, dass Demenz nicht nur als schreckliche Krankheit und totaler Kontrollverlust wahrgenommen wird. Sie wollen aufzeigen, dass es ein lebenswertes Leben mit Demenz geben kann.

www.demenzwiki.ch / www.alzheimer.ch

Hilfe von Betroffenen für Betroffene

Die meisten Betroffenen wünschen sich, dass man Alltagsprobleme angeht, und sie hoffen, dass sie wieder – wo immer auch – gebraucht werden. Die Erfahrung zeigt, dass dies oft im Austausch mit anderen Betroffenen geschieht, sei dies in einer Selbsthilfegruppe oder in anderen Gruppenaktivitäten. Zudem können auch digitale Plattformen hilfreich sein. Niemand versteht Betroffene besser als andere Betroffene.

In den letzten Jahren haben sich immer mehr von ihnen in Büchern und Medien zu Wort gemeldet. Richard Taylor[26] war einer der Ersten, der zum Sprachrohr der Demenzerkrankten wurde. Sein Buch »Alzheimer und ich – Leben mit Dr. Alzheimer im Kopf«[27] hat schon Unzähligen geholfen, einer meiner Patient:innen trug es immer bei sich. In diesem Buch geht es um die scharfsinnige, auch nachdenklich stimmende und mit viel Humor geschriebene Auseinandersetzung des Autors mit seiner beginnenden Demenz und gleichzeitig um die schmerzliche Wahrnehmung der bevormundenden und teils entwürdigenden Reaktion seiner Umwelt. Richard Taylor ist 2015 gestorben, er war Gründer der Internetseite Dementia Alliance International, die auch nach seinem Tod noch immer eine wichtige Plattform für Betroffene ist.

Es gibt immer mehr digitale Plattformen, sowohl für Betroffene wie auch für ihre Angehörigen oder Professionelle. Beispielsweise die Plattformen auf Facebook »Demenz Spezial« für Deutschland und »Demenz Schweiz« mit Sondergruppen für: Demenz & Alzheimer, Lewy-Body-Demenz und frontotemporale Demenz. Es ist äußerst wichtig, dass auch Demenzerkrankte, die nicht an einer Alzheimerdemenz leiden, ein Sprachrohr haben. Zudem führen die von Daniel Wagner gegründeten jährlich stattfindenden »Demenz Meets«, die zwischenzeitlich neben der Schweiz auch in Österreich und in Deutschland durchgeführt werden, Menschen mit Demenz und ihre Angehörigen zusammen. Unter dem Motto »leichte Stunden zu einem schweren Thema« bietet die Veranstaltung Raum für Begegnung, Austausch und Vernetzung in einem unkomplizierten Rahmen. Ein inspirierendes wechselndes Programm von Angehörigen, Betroffenen sowie Expert:innen soll dem Tag Struktur und Diskussionsstoff geben. Aus meiner Erfahrung sind solche Gefäße wichtige Meilensteine bezüglich Inklusion und des partizipativen Austausches, indem nicht die Professionellen entscheiden, was zu tun ist, sondern indem ein gegenseitig bereichernder Austausch stattfinden soll im Sinne einer »dementia community«.

Helga Rohra zeigt in ihrem Buch »Aus dem Schatten treten«,[28] dass ein selbstverantwortliches Leben auch mit Demenz möglich ist. Die Autorin beschreibt eindrücklich, welche Hürden Menschen mit Demenz in unserer Gesellschaft zu überwinden haben, wie schwierig für sie der Weg bis zur Diagnosestellung war, sie hält der Gesellschaft mit ihren differenzierten Schilderungen den Spiegel vor. Die erste Homepage einer Demenzbetroffenen in Deutschland ist das Werk von Helga Rohra: »Die Diagnose war für mich der Anfang eines neuen Lebens. Ich trete aus dem Schatten und spreche für uns Frühbetroffene. Früher habe ich Sprachen gedolmetscht, heute dolmetsche ich die Gedanken und Gefühlswelten von uns für die Gesunden/die Menschen ohne Demenz. Wir haben Ressourcen und Ansprüche, Trotz – DEM.«[29]

Die Schwierigkeit liegt insgesamt darin, dass sich engagierte Betroffene wegen der Progredienz der Erkrankung im Laufe der Zeit nicht mehr gleich aktiv engagieren können. Rita Schwager, die erste Initiantin einer Selbsthilfegruppe in der Schweiz, erhielt primär Unterstützung durch die Alzheimervereinigung. Heute gibt es in Zürich die ersten Selbsthilfegruppen, organisiert von Selbsthilfe Schweiz, was zur Nachhaltigkeit beitragen kann. Mosaik Demenz in St. Gallen, eine unterstützte Selbsthilfegruppe für junge Betroffene, bietet neben den einmal monatlich stattfindenden Gesprächsgruppen unzählige Angebote an (Werkstätten, Museumsbesuch, Wandergruppe u.a.). Demenzerkrankte in einem frühen Stadium sehnen sich nach einer Inklusion in der Gesellschaft, nach einer sinnerfüllten Tätigkeit und Tagesgestaltung und nach Austausch mit ihresgleichen. Es gibt zu wenige Angebote, bei der Planung ist der Miteinbezug der Betroffenen von großer Wichtigkeit. Auch in späteren Stadien der Demenz wollen Betroffene in die Alltagsgestaltung mit einbezogen werden, was sich auf die Struktur von Pflegeinstitutionen auswirken sollte. Als Beispiel sei hier Almacasa (*www.almacasa.ch*) genannt, eine quartiernahe alltagsorientierte Betreuung und Pflege, der normale Alltag soll in kleinen Wohngruppen in einem familiären Rahmen gelebt werden.

Im Zentrum jeden therapeutischen Ansatzes steht die Lebensqualität im Alltag: der liebevolle Umgang mit den Defiziten, die feinfühlige Stärkung der Ressourcen. Demenzerkrankte sollten sich unterstützt fühlen und dennoch nicht bemuttert. Stressreduktion ist ein wichtiger therapeutischer Schritt. Das vorgeschädigte Hirn reagiert äußerst sensibel auf alle Formen von Stress. Und dennoch möchten Betroffene mitentscheiden können, sie möchten gehört werden, auch wenn es oft eine Gratwanderung ist zwischen Bedürfnis nach Autonomie und Recht auf Fürsorge und Schutz.

Michael Gagesch

Mythen und Wahrheiten

Seit der Erstbeschreibung der Alzheimerdemenz als eine »eigenartige Erkrankung der Hirnrinde« 1906 durch den Psychiater und Neuropathologen Alois Alzheimer hat die Anzahl der medizinisch-wissenschaftlichen Publikationen im Bereich Demenz exponentiell zugenommen. In Bezug auf die Demenzerkrankungen hat die moderne Schulmedizin, anders als bei den meisten Krebs- und Herz-Kreislauf-Erkrankungen, bisher kaum klinisch relevante Fortschritte erzielen können. Zugleich gilt das Alter nach wie vor als wichtigster Risikofaktor für die Entwicklung einer Alzheimerdemenz, die inzwischen als eine der sechs häufigsten Todesursachen in den USA gilt.[30] Ähnliche Zahlen können wohl auch für Europa angenommen werden. Betrachtet man unter diesem Gesichtspunkt die in den meisten Ländern der Welt immer weiter steigende Lebenserwartung, ist die damit verbundene wachsende Anzahl von Demenzbetroffenen eine verhängnisvolle Kehrseite der zunehmenden Langlebigkeit. Mit der steigenden Zahl von Betroffenen wird auch die gesellschaftliche Relevanz der Demenz in den kommenden Jahren weiter zunehmen. Daher wundert es kaum, dass neben den großen Forschungsbemühungen auf der Suche nach einem Durchbruch in der Therapie auch das Interesse an alternativen Therapieoptionen stetig zunimmt. Bereits heute gibt es neben Expertenempfehlungen basierend auf dem aktuellen medizinischen Wissensstand eine zunehmende Fülle an Ratgeber-Büchern und Artikeln in der Laienpresse, die kaum wisssenschaftlich belegt sind und oft auf Fallbeschreibungen beruhen. Neben anerkannten, d. h. durch Studienergebnisse belegten Maßnahmen zur Prävention und Therapie, werden hier auch alternative Methoden zur Vorbeugung und potenzielle Behandlungsweisen erörtert, für die nach wissenschaftlichen Standards noch kein eindeutiger Wirksamkeitsnachweis erbracht werden konnte.

Durch die digitale Revolution der Medien steht Betroffenen und Angehörigen mittlerweile eine unüberschaubare Fülle an Informationen über Prävention und therapeutische Möglichkeiten jederzeit und fast überall zur Verfügung. Die inhaltliche Qualität vieler Beiträge und der Hintergrund bzw. die Expertise ihrer jeweiligen Verfasser:innen lässt sich dabei für den Einzelnen kaum überprüfen. Diese Entwicklung hat auch einen nicht zu unterschätzenden Einfluss auf die alltägliche Arzt-Patienten-Beziehung. Mussten viele Erkrankte früher noch weitgehend dem medizinischen Fachwissen und den diagnostischen und therapeutischen Kunstfertigkeiten der sie behandelnden Ärztinnen und Ärzte nahezu blind vertrauen, begegnen sich die Betroffenen, ihre Angehörigen und das ärztliche Team vermehrt auf Augenhöhe, um die individuell bestmögliche Therapie zu besprechen. Dies scheint besonders in frühen Erkrankungsstadien von Bedeutung. Wie in vielen anderen Bereichen des Lebens wollen die Betroffenen und ihr Umfeld das eigene Schicksal weniger den Launen einer höheren Macht, dem Zufall oder auch den individuellen Fähigkeiten einer einzelnen Fachperson überlassen. Das Alter ist als Risikofaktor unvermeidbar – viele andere Faktoren sind es jedoch nicht. Und so gilt oft auch bezüglich Demenz der Grundsatz des Strebens nach Optimierung der Lebens- und Krankheitsumstände unter Einbeziehung alles heute Machbaren. Dies schließt die Suche nach einer Erweiterung des klassischen schulmedizinischen Angebots um alternative Therapien und paramedizinische Angebote ein.

Mit dem Ziel, einen kurzen Überblick zu ausgewählten Ansätzen und Therapiealternativen zu geben, sollen im Folgenden einige der aktuellen Trends vorgestellt und kritisch diskutiert werden.

Kann man mit »Healthy Aging« Demenz verhindern?

Demenz ist bisher nicht heilbar. Zentral scheint daher die Frage nach der bestmöglichen Prävention. Wann und wie sollten vorbeugende Maßnahmen begonnen werden? Können wir dem Auftreten von altersassoziierten Erkrankungen wie Demenz durch einen gesunden Lebensstil vorbeugen? So unterschiedlich und vielgestaltig, wie wir Menschen als Individuen sind, verläuft auch unser Alterungsprozess nach keinem klar abzulesenden Muster. Als Beispiel hierfür konnte eine Studie an einem Kollektiv von fast 1000 Gleichaltrigen aus Neuseeland 2015 eindrucksvoll zeigen, dass sich bereits junge Erwachsene in der Mitte ihres 4. Lebensjahrzehnts in ihrem biologischen Alter stark unterschieden, was sich anhand unterschiedlicher motorischer und kognitiver Leistungen in wissenschaftlichen Tests darstellen ließ.[31] Bezogen auf das Risiko, an einer Demenz zu erkranken, konnten neben dem Alter mittlerweile wichtige weitere beeinflussbare Faktoren identifiziert werden. Dazu gehören nach aktuellen Erkenntnissen geringe Bildung, Bluthochdruck, Hörminderung, Rauchen, Fettleibigkeit, Depression, körperliche Inaktivität, Diabetes, seltene soziale Kontakte, übermäßiger Alkoholkonsum, Kopfverletzungen und Luftverschmutzung. Die Ausschaltung dieser zwölf bekannten Risikofaktoren könnte zusammengenommen bis zu 40 % der Demenzerkrankungen verhindern oder verzögern.[32] Eine achtsame und gesunde Lebensführung, schon im mittleren Alter, scheint somit ein wichtiger Baustein für die Demenzprävention zu sein.

In der modernen Altersmedizin erhält das Konzept des gesunden Alterns (engl. *healthy aging*) in den letzten Jahren zunehmende Bedeutung. Unter dem Stichwort *healthy aging* wächst gleichzeitig auch das Angebot an Gesundheitsprodukten, Ratgebern und Kursangeboten zur Vorbeugung von Demenzerkrankungen. Hier stehen Lebensstil- und Ernährungsempfehlungen, ähnlich der Prävention von Herz-Kreislauf- und Krebs-Erkrankungen im Fokus. Im Gegensatz zu den beiden letztgenannten Krankheitsgruppen sind aufgrund des aktuell noch begrenzten Wissens um die zugrunde liegenden Mechanismen bei der Entwicklung von Demenzerkrankungen die verfügbaren vorbeugenden und auch frühtherapeutischen Ansätze noch spärlich.

Prävention und alternative Therapien durch Ernährung

Ein Begriff, der in diesem Zusammenhang genannt werden muss, ist der des *functional food*, oder auf Deutsch der »funktionalen« Lebensmittel. Es handelt sich dabei um Lebensmittel, denen aufgrund eines bestimmten Inhaltsstoffes oder der Zusammensetzung ihrer einzelnen Nahrungsbestandteile, beziehungsweise aufgrund der Beigabe von bestimmten Zusätzen, besondere gesundheitsfördernde Eigenschaften zugeschrieben werden. Diese Lebensmittel werden daher oft mit einer Zusatzangabe wie »herzgesund«, dem Label »health and beauty« oder auch als »Brain Food« beworben und vermarktet. In einzelnen Fällen werden bestimmte Nahrungsmittel im Populärjournalismus sogar als »Superfood« bezeichnet. Weiterhin gibt es sogenannte Nutraceuticals, worunter man pharmazeutische Präparate versteht, die aus Nahrungsmitteln gewonnen werden und die zusätzlich zum grundlegenden Nährwert von Nahrungsmitteln einen zusätzlichen Gesundheitsnutzen bieten sollen. Diese werden häufig in Kapsel- oder Pulverform angeboten. Sie werden mit dem Hinweis vermarktet, die allgemeine Gesundheit zu verbessern, chronischen Krankheiten vorzubeugen, den Alterungsprozess zu verzögern, oder die Struktur oder Funktion des Körpers zu unterstützen. Neben einer direkten Beeinflussung durch spezielle Pflanzenwirkstoffe liegt ein weiterer Fokus auf der diätetischen Beeinflussung von Risikofaktoren. Dazu zählen zum Beispiel ein erhöhter Bluthochdruck, Atherosklerose und der Diabetes mellitus Typ 2 (Alterszucker).[33] Offizielle Regularien, regelmäßige Überprüfungen oder eine Zulassungsbeschränkung bzw. die Forderung nach einem Wirksamkeitsnachweis der propagierten Eigenschaften durch staatliche Gesundheitsbehörden fehlen für diese Stoffe bisher jedoch weitgehend.

In Zusammenhang mit gesunder Ernährung trifft man auch immer wieder auf den Begriff der *mediterranen Ernährung*. Hierunter versteht man die Grundlagen der typischen traditionellen Mittelmeerkost aus vielfältigen Gerichten mit einem hohen Anteil von frischem Obst und Gemüse, Hülsenfrüchten, relativ wenig Getreideprodukten sowie maßvollem Verzehr von Fisch bei gleichzeitig geringem Anteil von rotem Fleisch (zum Beispiel Rind- oder Schweinefleisch) und dem überwiegenden Gebrauch von pflanzlichem Öl (vor allem Olivenöl) anstatt tierischer Fette, wie zum Beispiel in Form von Butter. Ausgehend von der mediterranen Ernährung wurde die sogenannte MIND-Ernährung (engl. Mediterranean-DASH Intervention for Neurodegenerative Delay [MIND]) entwickelt. Das MIND-Konzept befürwortet zusammengefasst den Genuss von zehn Lebensmitteln, zu denen neben grünem Blattgemüse, gelbem Gemüse, Bohnen, Vollkorngetreide, Fisch, Hühnerfleisch auch Superfoods wie Olivenöl, Beeren und Nüsse und der maßvolle Genuss von Rotwein gehören. Gleichzeitig soll der Verzehr von fünf eher ungesunden Lebensmitteln begrenzt werden. Dazu gehören rotes Fleisch, Butter und Margarine, Käse, Süßspeisen und frittiertes Fastfood. In mehreren Beobachtungsstudien war eine stärkere Einhaltung der mediterranen Ernährung bzw. der MIND-Ernährung mit einem geringeren Alzheimer-Risiko verbunden.[34] Was die einzelnen Komponenten betrifft, konnte am ehesten Olivenöl mit einem geringeren kognitiven Abbau in Verbindung gebracht werden. Zusammenfassend lässt sich sagen, dass die Einhaltung der mediterranen bzw. der MIND-Ernährung mit einem geringeren kognitiven Abbau und einem niedrigeren Alzheimer-Risiko verbunden ist.

Neben einem aktiven Lebensstil und gesunder, mediterraner Ernährung scheinen besonders folgende Substanzen einen möglichen positiven Einfluss zu haben.

Kokosnussöl

Als einem funktionellen Nahrungsmittel unter den pflanzlichen Fetten wird in letzter Zeit dem Kokosnussöl, das man nicht mit dem Palmöl verwechseln darf, ein besonderes Interesse zuteil. Die positiven Eigenschaften werden dabei insbesondere seinem hohen Gehalt an mittelkettigen Fettsäuren (MCFA) zugeschrieben. Diese können unter Umgehung des Glukosestoffwechsels in Form der Ketonkörper Aceton, Acetessigsäure und β-Hydroxybutansäure eine alternative Energiequelle für das Gehirn darstellen. Dieser Ansatz erscheint interessant, da man unter anderem davon ausgeht, dass es im Rahmen der Alzheimererkrankung auch zu einer Störung des Glucose- also Zuckerstoffwechsels kommt und alternative Energielieferanten diesen Energiemangel ausgleichen könnten. Weiterhin enthält Kokosnussöl phenolische Verbindungen, die dazu beitragen können, Entzündungen, *oxidativen Stress* [↗] und andere

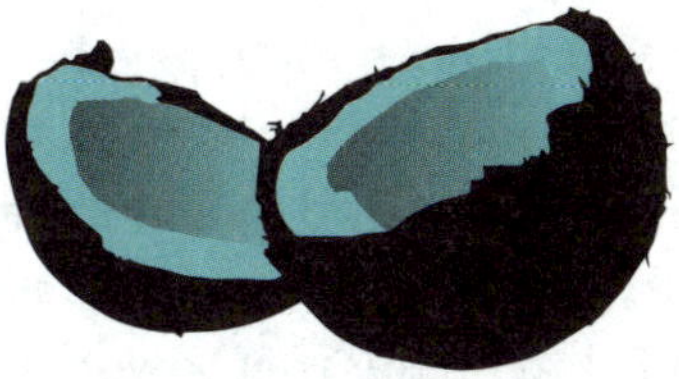

Das aus der Kokosnuss gewonnene Öl soll gesundheitsfördernd sein.

mit Alzheimerdemenz assoziierte Risikofaktoren zu vermindern. Die aktuelle Studienlage ist jedoch noch nicht ausreichend, um einen eindeutigen Effekt von Kokosnussöl zur Vorbeugung oder Therapie von Demenzerkrankungen beweisen zu können.[35] Auch muss angemerkt werden, dass der Anteil von MCFA im Palmöl eine ähnliche Konzentration aufweist wie im Kokosnussöl, ohne dass für Palmöl ähnlich positive Gesundheitseigenschaften propagiert werden. Weiterhin gibt es bisher keine belastbaren Daten, die eine niedrigere Häufigkeit von einer Demenzerkrankung in Zusammenhang mit einer größeren Menge verzehrten Kokosnussöls, zum Beispiel für die Bevölkerung Südostasiens, ausreichend belegen könnte. Die Einnahme hoch dosierter Kokosnussöl-Präparate oder sonstiger Zubereitungsformen kann aktuell nicht empfohlen werden. Ganz allgemein können neben dem Verzehr von Kokosnussöl jedoch auch der Genuss von Kokosnuss selbst gesundheitsfördernde Eigenschaften zugeschrieben werden, denn sie ist ebenfalls reich an Pflanzenfasern, Vitaminen und Mineralstoffen.

Moringa olifera

Als weiterer »Wunderbaum« wurde zuletzt Moringa olifera gefeiert. Dieser wird auf Deutsch Meerrettichbaum genannt und stammt ursprünglich aus Indien. Der mittlerweile auch in Afrika und Südamerika angebaute Baum wird im Internet teilweise als die »nährstoffreichste Pflanze der Welt« bezeichnet. Tatsächlich gibt es aus Tiermodellen Hinweise darauf, dass die Inhaltsstoffe der Blätter *neurodegenerative* [↗] Prozesse positiv beeinflussen können.[36] Man geht von einer Wirkung auf die *cholinerge Dysfunktion* [↗] sowie einer Reduktion des oxidativen Stresses aus. Eine Empfehlung zur Einnahme einer bestimmten Menge von Moringa-Blattextrakt zur Prävention oder Therapie von Demenzerkrankungen kann aus medizinischer Sicht jedoch nicht gegeben werden. Es besteht außerdem kein Konsens über die Menge, die für einen erwartbaren Nutzen eingenommen werden sollte. Der Extrakt des Meerrettichbaumes ist in Kapselform auf verschiedenen Vertriebswegen frei erhältlich und wird im Internet beworben. Die Konzentration und Reinheit der einzelnen Präparate variiert dabei genauso wie die zu erwartenden Kosten.

Vitamin-D-Mangel

Vitamin-D-Mangel wird heute als ein bedeutender Risikofaktor für die Entwicklung von erworbener Muskelschwäche und die Häufigkeit von osteoporotischen Frakturen bei älteren Menschen

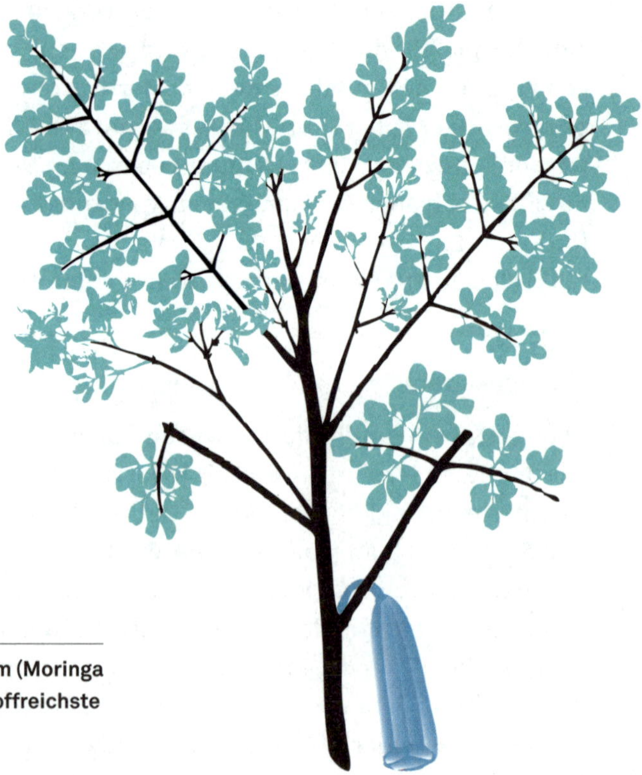

Der Meerrettichbaum (Moringa olifera), die »nährstoffreichste Pflanze der Welt«.

angesehen. Es besteht aber auch ein möglicher Zusammenhang zwischen einem erniedrigten Vitamin-D-Spiegel und der Wahrscheinlichkeit, an einer Alzheimerdemenz zu erkranken.[37] Da eine Vitamin-D-Substitution unter Berücksichtigung der empfohlenen Dosierung von 800 Einheiten täglich ohne unerwünschte Nebenwirkungen ist und zudem noch kostengünstig durchgeführt werden kann, ist sie grundsätzlich im Rahmen einer allgemeinen Demenzprävention zu erwägen. Ein generelles Screening der breiten Bevölkerung auf einen Vitamin-D-Mangel wird aktuell nicht empfohlen.

Souvenaid

2010 veröffentlichte eine Arbeitsgruppe um Philip Scheltens,[38] einem anerkannten niederländischen Alzheimerforscher und Gründer des Alzheimer Center an der Freien Universität Amsterdam, eine Arbeit über den Einsatz eines medizinischen Nahrungsergänzungsproduktes, genannt Souvenaid. Dieses enthält eine patentierte und »Fortasyn connect« genannte Nährstoffkombination (sie enthält neben mehreren Vitaminen unter anderem Omega-3-Fettsäuren, Nukleotide und Folsäure), die sich positiv auf die Bildung von Verbindungsstellen (sog. Synapsen) zwischen den Nervenzellen auswirken soll. An dieser ersten doppel-blind durchgeführten Studie zu Souvenaid nahmen mehr als 200 von leichter Alzheimerdemenz betroffene Personen aus mehreren Ländern teil, die bisher keine anderen medikamentösen antidementiven Therapien erhalten hatten. Der Effekt war nur in einem der durchgeführten *Endpunkte* [↗] (sprachliches Wiedererkennen) nach einem Zeitraum von drei Monaten vorhanden, wie weit er aber wirklich alltagsrelevant ist, bleibt offen. In einer weiteren Studie konnte Scheltens 2014 auch für einen Zeitraum von sechs Monaten positive Effekte für die Einnahme von Souvenaid anhand von *neuropsychologischen Testverfahren* [↗] nachweisen. Eine systematische Chochrane-Übersichtsarbeit untersuchte 2020 drei randomisierte, placebokontrollierte Studien, in denen Souvenaid bei 1097 in der Gemeinschaft lebenden Teilnehmer:innen mit Alzheimer-Krankheit eingesetzt wurde.[39] Die Autor:innen kamen zum

Schluss, dass eine Behandlung mit Souvenaid wahrscheinlich nicht das Risiko eines Fortschreitens der Demenz bei Menschen mit Alzheimer im Frühstadium verringert.

Off-label-Medikamente

Für einige Medikamente gibt es gelegentlich Berichte über einen erfolgreichen Einsatz in der Behandlung von Krankheiten, für die diese Präparate ursprünglich nicht entwickelt wurden bzw. die bisher nicht zu diesem Zweck in Studien untersucht wurden. Diese Art der Anwendung wird Englisch *»off-label-use«* [↗] genannt. So publizierten beispielsweise Forscher der Case Western Reserve University aus Cleveland USA 2012 in der hoch angesehenen Wissenschaftszeitschrift »Science«, dass durch die Gabe des Hautkrebsmedikamentes Bexaroten nicht nur die Amyloidablagerungen bei alzheimerkranken Mäusen erfolgreich vermindert werden konnten, sondern sich gleichzeitig auch die Hirnfunktionen wieder verbessert haben.[40] Aktuell laufen Studien, die den Effekt auch bei Menschen nachzuweisen versuchen. Es kann nach heutigem Wissensstand noch keine eindeutige Empfehlung für eine bestimmte Einzelsubstanz ausgesprochen werden. Dies gilt auch für die tägliche Einnahme von niedrig dosiertem Aspirin (Acetylsalicylsäure). Für blutfettsenkende Medikamente, sogenannte Statine, zeigte eine 2018 veröffentlichte Übersichtsarbeit, die 25 Beobachtungsstudien einschloss, einen möglicherweise positiven Effekt auf das Risiko, an einer Demenz zu erkranken.[41] Gleichzeitig müssen noch ausstehende Ergebnisse von kontrollierten klinischen Studien abgewartet werden, die in der Zukunft für solche Präparate eine nachweisbare Wirkung auf die Entwicklung von Demenzerkrankungen aufzeigen könnten.

Mögliche zukünftige Entwicklungen

2015 zeigte eine australische Arbeitsgruppe um den an der Universität Basel ausgebildeten und bis 2005 an der Universität Zürich tätigen Alzheimerforscher Jürgen Götz in einem Artikel in »Science« eindrucksvoll, dass eine invasive Ultraschallbehandlung bei an

Alzheimer erkrankten Mäusen die Ablagerungen des krankhaften Beta-Amyloids nicht nur beseitigen konnte, sondern die betroffenen Tiere sich im weiteren Verlauf in ihren Hirnfunktionen sogar wieder verbessern konnten.[42] Der experimentelle Einsatz einer solchen Methode als Therapie bei Menschen scheint jedoch noch in weiter Ferne, ganz abgesehen von einer flächendeckenden Anwendung in der klinischen Praxis.

Zusammenfassend muss heute leider noch davon ausgegangen werden, dass sich weder auf Grundlage der aktuellen wissenschaftlichen Datenlage randomisierter, kontrollierter Studien noch anhand von verifizierbaren Anwendungsbeobachtungen ein eindeutiger Wirksamkeitsnachweis für eine einzelne Nahrungssubstanz oder ein Nahrungsergänzungspräparat benennen lässt. In der Folge kann man daher aktuell auch noch keine eindeutige Empfehlung für die Anwendung einzelner »Alternativ«-Präparate oder pflanzlicher Wirkstoffe für einen allgemeinen Einsatz in der Prophylaxe oder Therapie von Demenzen abgeben. Zur Vorbeugung der Entwicklung einer Demenz und auch zur Beeinflussung von leichten Krankheitsstadien gibt es dennoch multiple Möglichkeiten in Bezug auf Lebensstil und Ernährung [↗ S. 209ff.].

Eine vorbeugende Beeinflussung von Risikofaktoren konnte erstmals in der aufsehenerregenden FINGER-Studie (Finnish Geriatric Intervention Study to Prevent Cognitive Impairment and Disability)[43] wissenschaftlich belegt werden, in der gezeigt wurde, dass ältere Menschen mit einem erhöhten Demenzrisiko den geistigen Zerfall bremsen können mit einer Kombination einer gesunden Ernährung, Bewegung, Hirnleistungstraining sowie engmaschiger Überwachung von *vaskulären* [↗] Risiken.

Empfehlungen zur Prävention
Irene Bopp-Kistler, Sascha Beck, Michael Gagesch

- Aktiver Lebensstil mit regelmäßigem, moderatem körperlichen Training mehrmals in der Woche
- Jede Form von Bildung fördert die Vernetzung der Nervenzellen!
- Pflege vieler sozialer Aktivitäten
- Körpergewicht möglichst im Normalbereich, ein leichtes Übergewicht im Alter ist kein Grund zur Besorgnis
- Vermeidung von Schädel-Hirn-Traumata (Helm tragen!), insbesondere bereits im Kindes- und Jugendalter!
- Rechtzeitiges Tragen von Hörgeräten
- Es ist nie zu spät, mit Rauchen aufzuhören.
- Geringer Alkoholkonsum (2 Einheiten/Tag = 2 dl Wein) und Vermeidung von Alkoholexzessen
- Rechtzeitiges Erkennen eines frühen Diabetes mellitus (ab dem 45. Lebensjahr regelmäßige Bestimmung des Langzeitblutzuckers durch die Häusärztin oder den Hausarzt) und Kontrolle des Blutdrucks
- Ausreichende Zufuhr von Vitamin D, Vitamin B12 und Omega-3-Fettsäuren
- Vermeidung einer exzessiven Zufuhr von hoch dosierten Nahrungsergänzungsmitteln, wie zum Beispiel Vitaminpräparaten, da dadurch ernsthafte Gesundheitsschäden (wie durch hoch dosiertes Vitamin A, C oder E) nicht auszuschließen sind.
- Ausgewogene, mediterrane bzw. MIND-Ernährung, angereichert mit Kokosnussöl, moderatem Konsum von Fleisch (besser Fisch), ausreichender Zufuhr von Eiweiß (ideal als Molkenproteinen, ausgewogen verteilt auf alle Hauptmahlzeiten) durch Verzehr von Milchprodukten wie Hartkäse, Magerquark oder körnigem Frischkäse. Nüsse und Mandeln sind sehr gesund, ebenso Hülsenfrüchte.
- Musik und Singen sind ein »Elixier« für das Gehirn, auch in Zusammenhang mit Bewegung (Tanzen).

Kann eine Ketonkur helfen?

Die ketogene Ernährung ist eine Ernährungsform, die die Kohlenhydrate stark reduziert und den Fettkonsum so stark erhöht (auch durch Supplemente), dass die Leber Ketone als Alternative zu Glucose produziert, was sich positiv auf den Schutz der Hirnzellen auswirken soll und in Mausversuchen teils belegt werden konnte. Insbesondere wird immer wieder eine japanische Studie[44] zitiert mit 20 Demenzerkrankten, die einen leichten positiven Effekt auf die Hirnfunktion zeigte, deren Ergebnisse dennoch nicht eindeutig waren. Zudem gab es im zweiten Teil der Studie keine Placebogruppe, weswegen die teils positiven Resultate auch einem Placeboeffekt zuzuschreiben sein können.

Gewisse Expert:innen warnen vor den Risiken einer einschneidenden ketogenen Diät bei älteren Menschen mit Demenz, weil diese zu einem Appetitverlust führen kann und weniger gehaltvoll ist als eine normale Ernährung. Zudem kommt es bei Demenzerkrankten zu einer Geschmacksveränderung, sodass süße Speisen bevorzugt werden. Sie sind gefährdet für eine Fehlernährung, diese kann durch eine Diät verstärkt werden.[45] Neu sind ketogene Drinks in der Schweiz erhältlich, die Erfahrung bei Patient:innen muss noch abgewartet werden. [IBK]

Sacha Beck

Prävention – nie zu früh und nie zu spät

Aufgrund der ernüchternden Fortschritte in der Behandlung und der eindrücklichen Forschungsdaten der letzten Jahre kommt der Prävention demenzieller Erkrankungen eine immer bedeutendere Rolle zu. 2020 konnte eine internationale Forschergruppe (The Lancet Commission)[46] aufzeigen, dass möglicherweise bis zu 40 % der Neuerkrankungen an Demenz vermieden werden könnten. Dabei ist es für den Start der Prävention nie zu früh und auch nie zu spät. Viele der Maßnahmen haben auch bei einer bereits manifesten Demenz stabilisierende Effekte auf den Krankheitsverlauf.

Prävention: Beeinflussbare Risikofaktoren

Folgende beeinflussbare Risikofaktoren konnte die Lancet Commission identifizieren, wobei die Bedeutung teilweise abhängig ist von der Lebensspanne [↗ Abb. S. 210].

Noch ist nicht restlos geklärt, wie diese Risikofaktoren für sich alleine die Entstehung einer demenziellen Erkrankung verursachen. Man nimmt aber an, dass durch ihre Ausschaltung oder Minimierung einerseits kognitive Reserven gebildet oder erhalten (z. B. durch lebenslange Bildung und soziale Kontakte) und andererseits schädliche Veränderungen im Hirngewebe reduziert werden können (z. B. durch reduzierten Alkohol- und Nikotinkonsum).

Wie können diese Erkenntnisse der Prävention, die auch stabilisierende Effekte für den Verlauf von demenziellen Erkrankungen zu haben scheinen, in unseren Alltag integriert werden?

Risikofaktoren für Demenz: Potenziell beeinflussbare bevölkerungsbezogene Anteile

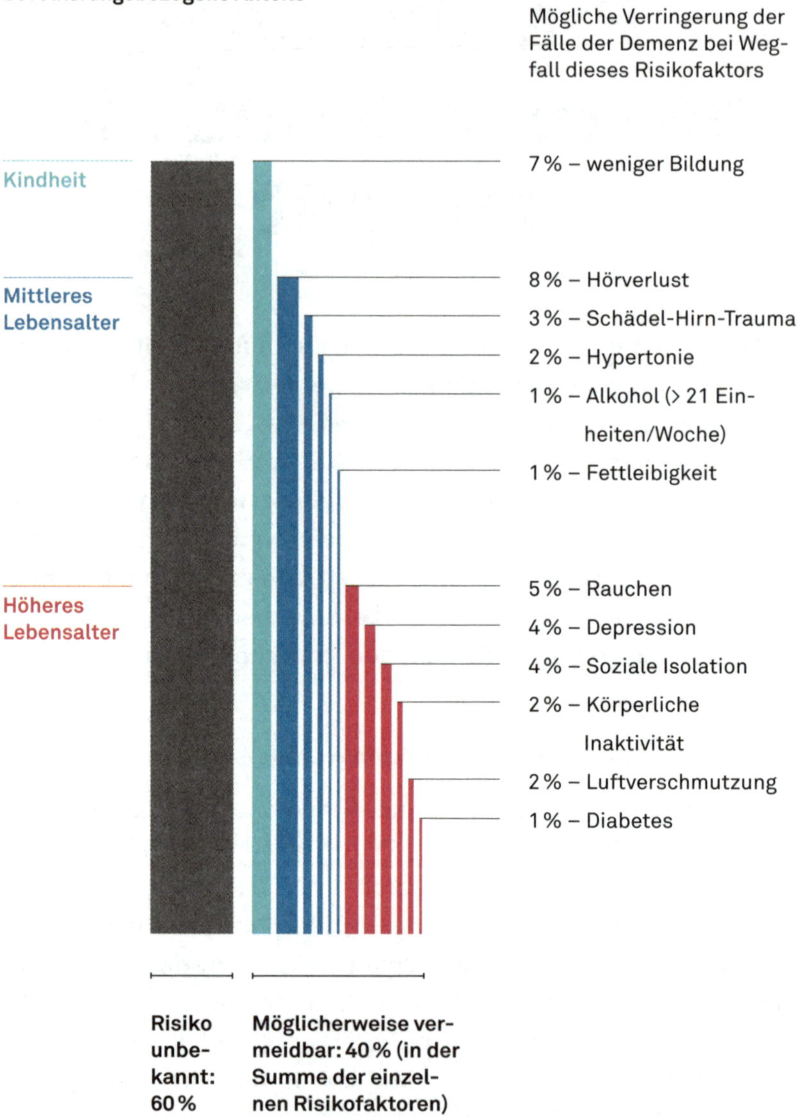

Es gibt noch weitere schützende Faktoren, auf die diese Arbeit nicht eingeht: Ernährung [↗ S. 198ff.] und weitere Faktoren (wie Schlafverhalten, Umgang mit Stress, Musik u.a.)

Kognitiv fit im Alter

Der Neurologe und Forscher an der Harvard Universität in den USA, Prof. Rudolph Tanzi, definierte 2019 ein eingängiges Modell von präventiven Maßnahmen, das das Risiko der Alzheimerkrankheit senken soll (SHIELD-Modell). In Anlehnung daran und unter Berücksichtigung der oben genannten neueren Erkenntnisse zur Prävention lassen sich praktische Empfehlungen für den Alltag ableiten:

Schlaf | Der Schlaf ist wichtig für die Regeneration unserer Hirnfunktionen. Schlaf reduziert in Studien auch die Produktion von Amyloid-Ablagerungen im Gehirn. Maßnahme: eine Schlafdauer von 7–8 Stunden anstreben.

Stresskontrolle | Belastende Stresssituationen hindern unser Gehirn daran, seine Funktionen optimal auszuschöpfen. Stress kann einen Entzündungszustand im Gehirn auslösen und es damit schädigen. Maßnahme: eine regelmäßige und bewusste Entspannung einplanen, z. B. durch eine tägliche 10-Minuten-Meditation, einen Spaziergang oder andere Entspannungstechniken.

Soziale Interaktionen / Kontakte | Einsamkeit verursacht Stress. Maßnahme: soziale Kontakte und gemeinsame Gespräche aktivieren verschiedene Bereiche des Gehirns und tragen zum psychischen Wohlbefinden bei. Menschen mit kognitiven Einschränkungen muss oft geholfen werden, diese Kontakte zu ermöglichen.

Gehör | Die korrekte Aufnahme von Geräuschen ist der erste Schritt zur korrekten Verarbeitung von Informationen im Gehirn. Ist dieses Sinnesorgan gestört, kann es zu Informationsverlust, Verunsicherung, eingeschränkter kognitiver Stimulierung und auch Rückzug kommen. Maßnahme: Gehör regelmäßig überprüfen und wenn nötig Hörgeräteanpassung.

Körperliche Aktivität | Regelmäßige körperliche Aktivität reduziert verschiedene schädliche Prozesse, die zu demenziellen Erkrankungen führen können. Maßnahme: 8000–10 000 Schritte / Tag. Aktivitäten ausführen, die kognitive und körperliche Aktivierung kombinieren wie z. B. Thai Chi oder (rhythmischer) Tanz.

Kontinuierliche Bildung und offen für »Neues« bleiben | Etwas »Neues« Lernen stärkt die Verbindung zwischen Nervenzellen (Synapsen) und erhöht die kognitiven Reserven. Maßnahme: neue Herausforderungen suchen, die auch Spaß machen. Neugierig bleiben. Menschen mit kognitiven Einschränkungen dabei helfen, einen Zugang zu Neuem zu schaffen.

Ernährung und Alkohol | Eine gesunde und ausgewogene Ernährung fördert die kognitive Gesundheit und reduziert das Risiko von Übergewicht und Diabetes mellitus Typ 2 [↗ S. 198ff.]. Wie auch bereits für die Prävention von Herz- und Kreislauferkrankungen stellt dabei die mediterrane Diät einen zentralen Erfolgsfaktor dar. Mediterran bezieht sich dabei nicht nur auf gesunde Nahrungsbestandteile, sondern auch auf einen aktiven Lebensstil mit vielen sozialen Kontakten und Bewegung.

Hoher Blutdruck und Rauchen | Speziell im mittleren Alter (40J +) soll ein Blutdruck systolisch von 130 mmHg oder tiefer angestrebt werden. Für einen Rauchstopp ist es nie zu spät.

Herausforderungen in der medizinischen Betreuung

Trotz Prävention werden Menschen auch zukünftig an Demenz erkranken. Neben der Wichtigkeit von allgemeinen therapeutischen Maßnahmen, die in den Krankheitsprozess direkt eingreifen, darf nicht vergessen werden, dass die Betroffenen ein höheres Risiko haben, auch andere Krankheiten oder medizinische Komplikationen zu erleiden (z. B. Infektionen, Stürze, Nebenwirkungen von Medikamenten, Fehlernährung und Spitaleinweisungen). Die Aufrechterhaltung einer guten allgemeinen Gesundheit, die Bereitstellung einer engen medizinische Betreuung und eine kontinuierliche Anpassung der Behandlungsziele an die Bedürfnisse sind deshalb wichtig und sollten regelmäßig zusammen mit den Fachspezialist:innen und Hausärztinnen bzw. -ärzten besprochen werden. Eine gute allgemeine Gesundheit hat stabilisierende Effekte auf den Verlauf einer Demenzerkrankung.

Medikamente | Ein spezielles Augenmerk soll auf medikamentöse Therapien gerichtet werden. Allgemein gilt, dass Menschen im Alter anfälliger sind auf medikamentöse Nebenwirkungen. Dies trifft verstärkt zu bei Menschen mit demenziellen Erkrankungen. Die Kompensationsmöglichkeiten gegenüber Nebenwirkungen sind zudem eingeschränkter. So kann zum Beispiel eine aggressive Blutdruck- oder Zuckereinstellung mehr Nachteile als Vorteile erbringen.

Eine eingeschränktere Lebenserwartung und das erhöhte Risiko für Nebenwirkungen und Interaktionen von Medikamenten verändern die Therapieziele. Das physisches und psychische Wohlbefinden steht vermehrt im Zentrum und nicht die Lebensverlängerung um jeden Preis. Die Therapieentscheide gestalten sich also komplexer, weil sie eine ganzheitliche und auch situationsangepasste Sichtweise benötigen. Die Haltungen der nächsten Angehörigen und der (mutmaßliche) Willen der Betroffenen müssen berücksichtigt werden. Therapieentscheide brauchen deshalb Zeit und auch Fachwissen. Eine vorausschauende Therapieplanung ist entscheidend.

Fehlversorgung vermeiden | Menschen mit einer demenziellen Erkrankung haben ein Risiko, dass sie einen schlechteren Zugang bekommen zu einer sinnvollen medizinischen Versorgung. Angezeigte Abklärungen und Therapien, die die allgemeine Lebensqualität der Betroffenen erhalten oder fördern, dürfen Menschen mit einer Demenz nicht vorenthalten werden.

Spitaleinweisungen und Untersuchungen sind andererseits für Menschen mit kognitiven Einschränkungen oft sehr belastend, weshalb nicht indizierte oder nicht erwünschte Interventionen verhindert werden sollten. Aufgrund des erhöhten Risikos für Komplikationen finden sie idealerweise durch Fachkräfte oder Institutionen statt, die sich in der Betreuung von Menschen mit demenziellen Erkrankungen auskennen und deren Strukturen ihren speziellen Bedürfnissen Rechnung tragen. Dadurch kann das Risiko von Komplikationen wie ein Delirium deutlich reduziert werden.

Christian E. Besimo

Bitte Zähne nicht vergessen

Pflegende: »Herr B. ist seit ein paar Tagen unruhig und gereizt. Könnte es sein, dass er Zahnschmerzen hat?«
Zahnarzt: »Wann war Herr B. das letzte Mal in zahnärztlicher Kontrolle?«
Pflegende: »Das muss mehr als drei Jahre zurückliegen.«
Zahnarzt: »Ihre Frage zu beantworten wird schwierig werden. Zwölf der zwanzig Zähne weisen kariöse Läsionen auf, und Herr B. kann uns nicht mehr so ohne Weiteres mitteilen, ob und wo er Schmerzen hat.«

Ausgangslage

Menschen, die an einer Demenz erkrankt sind, leiden häufig an zusätzlichen Erkrankungen. Teil dieser Mehrfacherkrankungen sind auch Zahn- und Mundkrankheiten, wie Karies oder die entzündliche Zahnbetterkrankung Parodontitis, die bis heute bei der Diagnosestellung Demenz und bei der Erarbeitung eines individuell zugeschnittenen Behandlungs- und Betreuungskonzeptes kaum Berücksichtigung gefunden haben. Dieser Sachverhalt hat eine wachsende Bedeutung für das allgemeine Wohlbefinden von an Demenz erkrankten Menschen, da wir mit immer mehr eigenen Zähnen immer älter werden. Somit können mehr Zähne erkranken, und die Belastung des Gesamtorganismus durch orale Entzündungsprozesse nimmt zu. Dies führt einerseits zu schmerzhaften Beschwerden in der Mundhöhle mit negativen Auswirkungen auf das allgemeine Wohlbefinden und die Ernährung. Andererseits wissen wir heute aufgrund zahlreicher wissenschaftlicher Untersuchungen, dass orale Infektionskrankheiten, vor allem die

Parodontitis, nicht nur lokale, sondern auch systemische Auswirkungen haben können. So beeinträchtigt die Parodontitis die Behandelbarkeit des Altersdiabetes. Dieser wiederum begünstigt das Fortschreiten der Zahnbetterkrankung. Zahnfleischentzündungen können aber auch Atemwegsinfekte auslösen oder unterstützen. Interventionsstudien haben gezeigt, dass das Auftreten von Lungenentzündungen in Altersinstitutionen um mehr als zehn Prozent gesenkt werden kann, wenn Zahnfleischentzündungen behandelt werden. Es gibt auch Hinweise, dass Zahnverlust im Alter die Gangsicherheit und die kognitive Leistungsfähigkeit zu beeinträchtigen vermögen.

In einer eigenen Studie haben wir dokumentiert, dass in einer Institution für demenzkranke Menschen fast 60 % der Bewohner:innen, die eigene Zähne hatten, Karies aufwiesen. Eine Entzündung des Zahnfleisches lag bei diesen Menschen zu 85 % vor. Entzündungen der übrigen Mundschleimhäute, z. B. Pilzinfekte, trat bei 35 % der Bewohner:innen auf. Diese Daten waren gerade deshalb besonders alarmierend, weil die Bewohner:innen von einer qualitativ hochstehenden Betreuung profitierten, die auch eine möglichst regelmäßige Zahn-, Mund- und Prothesenhygiene umfasste. Der letzte Zahnarztbesuch lag im Mittel 25 Monate, im Extremfall über 60 Monate zurück.

Maßnahmen für die Zukunft

Dieser Sachverhalt unterstreicht die Notwendigkeit, dass in Zukunft bei der Betreuung von Menschen mit Demenz auch die Zahn- und Mundgesundheit Berücksichtigung findet, da orale Erkrankungen das Wohlbefinden der Betroffenen deutlich zu beeinträchtigen vermögen, auch wenn dies oft nicht einfach erkennbar ist. Eine zentrale Rolle kommt der frühzeitigen Erkennung kognitiver Einschränkungen im Alter in der ärztlichen und auch zahnärztlichen Praxis zu. Bei der Diagnosestellung Demenz sollte gleich zu Beginn auch ein in der Behandlung von Demenzkranken erfahrenes zahnmedizinisches Team in die individualisierte Patient:innenbetreuung einbezogen werden. Hierzu bedarf es einer vertieften Ausbildung zahnmedizinischer Fachpersonen in der Betreuung mehrfach erkrankter älterer Menschen, insbesondere mit Demenz. Schließlich wäre es auch an der Zeit, die aktuellen präventiven und therapeutischen Konzepte in der Zahnmedizin in Bezug auf ihre Wirksamkeit bei alternden Menschen mit chronischen Erkrankungen wie Demenz zu überprüfen.

Für die Erhaltung der Mundgesundheit bei Demenz hat es sich bewährt, die oralen Erkrankungsrisiken frühzeitig zu reduzieren, beispielsweise durch Extraktion fraglicher Zähne oder, falls indiziert, durch prothetische Maßnahmen, um die Kaufähigkeit und Beschwerdefreiheit im Mund in der stationären Betreuung einfacher und besser erhalten zu können. Diese Maßnahme sollte unmittelbar nach der Diagnosestellung erfolgen, also in einer Lebensphase, in der der an Demenz Erkrankte meist noch kooperationsfähig ist und sich an eine veränderte Mundsituation gewöhnen kann.[47]

Orale Prävention in der ambulanten Betreuung

In der ambulanten Betreuung sollte darauf geachtet werden, dass Mund- und Prothesenhygiene an die kognitive Leistungsfähigkeit des an Demenz erkrankten Menschen laufend angepasst werden und die notwendig werdende Unterstützung durch Angehörige und spitalexterne Dienste gewährleistet ist. Mit Abnahme der Eigenständigkeit muss die mechanische Zahn- und Mundhygiene in zunehmendem Maße auch durch ausreichend entzündungs- und karieshemmende Zahnpasten, -gels und -spüllösungen ergänzt bzw. unterstützt werden. Zuckerhaltige Nahrungsmittel und Getränke sollten so weit möglich auf die Hauptmahlzeiten beschränkt werden, nach welchen Zahn- und Mundhygiene erfolgen kann. Schließlich werden auch die betreuenden Zahnärztinnen und Zahnärzte mit ihrem Team, bestehend aus Dentalhygieniker:in und/oder Prophylaxeassistent:in, ihre professionelle Unterstützung der sich verändernden individuellen Situation der Demenzkranken sowie der betreuenden Personen laufend anpassen.

Orale Prävention in der stationären Betreuung

Beim Übertritt in eine stationäre Betreuung sollten anhand eines Eintrittsuntersuchs die oralen Gesundheitsrisiken bestimmt und entsprechend ein oraler Präventionsplan in Zusammenarbeit von Zahnärztin bzw. Zahnarzt, Ärztin bzw. Arzt und Pflegenden erstellt werden. Dieser umfasst einerseits wiederkehrende Kontrollen durch die Zahnärztin oder den Zahnarzt. Diese/r kann auch einfache therapeutische Maßnahmen in der Institution durchführen, wie z.B. die Inaktivierung von kariösen Läsionen. Der/die Dentalhygieniker:in und/oder der/die Prophylaxeassistent:in führen in der Institution regelmäßig und bedarfsgerecht Zahnreinigungen durch und schützen die Zähne mit hoch konzentrierten Fluorid- sowie Chlorhexidinlacken vor Erkrankung. Sie unterstützen zudem die Pflegenden bei der Etablierung einer gewissenhaften Reinigung der Zähne und der Mundschleimhäute mindestens einmal pro Woche mit hoch fluoridhaltiger Zahnpaste (5 mg/g Paste), so weit dies einmal täglich nicht möglich ist. Abnehmbarer Zahnersatz sollte einmal täglich mit pH-neutraler Seife gereinigt und nach jeder Mahlzeit abgespült werden. Abnehmbare Prothesen werden nachts besser nicht getragen und sollten dann zur Desinfektion trocken gelagert werden. Dabei werden auch Bakterienbeläge deutlicher sichtbar und können gezielter entfernt werden. Wenn die Möglichkeit besteht, lohnt es sich, abnehmbaren Zahnersatz mit Initialen und Geburtsdatum des/der Bewohner:in zu beschriften.

Markus Biedermann

Die »Ess-Kümmerer«

In den 1980er-Jahren verließ ich das Gastgewerbe und begann, in der Küche von Altersheimen wirksam zu sein. Die besseren Arbeitszeiten waren mir ein guter Anreiz dafür, schließlich hatte ich eine Familie gegründet und wollte auch etwas von den Kindern haben. Meine erste Anstellung hatte ich im Altersheim Weihermatt in Münchenbuchsee als Küchenchef. Augenblicklich wurde mir klar, dass die Arbeit in einer solchen Küche keineswegs gemächlich war: 60 alte Menschen waren meiner Küche auf Gedeih und Verderb ausgeliefert. Ich hatte nicht eine neue Arbeit, ich hatte eine neue Aufgabe! Mit einem täglichen Salatbuffet, gemeinsamer Menüplanung und Events rund um das Essen versuchte ich, meiner neuen Kundschaft gerecht zu werden.

Die damalige Klientel von Altersheimen unterschied sich sehr von der heute. Viele der Bewohner:innen waren rüstige Pensionär:innen, die – oft auch als Paar – freiwillig ins Altersheim übersiedelten. Vielleicht, um der Jungmannschaft das Elternhaus zu überlassen, oder auch, um den Lebensabend in Gesellschaft von anderen rüstigen Pensionär:innen zu erleben, statt allein zu Hause zu sitzen. Schwer pflegebedürftige Alte waren damals eher selten – und von Demenz sprach kein Mensch.

Ausladende Fleischplatte vs. gekonnte Haushaltsführung

Es gab eine Bewohnerin, der nachgesagt wurde, sie sei etwas verwirrt und »verhürschet«. Sie hieß Frau Rohner. In der Weihermatt hatten wir das Ritual, am letzten Freitag im Monat gemeinsam mit den Bewohner:innen in die Metzgerei zu gehen. Dort konnten sie direkt an der Theke das Fleisch auswählen, das sie am nächsten

Tag zu essen wünschten. Auch Frau Rohner kam direkt nach ihrem Einzug ins Altersheim mit in die Metzgerei. Sehr bestimmt bestellte sie Bratwürste, ein Güggeli, Ragout, Gehacktes usw., insgesamt Fleisch im Wert von 70 Franken. Am nächsten Tag – ich kam mir ganz gewitzt vor – servierte ich der alten Dame eine große Fleischplatte mit den von ihr ausgewählten Stücken. Sie aß eine halbe Bratwurst und ein Pouletflügeli und reagierte nicht weiter auf das üppige Angebot. Am nächsten Tag bekam Frau Rohner Besuch von ihrer Familie. Als die kleine Gesellschaft beim Dessert war, ging ich zu ihrem Tisch, erkundigte mich nach dem Wohlbefinden und erzählte die Geschichte mit der großen Fleischbestellung als lustige Anekdote. Die Familie zeigte sich hierauf nicht weiter erstaunt. »Ja, natürlich«, meinte der Sohn, »meine Mutter und mein Vater gingen freitags immer mit Pferd und Wagen zur Metzgerei und kauften dort das Fleisch für eine ganze Woche ein.« Ich fühlte mich beschämt. In meiner Ignoranz hatte ich ihre Kompetenzen unterschätzt: Wie zu der Zeit, als sie zu Hause für eine ganze Familie zu sorgen hatte, kümmerte sie sich um die Lagerbestände, und dies mit einer völligen Sicherheit und Klarheit.

Vieles hat sich seit den 1980er-Jahren geändert. Altersheime sind heute vornehmlich Pflegeheime. Die Klientel ist oft schwer unterstützungsbedürftig, der Umzug in ein Heim kaum je eine freiwillige Angelegenheit, Demenz ist eine häufige Diagnose. Die Ignoranz hingegen ist geblieben. Die Kompetenzen von demenzkranken Menschen werden nicht anerkannt, nein, es wird stillschweigend davon ausgegangen, dass sie über keine mehr verfügen.

Alles eine Frage der Perspektive

Wie voreingenommen wir doch von uns selber sind! Dass wir meinen, darüber urteilen und werten zu können, wenn andere Menschen sich auf eine Art und Weise verhalten, die uns nicht verständlich ist. Wir könnten ja auch auf die Idee kommen, dass es *uns* an Verstand (oder Herz) fehlt, einen demenzkranken Menschen zu begreifen! Wir könnten seine Wahrnehmung der Welt auch genauso akzeptieren wie die unsere, die ja auch immer eine subjektive ist – aber nein, die sollen gefälligst nach unseren Normen funktionieren, und wenn sie schon nichts mehr begreifen, sollen sie wenigstens nicht auch noch Umstände machen.

Wir sollten mehr darauf bedacht sein, dem, was wir nicht verstehen, Respekt zu zollen. Wir verstehen nämlich sehr wenig und es gibt sehr viel. Geprägt von unserer Zugehörigkeit zu einer sich selbst überschätzenden Spezies meinen wir, die Welt und ihre Geschöpfe (z. B. Pflanzen, Tiere und alle diejenigen Menschen, die nicht unseren Normvorstellungen entsprechen) nach unseren Parametern regieren zu können. Wir sehen uns als Krone der Schöpfung, doch führen wir Kriege, zerstören den Planeten und sind oft einsame, gekränkte und unverstandene Herzen. Alles, was anders ist als wir, überfordert uns, und wir reagieren mit Abwehr. Wir müssen uns für anderes öffnen und bescheidener werden.

Die Sache ist eigentlich ganz einfach: Es geht lediglich darum, die eigene Wahrnehmung kritisch zu betrachten, sich ihrer Relativität bewusst zu werden und dadurch respektvoller gegenüber anderen und anderem zu sein. Keiner hat sich freiwillig ausgesucht, dement zu werden, aber allen kann es passieren. Dass wir in der Lage sind, ein Leben zu führen, das nicht aus kompletter Abhängigkeit von anderen besteht, ist lediglich unser Glück, nicht unser Verdienst. Und in Anbetracht der Tatsache, dass wir eh einen großen Teil unserer Zeit mit Lohnarbeit verbringen, wäre es doch ein Gewinn für alle, dieser mit Bedacht nachzukommen – gerade dann, wenn es eben nicht um Leistung geht, sondern um Menschlichkeit.

Widerstand im Altersheim!

Akzeptieren wir, dass Demenzerkrankte nicht in unsere Normen passen! Welchen realen Wert haben schon das Einhalten von Essenszeiten, das Benutzen von Besteck oder sonstige Tischmanieren? Das alles sind lediglich soziale Konventionen, die je nach Gesellschaft und Zeit ganz anders aussehen. Akzeptieren wir, dass sie dann essen wollen, wenn sie Hunger haben, und nicht unbedingt dann, wenn Essenszeit ist! Sollen sie dazu spazieren, sollen sie mit ihren Händen essen und die Tischdekoration gleich mit! Passen wir uns ihrer Welt an, statt das fruchtlose Unterfangen bewältigen zu wollen, sie in unsere Normen zu zwingen.

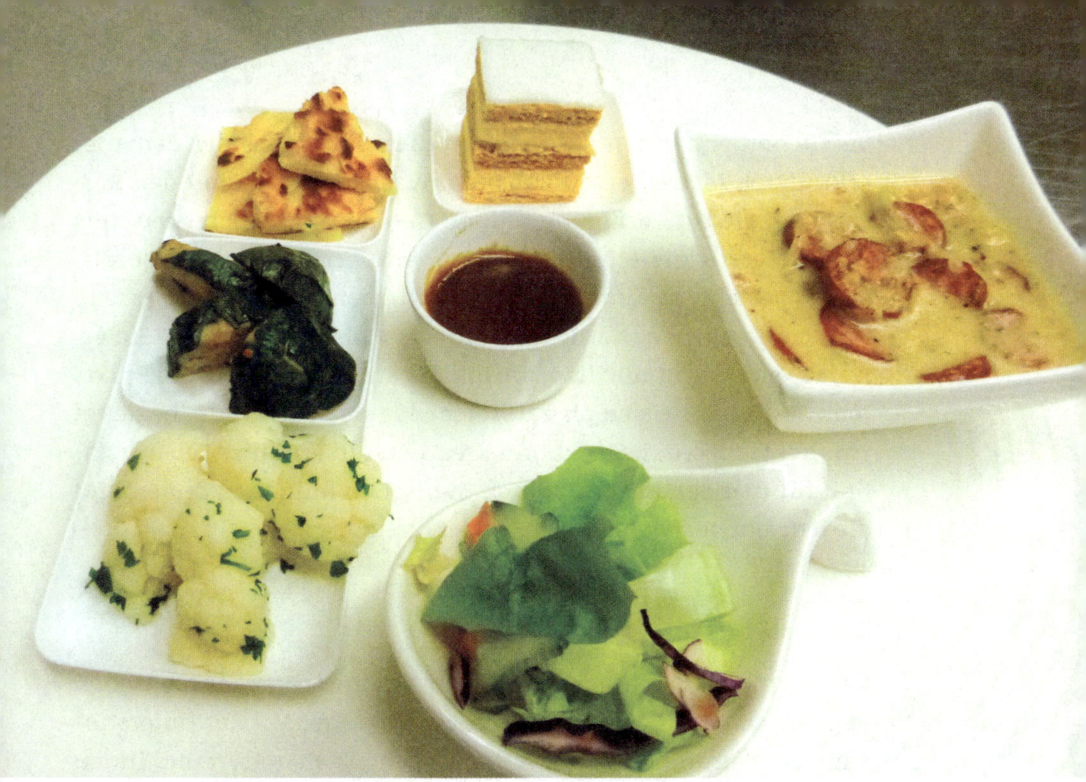

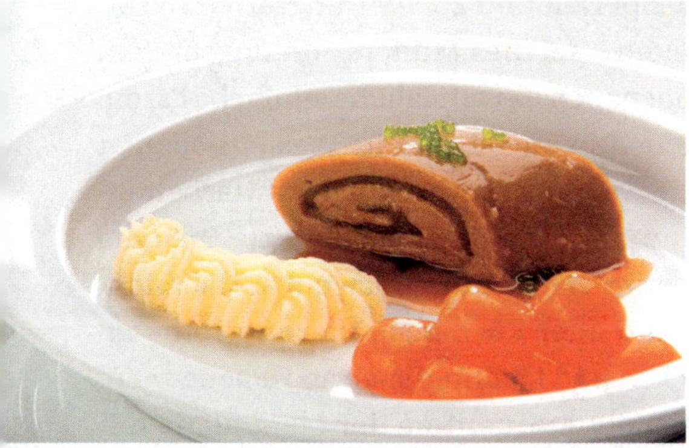

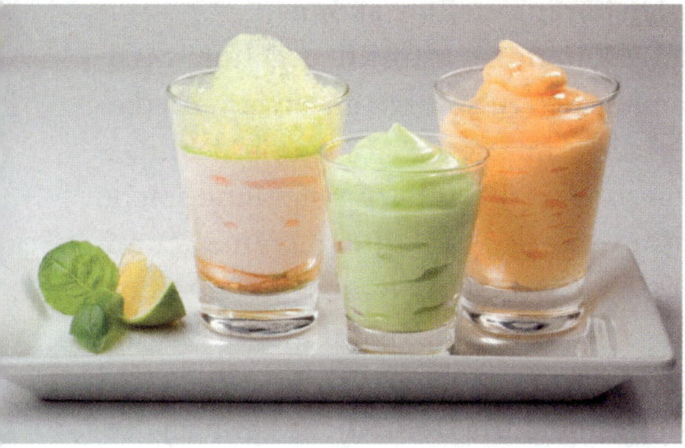

Oben: Das Mittags- oder Abendmenü wird in kleine Portionen von ca. 30–40g portioniert. So können je nach Bedarf – während der Nacht – die kleinen Menüs regeneriert werden. Die Bewohner:innen können so in »ihrer Welt« essen und trinken.

Mitte: Rinderroulade mit Kartoffelstock und Karotten. Das Fleisch und die Karotten wurden püriert und mit Gelee gebunden.

Unten: Kleiner gemischter Salat aus Randen, Karotten und Brokkoli als Schaum (*Espuma* [↗])

Versuchen wir, einen Rahmen um die Bedürfnisse des demenzerkrankten Menschen aufzubauen. Was ist möglich mit den Ressourcen, die zur Verfügung stehen? Gerade der Bereich rund ums Essen bietet viele Möglichkeiten, wenn erst einmal die Bereitschaft besteht, bekannte Pfade zu verlassen und alteingesessene Werte aufzugeben. Natürlich sind das viele große Worte. Sie erweisen sich oft als nützlich, um andere anzuspornen. In der Praxis manifestieren sie sich als zahlreiche kleine Schritte, die begleitet von Achtsamkeit, Respekt und Kreativität in erhöhter Lebensqualität für den demenzerkrankten Menschen münden können und die jede und jeder von uns umsetzen kann.

Die Essbiografie

Ganz grundlegend für die Verpflegung demenzkranker Menschen erweist sich das Erarbeiten einer Essbiografie. Mit der Unterstützung des Betroffenen sowie seiner Angehörigen und Freund:innen gilt es festzuhalten, welche Speisen und Zubereitungsarten in seinem Leben eine Rolle spielten – sei dies Mutters Sonntagsbraten, ein bestimmtes Festmahl oder auch das alltägliche, einfache Essen, das mit bestimmten Zutaten auf eine bestimmte Weise zubereitet wurde und das die heutige Generation von Küchenmitarbeitenden nicht einmal mehr kennt. Noch vorhandene Rezepte oder alte Kochbücher können dafür gute Dienste tun. Auch ein ausladender Tisch voller Lebensmittel und alter Küchengeräte kann hilfreich sein, Erinnerungen zu wecken und Lieblingsspeisen zu benennen. Wir benutzen diesen oft bei der Erarbeitung der Menüpläne mit den Bewohner:innen, die sich daran beteiligen können.

Im Idealfall wird eine Essbiografie mithilfe des alten Menschen erstellt, bevor die Demenz den Austausch erschwert. An dieser Stelle seien alle Angehörigen ermuntert: Erfragen Sie Lieblingsgerichte und Speisen mit besonderen Erinnerungen! Eine solche Zusammenstellung kann im weiteren Verlauf der Krankheit ein kostbarer Fundus sein, Ihre/n Liebste/n direkt anzusprechen.

Ist diese Art der Essbiografie-Erfassung nicht möglich, kann sie auch von Angehörigen zusammengestellt werden. Vielleicht lassen sich ja alte Rezepte auffinden. Die Heimküche kann zu diesem Zweck einen entsprechenden Fragebogen zur Verfügung stellen. Wo es möglich ist, sind persönliche Gespräche zwischen Küche/Küchenleitung und Betroffenen natürlich wünschenswert. Auf diese Weise können auch die Geschichten, die zu den entsprechenden Speisen gehören, besser vermittelt werden. Verfügt das Küchenteam über eine Essbiografie, hat es die Gelegenheit, die demenzerkrankten Bewohner:innen direkt und persönlich zu stimulieren.

Hierbei gilt es zu berücksichtigen, dass der Lebensmittelkorb eines Menschen in der Regel in den ersten 20 bis 30 Lebensjahren gefüllt wird. Studien haben erwiesen, dass diese Zeit unsere Essgewohnheiten maßgeblich prägt und später keine großen Veränderungen mehr eintreten. Die meisten Menschen essen am liebsten das, was sie kennen. Ihr Rezeptfundus ist relativ beschränkt auf 20 bis 30 Gerichte und grundsätzlich kaufen sie mehr oder weniger konsequent ein Leben lang die gleichen Produkte. Von daher ist es in den meisten Fällen unangemessen, Heimbewohnenden »moderne Gerichte« wie indisches Curry oder Frühlingsrollen anzubieten. Für bestimmte Anlässe wie zum Beispiel Themenwochen kann so gekocht werden. Auf dem normalen Speiseplan aber haben solche Gerichte nichts verloren. Die Heimküche hat sich nach den Bedürfnissen ihrer Klient:innen zu richten und nicht nach den kulinarischen Ambitionen ihres Küchenleiters.

Die Lust stirbt zuletzt

Mit Menschen mit Demenz haben wir im besten Fall Mitleid. Es tut uns leid für sie, dass sie komische Dinge tun und ihre eigene Familie nicht wiedererkennen. Für uns nicht Betroffene ist klar, dass wir kein solches »Dahinvegetieren« wollen, dass diese gelebte Zeit keine lebenswerte mehr ist. Aber haben wir denn eine Ahnung? Hat denn irgendeine/r Zugang zur tatsächlichen Wahrnehmung der Welt eines demenzerkrankten Menschen? Es kann genauso gut sein, dass im fortgeschrittenen Stadium der Demenz das Bewusstsein aktiv ist und dem betroffenen Menschen viele erlebenswerte Erfahrungen bietet. Vielleicht ist der Mensch einfach nach innen gerichtet, statt nach außen. Vielleicht hat er intensive

Sinneswahrnehmungen oder die Möglichkeit, bestimmte Dinge in seinem Leben mit sich selbst abzuschließen.

Vielleicht meinen wir, dass ein solches Leben nicht lebenswert ist, weil man in totaler Abhängigkeit lebt und es entwürdigend ist, gefüttert, gewickelt und verwahrt zu werden. Hier kann, ohne spekulativ zu sein, eine andere Wahrnehmung zum Zug kommen. Denn was wir nach wie vor mit demenzerkrankten Menschen gemeinsam haben, ist die Fähigkeit, Lust und Unlust zu empfinden. Wir können erkennen, wenn der Mensch mit Demenz sich ärgert oder sich unwohl fühlt, und auch, wenn er sich freut. Wir können – als Angehörige wie als Mitarbeitende einer sozialen Institution – uns darum bemühen, Momente der Lust und Freude zu schaffen und die unangenehmen Situationen möglichst zu verringern.

Ein Beispiel dafür ist »Essen als *basale Stimulation* [↗]«. Hierzu bereitet ein/e Küchenmitarbeiter:in mit einer transportablen Herdplatte direkt am Bett des betroffenen Menschen eine einfache Speise zu. Bekannte Düfte und Gerüche – diese sind ja oft mit Essen verbunden – sind tief in uns eingegraben. Es ist erstaunlich, welche Reaktionen bereits das Anschwitzen von Zwiebeln am Bett auf Menschen haben kann, die seit Wochen keine Reaktion mehr auf ihr Gegenüber und die Außenwelt gezeigt haben. Der feine Duft einer vertrauten Speise kann aktivierend und lustvoll wirken und den Appetit so sehr steigern, dass ein ganzer Teller gegessen wird, wo sonst nur mühevoll einzelne Bissen aufgenommen wurden. Essen als basale Stimulation verlangt wenig Aufwand. Schon nur das Kochen von Kaffee auf der Etage oder das Backen von frischem Brot verbreitet einen animierenden und heimeligen Geruch, der zum Frühstück einlädt. Mit einem Backautomaten kann das Ganze einfach bewerkstelligt werden. Statt Brot kann darin auch die in der Heimküche zubereitete Kuchenmasse gebacken werden.

Interessant ist die seit Langem geführte Diskussion, ob die Abnahme des Geruchsinns ein Hinweis auf Demenz sei. Meine Erfahrung zeigt, dass die basale Stimulation die geschilderte Wirkung erzeugt. Vielleicht ist es ja nicht der Geruch, der sie stimuliert. Vielleicht ist es auch mein Bestreben, ihnen Gutes zu tun, das sie wahrnehmen. Im Endeffekt spielt das keine Rolle. Demenzkranke Menschen essen nicht unbedingt so wenig, wie gemeinhin angenommen wird. Mit einem 24-Stunden-à-la-Carte-Angebot und der Möglichkeit, dann zu essen, wenn das Bedürfnis besteht, konnte ich in verschiedenen Projekten gute Erfolge erzielen. Natürlich wird es kaum möglich sein, im Normalbetrieb 24 Stunden eine Köchin oder einen Koch anwesend zu haben, die/der jederzeit eine Speise nach Wunsch zubereitet. Doch mit einer Regenerierungsgelegenheit auf der Etage und einigen fachgerecht gekühlten Tagesmenüs im Angebot ist es ein Kinderspiel, den Essenswünschen der Bewohner:innen auch um Mitternacht entgegenzukommen, dazu ist nicht einmal zusätzlicher Personalaufwand nötig. Das herkömmliche Angebot für Nachtaktive besteht derzeit lediglich aus einem Joghurt. Kein Wunder, essen viele Demenzkranke zu wenig!

Weg mit dem Besteck!

Menschen mit Demenz entziehen sich nicht nur Ansprüchen an die Essenszeiten. Sie brechen früher oder später auch mit der Konvention des Essens mit Besteck, weil sie nicht mehr wissen, was sie damit anzufangen haben. Essenreichen ist in diesem Fall jedoch die letzte Möglichkeit. So lange es geht, ist die Selbständigkeit der Bewohner:innen so weit wie nur möglich zu gewährleisten. Wer nicht mehr mit dem Besteck umgehen kann, kann oft immer noch selbständig essen – nämlich von Hand. Fingerfood bietet hierzu eine ideale Gelegenheit, diese Kompetenz zu erhalten und zu fördern. So können die Bewohner:innen einen Teil ihrer Autonomie bewahren und sind nicht vom dichten Zeitplan einer Pflegerin oder eines Pflegers abhängig, die/der ihr das Essen verabreichen soll. Zudem fördert Fingerfood den Tastsinn, was sich zusätzlich positiv auf die Nahrungsaufnahme auswirken kann. Bei der Zubereitung von Fingerfood ist darauf zu achten, dass die Häppchen gut greifbar, nicht zu heiß und mundgerecht sind.

Die Idee zu Fingerfood kam mir, als ich begann, mich mit Demenzkranken auseinanderzusetzen. Ich besuchte eine entsprechende Institution und stellte fest, dass sich die Essenstische dort gar schmucklos zeigten – keine Blume und kein Tischläufer gestalteten den Tisch einladend. Als ich die Mitarbeitenden darauf ansprach, erklärte man mir, dass das Aufstellen von Blumen nicht möglich sei, da die Bewohner:innen diese essen würden. Als ich nach Hause kam, hatte meine Frau den Tisch mit einer großen viereckigen Vase geschmückt, in der Kerzen auf Wasser schwammen. Am nächsten Tag nahm ich diese Vase mit, füllte sie mit bunten Gemüsestängeln und stellte sie auf den Tisch, der sofort viel hübscher aussah. Und tatsächlich: Die Bewohner:innen bedienten sich an dem Gemüsestrauß und nahmen eine ansehnliche Menge an frischer Rohkost zu sich. Das Konzept Fingerfood war geboren!

Ein weiteres Verpflegungskonzept, das ich in der Demenzbetreuung erfolgreich einsetzen konnte, ist »Eat by Walking«. Viele Demenzerkrankte haben den Drang, sich fortwährend zu bewegen, sie können nicht mehr still am Tisch sitzen und eine Mahlzeit zu sich nehmen. Deshalb werden auf dem Wohnbereich verschiedene Stationen mit Fingerfood eingerichtet: Die Bewohner:innen können ihrem Bewegungsdrang nachgehen und sich unterwegs verpflegen. Ein guter Nebeneffekt ist zudem, dass sich auch die Menschen, die am Tisch essen, zusätzlich an diesen Stationen bedienen und so ihre Nahrungsaufnahme verbessern.

Fingerfood und Eat-by-Walking-Konzepte können nach Belieben erweitert und angepasst werden. Eine Bewohnerin hat beispielsweise immer an ihren Kleidern herumgezupft, und es schien, als würde sie die Fusseln verspeisen. Also haben wir ihr eine »Fressjacke« genäht, einen großen Kittel mit zahlreichen Taschen. Diese haben wir dann mit Fingerfood gefüllt – und tatsächlich: Die Frau aß die so zur Verfügung gestellten Häppchen!

Smoothfood – die feine Art zu essen

Im fortgeschrittenen Stadium der Demenz entstehen Schluck- und Kaustörungen. Das ist der Moment, von Normalkost auf *pürierte Kost* [↗] umzustellen. Schließlich kann auch diese Kost unverträglich werden. Ausgehend von einem archaischen Verhalten, das sich zeigt, wenn wir Fisch essen und eine Gräte im Mund entdecken, um anschließend automatisch jeden weiteren Bissen vorsichtig mit der Zunge zu prüfen, können kleine Stücke in der pürierten Kost die Bewohner:innen plötzlich daran hindern, den Bissen zu schlucken, weil er gefährlich sein könnte. Der Bissen wird ausgespuckt, unendlich weitergekaut oder in der Backe (Hamsterbacke) verstaut. Dieser Moment muss erkannt werden, um von der pürierten auf die *passierte Kost* [↗] umzusteigen, in der alle Bestandteile eine sehr feine, sämige Konsistenz aufweisen.

Leider ist die pürierte und passierte Kost ein Stiefkind der Heimküche. Beliebige Speisen werden miteinander gemixt, oft sind die Warmhaltephasen viel zu lang und präsentiert wird das ganze als farbloser Einheitsbrei. Mittels *Smoothfood* [↗] – die feine Art, Essen zuzubereiten, wird auch die pürierte und passierte Kost zu einem kulinarischen Vergnügen. Mit Espumas und Flans können schöne Gerichte produziert werden, die sich meist einfach vom Tagesmenü ableiten lassen. Dabei sollte die Köchin oder der Koch die Maxime verfolgen, die Speisen so zuzubereiten, dass auch sie/er sie gerne essen möchte.

Ess-Entertainer:in statt Köchin bzw. Koch

Möglicherweise muss sich der/die Küchenchef:in in einer Institution für Demenzkranke weniger als Köchin bzw. Koch, sondern vielmehr als Ess-Entertainer:in sehen. Ihre/seine Aufgabe ist es, die Klientel für das Essen zu begeistern und gemeinsam mit dem Pflegepersonal eine Atmosphäre zu schaffen, die dies unterstützt. Unabdingbar ist hierzu der direkte Kontakt mit den Bewohner:innen. Sie anzusprechen, mit ihnen zu lachen, sie zu verführen schafft eine Basis des Vertrauens und Wohlbefindens, und dieses erzeugt Lebensqualität und Appetit. Dazu gehört auch, den Antrieben der Bewohner:innen gerecht zu werden, aufmerksam zu sein und ihre Wünsche und Bedürfnisse zu erkennen.

Das Arbeitsfeld der Heimköch:innen beschränkt sich auf keinen Fall auf den Platz hinter dem Herd. Genauso wichtig – oder noch viel wichtiger – ist der Austausch mit ihrer Klientel, das Erfragen und Erahnen ihrer Wünsche und Bedürfnisse und das Angebot, ihnen mittels Essen lustvolle, spannende und schöne Erfahrungen zu ermöglichen. Die Frage lautet nicht: Was macht es denn für einen Sinn, für Menschen mit Demenz gediegen zu kochen, die eh nichts mehr merken, sondern vielmehr: Wie kann ich für Demenzerkrankte kochen, sodass es ihnen Freude und Lust bereitet!

Antoinette Niggli

Das Vergessen vergessen – in der Musiktherapie

Die Besonderheit der musiktherapeutischen Arbeit mit Demenzkranken liegt darin, dass im Rahmen des Prozesses Phasen emotional intensiver Normalität stattfinden können. Im Unterschied zur musiktherapeutischen Arbeit mit älteren Menschen, die nicht an Demenz erkrankt sind, muss das Angebot, an erlebnisaktivierender Musik und an Improvisationen teilzunehmen, an den Stadien der Demenz und der individuellen Biografie orientiert werden. Erlebnisaktivierende musiktherapeutische Methoden ermöglichen schnell emotionale Prozesse mit gesundheitsfördernden Wirkungen, bergen aber auch die Gefahr, dass die ausgelösten Emotionen zu Belastungen führen können. Dem Umstand, dass bei Demenzerkrankten die selbstregulativen Mechanismen eingeschränkt sein können, muss deshalb bei der Wahl der Mittel besondere Beachtung geschenkt werden, um dem Risiko einer möglichen Destabilisierung entgegenzuwirken.

Die Teilnehmer:innen leiden an einer diagnostizierten leichten bis mittelschweren Demenz und sind zwischen 54 und 85 Jahre alt. In den Gruppen ist es üblich, sich zu duzen, was das Gemeinschaftsgefühl fördert und eine vertraute Atmosphäre schafft. Die Gruppe findet einmal pro Woche im Stadtspital Zürich Standort Waid unter meiner Leitung statt. Den Patient:innen der Klinik für Akutgeriatrie steht sowohl im stationären wie auch im ambulanten Setting seit vielen Jahren Musiktherapie zur Verfügung. Die meisten Menschen der ambulanten Gruppe, ein Angebot der Alzheimervereinigung Zürich, werden von der Memory Clinic überwiesen im Wissen, dass Musiktherapie Ressourcen fördert und Menschen mit Demenz einen Zugang zur Vergangenheit und zum Leben ermöglicht. Der folgende

Beitrag wurde aus der Praxis in Impressionen aus fünf ambulanten Gruppensitzungen zusammengestellt. Alle Namen wurden geändert.

Allegro appassionato (leidenschaftlich und bewegt)

Ich eröffne die Runde wie meistens mit der Frage, wie es den Gruppenteilnehmer:innen geht und spreche zuerst Silvia an. Sofort erzählt sie, dass sie noch ganz verwirrt sei. Heute hätte sie ein junger Mann aus dem Schlaf geweckt, und er habe auch noch gut ausgesehen! (Silvia lebt alleine, und wäre der Pfleger von der Spitex an diesem Morgen nicht pünktlich bei ihr eingetroffen, hätte sie den Termin verpasst). Aufmerksam hören die andern sechs Teilnehmer:innen zu, und gleich fangen zwei Gruppenteilnehmerinnen an, wie vereinbart, die Arie aus Mozarts »Zauberflöte« (»Dies Bildnis ist bezaubernd schön«) zu singen. Sie singen quasi um die Wette, und wenn die eine droht, den Faden zu verlieren, fängt die andere dies auf, und die Arie wird fast ganz zu Ende gesungen. Silvia ist verblüfft und lacht. Nach der Darbietung hören wir uns die Arie im Original an. Alle Teilnehmer:innen sind versunken in ihre Gedanken und Erinnerungen. Kaum ist der letzte Ton verklungen, wird über die »Zauberflöte« debattiert. Silvia ist von der Originalaufnahme am wenigsten berührt, deshalb spiele ich für sie »Hello Dolly« in der Version von Louis Armstrong. Silvia bewegt sich zur Musik und steht auf. Agil und mit viel Gespür für den Rhythmus bewegt sie sich mit ihren fast 83 Jahren schwungvoll und mit strahlendem Lachen, Raum nehmend vor der ganzen Gruppe, zur Musik, bis der einzige Mann sich zu ihr gesellt und die beiden zusammen bis zum Schluss der Musik gemeinsam »swingen«!

Allegro giocoso (heiter bewegt)

Der »Triumphmarsch« aus »Aida« ertönt. Sofort reagiert Renata, die italienische Wurzeln hat, strahlt übers ganze Gesicht und bewegt sich im Rhythmus zur Musik. Während Anna auf die Musik von Verdi fast gar nicht reagierte, geschieht dies beim Abspielen des Liedes »Guantanamera«. Noch während die Musik läuft, erzählt sie spontan, dass sie Spanisch versteht, mal einen Freund aus

Südamerika hatte, der Harfe spielen konnte, und dass das Lied von einer Frau aus Guantanamera erzählt. Das nächste Lied erkennt Mirjam: »Jöö, ds Guggerszytli!« Sie reagierte bisher kaum auf Musik, oft konnte sie die Stücke nicht einordnen und fühlte sich deshalb zu wenig eingeladen.

Nach dieser ganz persönlichen Begrüßungsrunde mit Musik, bei der ich für alle Teilnehmer:innen genau »ihre« Musik auswähle, spürt man, wie diese Form von individueller Wertschätzung die Teilnehmer:innen oft in ihrem Selbstvertrauen stärkt. Sie entspannen sich, was deutlich an ihren lachenden Gesichtern zu erkennen ist. Durch das entspannende Lachen und Wiedererkennen der zu ihnen passenden Musik getrauen sich die Teilnehmer:innen, sich spontan und frei mitzuteilen.

Allegro con fuoco (sehr lebhaft, feurig)

Musikimprovisation in einer Gruppe mit an diesem Tag nur drei sich gut kennenden Teilnehmenden. Manfred (73 Jahre) stellt sich an den Gong, er ist ein humorvoller, schmächtiger Mann. Helene (81 Jahre), zierlich, schlank und trotz der Zartheit auch zäh, setzt sich wie jede Woche mit der gleichen Begeisterung an die große Tischtrommel mit den dazugehörenden Schlägeln. Heinrich (83 Jahre), ein kleiner temperamentvoller, aufgeweckter Mann, der, als er noch jung war, im Selbststudium Griechisch gelernt hatte und uns ab und zu Wortherkunftserklärungen gibt, stellt sich vor das Becken. Ich wähle für mich eine afrikanische Trommel, die Djembe, mit der Idee, musikalisch mit Rhythmus Boden/Kontinuität/Rahmen geben zu können. Manfred legt gleich mit einem wuchtigen Schlag in die Mitte des Gongs los. Sofort antwortet Helene mit einem Trommelwirbel, dicht darauf folgt Heinrich mit kurzen schnellen Schlägen auf das Becken. Eine unglaublich intensive Dynamik und Fülle entsteht, die Manfred weiter mit mehreren Gongschlägen verdichtet. Ich versuche mich mit ein paar rhythmischen Schlägen auf die Djembe einzubringen, wobei mir sofort klar wird, dass es mich heute in der für mich gewählten Aufgabe, der Rahmung mit Rhythmus, nicht braucht. Ich setze mich zum Trio dazu, um beim Erleben des Geschehens dabei zu sein.

Der Gong singt in den schönsten Obertönen und füllt die Improvisation. Die drei Improvisierenden freuen sich und lachen so, dass sich das Lachen wie selbstverständlich in ihre Klangwelt integriert. Eine beeindruckend differenzierte Harmonie und Kraft wird spürbar, die sich verstärkt, weil die drei Musiker:innen konzentriert Augenkontakt zueinander haben. Meine Gefühle schwanken am Anfang hin und her zwischen der bangen Frage, ob ich diese Wucht und Dichte zulassen darf und soll, und meiner persönlichen Ergriffenheit und Faszination über das, was sich in diesem Moment vor mir abspielt, und ich lasse es geschehen. Die drei wiederholen ihr Spiel in ähnlicher Weise. Dabei stellt sich die gleiche Dichte ein, die möglich wird, weil jeder der drei Sorge für sich und die andern trägt. Während der gesamten Sequenz nimmt das ganze Geschehen keine chaotische oder eskalierende Qualität an. Die Improvisation offenbart eine kontinuierliche Bodenhaftung, in der sich mit Konzentration viel Freude und Spaß am gemeinsamen Erleben entwickelt.

Die riesige Energie und Fülle endet im langen Ausklang des Gongs, den Manfred, Helene und Heinrich bis zur Stille aushalten, genießen und zulassen.

Allegro dolente (klagend)

Hans wünscht sich das Volkslied »Im schönsten Wiesengrunde«. Er bemerkt dazu, dass es ein trauriges Lied sei. Ich frage nach, woraus er dies schließe. Hans entgegnet sehr entschieden, in dem Lied gehe es um das Sterben, den Tod und Abschiednehmen vom Leben. Daraufhin meldet sich Therese und teilt etwas zögernd mit, dass ihre Angehörigen möchten, dass sie einmal kremiert werden soll. Je länger sie darüber nachdenke, desto unsicherer werde sie, ob sie das möchte, und kann sich eine Erdbestattung eher vorstellen. Wie soll sie das aber ihren Angehörigen klarmachen? Hans fügt hinzu, dass für seine Frau und ihn klar sei, dass sie eine Erdbestattung wollen. Ich frage nach den damit verbundenen Vorstellungen und Wünschen. Hans erzählt, wie in seiner Kindheit bei Beerdigungen zu Ehren des Verstorbenen die Fahne ins Grab gesenkt, dort kurz belassen wurde, bevor sie wieder langsam und andächtig gehoben wurde.

Mit dieser Metapher erklärte uns Hans, was er mit Worten nicht ausdrücken konnte. Es ist die Beschreibung eines Rituals. Therese bestätigt, dass es auch ihrem Gefühl entspräche, dass ein Erdgrab ein Ort ist, den man besuchen kann. Es ist ein realer Ort, auf dem Blumen wachsen und zum Beispiel eine Engelsstatue oder eine Kerze hingestellt werden kann. Therese ergänzt, ein Ort, wo man in Ruhe an den Verstorbenen denken und mit ihm sprechen kann. Konrad, der bis zu diesem Zeitpunkt geschwiegen hat, meldet sich zu Wort. Für ihn gibt es nur die Kremation, wo man seine Asche verstreue, ist ihm egal.

Ich ermutige Therese, das Gespräch mit den Angehörigen zu suchen. Therese erwidert, das sei schwierig, da sie sich noch nicht ganz sicher sei, ob sie nach ihrem Tod eine Erdbestattung möchte oder kremiert werden soll. Durch das Formulieren ihrer Gedanken fällt es Therese leichter, ihre Ambivalenz mit ihren Angehörigen zu klären.

Nach der entstandenen Stille singen wir das Lied. In der letzten Strophe heißt es: »Sterb' ich – im Talesgrunde will ich begraben sein, singt mir zur letzten Stunde im Abendschein …«

Allegro moderato (mäßig schnell)

Die letzte Gruppe setzt sich aus sechs Teilnehmenden zusammen, die alle ein lebhaftes Temperament haben und stets selbstbewusste und eigenständige Menschen waren.

Rolf und Edith schwatzen und lachen vergnügt. Damit stören sie die Konzentration der Gruppe, und ich überlege gerade, wie ich sachte geteilte Aufmerksamkeit reinbringen kann, ohne etwas Wichtiges, das bei den beiden in Gang ist, brüskierend zu beenden. Franz hilft, er ruft: »Seid einmal still, ich will jetzt singen!« Stille! Rolf und Edith schauen verdutzt, während ich erstaunt bin und Entlastung spüre. Von den andern drei Gruppenmitgliedern wird mit Nicken signalisiert, dass sie Franz zustimmen. Auf die Frage, welches Lied Franz singen möchte, nennt er den Kanon »Bruder Jakob«. Sofort sind alle dabei, die Störung und der Unmut sind vergessen. Ich verteile die Kopien des Liedes in zehn verschiedenen Sprachen. Wir beginnen zuerst mit Deutsch und dann gleich im Kanon, was mit drei Durchgängen erfolgreich gelingt.

In schwedischer Sprache singt uns Rolf das Lied solo vor. Er hat in Schweden gelebt und kennt die Sprache gut. Edith erzählt, sie sei auch halbe Schwedin, ihr Großvater war Schwede. Alle hören Rolf aufmerksam und auch etwas bewundernd zu, wie er mit kräftiger Stimme alleine singt. Danach strahlt er, und die andern applaudieren. Gelächter gibt es, als wir das Lied zungenbrecherisch auf Polnisch singen. Nach der anstrengenden Übung mit dem Kanon lade ich die Gruppe ein zum Tanzen zu »Hello Dolly« mit Louis Armstrong. Sonja, die heute schlecht hört, steht auch auf, bewegt sich geschmeidig, passend zur Musik. Sie lacht und zwinkert schelmisch mit den Augen, als sie bemerkt, dass ich sie betrachte.

Zum Schluss dürfen sich alle, die wollen, in der Gruppe ein Musikinstrument holen. Franz fängt mit der Meerestrommel an. Sachte erzeugt er das Rauschen des Meeres, wie Glitzersterne auf den Wellen klingt Edith mit einzelnen klaren, hellen Klängen der Klangstäbe dazu. Rolf bringt das Becken sachte in Schwingung. Das liebliche Rasseln der Schellen spielt Herta, was das Klangbild zusammen mit dem tragenden Rhythmus, gespielt auf der Trommel von Paul, vollendet. Doris braucht eine Weile, bis sie sich getraut und motorisch die Bewegungen herausfindet, wie sie mit den Schlägeln die Töne des nicht einfach zu spielenden Holzxylofons einfügt. Ich bin mit ihr in Blickkontakt und ermutige sie mit Gesten und freudigem Zunicken dranzubleiben. Plötzlich ertönt völlig unerwartet die Anfangsmelodie vom Kanon »Bruder Jakob«. Solche Momente berühren mich immer wieder. Doris, die schüchtern ist, eher gehemmt und unsicher, spielt völlig korrekt den Anfang der verklungenen Melodie von vorhin und strahlt mit entspanntem Gesicht. Die Musik wird leise, alle hören aufeinander und spüren die Dynamik. Sie sind aufmerksam, bis der letzte Ton des Klangstabs, den Edith noch gespielt hat, verklungen ist ... Rolf hebt die Schlägel, schaut in die Runde, nimmt Blickkontakt auf, auch zu mir, ich nicke, und mit einem festen Schlag auf das Becken endet die Improvisation! Alle lehnen sich entspannt und mit zufriedenen Gesichtern zurück. Annemarie, die heute verschlafen hat und grad noch in den letzten 15 Minuten zur Gruppe gestoßen war, ruft mit Begeisterung: »Bravo!« Sie klatscht mit den Händen und erzählt, sie sei gerade in der Erinnerung im Meer schwimmen gewesen, was sie immer überaus liebte.

Jede Woche stellt sich mir in jeder Gruppe neu die Herausforderung, einen gemeinsamen Fokus zu finden, der die Befürchtungen und Wünsche der einzelnen Teilnehmer:innen aufgreift und zu einem gemeinsamen Prozess führt. Oft helfen Gruppenmitglieder und bringen Impulse ein, die die Gruppe weiterbringt und die ich aufgreifen kann. In jeder Situation erzeugt eine Gruppe eine eigene Dynamik mit besonderen Bedürfnissen und Antworten darauf, die ich als Gruppenleiterin einerseits nicht stören darf, in einer anderen Situation jedoch steuern muss. Die Gruppenmitglieder erschaffen die heilsame Unterstützung gemeinsam, indem sie einen ihrer Situation angemessenen Klangraum schaffen, die Lieder finden, die dazu passen oder plötzlich vor oder nach der Musik etwas thematisieren, was sie weiterbringt. Durch Klänge und Musik wird oft eine intensive Nähe und mit individuellen Erinnerungen gefüllte Emotionalität hervorgebracht. Das, was dabei geschieht, erlaubt es, tiefe Gefühle zu erleben und zuzulassen. Gefühle gehen nicht vergessen, sie bleiben spürbar und sind oft gekoppelt mit Erinnerungen unserer Lebensgeschichte. Sie sind der unerschütterliche Beweis, dass die Erkrankung Demenz uns niemals das Menschsein nehmen kann. Menschen, die in die Gruppen kommen, erlauben mir, ein Stück ihres Weges mit ihnen zu gehen und sie zu begleiten. In diesen Stunden gelebter Gemeinschaft, getragen von Musik, Gesang und Tanz, entstehen Inseln menschlicher Begegnungen. Die Vertrautheit und Intimität, die durch die Teilnehmer:innen entstehen, ist ein Geschenk, das Musik möglich macht, wenn sie mit Bedacht eingesetzt wird. Für viele Demenzerkrankte ist es oft das einzige Mittel, Gefühle und Erinnerungen wachzurufen.

Erfolgreiche Therapie mit Musik
Irene Bopp-Kistler

Ein ungarischer Patient war durch seine Alzheimerkrankheit fast völlig verstummt. Als er während der Musiktherapie ungarische Volksmusik der Sinti und Roma hörte, wurden einerseits Erinnerungen an seine Kindheit wachgerufen, andererseits konnte er unzählige Strophen von ungarischen Liedern auswendig singen.

Die in der renommierten wissenschaftlichen Zeitschrift »Brain« publizierte Studie von Neurowissenschaftler:innen des Max Planck Instituts[48] liefert die lang erwartete Erklärung dazu: Die Forscher:innen lokalisierten zunächst das Musik-Langzeitgedächtnis im menschlichen Gehirn. Hierzu wurden 32 gesunden Studienteilnehmenden bekannte, erst kurz zuvor gehörte sowie völlig unbekannte Lieder vorgespielt. Währenddessen analysierten die Wissenschaftler:innen die Hirnaktivität der Versuchspersonen mittels einer speziellen funktionellen *MRI*-Untersuchung [↗]. Anhand der Ergebnisse identifizierten die Forscher:innen jenen Teil des Gehirns, der bei der Musikwiedererkennung aktiv ist. Zur großen Überraschung liegen diese Hirnareale nicht, wie vermutet, im Temporallapppen, der schon in einem Frühstadium der Alzheimererkrankung stark beeinträchtigt und u.a. für das Hören zuständig ist, sondern in einer Hirnregion, die komplexe motorische Abläufe steuert. Dies deckt sich mit der Erfahrung, dass sich Alzheimererkrankte gerne zu Musik bewegen und dass auch komplexe motorische Fähigkeiten lange erhalten bleiben.

In der Folge wurden bei Alzheimerkranken mittels MRI- und PET-Untersuchung einerseits der Stoffwechsel, andererseits auch die Belastung mit Amyloid und der Nervenzellschwund untersucht. Die Resultate waren verblüffend: Die Region zur Wiedererkennung von Musik scheint, trotz gewisser Amyloidablagerung, von einem Schwund an Hirnmasse lange verschont zu bleiben, und auch der Hirnstoffwechsel verläuft auf fast normalem Niveau. Das Expert:innenteam konnte somit zum ersten Mal den Beweis erbringen, dass die Bewahrung des musikalischen Gedächtnisses ein direktes anatomisches Korrelat aufweist.

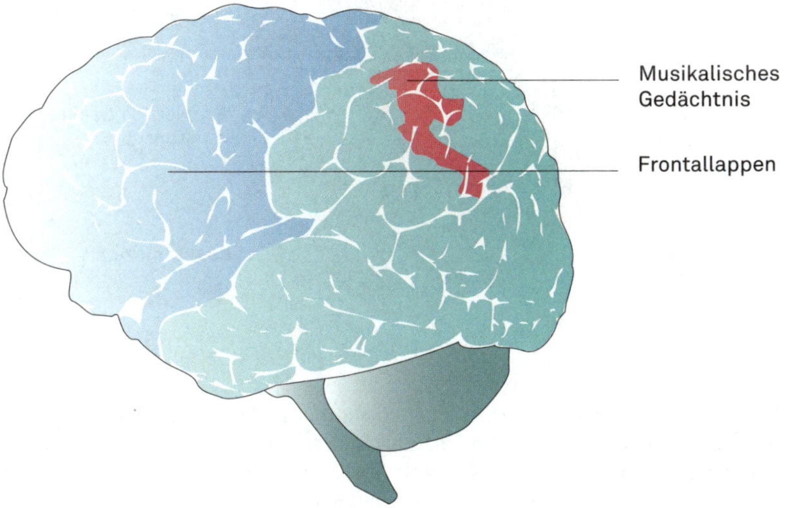

In Zukunft wird Musik in der therapeutischen Anwendung bei Alzheimerkrankheit möglicherweise ein noch größeres Gewicht erhalten: Bereits seit Längerem ist bekannt, dass sich Musik positiv auf Verhaltensauffälligkeiten, aber auch auf das emotionale Wohlbefinden und die Stimmung bei Alzheimerkranken auswirkt. Eine Studie von Juliette Palisson und ihrem Team konnte zudem zeigen, dass Musik auch das verbale Gedächtnis verbessert.[49] Zudem stimuliert Musik auch gewisse Bereiche des Stirnhirns,[50] eine Region, die als »Schaltstelle« unseres Hirns gilt. Reto Kressig[51] weist seit Langem darauf hin: Beim aktiven Musikhören und Musizieren finden im Frontalhirn Prozesse statt, die u.a. mit Aufmerksamkeit, Konzentrationsfähigkeit und der Koordination gleichzeitiger Aktivitäten zu tun haben.

Der Schweizer Komponist und Musikpädagoge Émile Jaques-Dalcroze entwickelte vor rund 100 Jahren körperliche Übungen, die zu improvisierter Klaviermusik ausgeführt werden und heute vermehrt für Senior:innen zum Einsatz kommen. Reto W. Kressig: »In den Jaques-Dalcroze-Ateliers haben wir gesehen, dass Teilnehmende wieder ganze Sätze formulieren konnten, die vorher nur noch einzelne Wörter sagten. Da zeigt sich eine neuronale Kopplung von Musik, Bewegung und Sprache.« Zudem werde das Sturzrisiko stark reduziert, die örtliche Orientierungsfähigkeit verbessert und die Stimmung positiv beeinflusst. Kressig: »Teilnehmende, die zu Apathie, Hyperaktivität oder Aggressionen neigen, profitieren sehr von den Übungen. In manchen Fällen konnten wir die Dosierung von Neuroleptika reduzieren.« In diesem Kontext gibt es immer mehr Tanzcafés.

Was man zum Tanzen braucht
Irene Bopp-Kistler

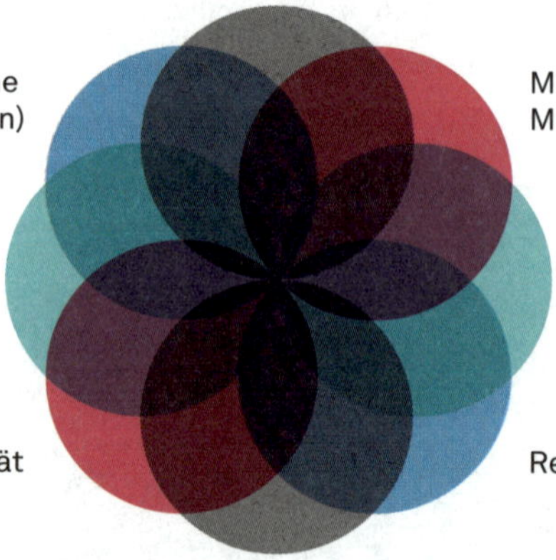

Regelmäßiges Tanzen soll das Demenzrisiko bis zu 76% reduzieren![52] Deshalb entstehen weltweit mehr und mehr Tanzcafés für Menschen mit Demenz. Musik stimuliert zudem das Frontalhirn, somit wirkt sich die Kombination Musik und Bewegung besonders positiv auf die Hirnfunktion aus.[53]

Katharina Müller

Begleitetes Malen – ein Anker im Sturm der Verluste

Kreativer Ausdruck als Stärkung der eigenen Persönlichkeit, als individueller Freiraum jenseits von Müssen und Defiziten, als Potenzial schöpferischer Kraft und eigener Ressource, als Freude am Tun und Freude am Sein. Das erlebe ich täglich in meinem mobilen Malatelier, mit dem ich seit 2003 an verschiedenen Orten Begleitetes Malen für Menschen mit Demenz anbiete.

Die meisten Menschen mit demenziellen Veränderungen nehmen emotional sehr viel von ihrer Umgebung wahr. Sie sind bei fortgeschrittener Demenz den Reizen der Umwelt aber oft ungeschützt ausgesetzt, weil sie das Wahrgenommene nicht mehr über ihre kognitiven Fähigkeiten lenken oder einordnen können. Deshalb brauchen diese Menschen eine »Medizin«, in der sie das Unerklärliche über den Körper ausdrücken können und Zentrierung auf sich selber erfahren.

Von Demenz betroffene Menschen erhalten durch körperorientierte, künstlerische Gestaltung eine *nonverbale* [↗] Ausdrucksform, die dort ansetzt, wo rationales, intellektuelles Denken nicht hinreicht: in das tiefe eigene Innere, die Seele oder den persönlichen Kern. Es ist der Kern, der trotz allen anderen Verlusten nicht verloren geht. Zahlreiche *Bildspuren* [↗][54] aus dem Begleiteten Malen bestätigen dies: Obwohl die einzelnen Bildspuren verschieden sind, ist der individuelle Ausdruck wie eine persönliche Handschrift in jedem Bild erkennbar. Selbst im fortgeschrittenen Stadium der Demenz mit wenig kognitiver Steuerung zieht sich der persönliche Ausdruck durch alle Bilder.

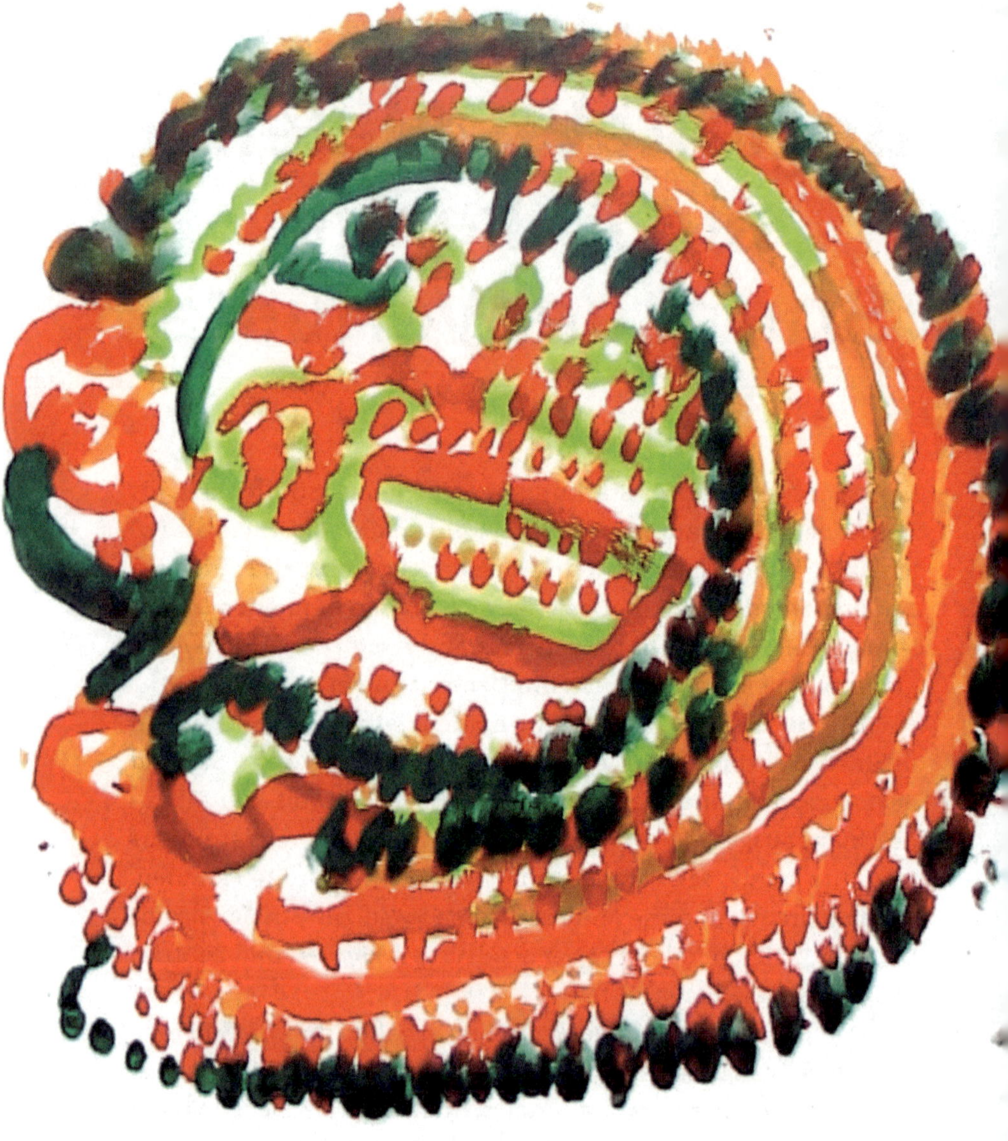

Oben: Malen im eigenen Körperrhythmus

Oft sind die Malenden selber überrascht und erfreut ob ihrem eigenwilligen und sichtbaren Ausdruck, und ich staune immer wieder von Neuem, welche unvoreingenommene Lebenskraft sich in den Bildern zeigt. Viele Malende können sich mit großer Intensität den Farben und Formen hingeben, mit »Leib und Seele bei der Sache sein« und sich in den schöpferischen Dialog mit sich selber begeben. Gelingt dies, wirkt sich dieser Prozess auch heilsam auf Leib und Seele aus. Einerseits, weil das selber Geschaffene zutiefst befriedigt, und andererseits, weil die körperliche Einstimmung und die kräftigen Farben durch die bewegte Hingabe die Selbstwahrnehmung unterstützen und dadurch den Geist und die Seele beleben. Selbst wenn die äußere Bildspur im Nachhinein in Vergessenheit gerät, bleibt die körperliche und geistige Wirkung. Einer inneren Orientierungslosigkeit wird für einige Momente Boden und Anker geschenkt, was am gemeinsamen Lachen und der lebhaften Kommunikation, die oftmals im Anschluss an den Malprozess stattfindet, beobachtbar ist.

Jeder Mensch hat ein kreatives Potenzial. Kreativität ist die persönliche, schöpferische Ressource, um das Leben zu gestalten und sich selber in die Welt einzubringen. Menschen mit Demenz haben, bedingt durch ihre veränderte Wahrnehmung der Realität, ein oft toleranteres Auftreten sich selber und anderen Menschen gegenüber. Viele erhalten durch den Verlust konventioneller Werte eine große Freiheit in ihrem persönlichen Ausdruck, und sie sind den Teilnehmenden in der Gruppe gegenüber meist freundschaftlich und interessiert gesinnt. Aus diesem Grund sind Gruppenangebote für Menschen mit Demenz gegenseitig bereichernd und unterstützend, gerade durch die individuelle Vielfältigkeit, die zum Selbermachen anspornt. Sei dies in Malspuren, Klangbildern, im Tanz-Theater, Tonen, Schnitzen, Schleifen, Tasten, Spüren, eben beim »mit allen Sinnen bei der Sache Sein«.

Das Leibgedächtnis, das *Gedächtnis* [↗] des Erlebens, wie es Baer ausdrückt,[55] geht demenzbetroffenen Menschen auch im fortgeschrittenen Stadium ihrer Krankheit nicht verloren, im Gegenteil. Ich habe erfahren, dass sich die Sinneswahrnehmung der betroffenen Menschen gerade durch die Einschränkung logischen Denkens mehr Raum verschafft. Die zwischenmenschliche Begegnung verlagert sich auf die Sinnesebene im Hier und Jetzt – wenn man bereit ist, sich darauf einzulassen.

Oder wie es Christine Bryden, selber von Demenz betroffen, in ihrem Buch ausdrückt: »Unser Hirn ist geschädigt, und deshalb haben wir vergessen, ob Sie uns in der Vergangenheit verletzt haben, deshalb kümmert es uns nicht, was Sie uns in Zukunft antun könnten und deshalb haben wir auch keine Ahnung, ob wir Ihnen etwas angetan haben oder versäumt haben, etwas für Sie zu tun. Wir können nur jeden Moment des ›Jetzt‹ intensiv mit Ihnen erleben. Lernen Sie diese Momente zu schätzen, und Sie werden Zeuge echter Selbstakzeptanz.«[56]

Am Beispiel des Begleiteten Malens kann ein Einblick davon gewonnen werden, wie Menschen mit Demenz ihre Persönlichkeit über Farben und Formen ausdrücken oder sich mit ihrer Lebenssituation und ihrer veränderten persönlichen und fremden Wahrnehmung auseinandersetzen. In diesem Sinne ist das Begleitete Malen keine Therapie, sondern Hilfe zur Selbsthilfe und Lebensfreude. Die Funktion der Malbegleiterin ist es, die Malenden in diesem »Jetzt« willkommen zu heißen und sie über körperliche Einstimmung behutsam und ohne Manipulation in die eigene Malbewegung zu begleiten. Die Malenden sind dadurch ganz auf sich zentriert und können ihrem »Da-Sein« und »So-Sein« den authentischen und sie stärkenden Ausdruck verleihen.

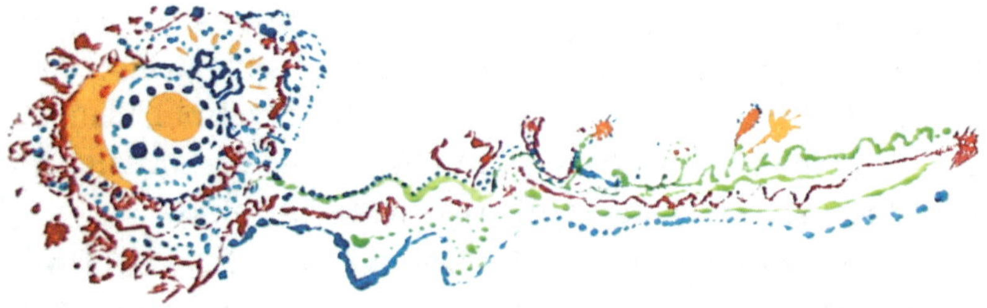

Oben: Mit großer Sensibilität gemaltes letztes Bild einer demenzkranken Frau, kurz vor ihrem Sterben. Sie sagt dazu: »Jetzt ist die Blume geknickt.«

S. 241f.: Malend zur Frage: Bin ich noch der, der ich bin?

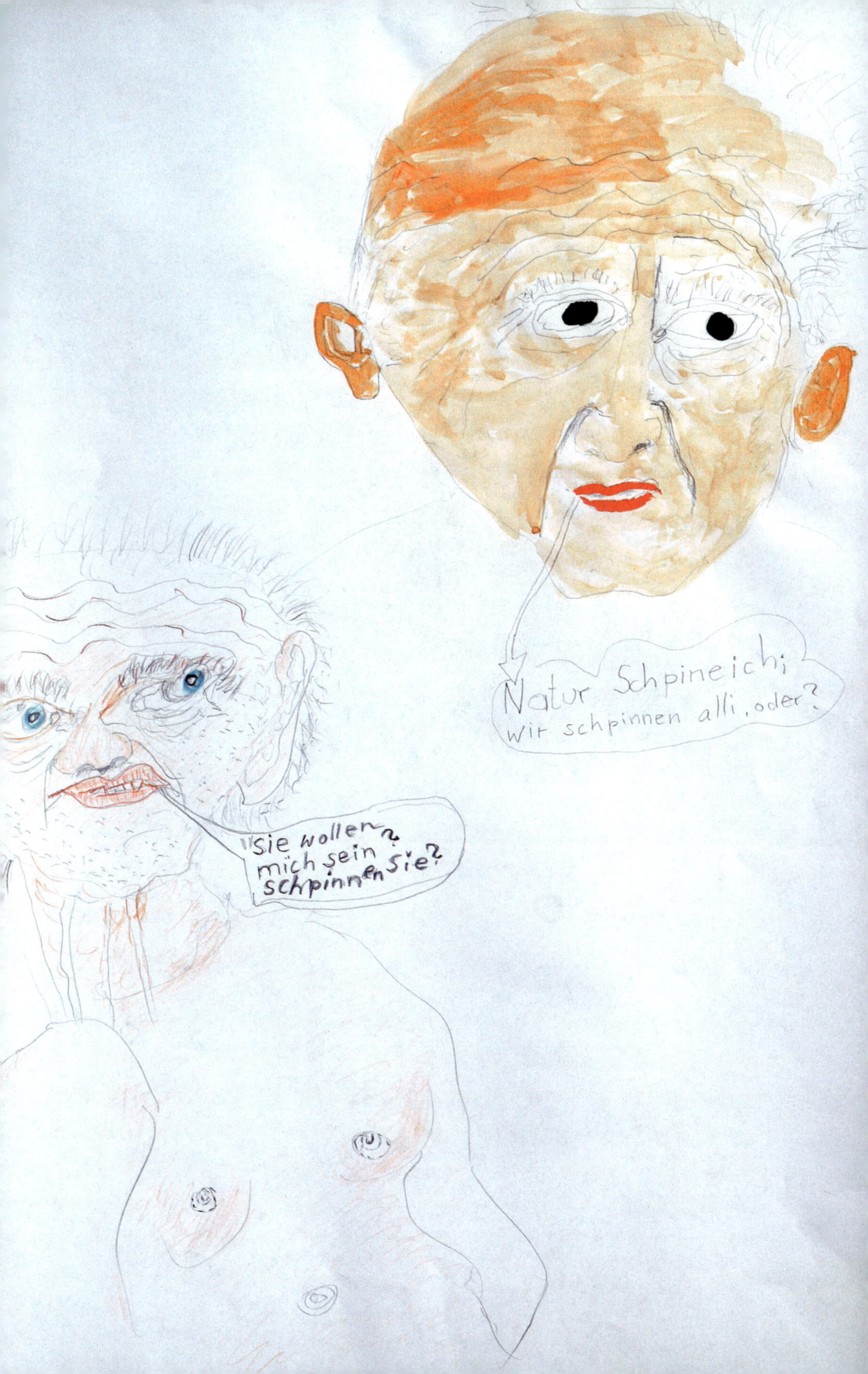
Natur Schpineichi
wir schpinnen alli, oder?
"Sie wollen?
mich sein
schpinnen Sie?

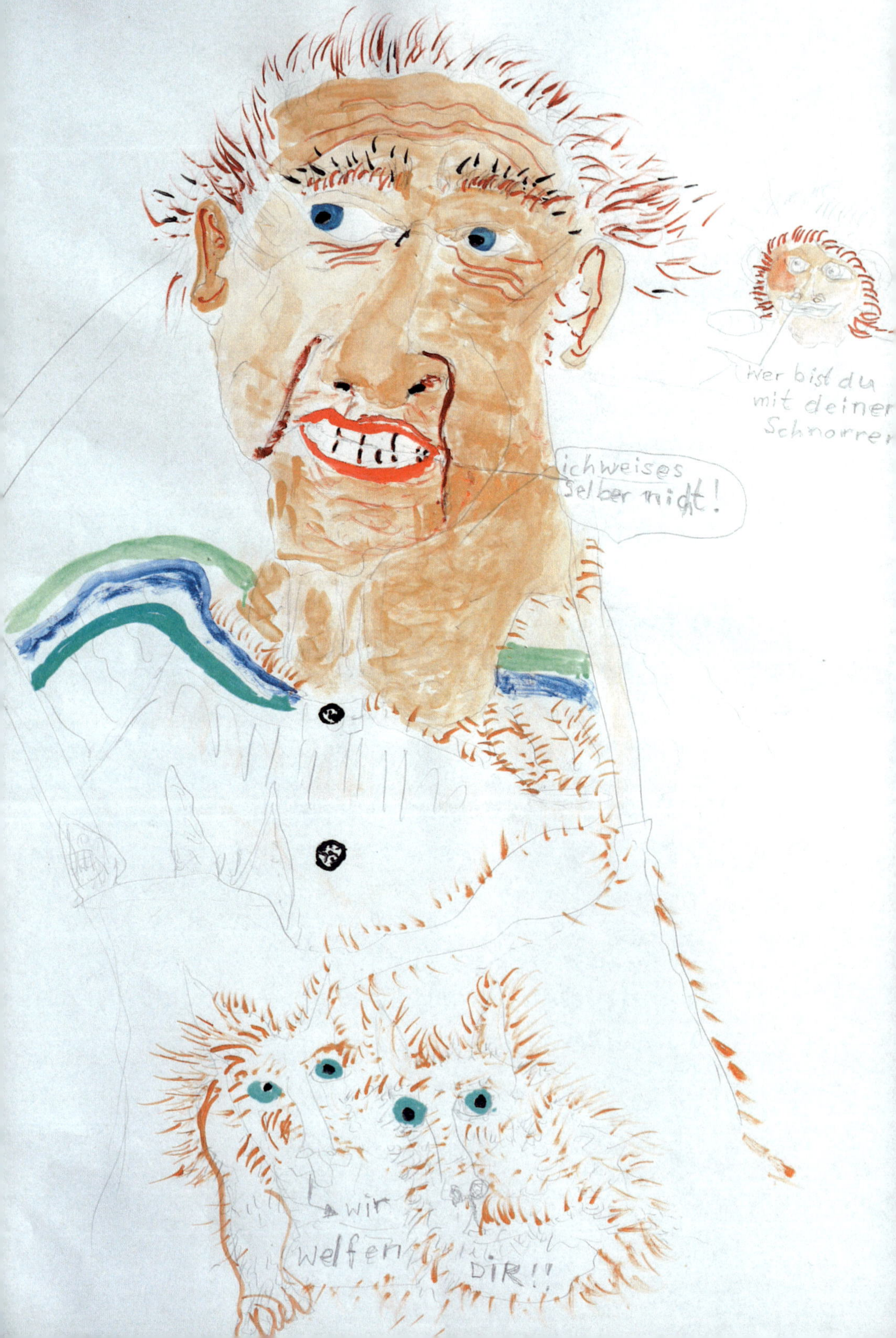
Wer bist du
mit deiner
Schnorre
ichweises
selber nicht!
wir
welfen
DIR!!

Im Ahnen des nahenden Todes teilen sich Menschen mit Demenz ihrer Umwelt in eindrücklicher und bereichernder Weise mit und tragen dadurch zu einer vertieften Wahrnehmung des Wesentlichen im Leben bei, nämlich sich aller Vergänglichkeit bewusst zu sein und aus diesem Grund das Leben im Augenblick mit aller Intensität zu leben und dessen Wert zu schätzen.

Selbst wenn gesagt wird, Menschen mit Demenz seien im fortgeschrittenen Stadium nicht mehr zur Selbstreflexion in der Lage, so besitzen sie doch die Fähigkeit zum sinnbildlichen Teilen ihrer tief greifenden Lebensveränderungen. Meine Erfahrung zeigt: Je schwieriger die Lebenssituation, umso wichtiger der künstlerische Ausdruck. Kunst kann helfen, ein schwieriges Leben in verschiedenen Farben zu sehen. Kunst trägt dazu bei, der Realität Sinn und Tiefe zu geben. Kunst ist ein Anker im Sturm, um in der Realität der vielseitigen Verluste einzigartig zu bleiben, da zu bleiben, gegenwärtig zu sein, den guten Moment im Jetzt leben zu können. Lebenskunst. Mit dem Medikament Kunst, mit Kunst-Medizin.

Atelier Mobile im »Kafi Mümpfeli« und im Museum Rietberg/ Natur erfahren mit »Uf is Grüene«

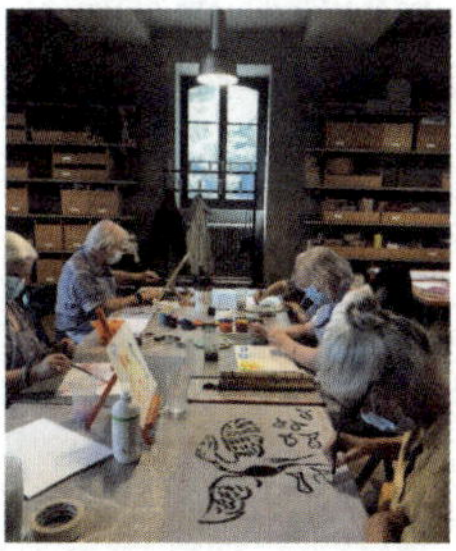

In Zürich-Affoltern wurde 2014 ein öffentlich zugänglicher, niederschwelliger Treffpunkt aufgebaut, der Menschen mit Gedächtnisschwierigkeiten oder Demenz willkommen heißt. Das »Kafi Mümpfeli« stellt dafür einmal pro Woche einen Raum als offenes Atelier zur Verfügung. Das gemeinsame, schöpferische Gestalten bewirkt gegenseitige Anregung unter den Betroffenen, die Begegnungen im öffentlichen Raum bei Kaffee und Kuchen fördern die Sensibilisierung im Quartier auf genuss- und freudvolle Weise.

Seit 2017 besteht eine Zusammenarbeit zwischen dem Verein Treffpunkt Demenz und Kultur mit dem Museum Rietberg: Kunstvermittlung über das Museum, Werkstattbegleitung im Malen und Gestalten [↗ Abbildung] mit anschließendem Spaziergang im Park. Und wer gerne wandert, kommt mit »Uf is Grüene«. Dass Menschen mit Demenz im öffentlichen Raum Zugang finden, diesen in Gruppen mitgestalten können und gleichzeitig fürsorglichen Schutz erfahren, ist ein gesellschaftliches Pilotprojekt, das die Selbstkompetenz Betroffener stärkt und aufgrund langjähriger positiver Erfahrungen weiterverbreitet, vernetzt und langfristig sicherstellen soll. [↗ demenz-kultur.ch]

Sandra Oppikofer, Susanne Nieke, Karin Wilkening

Aufgeweckte Kunst-Geschichten

Eine Gruppe älterer Menschen sitzt vor einem Gemälde, betrachtet und kommentiert es. Nicht ungewöhnlich für ein Kunstmuseum, und auf den ersten Blick eine normale Szene im Zürcher Kunsthaus.

Wer der Runde länger zuhört, merkt bald, dass etwas Spezielles in Gang ist, wenn man die schon fast surrealen Dialogsätze hört, die später zu einer Geschichte verdichtet werden. Einem Gemälde wird eine Kunst-Geschichte mit dem schönen Titel »Ich bin verliebt« entlockt.

Die Menschen, die so interessiert und engagiert das Bild diskutieren, sind an Demenz erkrankt. Sie sehen, assoziieren und erwecken Geschichten, die in den Gemälden ruhen. Sie sind Teilnehmende in einer Session der »Aufgeweckten Kunst-Geschichten«. Wie aber funktionieren diese Kunstbetrachtungen, und was sind die Auswirkungen solcher kreativen Anlässe mit Menschen mit Demenz? Sandra Oppikofer, Susanne Nieke und Karin Wilkening erläutern nachstehend ihr Projekt.

»Ich bin verliebt«
Sie gucken beide so ernst.
Vielleicht haben sie ein Problem.
Beide sind schön – ja schön.
Bella Donna Clelia ist relativ jung,
venticinque – so etwa fünfundzwanzig.
Sie ist gut angezogen – oder eher così, così?

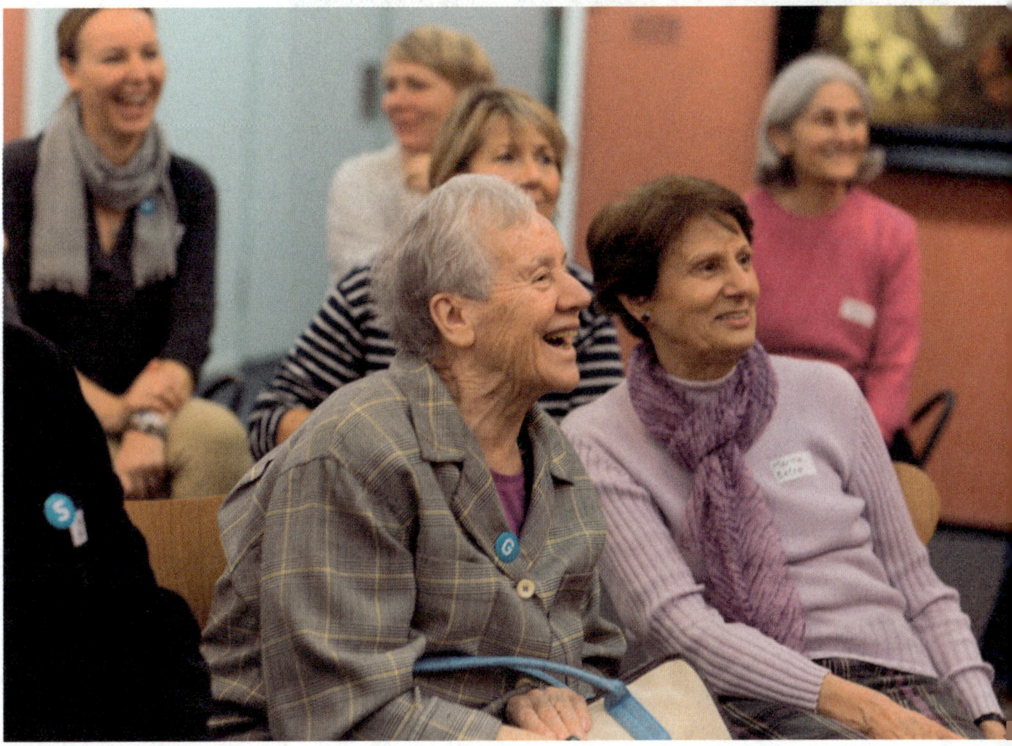

Sie ist in Erwartung, ein Bébé.
Was sie macht, das weiß man nicht.
Vielleicht hat sie später einen Mann.
Francesco ist der werdende Vater.
Er sagt, was sie zu tun hat.
Sie ist mit der Zeit schon einverstanden.
Er redet von Beruf aus, obwohl – er sieht nicht so aus,
lebt vielleicht eher von seinem Einkommen, in einem Palazzo,
sie wohnen beieinander, aber reich wird er kaum sein.
Vielleicht sind sie beide verheiratet –
auf jeden Fall dauert das nicht mehr lang.
Ihr Kleid ist tief ausgeschnitten: Sie ist eine Versuchung!
Die beiden mit Gemüse am Tisch – das ist nicht ganz geheuer …
Die beiden nehmen es jeder für sich.
Wenn der Krug gefüllt ist, schmeckt er nicht mehr so.
Der Krug geht zum Brunnen, bis er bricht.
Francesco wird wohl bleiben.

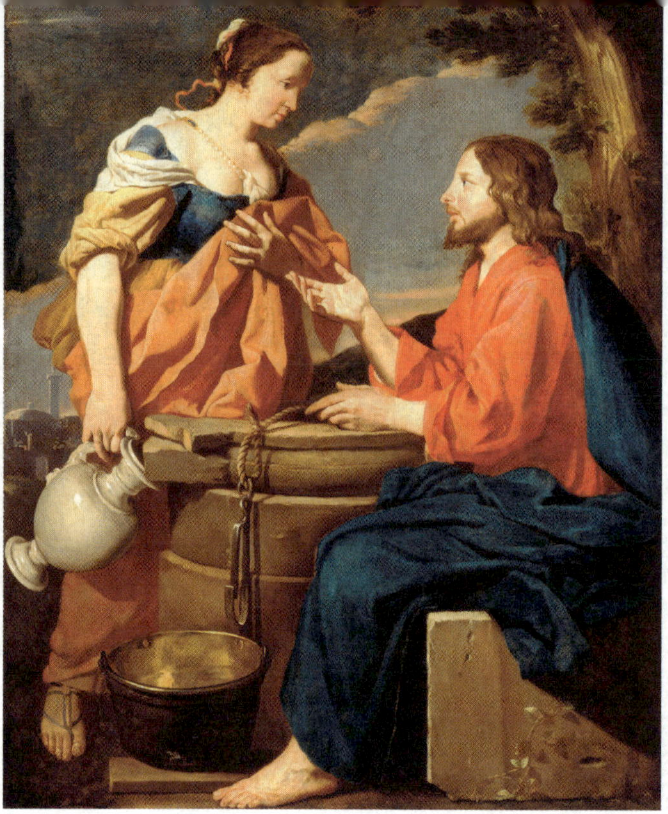

S. 245: Teilnehmende Menschen mit Demenz und ihre Angehörigen
S. 246: Matthias Stom: Christus und die Samariterin, um 1630

Die Idee

Die »Aufgeweckten Kunst-Geschichten« animieren an Demenz Erkrankte anhand mehrdeutiger Bilder zum kreativen Geschichtenerfinden. In Gang gebracht wird der Prozess durch offene, impulsgebende Fragen einer Moderatorin, inspiriert durch die sogenannte TimeSlips-Methode. Der Prozess wird weder durch zunehmende Gedächtniseinbußen noch durch Schwierigkeiten bei der Wortfindung beeinträchtigt. Erfinderin der Methode ist die amerikanische Kulturanthropologin Anne Davis Basting. Der Methode wohnt vorbehaltlose Wertschätzung für die Erkrankten und ihre Angehörigen inne. Es wird kein Faktenwissen erwartet, und keine Antworten sind »falsch«. Im Gegenteil: Alles Gesagte ist richtig und wichtig.

Ablauf einer Session

Eine ca. zweistündige Session nach dem Format der »Aufgeweckten Kunst-Geschichten« ist eine Zusammenkunft von Menschen mit Demenz, ihren Begleitpersonen, frei Mitarbeitenden sowie einer Moderatorin und Protokollantin. Die Session beginnt mit einer Einführungs- und Begrüßungsrunde durch die Moderatorin. Zur Erinnerung und zum besseren Verständnis trägt sie die verdichtete Geschichte der letzten Zusammenkunft vor. Die Sitzung setzt sich fort mit der eigentlichen Bildbesprechung und dem Geschichtenerfinden vor einem neuen Gemälde. Die Teilnehmenden sitzen in der ersten Reihe; direkt dahinter die sogenannten »Echoer«. Das sind frei Mitarbeitende, die sicherstellen, dass alles Gesagte von allen Beteiligten verstanden wird. In der Reihe dahinter sind die Begleitpersonen platziert, die während des Geschichtenerfindens lediglich beobachten und zuhören.

Die spontanen Äußerungen und Eindrücke der Teilnehmenden zum Bild hält eine Protokollantin wortgetreu schriftlich fest und verdichtet sie zeitgleich zu einer Geschichte. Wie ein externes *Gedächtnis* [↗] werden die erfundenen Texte während der Session immer wieder vorgelesen.

Den Abschluss jedes Anlasses bildet ein gemeinsamer Apéro. Was nach einem gemütlichen Extra klingt, gehört indes zum Programm. So kann in einem wohlwollenden Rahmen gemeinsam ein Stück Normalität gelebt werden.

Auch wenn die »Aufgeweckten Kunst-Geschichten« keine Therapie sind, wurde – Laien und Fachleuten – schnell deutlich, dass sie allen Beteiligten guttun: den Menschen mit Demenz, ihren Angehörigen und professionellen Begleitenden als auch den im Museum frei Mitarbeitenden.

Momente der Normalität

Das Flair der Sessionen entspannte die Menschen mit Demenz, sodass sie u.a. Worte und Sätze – nach anfänglichem Zögern – im weiteren Verlauf häufig zusammenhängender und selbstbewusster vortrugen. Sie schienen intensiv im Hier und Jetzt zu sein – ohne Druck, Gestriges zu beherrschen oder sich mit dem Morgigen zu beschäftigen. Die belebte und belebende Atmosphäre trug dazu bei, dass bei einigen Teilnehmenden die verbesserte Gemütslage bis zum nächsten Tag anhielt.

Für die Begleiter – Angehörige oder professionell Pflegende – oft erstaunlich und überraschend war der Umstand, dass ihre erkrankte Mutter, der Vater, der Ehemann oder die Ehefrau es schafften, sich viel länger als erwartet zu konzentrieren und zudem spontan zu sein. Das lenkte ihren Blick wieder auf den Menschen hinter der Erkrankung und erhöhte die Gelassenheit und Geduld, den Beschwerlichkeiten gegenüberzutreten.

Einige der frei Mitarbeitenden wie auch der Kunstvermittler in den Museen begegneten zum ersten Mal Menschen mit Demenz. Der direkte Kontakt mit ihnen hat ihr Bild von und ihre Einstellung gegenüber der Erkrankung geformt, präzisiert oder revidiert.

Wissenschaftlich gesprochen

Die nun vorliegenden Ergebnisse belegen, dass die regelmäßige Teilnahme an den kreativen Geschichtenerfind-Sessionen (a) zu einer Verbesserung der Stimmung, des aktuellen Wohlbefindens, der Konzentrationsfähigkeit sowie der verbalen Ressourcen führt. Weitere Analysen zeigen (b) eine Steigerung des positiven Affekts und der Geduld bei den Betreuungspersonen sowie (c) eine Zunahme positiver Interaktionen zwischen Betreuungspersonen und den von Demenz betroffenen Teilnehmenden auf. Ferner hat sich (d) die Einstellung der frei Mitarbeitenden sowie der Begleitpersonen gegenüber an Demenz erkrankten Menschen verbessert.

Das Museum ermöglicht Menschen mit Demenz dank der Gegenwart kostbarer Kunstwerke in einer wertschätzenden Atmosphäre und eingebettet in ein »sorgendes Umfeld« eine lustvolle gemeinsame Erfahrung mit Kunstwerken wie auch mit anderen Personen. Die regelmäßigen, fachkundig begleiteten Museumsbesuche lösen bei den Erkrankten intellektuelle Stimulation und soziale Interaktionen aus. Zudem ermöglichen sie ihnen wie den teilnehmenden Angehörigen und professionellen Begleitpersonen sowie den Freiwilligen, gemeinsame positive Erfahrungen von emotionaler Nachhaltigkeit zu machen. Die verbliebenen Kompetenzen der Menschen mit Demenz werden gefördert, ihr kreatives Potenzial ans Licht geholt sowie die Freude am eigenen Tun verstärkt.

Ohne Unterstützung geht es nicht (weiter)

Das originär wissenschaftliche Vorhaben und Konzept fand bei den Menschen mit Demenz, ihren Angehörigen wie auch bei den teilnehmenden Partner:innen – Pflegeinstitutionen für Menschen mit Demenz und Museen – großen Anklang. Die Medien berichteten regelmäßig über das neuartige Angebot in den Museen und tragen (hoffentlich) dazu bei, Menschen mit Demenz dieses Veranstaltungsformat weiterhin zur Verfügung zu stellen. Kulturinstitutionen sind nun in der Pflicht, der Forderung für eine kulturelle Teilhabe dieser Zielgruppe praktisch nachzukommen.

Die Demenz raubt zwar kognitive Fähigkeiten, aber das Herz wird davon nicht beeinträchtigt und empfindet weiterhin. Die Teilnehmenden und Angehörigen drücken es am besten selbst aus:

> Menschen mit Demenz
> *»Es ist schön hier: Heute komme ich mir vor wie ein König.«*
> *»Die Sessionen helfen mir, mich mit meiner Erkrankung auseinanderzusetzen.«*
>
> Angehörige
> *»Die Sessionen haben mich geduldiger gemacht. Und beim Apéro komme ich auf andere Gedanken. Das tut mir sehr gut.«*
> *»Es ist ein schöner Moment mit meiner Mutter. Sie fühlt sich wohl und gestärkt, weil man ihre Aussagen bei der Bildbetrachtung ernst nimmt.«*

Christine Vogt

»Aber ich bin doch noch da«

»Im Theater ist (fast) alles möglich. Es kann das Leichte schwer, das Schwere federleicht erscheinen lassen. Es kann versteinerte Verhältnisse zum Tanzen und eine ganze Welt verborgener Dinge zum Vorschein bringen.«[57]

In unserer Theaterstunde: Wir spielen mit Begriffen. Ein Wort »fliegt« mit einem Ball von einem Teilnehmenden zum anderen. Ketten von neuen Wörtern entstehen. Als sie den Ball fängt, murmelt Frau Schulz[58] ganz leise ihre Assoziation vor sich hin: »Koffeinschleier.« Manche scheinen irritiert. Ich ermuntere jedoch, der Idee von Frau Schulz nachzuspüren. – »Ach ja, wenn man zu viel Kaffee getrunken hat, dann ist man erst mal aufgeputscht und hinterher ... Ein von Koffein trunkener Schleier schwebt einerseits, aber er will auch in die Höhe wie eine Rakete, um hinterher umso tiefer zu fallen.« Von verschiedenen Teilnehmenden entstehen jetzt tänzerische Miniaturen zum »Koffeinschleier«. – Herr Paul steigt aus dem Rollstuhl, spannt seine Arme weit aus, als wolle er davonfliegen. Frau Schulz wirkt aufmerksam, wach.

Theaterspielen mit Demenzerkrankten

Seit der Weiterentwicklung des Pflegegesetzes im Jahr 2008 werden Bewohner:innen mit Demenzerkrankung in deutschen Pflegeeinrichtungen täglich vielerlei Beschäftigungen angeboten, z.B. Gedächtnistraining, Backen, Rätseln, Ballspielen, »Bingo«, »Mensch ärgere dich nicht«, Volkslieder singen und Aktivitäten, welche Alltagshandlungen trainieren. Die Angebote sind sicher unerlässlich, wobei es eine Rolle spielt, wie sie durchgeführt werden. Allerdings besteht aus meiner Sicht die Gefahr, die innere Erlebniswelt der Erkrankten einer »Alltagsratio« zu opfern und so den Zugang zum Erleben persönlicher Gefühle und Erinnerungen zu verstellen. Gewiss, es ist besser als zuvor, als das Pflegepersonal kaum Zeit für Aktivitäten jenseits der Pflege fand. Jedoch scheint es heute für Bewohner:innen kaum möglich, einfach »nur zu sein« und mit ihrem gelebten Leben in Kontakt zu kommen. Betreuungsassistent:innen stehen unter Dokumentations- und Legitimationsdruck, denn die Geldgebenden, bisweilen auch die Angehörigen, fordern einen durchstrukturierten Tagesablauf. Als Betreuungsqualität wird mitunter eine »Rundumbespaßung« betrachtet, in der es oft an Sinnzusammenhang für die Betroffenen fehlt.

Als sinnstiftenden Impuls biete ich Menschen mit Demenz Theater-Improvisationen an und verstehe diese als eine in der Theaterkunst gründende »Zeit«, welche die Biografien der Teilnehmenden einbezieht und dem Unvorhergesehenen Raum lässt. Im Pflegewohnheim »Am Kreuzberg« Berlin findet das Angebot mindestens einmal pro Woche statt. Bewohner:innen mit und ohne Demenz nehmen daran teil. Einige unter ihnen sind noch relativ selbständig, andere haben bereits hohen Pflegebedarf; Letztere werden vom Personal in den »Theaterraum«, meist ein Mehrzweckraum, begleitet. Mit Musik wird die Gruppe empfangen, gut sichtbar sind Requisiten und Kostümteile aufgebaut.

Jede Theaterimprovisation beginnt mit der dreimal angeschlagenen Klangschale und wird auch so beendet. Dieses Ritual spielt eine wichtige Rolle: Den Teilnehmenden wird nahegelegt, dass sie zwischen den beiden »Glocken« etwas Neues, Überraschendes ausprobieren können. Grundsätzlich werden sie als »Experten der Wirklichkeit«[59] betrachtet, die mit ihrem gelebten Leben über ein Erfahrungswissen verfügen, selbst wenn nur noch Fragmente vorhanden sind. Manche bringen spezifische Kompetenzen mit. So leitet etwa die ehemalige Krankengymnastin das Körpertraining, eine Friseurin verrät Tipps für Kopfmassagen, die 102-jährige Frau aus dem Baltikum spielt auf ihrer Geige, und eine Bäuerin unterweist uns im Kühemelken.

Menschen mit demenzieller Beeinträchtigung sind im fortgeschrittenen Stadium der Erkrankung kaum mehr durch den Intellekt erreichbar, jedoch noch lange durch sinnliche Reize und die Belebung des Emotions- und Körpergedächtnisses. Vielerlei Mittel, wie Gesten, Bewegung, Tanz, performatives Tun, Lieder, Klänge und Rhythmen können ein Erlebnis oder einen früheren Gefühlszustand reaktivieren. Diese sinnlichen Schlüsselreize möchte ich anhand von Aufzeichnungen aus meinem Theater-Tagebuch erläutern.

Wenn die Teilnehmenden einander etwa durch Gesten spielerisch zuwinken oder sich pantomimisch die Haare kämmen, entsteht eine »Metakommunikation«. Sie kann mit einem persönlichen Erlebnis verknüpft sein und mündet manchmal in eine Erzählung:

> *Frau Werner winkt ihrem Gegenüber intensiv zu und erzählt derweil von der Verabschiedung ihres Mannes am Hafen von Piräus. Wir spielen Verabschiedungen nach. Zahlreich sind die Einfälle der Gruppenteilnehmer:innen.*

> *Das pantomimische Haarekämmen führt Frau Weiß in ihre Kindheit in den 1940er-Jahren, als sie ein von Läusen geplagtes Mädchen war. Manche reagieren angeekelt.*

Durch Bewegung und Tanz entsteht ein unmittelbarer Zugang zum Ausdruck, zur »E-Motion« als Bewegung des Gemüts und der inneren Bewegtheit. Ohne nachzudenken können Körperhaltungen für innere Zustände angenommen werden. Aber auch frei erfundene Bewegungsfolgen, wie das Beispiel vom »Koffeinschleier« zeigt, regen zu fantasievollem Ausdruck an.

Wiederholt mache ich die Erfahrung, dass performatives Tun, wie das Verrichten und Zeigen vertrauter Aktivitäten, z.B. aus Beruf und Hobby, von Demenzerkrankten besser verstanden wird als die Einladung, zu »schauspielern« und sich in eine andere Person zu verwandeln. Sind die Teilnehmenden nämlich aufgefordert, sich selbst oder eine vertraute Persönlichkeit aus ihrem Leben zu verkörpern, scheinen sie Sicherheit in ihrer (ehemaligen) lebensweltlichen Verankerung zu finden. Dieses »Expertenwissen« wird eingesetzt, wenn sie bei Szenen aus ihrem Leben selbst Regie führen.

Frau Kunze, die Bäuerin aus der Region Brandenburg, schimpft mit mir, als wäre ich tatsächlich die Magd auf der LPG,[60] *in der sie in den 1970er-Jahren tätig war, während ich nach ihrer Regie und Vorgabe (pantomimisch) Kartoffeln aufhebe und in den Korb lege. Sie ist ungehalten, weil ich die Erdknollen zu unsorgfältig abklopfe.*

Frau Heinz war Polizistin auf einer Wache und zeigt uns, wie sie ihren schnarchenden Kollegen Dietmar jeweils aufzuwecken hatte. Sie lächelt, während sie die Szene spielt.

Herr Oschatz findet einen Ausdruck dafür, wie er als Junge dem Schmied zugeschaut hatte, wenn dieser mit dem Amboss die Pferde behufte. Einzelne Teilnehmer spielen Pferd, Schmied und die Personen drum herum, die von Herrn Oschatz z.T. detailliert erinnert werden.

Da in unserer Einrichtung regelmäßig gesungen wird, kann ich auf ein Liedrepertoire zurückgreifen. Allerdings geht es nicht um einen »schönen« oder den Jahreszeiten entsprechenden Gesang, sondern um Atmosphäre und Selbstausdruck.

Herr König singt mitten im Sommer ganz hoch, fast höher als ein Countertenor mit wahnwitzigen Intervallsprüngen: »In dulci jubilo-o-o …« – und es wird Weihnachten im Juli.

Auch Rhythmus spielt eine Rolle: Wir klatschen einen immer schneller werdenden. Herr Wenzel erzählt unvermittelt, dass er als Triebfahrzeugmechaniker verantwortlich war, die Züge in Bewegung zu setzen. Er scheint das langsame Anfahren und die schneller werdende Rotation der Räder zu hören.

Nicht immer kann ich in Erfahrung bringen, was als Schlüssel für Erinnerung oder fragmentarische Erzählung gewirkt hat. Manchmal ist es eines der beschriebenen Medien, manchmal eine Berührung oder die wertschätzende Anwesenheit des anderen. Klar ist: Während der Theaterimprovisationen werden Kontexte geschaffen, in denen sicht-, hör- und fühlbare »Fundstücke« gehoben werden. Der »Koffeinschleier« aus dem ersten Praxisbeispiel ist ein solches. Es führte in feine Tänze und zum Wunsch davonzufliegen. Frau Schulz wirkte während der tänzerischen Miniaturen zugewandt und präsenter als zu Beginn. Ihre Assoziation wurde für gültig erklärt und nicht als »falsch« abgetan. In einer solchen Betrachtungsweise wird jeder Ausdruck wertvoll. Der getanzte »Koffeinschleier« schien die ganze Gruppe zu beleben.

Nach sechs Monaten bat ich die Teilnehmenden um Rückmeldungen, da eine längere Pause angedacht war. Frau Ruhnke, deren eigenwillige Sprachgebilde ich bis dahin nicht verstehen konnte, hauchte jetzt unvermittelt deutlich: »Der Kontakt in der Gruppe war so schön.«

»Von Hüten und Behütungen« – Theaterprojekt für Demenzbetroffene und ihre Angehörigen

Die Alzheimervereinigung Kanton Zürich organisierte im Sommer 2011 im Kurhotel »Ländli« am Ägerisee ein sechstägiges Theaterprojekt für Menschen mit Demenz und ihre betreuenden Angehörigen, unterstützt durch Ehrenamtliche. Initiiert wurde das Pilotprojekt von Dr. Irene Bopp-Kistler und filmisch begleitet von Marianne Pletscher. »Behütet ins gemeinsame Boot«, der entstandene Dokumentarfilm, erfreut sich seither im In- und Ausland eines großen Interesses.[61] Die beiden Gruppen, Menschen mit Demenz und Angehörige, sollten die Möglichkeit bekommen, sich während fünf Tagen unabhängig voneinander spielerisch auszuprobieren und neue Erfahrungen zu sammeln. Alle Teilnehmenden wurden im Vorfeld eingeladen, nach individuell bedeutungsvollen Hüten zu suchen und davon ein Exemplar mitzubringen. Auch waren geliebte Texte, Lieder und Musikstücke willkommen. Alles wurde während der Projektwoche zum »persönlichen Material«. Ich entschloss mich für das Thema »Schiffsreise«, denn durch gemeinsame Ausflüge auf dem Ägerisee gab es dazu eine unmittelbare Erfahrung.

Nach sechs Tagen waren beeindruckende Entwicklungen erkennbar: Bei den Demenzerkrankten konnten individuelle, teils während Jahren brach gelegene Ressourcen gefördert werden. Es war erstaunlich, welche Kreativität möglich war. Auch konnten die Teilnehmenden ihr Selbstwertgefühl stärken, weil es kaum Konfrontationen mit der eigenen Vergesslichkeit gab. Immer wieder herrschte ausgelassene Fröhlichkeit. Für die Angehörigen war es wichtig, nicht in erster Linie Partner:in eines/r Demenzerkrankten zu sein, sondern im Spiel eigene Kräfte spüren. Für sie bedeutete das Theaterspielen loszulassen und nicht über Probleme sprechen zu müssen. Am letzten Tag wurde eine kleine Inszenierung gezeigt – vor dem Publikum der Betreuer:innen und geladener Gäste. So stiegen Betroffene und Angehörige zusammen in ein imaginiertes, symbolisches Schiff. Letztlich saßen sie ja alle »im gleichen Boot«. Sehr emotional ging es zu auf dieser Schiffsreise. Manch einer konnte seine Tränen nicht zurückhalten, während das Schiff vom Theaterraum in den goldenen Spätsommertag eintauchte.

Theaterensemble PAPILLONS Berlin

Theaterproben münden naturgemäß in eine Aufführung vor Publikum. So lieb mir die Theater-Improvisationen in den Einrichtungen sind, so sehr liegt mir an einem größeren Sinnzusammenhang, um kulturelle, gesellschaftliche Teilhabe zu ermöglichen. Dies geschieht in Berlin seit 2016. Regelmäßig finden Musiktheaterproduktionen im »F2 Theater im Pflegewohnheim« statt. Zusammen mit professionellen Theaterschaffenden (Musiker:innen, Schauspieler:innen, Kostümbildner:in, Tontechniker:in u.a.) werden biografiebasierte Stücke mit den Akteur:innen aus dem Pflegewohnheim »Am Kreuzberg« erarbeitet. Ein heterogenes Theaterpublikum erfreut uns regelmäßig durch sein Interesse.

Ziel der Theaterarbeit

Aufgrund von kognitiven Veränderungen, Einschränkungen des Kurzzeitgedächtnisses und Betonung des Langzeitgedächtnisses rücken die emotional bestimmenden Erlebnisse der früheren Jahre in den Vordergrund. Dieses Eintauchen in die Vergangenheit überfordert den demenzerkrankten Menschen oft und verlangt nach Neustrukturierung, z. B. indem etwas lange Zurückliegendes gezeigt und dargestellt wird. Manchmal werde ich gefragt, ob schmerzhafte Erinnerungen verbunden mit Trauer oder Angst durch das Spiel evoziert werden sollen. Die Antwort ist Ja. Alle Schichten des Gedächtnisses gehören zum Menschen und wollen zum Ausdruck gebracht werden. Die Herausforderung besteht im einfühlsamen Umgang mit den geborgenen »Fundstücken«. Nicht die hinlänglich bekannten Defizite spielen dabei eine Rolle, sondern die gesunden Anteile. Unsere künstlerisch-ästhetische Sicht ist eine rehabilititative und keine medizinische. Die Teilnehmenden sollen wieder be-fähigt werden. Bewegung, Tanz, Musik, Gesang aktivieren auf metakommunikativer Ebene die Ressourcen.

Ein von Wertschätzung geprägtes Tun lässt darüber hinaus erwarten, dass demenzerkrankte Menschen in Bezug auf ihr Wohlbefinden deutlich profitieren. Menschen etwa, die von der Norm abweichen, geben ihrer spezifischen Lebensgeschichte eine innere Form und bringen diese zum Ausdruck. Eine Begegnung auf Augenhöhe entsteht und stärkt das Selbstwertgefühl. Dies kann die Einzelnen der Enge von Angst, Depression und aggressiver Zuspitzung entheben. Herausforderndes Verhalten wird relativiert. Das Stigma der Abweichung rückt in eine (allzu) menschliche Dimension und wird für Gruppenteilnehmer:innen oder Zuschauende als Anteil des Eigenen rezipierbar.

Ich bin überzeugt, dass der seelisch-geistige Abbau nicht so schnell voranschreitet, wenn Gefühle von Sinnhaftigkeit und Gemeinschaft den Menschen erfüllen. Altern, Sterben und Tod werden in ihrem Grundwesen tendenziell negiert. In unserer Arbeit möchte ich eine künstlerisch-ästhetische Form für diese Themen finden und ihnen somit eine kulturelle Berechtigung geben. Das beschriebene Format der Theaterproduktionen mit frei zugänglichen Aufführungen ist daher das eigentliche Ziel. Durch die Öffnung des Heimes, die Kooperation mit von außen hinzukommenden Künstler:innen und einem gemischten Publikum entfaltet sich ein Mehrwert. Gemeinsames Erleben entsteht. Dabei wird die Theaterarbeit zur Lampe, mit der das Wunder in jedem Einzelnen zum Leuchten gebracht wird.

Schlussbemerkung

Ich beobachte oft eine starke Präsenz und Authentizität bei Menschen mit demenzieller Beeinträchtigung. Jedoch, so aberwitzig und zauberhaft ihre Sprache auf den unbelasteten Beobachtenden wirken mag, keinesfalls sollte daraus abgeleitet werden, dass ihre Ausdrucksweise per se besonders ursprünglich sei oder sie im Gegensatz zu Nichtbetroffenen ganz in der Gegenwart lebten. Dennoch wird in der Beziehung zu Demenzerkrankten deutlich, mit welch verblüffender Direktheit oft das Wesentliche erfasst und zum Ausdruck gebracht wird. Mich berühren sie, diese Abweichungen und Ver-rückungen, die versehrten Gehirne und Körper, die Schmerz und Hinfälligkeit des menschlichen Seins nicht mehr verbergen können – aber auch die Lösungsversuche, in denen sich Scheitern und Poesie vermählen:

> *Mutter (dement) und Sohn in der Cafeteria. Mutter hustet sehr.*
> *Sohn: »Mama, hast du dich verschluckt?«*
> *Pause.*
> *Mutter: »Aber ich bin doch noch da.«*

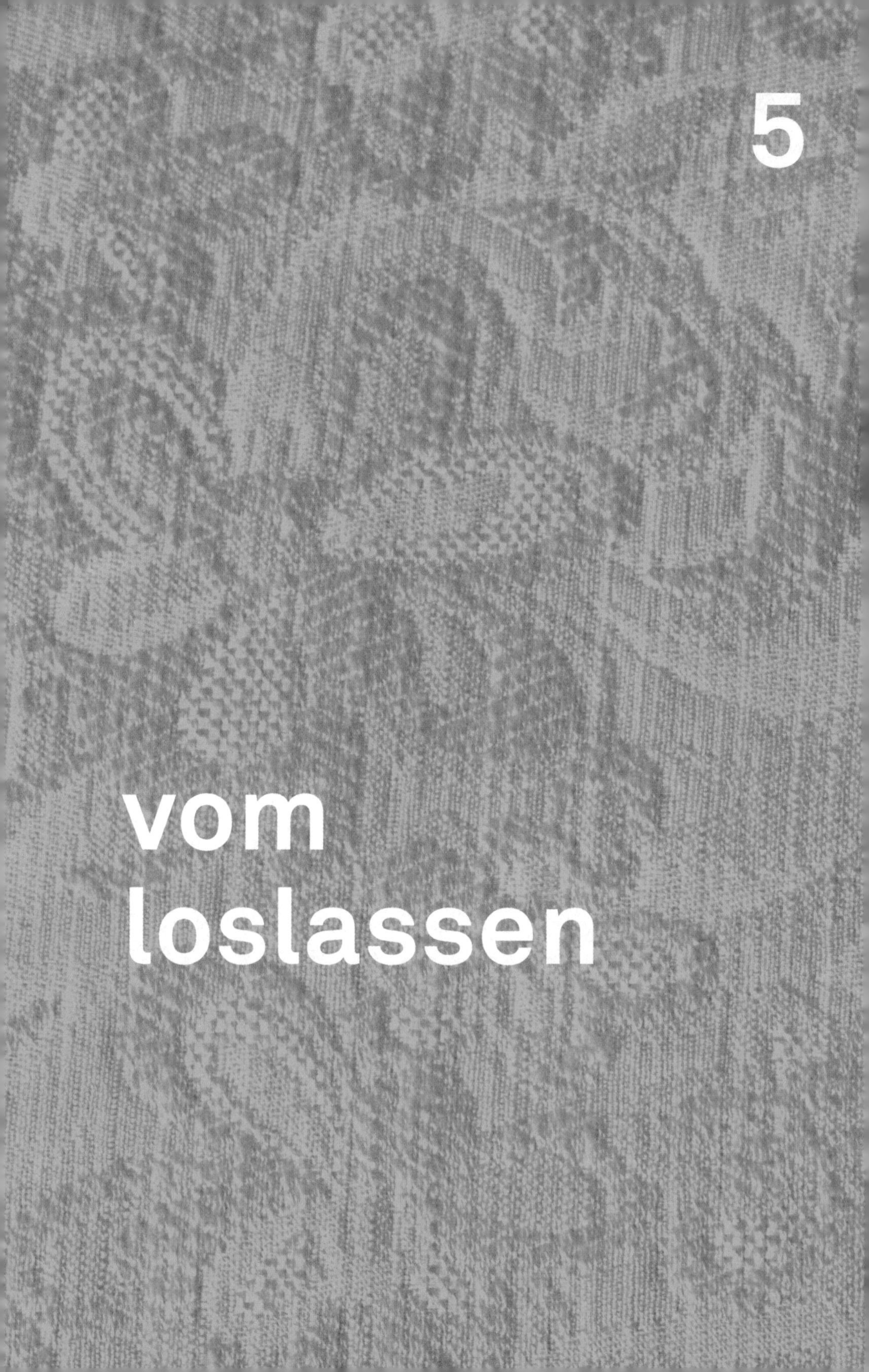

5

vom loslassen

Irene Bopp-Kistler

»Sie sollen doch zuerst einmal alle anderen aus dem Verkehr ziehen ...«

Das Schicksalhafte des Loslassens kann geradezu als Metapher der *Demenz* [↗] angesehen werden. Das Loslassen von Fähigkeiten, von Beziehungsmustern, der Arbeitsstelle, vom Autofahren tut weh, doch diese Menschen haben keine Alternative.

Die Aufgabe des Autofahrens

Das Autofahren ist nach wie vor ein Statussymbol, besonders für die ältere Generation. Mit dem Autofahren verbindet man Autonomie und Bewegungsfreiheit, weshalb die erzwungene Aufgabe stets mit heftigen Emotionen verbunden ist: Offenbar werden Menschen, die dieses Schicksal trifft, in den Grundpfeilern ihres Selbstverständnisses und Selbstwertgefühls getroffen. Dazu kommt noch die *Anosognosie* [↗], die andere Wahrnehmung der Demenzerkrankten:

- »Eigenartig, dass es alle auf mein Auto abgesehen haben. Dieses ist voller Beulen, die sollen doch endlich aufpassen, dass sie nicht immer mein Auto rammen ...«
- »Dass alle um mich ein Hupkonzert veranstalten, kann ich einfach nicht verstehen ...«
- »Wenn sie mir den Fahrausweis wegnehmen, kann ich mich geradeso gut umbringen ...«

- »Ich ziehe um, von der Schweiz nach Deutschland, da nehmen sie mir wenigsten den Fahrausweis nicht weg ...«
- »Sie wollen mir sagen, dass ich nicht mehr Auto fahren darf, dann ...« Und er zückte ein Messer, eine äußerst heikle Situation, ich zitterte am ganzen Körper. Doch ich konnte die Situation mit folgenden Worten beruhigen: »Herr S., als ehemaliger Bankdirektor passt es doch nicht zu Ihnen, dass Sie eine Frau bedrohen.« Danach steckte er sein Messer ein.

Damit wir Autofahren können, benötigen wir:

1. Fahrfertigkeit – das Wissen, wie man ein Auto bedient.

2. Fahrfähigkeit – momentane, zeitlich umschriebene sowie ereignisbezogene physische und psychische Befähigung zum sicheren Lenken eines Motorfahrzeugs im Straßenverkehr (diese kann durch die Einnahme von Medikamenten, Alkohol, Drogen oder akuter Erkrankung beeinträchtigt werden).

3. *Fahreignung* [↗] (auch Fahrtauglichkeit genannt) – allgemeine und zeitlich nicht umschriebene und nicht ereignisbezogene physische und psychische Befähigung zum sicheren Lenken eines Motorfahrzeugs im Straßenverkehr.

Zu Beginn der Demenzerkrankung kann die Fahreignung zwar noch gegeben sein, doch spätestens nach zwei bis drei Jahren ist sie bereits beeinträchtigt. Die Notwendigkeit der Abgabe des Fahrausweises fällt üblicherweise in eine Zeit, in der der/die Patient:in ohnehin schon permanent von Gewohntem loslassen muss. Das Autofahren gab ihm noch Halt und Selbstwert und die Fahrfertigkeit ist in diesem Moment meist noch gegeben.

Die Fahrfertigkeit hängt von einer ganz speziellen Gedächtnisfunktion ab, dem *prozeduralen Gedächtnis* [↗]. Wenn wir Auto fahren, müssen wir uns nicht jedes Mal überlegen, wie wir den Motor anstellen, wie wir schalten oder bremsen; auch Wendemanöver oder das Parken sind mit dem prozeduralen Gedächtnis verknüpft. Und nun verbietet die Ärztin, der Arzt das Autofahren, obwohl der/die Patient:in noch fahren kann, möglicherweise auch dank einer immensen Erfahrung tatsächlich besser als viele andere. Die Fahreignung hängt jedoch von ganz anderen Faktoren ab: vom vorausschauenden Denken, vom Einschätzen von Distanzen und

Geschwindigkeiten, von der Aufmerksamkeit. Die Teilnahme am Verkehr erfordert es, Situationen schnell und richtig einzuschätzen, man muss sich gleichzeitig auf mehrere Dinge konzentrieren (Fähigkeit der geteilten Aufmerksamkeit). Zudem brauchen wir zum Autofahren eine intakte räumliche Wahrnehmung (um keinen Randstein zu touchieren, zu parken und Distanzen auf schmalen Straßen oder beim Überholen auf der Autobahn richtig einzuschätzen).

Demenzkranke fahren auf Überlandstraßen zu langsam, innerorts zu schnell, sie bremsen oft brüsk; sie stehen lange an Kreuzungen, um dann doch unerwartet abzubiegen. Im Kreisverkehr ist das Einschätzen von Geschwindigkeit und Distanz besonders gefragt, es ist ein komplexer Prozess, der im Laufe des Kindesalters erworben wird und Voraussetzung dafür ist, dass sich das Kind im Verkehr sicher bewegen kann.

Menschen mit Demenz finden oft den Weg nicht mehr oder müssen sich mehr konzentrieren, was zur erhöhten Ablenkung führt. Ein GPS kann zwar hilfreich sein, muss aber bedient werden können. Die Unsicherheit ist besonders groß in ungewohnter Umgebung oder wenn sich auf gewohnten Wegen etwas verändert, zum Beispiel durch eine Baustelle. Es häufen sich Missgeschicke, wie: links und rechts werden verwechselt, die rote Ampel wird nicht beachtet, Verkehrstafeln werden übersehen, es wird zu schnell gefahren etc.

Menschen mit Demenz schätzen ihr eigenes Fahrverhalten anders ein als die Umwelt. Die Angehörigen fühlen sich aber oft gezwungen, die Fahrweise zu beschönigen, weil sie sich vor Wutausbrüchen fürchten. Können Angehörige nicht selber fahren, tendieren sie dazu, das Fahrverhalten zu verklären: sonst müssen auch sie loslassen, z.B. vom Ferienhaus in den Bergen, das nur mit dem Auto erreichbar ist.

Eine Tochter schildert in Anwesenheit ihres demenzerkrankten Vaters, wie gut er noch Auto fahre, auch weite Strecken in die Ferien. Das wird von der Ehefrau bestätigt. Ich nehme den Patienten aber so wahr, dass er nicht mehr Auto fahren kann. Er hat Mühe mit der Orientierung, auch zu Fuß. Wenn er zusammen mit der Ehefrau die Enkel:innen hütet, möchte diese ihn nicht mehr allein lassen mit den Kindern. Als ich die Tochter darauf anspreche, ob sie ihre Kinder dem Patienten noch im Auto anvertrauen würde, weist sie dies vehement von sich. Das wäre viel zu gefährlich, deswegen bringe sie die Kinder und hole sie wieder ab.

Die Frage, die ich gestellt habe, wird auch Enkelfrage genannt, und dieses Beispiel ist kein Einzelfall.

In der Schweiz muss mit Erreichen des 75. Altersjahrs die Fahreignung alle zwei Jahre bestätigt werden, in Deutschland gibt es keine solche Bestimmung.

Die rechtlichen Rahmenbedingungen sind im Schweizerischen Strassenverkehrsgesetz (SVG), in der Verordnung über die Zulassung von Personen und Fahrzeugen zum Straßenverkehr (Verkehrszulassungsverordnung (VZV) und im Obligationenrecht (OR) (SR 220) geregelt.[1] Darin heißt es, dass die Meldung im Ermessen der Ärtzin, des Arztes liegt und dass dazu keine Entbindung des Berufsgeheimnisses notwendig ist. Es handelt sich hier ausdrücklich um ein Melderecht und keine Meldepflicht. Bevor eine Meldung an das Straßenverkehrsamt erfolgt, besteht auch die Möglichkeit, die Fahreignung in einer *Memory Clinic* [↗] beurteilen zu lassen.

Leider gibt es keinen Test, der mit Sicherheit voraussagen kann, ob die Fahreignung noch gegeben ist, auch wenn stets neue Testbatterien entwickelt werden. Leidet ein Mensch bereits an einer mittelschweren bis schweren Demenz, ist die Fahreignung nicht mehr gegeben und weitere Abklärungsschritte sind nicht notwendig. Ist die Situation aber unklar, macht eine amtlich angeordnete Kontrollfahrt Sinn. Allerdings hat diese Kontrollfahrt ihre Grenzen, da der/die Patient:in nicht alleine fahren muss und einen Guide in der Person des/der Expert:in hat. Zudem haben Patient:innen oft bessere und schlechtere Tage, und es spielt auch eine wichtige Rolle, ob zusätzlich beeinträchtigende Begleiterkrankungen vorliegen oder nicht.

Ich melde eine leicht Demenzerkrankte ans Straßenverkehrsamt, weil ich befürchte, dass sie ihren Diabetes nicht mehr richtig einstellen kann und dass ihr Fahrverhalten durch die kognitive [↗] *Störung beeinträchtigt sein könnte. Insbesondere bin ich der*

Meinung, dass die Patientin auch deutliche Fluktuationen in der Kognition hatte, je nachdem, wie ihre Zuckerkrankheit eingestellt war. Die Tochter machte sich größte Sorgen, dass etwas passieren könnte. Die Fahrprobe verlief einwandfrei, einen Tag später erlitt sie auf der Autobahn einen Totalschaden. Wie durch ein Wunder gab es weder Verletzte noch Tote.

Aus meiner Sicht gibt es nur einen Weg: ab der Diagnosestellung sollte die Fahreignung angesprochen werden. Dann haben die Betroffene genügend Zeit, sich damit auseinanderzusetzen. Ich staune, wie häufig Menschen mit Demenz freiwillig den Fahrausweis abgeben, auch wenn sie es am Anfang der Krankheit vehement verweigerten. Gute Sportler:innen hören auf, bevor es zu Niederlagen kommt, viele tun dies auf dem Höhepunkt ihrer Karriere und bleiben als Helden in Erinnerung. Genauso kann es mit dem Autofahren gehen: Patient:innen sollten im Wissen, dass sie das Autofahren beherrscht haben wie fast keine andere Person, freiwillig mit dem Autofahren aufhören.

Autofahren ist eng mit dem hohen Bedürfnis nach Autonomie assoziiert; dies steht im Konflikt mit der Sicherheit für andere Verkehrsteilnehmer:innen. Die Gesetzgebung erlaubt ein erhöhtes Risiko, bejaht z.B. Autofahren in der Schweiz mit 0,5 Promille Alkohol, obwohl dies das Unfallrisiko erhöht. Ähnliches gilt bei beeinträchtigtem Sehen, bei dem innerhalb eines gewissen Rahmens die Mindestanforderungen erfüllt bleiben, obwohl das Unfallrisiko ansteigt. Bei Demenzerkrankten besteht sicher eine verminderte Reserve, um auf Unvorhergesehenes zu reagieren, und auch hier ist das Unfallrisiko erhöht. Das Recht, auch mit einer leichten Demenz zu fahren, impliziert die Tatsache, dass ein gewisses Risiko besteht, was aber von der Gesellschaft geduldet wird.[2]

Der Entzug des Fahrausweises kann mit Einbuße des Selbstwertes bis hin zu sozialer Isolation verbunden sein, zudem können regelmäßige Kontrollen zu Stigmatisierung führen, auf jeden Fall aus der Sicht der Betroffenen. Hier könnte ein Umdenken helfen. Mobilität ist zwar wichtig, bei rechtzeitigem Erlernen des Benutzens der öffentlichen Verkehrsmittel kann aber eine neue Form von Freiheit und Autonomie entstehen.

Die Aufgabe der Arbeitstätigkeit

Dass eine Demenz einen Menschen treffen kann, der noch im Arbeitsprozess steht, ist in der Bevölkerung wie in Arbeitgeber:innenkreisen kaum bekannt. Diese Menschen spüren, dass sie weniger effizient sind, für alles viel länger brauchen, und sie nehmen Fehlleistungen wahr. Die leichten kognitiven Defizite zu Beginn der Erkrankung können bereits ganz wesentliche Einschränkungen der Arbeitsfähigkeit hervorrufen.

Menschen mit beginnender Demenz zeigen oft Symptome eines Burn-outs – ein Erschöpfungssyndrom, das sich über längere Zeit schleichend durch Überforderung entwickeln kann und häufig gerade sehr engagierte Personen trifft. Es ist immer noch nicht klar, ob es sich beim Burn-out um ein eigenständiges Krankheitsbild handelt, oder ob es eher als ein Prozess aufgefasst werden sollte, der schließlich zur Entstehung von klinisch relevanten Krankheitsbildern wie Angst und *Depression* [↗] führen kann. Auch eine beginnende Demenzerkrankung führt zu Stress und Überforderung, was einen Erschöpfungszustand auslöst und nicht selten Depression und Angst zur Folge hat.

Die Vorgesetzten machen die Mitarbeitenden auf ihre Fehler und ihre verminderte Belastbarkeit aufmerksam: Der Weg danach bedeutet meist psychiatrische Betreuung, Krankschreibung, den Versuch, wieder in den Arbeitsprozess einzusteigen, Misserfolg, Case Management wegen zu vieler Krankheitstage. Oft endet das Arbeitsverhältnis mit einem Konflikt, unklarer Versicherungssituation und Unverständnis. Das Wissen, das sich hinter einer Leistungsabnahme und einem Burn-out auch eine Demenz verstecken kann, hätte diese Situationen vielleicht entschärfen können. Die Wut über die unschöne Beendigung des Arbeitsverhältnisses begleitet die Patient:innen noch jahrelang. Diese einschneidende Erfahrung wird selten vergessen, trotz Fortschreiten der Krankheit.

Alzheimerferien mit Musiktherapie. Jemand wählt »Bridge over troubled water«; wir sind wie eine Brücke, ich bin in deiner Nähe und heile deinen Kummer – wie eine Brücke über aufgewühlten Wassern: »Like a bridge over troubled water, I will ease your mind.«

Die Teilnehmer:innen, alle demenzkrank, sind ganz ruhig, hören zu. Erinnerungen an früher werden wach, einige verdrücken Tränen. Plötzlich durchbricht ein Mann die Stille: »Wenn ich an die Teufelsbrücke denke, an unsere Fahrten in meiner Kindheit nach Italien; immer machten wir dort einen Halt, der Vater erzählte die Sage vom Teufel, der die Brücke erbaut hatte. Ich erinnere mich an das Zischen des Wassers, die Wassermengen, die durch die Schöllenenschlucht rauschen. Doch jetzt, jetzt stehe ich mit meinem Chef auf der Brücke, und wenn ich könnte, dann würde ich … Ihr wisst schon, was ich meine, mein Chef …«

Menschen mit beginnender Demenzerkrankung müssen langsam vom Arbeitsprozess loslassen dürfen. Ist eine sofortige Aufgabe der Arbeit notwendig (in Berufen, in denen es um Menschenleben geht, wie bei Ärtzinnen und Ärzten, Pflegefachkräften, Pilot:innen u.a.), sollte eine Verabschiedung in Würde und Achtung geschehen.

Ein 60-jähriger Mann, mehrfacher Verwaltungsrat und -präsident, erfolgreicher Manager, Vorgesetzter von 200 Mitarbeitenden, politisch engagiert und Gemeindepräsident, kommt in die Sprechstunde. Ihm war nahegelegt worden, vorzeitig in Pension zu gehen, die Verwaltungsratsmandate abzugeben und sich auch politisch zurückzuziehen. Innerhalb von zwei Jahren musste er alle Positionen aufgeben. Im Diagnosegespräch meinte die Ehefrau, dass er mit einer Alzheimerdemenz [↗] *aufhören müsste, Auto zu fahren. Für den Mann nochmals ein Schlag ins Gesicht. »Es muss unendlich schwer sein, alles loslassen zu müssen. Ich habe Hochachtung vor Ihnen, wie Sie mit all diesen Kränkungen umgegangen sind, und ich weiß nicht, ob ich die Kraft dazu hätte. Und jetzt kommt Ihre Frau und meint, dass Sie auch nicht mehr Auto fahren dürfen.«*

Der Mann begann zu weinen, und wir sprachen in der Folge nur noch über den Schmerz des ständigen Abschieds. Bei der Verabschiedung meinte er nur: »Danke für alles, ich weiß schon, dass ich den Fahrausweis abgeben muss.«

Das Loslassen hat viele Gesichter

Jeder Mensch mit Demenz erlebt den Schmerz des Loslassens anders: Für die einen ist es die Tatsache, dass sie am Vereinsleben nicht mehr teilnehmen können oder dass sie nicht mehr Karten spielen können. Für andere ist es der Sport, das Fahrradfahren, das Skifahren, Tennis oder Golf. Stets gehen wertvolle soziale Kontakte verloren oder die Möglichkeit, die Natur und den eigenen Körper wahrzunehmen.

Demenz bedeutet ohne Unterbruch loszulassen, das gilt für die Betroffenen, aber auch für die Angehörigen: Wenn bei einem/einer Professor:in das Lesen nicht mehr geht, sich bei einem/einer Lehrer:in die Sprache verabschiedet, sich bei einem Paar die Beziehung ändert oder sich ein Mensch zunehmend zurückziehen muss, der immer in der Öffentlichkeit stand. Loslassen bedeutet, mehr auf sich selber zurückgeworfen zu werden, doch auch dieses Selbst verändert sich: Loslassen von der Erinnerung, Loslassen vom Denken an die Zukunft.

> *»Ich musste zuerst meine mir so wichtige Beziehung zu meiner Mutter loslassen, das war sehr traurig. Danach konnte ich eine neue Form der Beziehung aufbauen, und diese ist gut, so wie sie ist. Sie bringt mir jeden Tag neue Einsichten. Trotz Distanz ist eine neue Form von Nähe entstanden. Diese ist viel gefühlsmäßiger und weniger intellektuell. Unsere Rollen haben sich geändert: Ich bin jetzt in der Mutterrolle und sie in der Kinderrolle.«*

»Für mich gibt es nur eines: ich bleibe immer in meiner Wohnung, dieser Wunsch steht über allem!« Der Gedanke, das eigene Heim, das eigene Zuhause verlassen zu müssen, scheint unerträglich. Doch ich frage mich, ob sich Menschen mit Demenz ab einem gewissen Stadium in ihren eigenen vier Wänden wirklich noch zu Hause fühlen. Besonders Alleinstehende, aber nicht nur, fühlen sich zunehmend verloren und nicht mehr geborgen im eigenen Heim, auch wenn sie das nicht formulieren können. Es kommt zu einer Entfremdung, zu einer Desorientierung: Die eigene Küche kann als fremd empfunden werden, Erinnerungsstücke können nicht mehr richtig eingeordnet werden, Menschen können verwahrlosen. Sie sind zudem desorientiert im übergeordneten Sinn, weil sie eine innere Verlorenheit zeigen und seelisch vereinsamen, auch wenn sie das nicht wahrhaben wollen.

Auch Menschen, die nicht alleine leben, können sich zunehmend nicht mehr zu Hause fühlen in der eigenen Wohnung, weil sie emotional sehr wohl wahrnehmen, dass es den Angehörigen nicht gut geht, dass sie selbst ein Teil der Misere sind. Das Loslassen der gewohnten Umgebung kann der Aufbruch zu einem neuen Zuhause sein. Zu Hause im Heim, das ist möglich.

> *»Mein Mann ist im Heim angekommen. Er hat sein neues Zuhause gefunden. Ich bin froh, dass er sich im Heim wohlfühlt. Es ist für ihn, wie wenn er schon immer dort gewesen wäre. Doch ich muss mich erst wieder in der eigenen Wohnung zurechtfinden. Ohne meinen Mann ist es nicht mehr das Zuhause von zuvor. Doch es tröstet mich, dass es für meinen Mann der richtige Ort ist. Dort soll er bis zum Tod zu Hause sein.«*

Oft ist es für die Angehörigen viel schwieriger loszulassen, obwohl sie erschöpft sind und am Ende ihrer Kräfte. Das Loslassen von der Partnerin, vom Partner, die/der nun nicht mehr in der eigenen Wohnung präsent ist, verlangt nach einer neuen Orientierung. Die Angehörigen müssen sich zuerst wieder zurechtfinden. In dieser Phase des Loslassens bedürfen sie der besonderen Fürsorge.

Der letzte Abschnitt des Loslassens ist das Sterben. Diesem Prozess des definitiven Loslassens sind viele Prozesse von Loslassen vorausgegangen.

> *»Ich beginne nun die Reise, die mich zum Sonnenuntergang meines Lebens führt.«*[3]

Ronald Reagan hat dieses Loslassen ganz bewusst wahrgenommen. Loslassen und Aufbrechen zum Sonnenuntergang des Lebens, eine Metapher, die die ganze Welt berührte.

Andrea Mühlegg-Weibel

»Man muss es eben so nehmen, wie es kommt«

Stellen Sie sich vor, Sie besuchen Ihre betagte Mutter im Pflegeheim. Ihr Leben ist schon sehr ausgefüllt mit Beruf, Kindern, Partner, Haus, Garten und Hund. Trotzdem nehmen Sie sich noch mindestens zweimal die Woche Zeit für einen kurzen Besuch. Seit einiger Zeit beschwert sich Ihre Mutter immer öfter über unfreundliches Personal, gestohlene Zeitungen, Probleme mit dem Essen oder fehlende Aktivitäten. Bei Ihrem heutigen Besuch schimpft sie: »Ich habe die ganze Nacht nicht geschlafen. Nie kommt jemand! Da kannst du halb tot am Boden liegen, und niemand würde es merken.« Im ersten Moment sind Sie verärgert oder betroffen über die Anschuldigungen und versuchen sich zu verteidigen. Ihre Erklärungen verstören Ihre Mutter aber nur noch mehr.

In solchen Situationen kann einfühlende Kommunikation sehr entlastend sein. Naomi Feil, Begründerin dieser Kommunikationsmethode, sagt: »*Validation*« [↗] bedeutet »für gültig erklären«. Wir respektieren die Realität unseres Gegenübers und reagieren mit Wertschätzung und Empathie. Das heißt, wir versuchen uns in die Perspektive des andern Menschen zu versetzen, um zu verstehen, was er uns tatsächlich mitteilen will. Menschen mit kognitiven Einschränkungen drücken ihre Bedürfnisse und Ängste oft mit andern Worten aus. Deshalb hilft nachfragen, bestätigen, umformulieren, sich ganz einlassen auf die andere Person. Wir müssen nicht jedes Wort verstehen, um in Beziehung zu treten. Hilfreich ist das Lesen der *nonverbalen* [↗] Signale. Indem wir ganz präsent sind, Blickkontakt aufnehmen, vielleicht mit einer leichten Berührung die Aufmerksamkeit wecken. Wir *hören aktiv zu* [↗]

und zeigen dem anderem Menschen mit unserer Mimik, Gestik und Körperhaltung, dass wir ganz bei ihm sind. Wenn es gelingt, den Rhythmus unserer Gesprächspartner:innen aufzunehmen, werden Verständnis und Austausch von Emotionen leichter möglich.

Zurück zum Beispiel. Sie antworten: »Ja, wenn man nicht schlafen kann, erscheint die Nacht endlos.« Validation ist verallgemeinern, bestätigen und umformulieren. Sie sagt: »Ja, und nie kommt jemand.« Validieren bedeutet auch, Erinnerungen zu wecken. »Es kann Angst machen, wenn man so alleine ist. Kennst du das von früher?« – »Ja, ich habe mich nie wohlgefühlt, wenn ich alleine im großen Haus war. Deshalb bin ich froh, jetzt hier zu sein.«

Das Beispiel zeigt, wie das Respektieren und Einlassen auf die andere Realität für beide Seiten entlastend sein kann. Wir müssen uns und die Mitarbeiter:innen der Institution nicht erklären oder verteidigen. Wir bleiben ganz bei der Person – so kann sie ihre Gefühle ausdrücken. Indem wir die Aussagen des/der Betroffenen einordnen, verstehen wir, dass durch die Vergesslichkeit vermutlich oft eine Leere entsteht, die Tage und Nächte endlos erscheinen lässt. Dadurch entsteht das Gefühl von Langeweile, Angst und Einsamkeit. Diese Empfindungen können nicht mehr eigenständig verarbeitet werden – Menschen mit Demenz sind auf einfühlende Zuwendung angewiesen.

Ein anderer Grund für beschuldigendes Verhalten kann die Angst vor Kontrollverlust sein. Auch in diesem Fall ist die einfühlende Kommunikation die Basis der Beziehungsgestaltung. Verlustängste und Stress können reduziert werden, und dies führt zu mehr Sicherheit und letztlich zu mehr Lebensqualität. Der Volksmund sagt: »Geteiltes Leid ist halbes Leid.« Darauf baut die einfühlende Kommunikation auf. Betagte Menschen, die Heimweh haben, sich verloren oder einsam fühlen oder Angst haben vor dem Sterben, erwarten keine Lösungen oder Ratschläge von uns. Sie wünschen sich zugewandte Zuhörer:innen. Sie wünschen sich Mitmenschen, die da sind.

Trotz Einschränkungen möchten betagte Menschen nicht zur Last fallen und eine sinngebende Aufgabe haben. Manchmal frage ich eine/n Bewohner:in: »Wie schaffen Sie es, mit all den Veränderungen und Verlusten des Alters zurechtzukommen?« – »Man muss es eben so nehmen, wie es kommt!«, lautet eine Antwort, die ich oft höre. Diese Aussage berührt mich immer wieder. Darin steckt eine tiefe Weisheit und Gelassenheit: Das Leben annehmen, wie es kommt. Jüngere Menschen tun sich schwer damit. Und gerade deshalb macht es Sinn, wenn wir alte Menschen nach ihren Lebensweisheiten fragen und von ihnen lernen wollen. Gerne erzählen sie uns aus früheren Zeiten, die wir nicht erlebt haben. Menschen mit Demenz können sich oft nicht erinnern, was sie heute gegessen haben oder wer gestern zu Besuch war. Aber sie haben Erfahrungen und Weisheiten, die sie gern mit uns teilen – dadurch erhält ihr Dasein einen Sinn. Für solche Geschenke bedanke ich mich: »Es ist sehr eindrücklich, wie Sie Ihr Leben meistern. Herzlichen Dank, dass Sie mir davon erzählt haben. Von Ihnen kann ich viel lernen.«

Diese Begegnungen sind die Sternstunden unserer Arbeit.

Wenn es uns gelingt, die Gefühlsebene anzusprechen und die emotionalen Bedürfnisse zu erkennen, stärken wir unser Gegenüber und vermitteln ihm Verständnis, Würde, Wertschätzung und Sicherheit. Dieser Boden macht es möglich, auch in schwierigen Momenten Zugang zu Menschen mit Demenz zu finden.

Christoph Harms

Der Badezimmerspiegel

Es ist Dienstagabend, Anfang Februar. Wir sitzen uns gegenüber in einem unscheinbaren Grillrestaurant in St. Moritz. Ich bin am Sonntag angereist, alleine. Grund: ein fünftägiges, intensivmedizinisches Symposium. Damit erfülle ich die Weiterbildungspflicht für meinen Facharzttitel in Intensivmedizin für dieses Jahr. Während einer langweiligen Präsentation habe ich den Vortragssaal verlassen, um einen Kaffee im Foyer zu trinken. Eine Teilnehmerin hatte offenbar dieselbe Idee und stand an einem der kleinen Stehtische. Ich schenkte mir einen Kaffee am Buffet ein und stellte mich zu ihr. Wir tauschten ein paar Gedanken zum Symposium aus und lästerten über die laufende Präsentation. Pünktlich zu Beginn des nächsten Vortrages gingen wir zurück an unsere Plätze. Das Symposium ist so aufgebaut, dass die Vorträge jeweils morgens von 8:00 bis 10:45 und nachmittags von 16:00 bis 18:45 stattfinden. Die lange Mittagspause ermöglicht es, die alpine Winterwelt sportlich zu nutzen. Das Symposium endete an diesem Tag mit einer Round-Table-Diskussion zum Thema »Protektive Beatmungsstrategie in der Intensivmedizin«. Als ich mich danach auf den Weg zu meinem Hotel begab, begegnete ich Regina wieder. Wir verabredeten uns spontan zum Abendessen. Die Wahl fiel auf das Grillrestaurant, weil wir beide Lust auf ein Stück Fleisch hatten.

»Wie wollen Sie Ihr Steak?«, fragt die junge Serviceangestellte Regina. »Medium-rare.« – »Und Sie?« – »Auch medium-rare«, antworte ich. »Was trinken Sie dazu?« Regina schaut mich fragend an. »Wein?«, frage ich zurück. »Rot oder Weiß?« – »Rot«, antworte ich. »Leicht oder schwer?« – »Schwer«, sage ich sofort. »Glas oder Flasche?« – »Eine Flasche.« – »Das passt ja bestens«, meint sie daraufhin und sucht einen Wein aus der Karte aus. Small Talk, bis das Essen serviert wird. Das Fleisch ist sehr gut, der Wein passt, und plötzlich wird das Gespräch persönlicher. Ganz offen spreche ich über meine private Situation. Von meiner Frau Heidi, bei der vor dreieinhalb Jahren die Diagnose Alzheimer gestellt wurde. Damals war sie 51. Die Probleme begannen etwa eineinhalb Jahre zuvor: Fehler in den Arztberichten, die Heidi schrieb; Sprechstundentermine, die sie vergaß; Unzuverlässigkeiten bei Übergaben. Die Folge: ein schlechtes Arbeitszeugnis. Das gab's bisher noch nie in ihrer Karriere! Sie war die Gewissenhaftigkeit in Person. Man sprach von Überforderung. Ich kochte vor Wut, Heidi war nur traurig. Später wurde sie krankgeschrieben. Es folgte eine ambulante, psychiatrische Behandlung unter der Hypothese Depression/Überlastungssymptomatik. Ein erneuter Arbeitsversuch nach fünf Monaten scheiterte innert Kürze und unter Tränen. Wir akzeptierten allmählich die Diagnose Depression. Keine schöne Zeit. Nach neun Monaten erfolgloser Therapie fragte uns die Therapeutin, ob sie Heidi zu einer *neuropsychologischen* [↗] Abklärung anmelden dürfe, sie glaube einfach nicht mehr an eine Depression. Das Resultat: schwere neuropsychologische Störung. Ich vergesse diesen Moment bis heute nicht. Regina bemerkt, wie sich meine Augen beim Erzählen röten und ich ein Taschentuch brauche. Sie berührt kurz meine Hand. Da wird mir bewusst, wie persönlich ich beim Erzählen geworden bin. Dabei kennen wir uns gar nicht.

Bei der Verlaufsuntersuchung neun Monate später legte man sich auf die Diagnose »zunehmende, schwere neuropsychologische Störung, wahrscheinlich vom Alzheimer-Typ« fest. In der Folge schritt die Krankheit weiter voran. Viel zu schnell für uns beide. Schritt für Schritt verlor meine Frau ihre Handlungsautonomie. Kochen, einkaufen, Geld abheben, Zahlungen erledigen, Zug fahren, Ski fahren, lesen, später auch Wäsche waschen, staubsaugen, sich anziehen, duschen. Alles zuerst schwierig, dann fehlerhaft und schließlich unmöglich. Organisatorisch hinkte ich immer einen Schritt hinterher. Ich lernte, dass dies zur Krankheit gehört. Ich plane gerne voraus, antizipiere. Meine Frau wollte genau das nie. Verständlich. Ich würde auch nicht gerne meine Autonomie abgeben, wenn ich das Gefühl habe, ich kann das doch noch selbst. Also habe ich die Zahlung ihrer Rechnungen erst übernommen, nachdem die Bank das Kuvert mit den Aufträgen zurückschickte. Unvollständig ausgefüllt, stand im Begleitschreiben. Heidi bat mich, die Sache zu regeln. So war es bei fast all ihren Verlusten.

Viel schwieriger als die organisatorischen Probleme, die laufend entstanden, war für mich die psychologische Seite. Mit jedem kleinen Verlust ihrer Handlungsautonomie habe ich ein Stück unserer 26-jährigen Partnerschaft verloren. Zuerst nur unmerklich. Einkaufen, Kochen – na und, das hab ich ja auch schon gemacht, jetzt mach ich's halt immer. Wäsche waschen? Welches Programm muss ich für Buntwäsche anwählen? Zum Glück liegt da die Gebrauchsanweisung. Alles lernbar. Ski fahren? Jetzt wird's merklicher. Machen wir halt was anderes. Ganz ehrlich, etwas ärgerlich ist das aber schon. Ich liebe das Telemarkfahren! Gespräche waren plötzlich nicht mehr möglich, und Small Talk ist dafür auf Dauer kein Ersatz. Was macht eigentlich eine gute Partnerschaft aus? Ich begann viel darüber nachzudenken. Liebe – ja klar. Genügt aber nicht. Ich realisiere, es sind die vielen, unspektakulären, alltäglichen Dinge, die ich bisher viel zu selten beachtete. Den Alltag miteinander leben, sich austauschen darüber, was einen gerade beschäftigt. Haben wir etwas zum Abendessen? Was wollen wir am Wochenende unternehmen? Einfach nur so füreinander da sein, ohne Worte. Sind wir das immer noch? Na ja, ich bin für Heidi immer noch da. Sie ist einfach anwesend. Das ist nicht dasselbe, wie für mich da zu sein.

Ich schrieb den Verlauf der Krankheit in groben Zügen auf. Das sei wichtig für die Beurteilung durch die *IV* [↗] und die *Hilflosenentschädigung* [↗] hat man mir gesagt. Ich tat das nur widerwillig. Es machte mich immer traurig, führte mir die neuen Verluste vor Augen. Eintrag vom April 2010: »Seit Längerem habe ich das Gefühl, dass die Intimpflege nach dem Stuhlgang schwieriger wird. Nach einem Mal Abwischen mit WC-Papier versucht sie sich mit einem feuchten Tüchlein und Intimseife zu reinigen, obwohl noch alles voller Stuhl ist. Dies führt zu einer für mich unappetitlichen Reinigung im Lavabo. Ich spreche Heidi vorsichtig darauf an. Dabei merke ich, dass eine Änderung nicht mehr möglich ist, sie kann es einfach nicht mehr.« Also übernahm ich auch in diesem Bereich. Doch damit wurde ein Punkt überschritten, der für uns beide sehr schwierig war, und an dem ich diese Partnerschaft verloren habe. Ich weine manchmal still, wenn ich daran denke, denn ich liebe Heidi immer noch. Liebe ist auch ohne Partnerschaft möglich; aber Partnerschaft ist mehr wie Liebe.

»Und du?«, frage ich Regina und nutze die Zeit, um mal wieder zum Taschentuch zu greifen. Sie erzählt nicht sehr viel von sich an diesem Abend. Sie habe einen Freund. Sie sehe ihn zwar nicht allzu oft, aber die Beziehung täte ihr gut. Ich glaube ihr nicht.

Es war ein sehr schöner Abend. Danach sehen wir uns noch zwei-, dreimal außerhalb des Symposiums: auf der Skipiste, bei einem Apéro und noch einmal beim Abendessen, stets in Gesellschaft. Am Freitagmittag ist die Weiterbildung beendet. Wir verabschieden uns. Ich bedanke mich mit einer Rose nochmals für den wunderschönen Dienstagabend. »Vielleicht mal auf ein Jazzkonzert?«

Die Begegnung beschäftigt mich die nächsten Wochen immer wieder. Was läuft da bei mir ab? Ich fühle mich hingezogen zu dieser Frau. Aber ich bin ja verheiratet. Und Heidi ist erst noch auf mich angewiesen. Je länger, je mehr!

Ich gehe seit zwei Jahren in eine Gruppe für Angehörige, deren Partner:innen jung an Demenz erkrankt sind. Beim letzten Treffen kam auch das Thema »Sexualität« zur Sprache. Sämtliche Teilnehmer:innen berichteten, dass bei ihnen in dieser Beziehung nichts mehr läuft. Ein Mangel? Wir sind alle zwischen 40 und 60 Jahre alt. Eine Kollegin erzählte, dass ihr zwar die Beziehung, die Nähe, auch die körperliche, zu ihrem Partner fehle, sie aber seit Längerem derart in der Betreuung untergehe, dass sie sich nur noch Ruhe wünsche. Sie stelle sich jeweils vor, was sie machen würde, wenn ihr Mann einmal nicht mehr da sei. Sich irgendwo in die Einsamkeit zurückziehen und sich erholen. Sicher keine Beziehung suchen! Das trifft es auf den Punkt. Ich bin ein junger Mann, und mir fehlt meine Frau, aber ich habe keine Lust auf irgendeine neue Beziehung. Also vergessen. – Schön war's dennoch.

Es ist Mitte März. Regina und ich haben uns erneut verabredet. Jo Lovano spielt im Moods in Zürich. Ein großartiges Konzert. Reginas erstes Jazzkonzert. Sie ist begeistert. Als ich im Zug nach

Hause fahre, beschließe ich, die Sache doch nicht zu vergessen. Und Heidi? Ein Plan dazu? Nein, nur meine innerste Überzeugung, immer für sie da zu sein. Ich habe inzwischen gelernt, mich von festen Plänen zu verabschieden. Also abwarten, wie sich alles entwickelt. Vertrauen haben. Jetzt muss ich nach Hause, meine Mutter ablösen. Sie hat inzwischen zu Heidi geschaut.

Mitte Juni komme ich vom ESA, dem europäischen Hauptkongress für Anästhesie, aus Amsterdam zurück. Wir haben uns wieder verabredet. Regina wohnt in Zürich. Wir treffen uns zum ersten Mal bei ihr zu Hause. Ein warmer Sommerabend. Ich grilliere, sie kocht die Beilagen. Wir sprechen über alles Mögliche. Den ESA in Amsterdam, das Segeln – wir hatten uns inzwischen einmal zum Segeln verabredet –, die Situation mit Heidi, unsere Situation. Der Abend wird lang. Der Plan, im Gästebett zu übernachten, ändert sich. Wir spüren beide, dass wir eine gemeinsame Zukunft suchen. »Dir ist klar, dass ich nicht frei bin?«, sage ich zu Regina. »Glasklar«, antwortet sie. Regina will dennoch. Weiß sie, was da auf sie zukommt? Weiß ich es? Wir wissen es beide nicht. Eine Vorstellung dazu? Ein Plan dazu? Vertrauen!

Am nächsten Tag fahre ich nach Hause. Ich hole Heidi bei meiner Mutter ab. Sie hat sie während meiner Abwesenheit zu sich genommen. Heidi kann inzwischen nicht mehr alleine sein, sie findet sich nicht mehr zurecht. Meine Mutter ist die erste Person, der ich von der Beziehung mit Regina erzähle. Gespürt hat sie es bereits, sie kennt mich nur zu gut. Und sie freut sich für mich. Eine neue Perspektive! Die typische Sicht einer Mutter?

Was werden meine Freund:innen sagen? Die Bekannten von Heidi? Die Meinung der Gesellschaft hat mich bisher meist kaltgelassen. Ich verfüge über genügend Selbstvertrauen, um auch abseits der Normen zu bestehen. Habe das schon oft erlebt. Aber nun, realisiere ich, geht es ans Eingemachte. Ich merke, dass es mir nicht egal ist, wie meine Freund:innen darauf reagieren. Und Heidis Vater? Ich kenne ihn seit über 25 Jahren. Wir verstehen uns bestens. Seit dem Tod seiner Frau vor sechs Jahren ist Heidi sein Ein und Alles. Er muss Regina als Bedrohung empfinden. Duales Denken – »sowohl als auch« – kennt er nicht. Für ihn ist die Welt schwarz oder weiß, gut oder böse. Schwiegersohn mit Frau *und*

Freundin, das geht nicht. Vertrauen? Nein, verdrängen. Jedenfalls vorerst. Ich muss ja nicht gleich mit dem Schwierigsten beginnen. Also was Einfacheres. Meine Nachbar:innen. Wird sowieso Zeit, dass Regina nun auch mal zu mir kommt. Mein Zuhause sieht.

Ich erinnere mich nicht mehr, wann genau dieser Moment war. Ich stellte Regina Heidi vor. Sie reichte ihr die Hand und begrüßte sie freundlich. Die gesellschaftlichen Umgangsfloskeln beherrschte Heidi immer noch. Den Inhalt derselben begriff sie wahrscheinlich schon länger nicht mehr. Ich hatte den Eindruck, dass es für meine Frau ganz normal war, dass Regina, eine ihr völlig unbekannte Person, uns besuchte. Ein komisches, gehemmtes Gefühl kam in mir auf. Auch bei Regina, wie sie mir später erzählte. Und bei Heidi? Wie es schien, überhaupt nicht.

Dennoch stellten wir unsere Beziehung nicht vor Heidi zur Schau. Das blieb immer so, wenn wir alle zusammen waren. Mit der Zeit lernte ich, dass dieses Verhalten wichtig für *mich* ist, nicht für Heidi. Ich will ihr zeigen, dass ich immer für sie sorgen werde, für sie da bin. Sie wird nicht von einer anderen Frau verdrängt. Das stimmt für mich emotional nur, wenn mein Verhalten zur Situation kongruent ist. Meine Emotionen übertragen sich auf meine Frau. Davon bin ich überzeugt. So stehen wir auch heute noch in Kontakt. Tauschen uns nonverbal aus. Acht Jahre nach der Diagnose. Vier Jahre nach dem Verlust der Sprache. Das hilft mir. Hoffentlich auch Heidi. Ich sage »hoffentlich«, weil ich es nicht weiß. Im Verlauf der Krankheit weiß ich zunehmend weniger über das, was in meiner Frau vorgeht. Ich realisiere, dass vieles von mir konstruiert ist. Von mir auf Heidi projiziert; einer objektiven Prüfung nicht standhält. Ich lerne, mit der Unklarheit, der Unschärfe des Sowohl-als-auch zu leben. Etwas, was den meisten Personen aus unserem Bekanntenkreis nicht gelingt. »Heidi hat mir die Hand gereicht. Mich angelächelt. Sie kennt mich noch.« Wie oft habe ich diesen Satz gehört! Kaum jemand merkt, dass dies nur die eigenen Projektionen sind. Dass Heidi dies auch bei Fremden macht, wissen sie nicht. Wollen sie gar nicht wissen. Ich lasse ihnen ihre Illusion. Sie leben besser damit. Sie fühlen sich sicherer.

Ich lerne: Das Sowohl-als-auch-Problem ist grundsätzlich ein Problem der Umgebung der erkrankten Person. Jedenfalls ab einem gewissen Stadium. Sowohl eine Frau wie auch eine neue Partnerin zu haben ist zunächst das Problem von mir und Regina. Dann unser gemeinsames und zuletzt eines der Gesellschaft. Aber es war nie eines meiner Frau. Probleme wollen gelöst werden, oder sie machen auf Dauer krank. Also löste ich sie in dieser Reihenfolge. Zuerst mein eigenes. Wie? Mit Vertrauen. Vertrauen in mich selbst. Vertrauen, die richtigen Entscheidungen zu treffen. Unabhängig von Ratschlägen. Unabhängig von gesellschaftlichen Normen. Doch wer überwacht das eigene Handeln? Sagt mir, was o.k. ist und was nicht? Der Badezimmerspiegel. Er ist mein bester Ratgeber. Immer wenn ich ihn ansehe und dabei das Gefühl von Wärme und Ruhe in mir aufkommt, weiß ich, dass das, was ich mache, richtig ist.

Schwierig sind manchmal die vielen anderen Spiegel, die es auch noch gibt. Die sich gefragt oder ungefragt äußern. Freund:innen, Bekannte, Nachbar:innen, Arbeitskolleg:innen und und und. Sie alle zeigen mir und Regina, was sie von unserer Situation halten. Die Mutigen sprechen uns direkt an. Das ist am einfachsten. Andere verändern nur ihren Gesichtsausdruck. Manchmal nur unmerklich. Ein Blick trifft uns für Sekundenbruchteile beim Samstagseinkauf im Dorf. Die Augen öffnen sich ganz leicht. Zogen sich da nicht noch die Augenbrauen etwas zusammen? Vorsicht! All diese Spiegel sind gefärbt. Auch von eigenen Projektionen. Das sind oft die schlimmsten. Wie wird mein Freundeskreis reagieren? Hier kennen mich alle als glückliches Paar zusammen mit Heidi. Unzählige Feste, Geburtstagsfeiern, Abendessen. Wie wird Irma (Name geändert) reagieren? Als eine der ganz wenigen besucht sie Heidi noch immer regelmäßig. Auch hier lerne ich: Die Ungewissheit ist viel belastender als das Risiko einer Antwort, die ich nicht hören will. Und die Realität dazu? Zu meiner großen Überraschung äußert sich die überwiegende Mehrheit in meinem Umfeld nur positiv. »Das gönn ich dir aber von Herzen.« – »Das tut dir sicher gut.« – »Jetzt hast du wieder eine Perspektive.« Perspektivenlos habe ich mich zwar nie gefühlt, aber eine neue Partnerschaft tut tatsächlich sehr gut in dieser Situation. Und die Minderheit?

Es ist nach ein Uhr nachts. Ich bin eben zu Bett gegangen. Ich höre, wie sich Urs (Name geändert) im Bett gegenüber in seinem Schlafsack hin- und herdreht. Es ist unser jährliches Bandwochenende in Laferté-sur-Amance. Fünf inzwischen etwas älter gewordene Männer, die seit über 15 Jahren im Sommer für vier Tage hierherkommen, um Musik zu machen und eine gute Zeit zu verbringen. Seit Jahren läuft hier alles nach demselben Schema ab. Die Musikproben, das Essen, die Gespräche am Feuer bis tief in die Nacht. Am Anfang waren wir zu acht. Da schliefen in jedem Zimmer zwei bis drei. Heute sind Urs und ich noch die Einzigen, die sich ein Zimmer teilen. Wir sind die Letzten, die noch nicht schnarchen. »Schlaf gut.« – »Du auch.« Kurze Pause, dann: »Du das mit Regina hat mich ehrlich gesagt schon beschäftigt.« Pause. Ich spreche das Unausgesprochene direkt an. »Du meinst, weil ich schon wieder eine Partnerin habe, obwohl Heidi noch da ist?« Pause. »Ich hab mit Giulia darüber gesprochen.« Giulia (Name geändert) ist seine Frau und absolviert zurzeit berufsbegleitend ein Studium in Medizinethik. »Und?«, frage ich zurück. »Also aus ethischer Sicht ist nichts dagegen einzuwenden, solange keine der Beteiligten darunter leidet. Keinen Nachteil hat. Also, wenn Heidi diese Situation nicht mehr realisiert, ist das unter ethischen Kriterien zulässig.« Siehe da, die Absolution der unbestechlichen Denker:innen! Und die reale Welt? Ich hake also nach. »Und du?« Stille. »Ich bin da halt schon etwas konservativ. Die Diskussion mit Giulia hat mir zwar geholfen, aber ich brauche da wohl etwas mehr Zeit.« Ich danke ihm für seine Offenheit. Und dafür, dass er die Situation angesprochen hat. Es war danach nie mehr ein Thema unter uns. Der Elefant im Raum war weg.

Personen, die mir etwas bedeuten, habe ich seither direkt auf die Sowohl-als-auch-Situation angesprochen. Habe ihnen Regina als meine Partnerin vorgestellt. Befürchtungen haben sich dabei keine bestätigt. Quälende Fantasien plagen mich seither nicht mehr. Das schönste Wunder jedoch hat sich tief in mir selbst ereignet: Ich weiß heute, dass ich zwei Frauen gleichzeitig lieben kann. Liebe ist keine absolute Größe. Nicht wie ein Kuchen, von dem jeder ein Stück bekommt. Jeder nur einen Teil. Ich liebe Heidi nach wie vor. Nicht ein bisschen, nicht 50 Prozent. Nicht weniger als Regina. Und ich liebe Regina. Sie erhält wegen Heidi nicht weniger Liebe von mir. Es gibt keine Verliererinnen. Nur Gewinnerinnen.

Geschrieben, um Menschen in einer ähnlichen Situation Mut zu machen und Hoffnung zu wecken. Gewidmet Heidi und Regina

Rückschau im Januar 2022

Der 14. März 2020 war in vielen Skigebieten der Schweiz der erste Tag des Lockdowns. Regina und ich sind aus Saas Fee zurückgekehrt. An diesem Nachmittag ist Heidi in der Oberi Bäch, ein Haus für demenzkranke Menschen, friedlich eingeschlafen. Den »Badezimmerspiegel« habe ich im Herbst 2015 geschrieben. Es gibt daran bis heute nichts zu ändern. Wenige, neue Schreibweisen ausgenommen. Zwei Punkte möchte ich ergänzen: 1. Alle unsere Bekannten sind mit dem Sowohl-als-auch-Problem bestens klargekommen. 2. Der Badezimmerspiegel ist mir ein wertvoller Ratgeber, weit über das Sowohl-als-auch-Problem hinaus, geblieben.

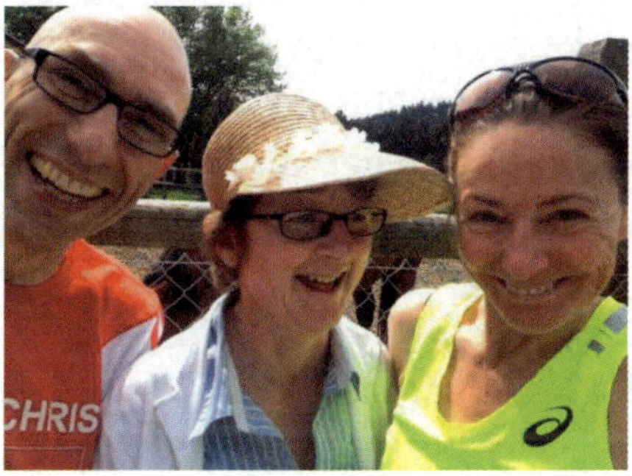

Mitte: Heidi, **rechts:** Regina

Michael Schmieder

Von verpflanzten Menschen und Bäumen

Alle reden vom Menschen mit Demenz, und jeder hat ein Bild davon, wie dieser Mensch ist, welche Verhaltensauffälligkeiten er zeigt, in welchem Stadium der Erkrankung er sich befindet, wie er seine Umwelt wahrnimmt und vieles mehr. Und daraus lassen sich Schlüsse ziehen, wie ein Zimmer auszusehen hat, wie eine Umgebung zu gestalten ist, wie der Garten sein muss, wie die Betreuung stattzufinden hat. Jeder weiß dann, wie es geht, vor allem, wie es zu gehen hat, nämlich dem eigenen Bild entsprechend.

Diese grundsätzlichen Betrachtungsfehler verunmöglichen Lösungen, die sich am Menschen orientieren und nicht an der Krankheit. Den Menschen mit Demenz, den gibt es nicht! Und so, wie wir Menschen alle individuelle Bedürfnisse und Eigenheiten haben, so sehr wir überall darauf bestehen, dass wir als Menschen wahrgenommen werden, so sehr steht dieser Anspruch auch den Menschen zu, die an einer Demenz erkrankt sind. Deswegen kann niemand wissen, was Menschen mit Demenz brauchen. Auch wenn man zu wissen glaubt, was Frau Meier oder Herr Müller guttut, können diese unterschiedlichen Individuen sehr unterschiedliche Bedürfnisse haben.

Unterschiedliche Bedürfnisse haben wir auch dann, wenn es ums Wohnen geht, wenn wir für uns entscheiden, wie wir wohnen wollen und wie wir nicht wohnen wollen. Die Wahl der Wohnform steht in direktem Zusammenhang mit unserer aktuellen Lebenssituation. So kann es durchaus sein, dass jemand in Bern ein Zimmer bewohnt und die Familie in einer Wohnung im Zürcher Oberland lebt, da die berufliche Situation dies erfordert. Es ist vorstellbar, dass eine einzelne Person vom Land in die Stadt zieht, um ein größeres oder angepassteres kulturelles Angebot nutzen zu können. Wir wissen auch, dass selbst das idyllischste Einfamilienhaus im Grünen keine Garantie für das »beste Leben« darstellt. Zu sehr beeinflussen Beziehung und Partnerschaft unser Wohlbefinden, wenn es ums Wohnen geht. Wir passen unsere Wohnsituation jeweils an: als wir weggingen von zu Hause, als wir die ersten WG-Erfahrungen machten, als wir eine Familie gründeten, als die Kinder größer wurden, als Trennung zum Alltag gehörte, als die eigenen Kinder wieder ausflogen, als man den Wohnraum reduzierte, da das Haus zu groß wurde, als man in die Alterswohnung einzog, als man ins Pflegeheim zog, bis man starb.

Buddha hat einmal gesagt: »Der Mensch ist kein Baum, wenn er am falschen Ort steht, muss er sich einen neuen suchen.« Diese Aussage stellt eine radikale Abkehr dar vom Leitsatz, dass man einen alten Baum nicht verpflanzen sollte. Es kommt immer darauf an, ob eine Wohnsituation der momentanen Lebenssituation entspricht oder nicht. Dazu ein Beispiel: Ein Mann, der an einer Demenz erkrankt und immer noch gut zu Fuß ist, hält sich gern in der Natur auf, er läuft sehr lange alleine und findet auch wieder den Rückweg. Im Verlauf der Erkrankung verliert er die Fähigkeit, sich zu orientieren, und findet zunehmend den Weg nach Hause nicht mehr. Die technischen Möglichkeiten sind nur begrenzt einsetzbar, ebenso erschwert sein Verhalten gegenüber fremden Personen eine externe Begleitung, was dazu führt, dass dieser Mann das Haus nicht mehr verlassen darf. Die Ehefrau leidet sehr darunter, dass sie ihren Mann einschließen muss. Es stellt sich nun die Frage, was für diesen Mann der richtige Wohnort sein könnte? Es ist leicht nachvollziehbar, dass es hier nicht eine einzige richtige Lösung gibt, sondern dass ganz individuelle gesucht werden müssen, die vielleicht auch nur für kurze Zeit Gültigkeit haben.

Menschen treffen sich, um gemeinsam durchs Leben zu gehen, und plötzlich wird dieses Gemeinsame durch den Kranken »aufgekündigt«. Was über Jahre, Jahrzehnte eindeutig war, wird zerstört, die Bedürfnisse werden als Folge der Erkrankung zu unterschiedlich und nicht, weil die Liebe abhandenkam. Die Krankheit übergibt dem Gesunden auch noch die Verantwortung für das Wohlergehen des Kranken, was zu zusätzlicher Verwirrung führt, weil eine Abgrenzung der eigenen und fremden Bedürfnisse schwierig wird.

Es zeigt sich immer wieder, dass die Veränderung des Wohnortes zu weniger Stress führt, wenn der neue Ort besser geeignet ist als der alte. Für Angehörige kann dies sehr schmerzvoll sein, da man bis zu diesem Zeitpunkt immer gemeinsam am richtigen Ort war, und nun ist man alleine dort. Diese Situation erschwert den Blick darauf, was der/die andere, der/die Erkrankte, in dieser Situation brauchen würde.

Das Wohnen zu Hause

Der häufigste Lebensraum von Menschen mit Demenz ist das Wohnen in den eigenen vier Wänden, bei der Familie oder bei dem/der (Ehe-)Partner:in. Diese Wohnform bietet lange Sicherheit und zeigt sich als tragfähig. Zusätzliche Infrastruktur und personelle Ressourcen können meist gut aktiviert werden, von der *Spitex* [↗] zu Betreuungsdiensten, ja, bis hin zu ausländischen Betreuungskräften, die über mehrere Wochen im gleichen Haushalt leben. Viele Betroffene können bis zu ihrem Tod im gemeinsamen Haushalt leben, wenn die Verhaltensauffälligkeiten äußerst gering, vielleicht gar nicht vorhanden sind, die Gebrechlichkeit groß und die Bewegungslust dadurch sehr eingeschränkt ist.

Diese Situation kann jedoch rasch ändern: Was geschieht, wenn der/die gesunde Partner:in plötzlich erkrankt oder gar stirbt? Was geschieht, wenn der Erkrankte die Bewegungslust ausleben will und dauernd den Drang verspürt, nach draußen zu gehen? Was geschieht, wenn der Erkrankte nachts immer wieder aufsteht, zur Arbeit gehen will oder die Toilette nicht mehr findet? Es gibt viele Gründe, warum ein Verbleib in der angestammten Wohnform »zu Hause« nicht mehr länger sinnvoll erscheint. Der Hauptgrund: Die Betreuenden kommen an den Rand ihrer Kräfte.

Menschen, die alleine leben, brauchen sehr rasch eine andere Wohnform, da das Leben zu Hause sie dauernd damit konfrontiert, was sie alles nicht mehr können. Der Alltag wird zur Tortur, es kommt zu überlaufenden, mit Wäsche verstopften Toiletten, zu laut tönenden Fernsehgeräten, die nicht mehr bedient werden können, zu verschimmelten Essensresten im Kleiderschrank und vielen anderen Auffälligkeiten, die zeigen, dass der dort lebende Mensch überfordert und niemand da ist, der ihn unterstützt und einschreitet, wenn eine erneute Fehlleistung wieder Stress erzeugen würde. Nur die 24-Stunden-Präsenz eines Angehörigen kann solche Situationen entschärfen, aber auch das nur für begrenzte Zeit. Das häusliche Elend ist oft nur schwer vorstellbar, Spitexdienste oder Betreuungsorganisationen stellen nur selten eine dauerhafte Lösung dar für Menschen mit Demenz, die alleine leben. Für sie sind Wohngruppen eine Möglichkeit, wenn das Zuhause der falsche Ort geworden ist.

Wenn von Paaren beide betroffen sind
Irene Bopp-Kistler

Der Problematik, dass beide Partner:innen an Demenz erkranken, wird im Gegensatz zur allgemein bekannten erhöhten Krankheitsbelastung von Angehörigen[4] bis anhin kaum Beachtung geschenkt, obwohl bereits im Jahre 2010 eine Studie der Psychologin Maria C. Norton und ihrer Kolleg:innen an der Utah State University hätte aufhorchen lassen müssen:[5] Bei älteren Ehepaaren entwickelten in einer Langzeitstudie mit mehr als 1200 Paaren unverhältnismäßig oft beide Partner:innen eine Demenz. Das Risiko, ebenfalls an einer Demenz zu erkranken, ist 6-fach erhöht, wobei das Risiko für die Partner sogar 12-fach erhöht sein soll, für die Partnerinnen »lediglich« 4-fach. Eine mögliche Erklärung für das erhöhte Risiko könnte in der körperlichen und psychischen Belastung liegen, die durch die Demenzerkrankung des/der Partner:in ausgelöst wird; ein Einfluss des gemeinsamen Umfeldes kann nicht ausgeschlossen werden. M. Norton weist aber auch darauf hin, dass die überwiegende Mehrheit der betreuenden Partner:innen nicht dement werden.

Oft fällt es lange Zeit niemandem auf, dass beide Partner:innen an Demenz leiden, weil der/die weniger schwer erkrankte Ehepartner:in unter Aufbietung aller Kräfte versucht, die Situation unter Kontrolle zu behalten. In den letzten Jahren habe ich vermehrt solche Ehepaare betreut, und es ist außerordentlich schwer, das Thema einer möglichen Demenzerkrankung bei dem/r primär gesunden Partner:in anzusprechen.

Wohngruppen

In einer Wohngruppe wird deutlich, dass viele Menschen mit zunehmender Erkrankung ein Leben in Gemeinschaft suchen. Beim gemeinsamen Einkauf und Essen, beim Alltag in Gemeinschaft lässt sich unschwer erkennen, wie sehr der Einzelne in der Gruppe Sicherheit erhalten kann. Sicherheit vermitteln, auch und vor allem emotionale Sicherheit, ist eine der Hauptaufgaben des betreuenden Personals. Erst dann können Menschen entspannen, sich angenommen fühlen und spüren, was es bedeutet, nicht dauernd mit den eigenen Defiziten konfrontiert zu sein. Im Spannungsfeld zwischen Gemeinschaft und Rückzug wird immer häufiger die Gemeinschaft zum tragenden Element des Alltags.

Wohngruppen sollten den bekannten und normalen Alltag als Schwerpunkt setzen: einkaufen, Mahlzeiten zubereiten, essen, Wäsche waschen, aufhängen, zusammenlegen, bügeln. All das sind Tätigkeiten, die vor allem bei Frauen lebenslang eingeübt sind. Aber auch diese alltäglichen Aufgaben werden im Verlauf der Erkrankung nur noch sehr eingeschränkt ausgeübt werden können, und es obliegt den Betreuungs- und Pflegekräften, darauf zu achten, all das zu übernehmen, was die einzelne Person überfordert. Überforderung ist einer der größten Frustrationserzeuger, nicht nur bei Menschen mit einer Demenz. In einer Wohngruppe kann es allerdings, je nach individuellem Verlauf, auch zu konstanter Überforderung des Einzelnen wie der ganzen Gruppe kommen. Oft ist das soziale Zusammenleben in einer solch engen Struktur Ursache für große Schwierigkeiten. Der Mensch fühlt sich nicht mehr sicher in der Situation, und das verstärkt herausforderndes Verhalten. Und wieder steht Frustration über das Nichtverstehen der Situation im Vordergrund.

Ein Bewohner einer Wohngruppe hat ständigen Bewegungsdrang, er geht immer wieder nach draußen und findet den Rückweg nicht mehr. Mehrfach muss er gesucht werden, einmal muss er mit Polizei und Hundestaffel zurückgebracht werden. Dreimal hat er schon den GPS-Tracker verloren. Die Türe muss abgeschlossen werden, doch die Aggression verstärkt sich, weil das Umhergehen nicht mehr möglich ist. Er rüttelt an der Türklinke, ruft, beschimpft andere Bewohner:innen und Betreuende …

Die Wohngruppe ist definitiv nicht mehr der geeignete Ort für diese Person. Es braucht eine Umgebung, die den jetzigen Bedürfnissen mehr entgegenkommt. Auch in dieser Situation lässt sich nicht generell bestimmen, was der Einzelne braucht, aber die Diskussion ist angebracht, wie die geeignete Wohnform aussehen könnte, die diesem Menschen am besten entspricht. Vermutlich benötigt dieser Demenzerkrankte mehr Platz drinnen und draußen und weniger anspruchsvolle Aktivitäten. Gefragt ist Personal, das mehr begleitend zur Seite steht und spezifisch geschult ist. Solche Kriterien helfen, den richtigen Ort zu definieren: Dies kann eine geschützte Demenzstation mit großem Außenbereich sein, da die größte Ressource, das selbständige Herumlaufen, ja nicht unterbunden werden sollte.

Die Demenzstation

Unter einer Demenzstation verstehen wir eine Abteilung in einem Pflegeheim, in der Menschen mit einer demenziellen Erkrankung leben. Die Station selber ist aber eigentlich nicht »dement« ... Viele Menschen, die zuvor zusammen mit einem/r Partner:in zu Hause wohnten, treten nach einem Krankenhausaufenthalt oder einem Zwischenfall direkt in eine Demenzstation ein. Die pflegenden Angehörigen sind trotz großer Unterstützung nicht mehr in der Lage, die Betreuung und Pflege selber zu gewährleisten. Sie fühlen sich ausgelaugt, erschöpft und erkranken häufig selber.

Auf solchen Abteilungen geht es um die soziale Teilhabe in der Gruppe auf angepasstem Niveau, es geht darum, den Menschen an dem teilhaben zu lassen, was ihn positiv emotional berührt: Zum gemeinsamen Singen braucht es keine Notenkenntnisse, ja nicht einmal eine Stimme. Auch Menschen, die nicht mehr sprechen können, können sich als Teil des Ganzen fühlen.

Immer wieder werden Diskussionen geführt, ob es Sinn macht, Menschen mit und ohne Demenz gemeinsam zu betreuen. Betagte Menschen, die nicht an einer Demenz erkrankt sind, fürchten nichts mehr, als auf ihre alten Tage noch an einer solchen zu erkranken. Auf gemischten Abteilungen sind sie nun täglich damit konfrontiert, was sie an Fehlleistungen erwartet, wenn sie selber

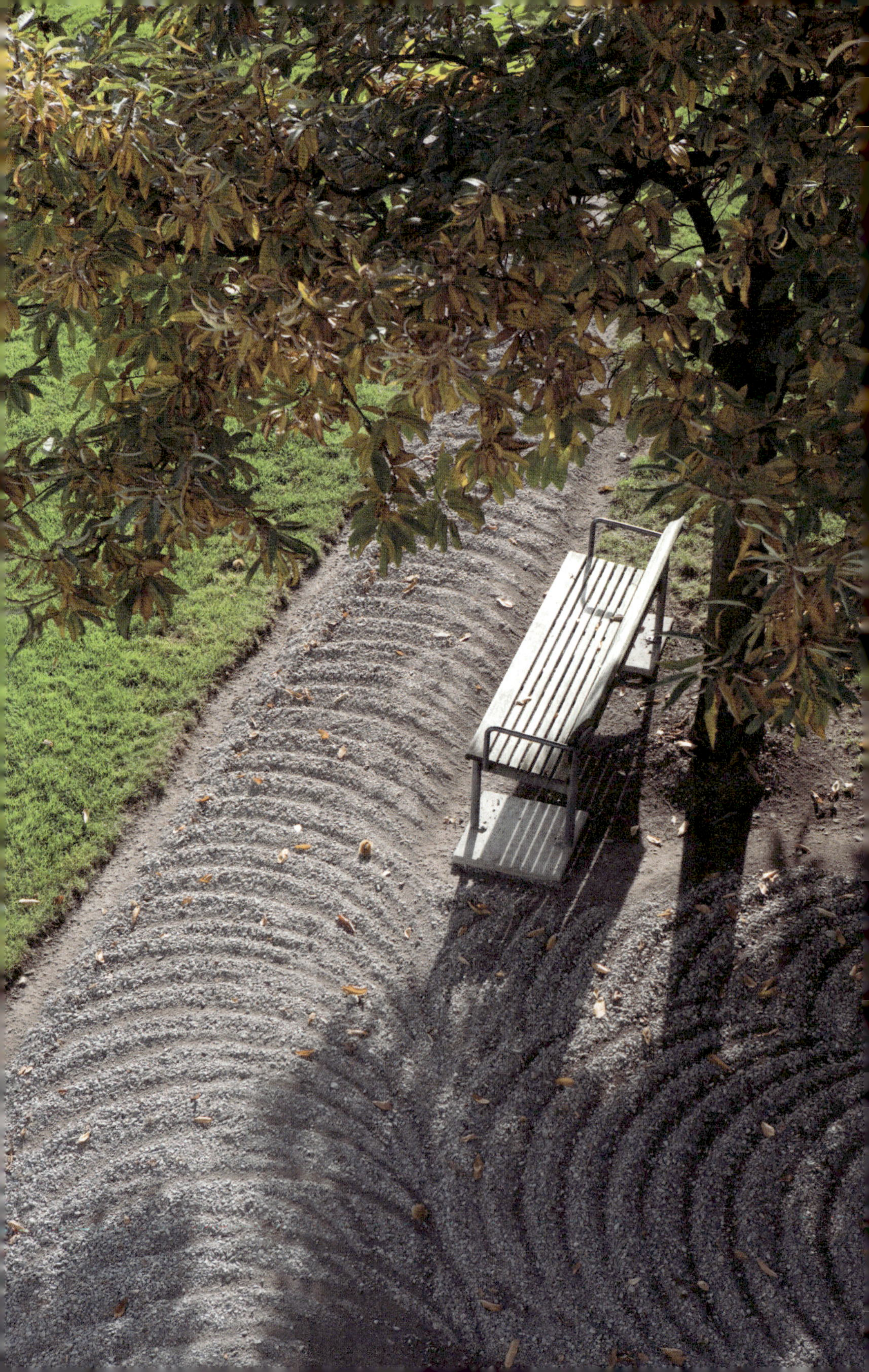

an Demenz erkranken. Ob man sich als alter Mensch freiwillig in ein solches System begeben würde, ist zu bezweifeln. Deswegen machen solche gemischte Abteilungen kaum Sinn.

Bewegungsdrang, Weglauftendenz, Hinlauftendenz sind nur drei Ausdrücke dafür, wenn Menschen mit einer Demenz gerne herumlaufen. Und all diese Begriffe drücken ein einziges Bedürfnis aus: laufen, gehen wollen, so gut es geht. Herumgehen wird nur dann zu einem Problem, wenn Demenzerkrankte daran gehindert werden, wenn sie sich eingeschlossen vorkommen, wenn die Gehflächen zu klein sind oder wenn ihnen gesagt werden muss, dass sie nicht weggehen dürfen.

Gehen ist eine der größten Ressourcen, die Menschen mit Demenz haben, um ein zufriedenes Leben führen zu können. Somit macht eine geschlossene Abteilung mit einem kleinen Sinnesgärtchen keinen Sinn, da der/die Kranke einfach mehr Platz braucht. Und plötzlich wird die Ressource »Gehen können« zum Problemfeld »Lauftrieb«, und schon wird nach Lösungen gesucht, die dem/der Erkrankten seine Ressource wegnehmen. Dies geschieht dann ausschließlich deshalb, weil keine andere Möglichkeit zur Verfügung steht, und nicht, weil es keine andere Lösung gäbe. Was man nicht im Sortiment führt, das gibt es einfach nicht; doch so einfach ist es eben nicht. Es besteht die moralische Verpflichtung, dem Menschen das zukommen zu lassen, was er braucht, und das kann, wie das Beispiel zeigt, durchaus einmal eine Umplatzierung bedeuten, damit mehr Raum da ist, den der/die Erkrankte nutzen kann. Kleinräumige Demenzabteilungen können zu dieser Thematik sicher weniger beitragen als große Institutionen.

Es besteht auch eine Pflicht, Menschen beizustehen, damit die sogenannten Störungen (z.B. Drang nach Umherwandern) weniger Gewicht bekommen. So erhält jemand mit Atemnot sicher alles, das die Atemnot verringert. Aber bei Medikamenten, die das innere Gleichgewicht stärken sollen, die mithelfen können, Menschen in großer Not zu einem entspannteren Dasein zu führen, stehen oft ablehnende Entscheide im Vordergrund, die möglicherweise eher die Vorbehalte der Angehörigen gegen Medikamente widerspiegeln und nicht zwingend das Wohl des Kranken im Fokus haben.

Die Stationen für Menschen mit Demenz werden mit sehr unterschiedlichen Schwerpunkten konzipiert. Erfreulich ist, wenn sie bewusst geplant werden und nicht zufällig dort entstehen, wo gerade Platz frei wird. Bei der Konzeption sind die Wahl der Zimmergröße (Einzel- oder Zweierzimmer), das Verhältnis von öffentlichem zum privaten Raum, die Akustik, die Lichtführung und die allgemeine Gestaltung zu beachten.

Diskussionen bezüglich Einzel- oder Zweierzimmer werden seit vielen Jahren geführt, wobei sich Argumente dafür und dagegen finden lassen. Für Menschen im Anfangsstadium kann ein Einzelzimmer als Ort des Rückzuges, der Stressreduktion, der Intimität sinnvoll sein. Wie die Erfahrung zeigt, nimmt das Bewusstsein für das Eigene im Laufe der Demenzerkrankung ebenso ab wie der Wunsch des örtlichen Rückzuges. Menschen mit Demenz bewegen sich zunehmend in den öffentlichen Räumen einer Institution und nicht in ihren Zimmern, weswegen eine Demenzstation architektonisch und alltagstauglich geplant werden muss. In der Sonnweid machen wir täglich sehr gute Erfahrungen mit Mehrbettzimmern.

Der Neurologe Jan Wojnar vertritt die Meinung, dass bei Menschen mit Zunahme der Erkrankung wieder die alten, über Jahrtausende geprägten Hirnareale an die Oberfläche treten. Der Mensch lebte stets und überall auf dieser Welt in Gruppen, sei es in der Höhle oder in der Großfamilie. Die Gemeinschaft bietet Schutz, Geborgenheit, Sicherheit, und das suchen Menschen mit mittlerer und fortgeschrittener Demenz. Sie möchten dabei sein, ohne etwas dafür tun zu müssen und sich als Teil des Ganzen fühlen. Eine angepasste Kommunikation durch erfahrene Pflegende, individuelle Tagesabläufe (ausschlafen dürfen, nachts etwas zu essen bekommen) und eine geeignete Architektur tragen dazu bei, dass Menschen mit Demenz ihren Weg gehen können, individuell, normal, auch wenn vieles nicht normal erscheint.

Im Verlauf einer demenziellen Erkrankung kann es zu großer Pflegebedürftigkeit kommen. Der Lebensraum des Erkrankten schränkt sich nahezu komplett ein, er besteht aus dem eigenen Bett und der unmittelbaren Umgebung. Dieser Mensch benötigt Hilfe für alles, es braucht Zeit für Pflege und Betreuung und Men-

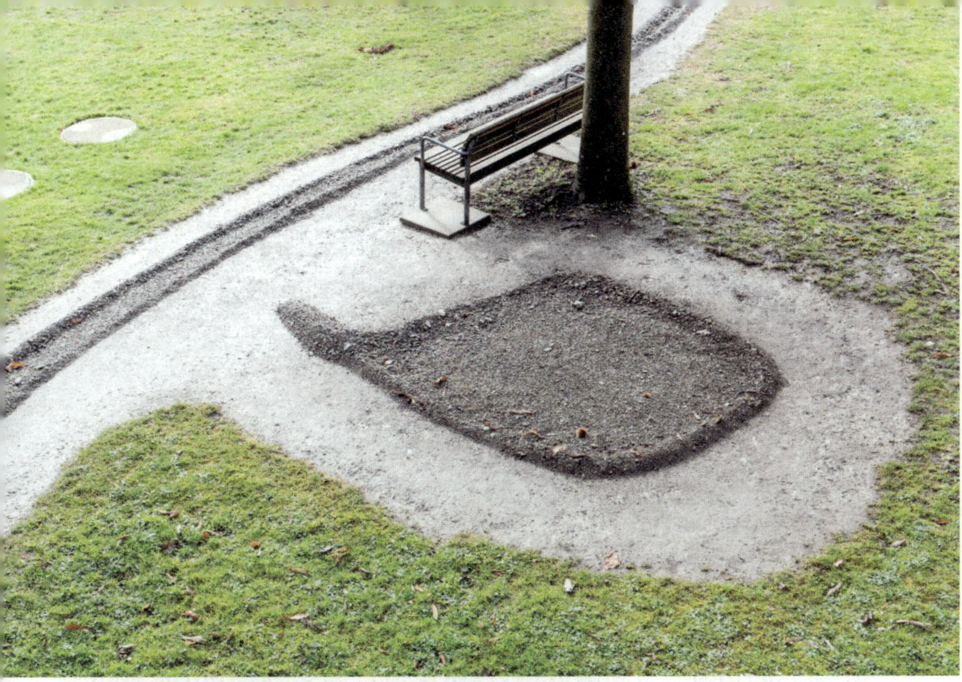

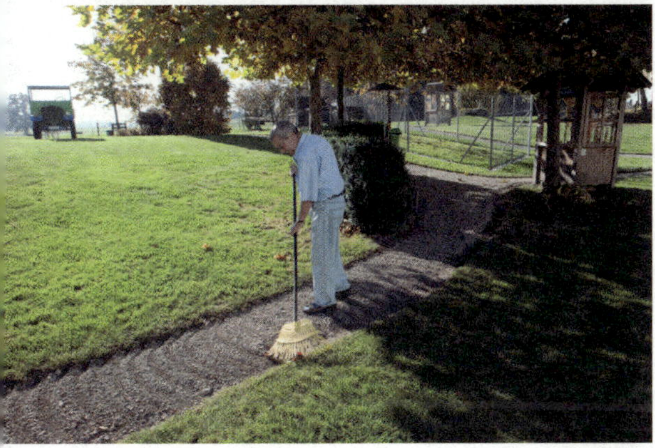

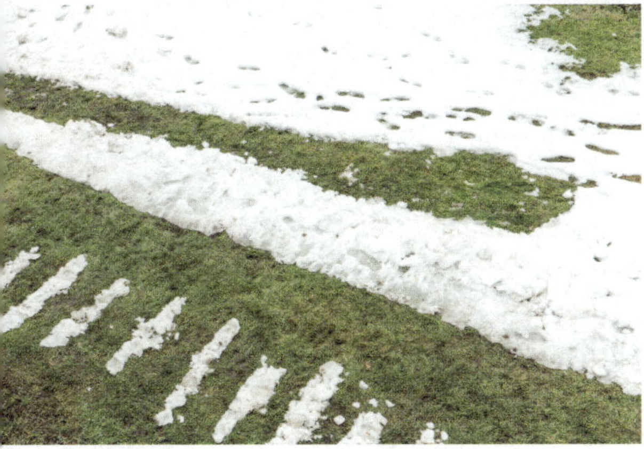

Herr Haueter wischt
Das Geräusch eines Besens auf Kies beschallt seit über einem Jahrzehnt den Garten der Sonnweid. Mehrere Stunden täglich ist es zu hören, während Herr Haueter sein Werk vollbringt. Mal wischt er geschwungene Rippen in den Kies, mal sind es gerade Linien oder Gräben, die den Rändern der Kieswege folgen. Die schönen Formen und filigran verlaufenden Linien auf den verschlungenen Spazierwegen entstehen ohne gestalterische Absicht. Nach elf Jahren Leben und Wischen in der Sonnweid hat sich Herr Haueters Arbeitstempo verlangsamt. Sein Werk ist archaischer geworden, es sind weniger feine Rillen, dafür umso höhere Kieswälle zu sehen. Herrn H.s Werk ist Teil der Online-Ausstellung auf *www.ungekuenstelt.ch*. Die Website des Vereins »Podium Demenz« will damit das kreative Potenzial von Menschen mit Demenz vermitteln.
[Martin Mühlegg]

schen, die das leisten können. In einer Pflegeoase – ein Konzept des Heims Sonnweid – leben bis zu acht Personen in einem großen Raum, der Alltag geschieht bei den Menschen, sie können sich immer als Teil eines Ganzen fühlen. In Deutschland haben Studien belegt, dass Menschen in Pflegeoasen besser ernährt sind, weniger auffallendes Verhalten und mehr Teilhabe in der Gemeinschaft zeigen (Zunahme der sozialen Kontakte). Zudem sind die Angehörigen sehr zufrieden mit dieser Form der Pflege.

Und wie verhält es sich nun mit der Frage nach den verpflanzten »Menschen«? Um noch einmal Buddha zur Sprache zu bringen: »Der Mensch ist kein Baum, wenn er am falschen Ort steht, muss er sich einen neuen suchen.« Menschen mit einer demenziellen Erkrankung fühlen sich in ihren Wohnsystemen durch die für sie immer schwieriger werdende Bewältigung des Alltags mehr und mehr überfordert. Dann gilt es Abschied zu nehmen vom gewohnten Ort und an einen neuen zu gehen. Für Angehörige ist dieser Abschied oft schwieriger als für den Erkrankten selbst. Dann besteht die Gefahr, dass sie sich nicht für den Kranken einsetzen, sondern für sich selbst. Von den Angehörigen ist gefordert anzuerkennen, dass die Krankheit bei dem/r Partner:in, bei der Mutter, beim Vater weitergeht und sie nicht im Wege stehen sollten, wenn es um das Wohl des Kranken geht.

Frau K.

Er schlägt mich

Dieselben Hände, die mich gestern gestreichelt hatten, schlagen heute nach mir, treffen mich leicht, ich weiche aus. Schaue ihn wohl entsetzt an, er beruhigt sich.

Es ist nach zehn Uhr, meistens treffe ich Paul wach an. Er sitzt in seinem Zimmer, Reste des Frühstücks vor sich. Sonntags gibt es Zopf. Er zerkrümelt ihn zwischen den Fingern, vor ihm am Boden liegen schon eine Menge Krümel. Brotkrümel nerven ihn. Es gab Zeiten, wo er jeden Einzelnen mit dem befeuchteten Zeigefinger aufpickte. Hausmeister haben ohnehin ein Auge für jedes Stäubchen. Berufsethos ... Doch Evi kannte dieselbe Brosamen-Pickerei von ihrem Mann. Auch andere Angehörige kennen solche Ticks von ihren Partner:innen. Gehört wohl auch zum Krankheitsbild.

Heute ist wieder einmal alles anders. Ungeduldig, ja mürrisch redet Paul auf mich ein, deutet auf die Krümel am Boden, steckt noch ein Stück Zopf in die Sandale. Wieder mal rätseln, was er möchte. Den Wischer, denke ich, zusammenwischen, sauber machen. Ich hatte ihm einen Wischer gekauft, täglich war der in Gebrauch, wie gesagt, Hausmeister ... Doch Irrtum. Kaum komme ich mit dem Wischer in die Nähe seiner Krümel, fährt er mich wütend an, stupst mich weg und schlägt gegen mich aus. »Oh, tut mir so leid, Paul. Ich habe nicht verstanden.«

Langsam beruhigt er sich, beugt sich vor und zeichnet mit dem Finger Figuren in die Krümel. Häuft sie an, mit den Rinden formt er Linien, exakt, dazwischen säuberlich die kleinen Brosamen Berge. Was geht in ihm vor? Welches »Werk« vollbringt er? Hingebungsvoll, konzentriert werkelt er am Boden. Still sitze ich daneben. Zwischendurch lehnt er sich zurück im Stuhl, bestaunt sein Werk. Was soll ich dazu sagen? Er nimmt mich nicht wahr. Ist in einer andern Welt. Nach einer Weile steht er auf – mühsam sich an den Armlehnen aufrichtend – geht in den Korridor hinaus. Ich bin froh, setzt er sich aufs Sofa vor dem großen Fenster. Ich lasse ihm Zeit, nehme meine Jacke, den Rucksack und folge ihm. Eine

Zeitschrift liegt da, er beschaut sie und blättert darin. Blumen, Landschaften, Tiere betrachtet er gerne.

Bin so dankbar für die Betreuenden, die Paul annehmen können in seiner oft nicht einfachen Art. Aggressionen, Widerspenstigkeit, Motzen – es gilt, vieles von ihm zu ertragen. *Aphasie* [↗], man liest es bei der Diagnose. Denkt sich nicht viel dabei. Erst der Alltag offenbart die Grausamkeit dieses Zustandes. Nicht verstanden werden, auch wenn man scheinbar korrekt spricht. Wenn man einen Satz x-mal sagt, der andere dennoch nicht begreift. Pauls Reden sind meistens nicht zu verstehen. Obwohl er einzelne Wörter oder gar Sätze klar aussprechen kann. Möchte er jedoch über Gefühle, Anliegen oder Erlebtes sprechen, etwas, was ihm auf dem Herzen liegt, kommen unverständliche Worte. Ratlosigkeit, Stirnrunzeln, Kopfschütteln. Wie muss das auf ihn wirken, wenn er unsere Hilfe sucht? Wenn wir auf seine Anliegen einfach mit Ja, Jaa oder irgendeiner Floskel antworten? Ich verstehe seine Verzweiflung, Hilflosigkeit, ja das Ausgeliefertsein an Menschen, die trotz aller Anstrengung ihm nicht gerecht werden können. Dann das Hilfesuchen bei mir, auch umsonst. Die Enttäuschung. Es gab Zeiten, wo er dieses von mir enttäuscht Sein gar verbal ausdrücken konnte. Es ist genau diese Tragik, die mich oft selber der Verzweiflung nahe bringt. Ihm in dieser Not nicht beistehen zu können, wie ich es möchte, treibt mich selber oft an den Abgrund der seelischen Not. Hilflosigkeit, Ohnmacht. Zusehen, wie er leidet. Ihn da belassen, verlassen. Nein, es ist nicht Schuldgefühl, ich wehre mich einmal mehr gegen diese Bezeichnung. Ich versuche zu präzisieren. Es ist das Mitfühlen, Trauern, mit ihm Verbundensein. Diese Einheit, die für die Ehe steht, bedeutet auch doppeltes Leiden. Ich fühle mich nicht schuldig an diesem Zustand. Aber mit leidend. Mit tragend, mit fühlend. Doppelt eben. Und wer tröstet mich? So wie gestern, in seinen Armen, er mich fest an sich drückend, war ich wieder hoffend, suchend, ohne zu finden. Abends alleine zu Hause, wurde mir wieder erneut bewusst, dass dieses bei ihm Trost Suchen dann vermehrt Schmerz auslöst.

Vor dem Einschlafen eine Notiz: »Dieser Schmerz!! Ach Paul – du dort – getrennt, verloren – ich, hier, alleine, verlassen. Ich liebe dich so sehr, ich vermisse dich, wenn du wüsstest …« Der Zettel sieht verbeult aus, Spuren meiner Tränen.

Georg Bosshard

Medizinische Entscheidungen am Lebensende

Wenn die Menschen die Krankheit wählen könnten, die ihr Leben beendet, so würde die Wahl wohl nur selten auf die Demenz fallen. Die meisten Menschen würden vielmehr eine Krankheit wählen, die zu einem raschen und schmerzlosen Tode führen könnte, wie z. B. einen plötzlichen Herztod. Und selbst der Krebs würde in der Wahl wohl deutlich weiter oben stehen, bietet dieser doch wenigstens die Möglichkeit, den eigenen Abschied bewusst mitzuerleben und möglicherweise mitzugestalten. So erscheinen die möglichen Schrecknisse des Sterbeprozesses noch eher erträglich als bei der demenziellen Entwicklung, die uns langsam und unaufhaltbar fortschreitend die geistige Klarheit raubt, unser Wesen verändert und dadurch den Sterbeprozess jeder Kontrolle entzieht.

In diesem Kapitel soll das Sterben mit Demenz näher beleuchtet und die Frage gestellt werden, wie wir damit am besten umgehen können. Dabei soll die Thematik aber keinesfalls allein im Bereich der individuellen Entscheidungsmöglichkeiten verortet werden. Denn eine noch so große Entscheidungsfreiheit hat wenig Wert, wenn die fachlichen und strukturellen Voraussetzungen für eine gute Betreuung von Demenzpatient:innen im Endstadium ihrer Krankheit nicht gegeben sind. Und genau das ist leider nicht selten der Fall. Die *Palliativmedizin* resp. *Palliative Care* [↗] als die Betreuung und Behandlung von Menschen mit unheilbarbaren, lebensbedrohlichen und/oder fortschreitenden Krankheiten hat sich über lange Zeit primär auf Krebspatient:innen konzentriert und in diesem Bereich auch große Fortschritte erzielt. Erst seit einigen Jahren setzt sich die Einsicht durch, dass auch andere

Patient:innengruppen nach den umfassenden Therapieansätzen der Palliative Care betreut werden sollten: interprofessionelle medizinische, pflegerische und psychosoziale Betreuung, Gewährleisten einer der Situation angepassten optimalen Lebensqualität, Unterstützung von Bezugspersonen, vernetzte Versorgungsstrukturen.

Tatsächlich fehlen in unserem Gesundheitswesen bis heute demenzgerechte Entscheidungsalgorithmen und Patient:innenpfade noch weitgehend. Im Spitalbereich erscheint hier der Nachholbedarf sogar noch größer als im ambulanten Bereich und in den Pflegeheimen. Die oft gehörte Faustregel, dass man fortgeschritten demenzerkrankte Patient:innen nicht mehr hospitalisieren sollte, hat weniger mit den Bedürfnissen dieser Patient:innengruppe zu tun (fortgeschritten demenzerkrankte Patient:innen leiden nicht weniger häufig an *somatischen* [↗] spitalbedürftigen Krankheiten als andere) als mit der Erfahrung, dass die Spitalstrukturen für diese Patient:innengruppe derart ungeeignet sind, dass der durch eine Hospitalisierung angerichtete Schaden oft größer ist als der Nutzen. Die in den letzten Jahren entwickelten akutgeriatrischen Abteilungen in manchen Akutspitälern bieten hier ein gewisses Korrektiv. Allerdings war im Rahmen des Systemwechsels zur Fallkostenpauschale in der Spitalgeriatrie eine gewisse Fokussierung auf geriatrisch-rehabilitative Maßnahmen zu beobachten, weil nur in diesem Bereich der geriatrische Mehraufwand mit einer spezifischen Fallpauschale wirklich adäquat entschädigt wird. Hier muss sorgfältig darauf geachtet werden, dass diese Entwicklung nicht zulasten derjenigen geriatrischen Patient:innen geht, bei denen rehabilitative Maßnahmen nicht mehr möglich sind, allen voran die an einer fortgeschrittenen Demenz Leidenden.

So oder so wird auch in Zukunft ein großer Teil der geriatrischen Palliativmedizin in ambulanten Strukturen und in den Alters- und Pflegeheimen geleistet werden. Das ist u. a. für die ärztliche Diagnostik oftmals eine große Herausforderung, da die verbalen Äußerungen der Patient:innen unzuverlässig sind und erweiterte Laboruntersuchungen oder bildgebende Verfahren nicht einfach verfügbar sind oder für die Patient:innen möglicherweise zu belastend erscheinen (beispielsweise wenn sie nur im Spital durchgeführt werden könnten). Und auch nach erfolgter Diagnostik gehen die Therapieziele nicht so unmittelbar aus der Diagnose hervor wie bei jüngeren, nicht *polymorbiden* [↗] Patient:innen, sondern diese müssen vielmehr individuell diskutiert und an die jeweilige spezifische Situation angepasst werden. Bei gewissen Demenzerkrankten ist eine Hospitalisierung nicht zu umgehen, insbesondere wenn Frakturen vorliegen. Andere Krankheitsbilder wie die meisten Infektionen der Luft- oder Harnwege oder phasenweise Verschlechterungen vorbestehender Herz- oder Lungenerkrankungen könnten ebenso gut im Pflegeheim behandelt werden. Dies aber nur, wenn gut geschultes Pflegepersonal und eine gut eingebundene ärztliche Betreuung sowie eine minimale Infrastruktur vorhanden sind. Hier bleibt noch viel zu tun, um Verbesserungen zu erzielen oder einmal Erreichtes nicht zu gefährden.

Der natürliche Endverlauf einer Demenz

Um für Patient:innen im fortgeschrittenen Stadium einer Demenz eine adäquate Entscheidung treffen zu können, ist die Kenntnis des natürlichen Verlaufs dieser Krankheit zentral. Dieses Wissen kann bei den Angehörigen nicht vorausgesetzt werden, aber auch bei Weitem nicht bei allen Gesundheitsfachpersonen. Deshalb kommt es immer wieder vor, dass fortgeschrittene Demenzstadien nicht sicher als solche erkannt werden. Das kann dazu führen, dass die schlechte Prognose bei schwerer Demenz nicht in den Behandlungsplan mit einfließt und somit Maßnahmen der Diagnostik und Therapie durchgeführt werden, die keinen Sinn mehr machen. Und umgekehrt kann es auch vorkommen, dass z. B. ein schweres *Delir* [↗] vorschnell als fortgeschrittene Demenz eingeordnet wird, womit die Prognose zu pessimistisch ausfällt und entsprechend auf an sich sinnvolle Maßnahmen der Diagnostik und Therapie von vorneherein verzichtet wird.

Im Stadium einer fortgeschrittenen Demenz haben fast alle Betroffenen in irgendeiner Form Probleme mit der Ernährung, und es kommt mit zunehmender Häufigkeit zu Infektionen (Lungenentzündungen, Harnwegsinfektionen). Die Komplikationen führen in absehbarer Frist zum Tod und können durch medizinische Maßnahmen (z. B. Antibiotika) allenfalls hinausgezögert, nicht aber verhindert werden. Studien zeigen, dass ab dem Stadium, in dem nur noch eine minimale verbale Kommunikation möglich ist und gleichzeitig eine vollständige Pflegebedürftigkeit besteht, ein Viertel der Patient:innen in den folgenden sechs Monaten und die Hälfte im folgenden Jahr versterben werden.[6] Ein solcher Zustand ist somit prognostisch betreffend Überleben keinesfalls besser als ein metastasierendes Krebsleiden oder eine schwere Herzschwäche.

Die fortgeschrittene Demenz ist somit eine klassische Palliativsituation, und in diesem Kontext sollten entsprechende medizinische Entscheidungen getroffen werden. Das bedeutet vor allem, dass individuell entschieden werden muss und kaum je einfach nur auf einen allgemeingültigen medizinischen Algorithmus zurückgegriffen werden kann. Dem Willen resp. mutmaßlichen Willen der Patient:innen und deren Lebensqualität kommt hier eine entscheidende Bedeutung zu. Dabei muss die Beurteilung der Lebensqualität aus der subjektiven Sicht des/r Betroffenen erfolgen, Außenstehende fokussieren oftmals zu stark auf die eingeschränkten äußeren Lebensbedingungen schwer kranker Menschen, auf ihre eingeschränkte Mobilität und Abhängigkeit von fremder Hilfe. Dabei werden die Adaptationsmechanismen des Menschen an Zustände zunehmender Abhängigkeit und dessen Fähigkeit, trotz dieser Einbußen und Verluste eine positive und bejahende Lebenseinstellung aufrechtzuerhalten, stark unterschätzt.

Es ist aber auch eine Tatsache, dass die letzte Lebensphase von Demenzpatient:innen oft von zahlreichen Leid verursachenden Symptomen belastet ist. In einer Studie der Zürcher Hochschule Winterthur[7] fand sich bei Demenzpatient:innen in den letzten drei Lebensmonaten ein wiederholtes Auftreten der folgenden Symptome: Probleme mit der Mobilisation (81 %), Schmerzen (71 %), Schlafprobleme (63 %), Verhaltensstörungen (62 %), Ernährungsprobleme (62 %), Unruhe (39 %), Atemprobleme (29 %), Apathie (25 %); Ängstlichkeit (22 %), depressive Symptome (14 %).

Im fortgeschrittenen Stadium einer Demenz kann es zu schweren, teils über Monate oder gar Jahre anhaltenden Verhaltensstörungen kommen (z. B. tätliche Aggression, Schreien), die therapeutisch nicht immer erfolgreich angegangen werden können und die für die Angehörigen außerordentlich belastend sind. Eine zu positive Sichtweise oder gar Idealisierung des hohen Alters im Allgemeinen und der Demenz im Speziellen ist somit ebenso wenig angebracht wie eine zu negative oder generell abwertende. Deshalb ist es gut nachvollziehbar und keinesfalls irrational, wenn manche Menschen, gerade auch solche, die aus ihrem Umfeld konkrete Erfahrungen mit dem ganzen Verlauf einer Demenzerkrankung gemacht haben, für sich selber einen solchen Zustand wenn immer möglich vermeiden oder zumindest abkürzen möchten.

Verzicht auf lebensverlängernde Maßnahmen

Vor dem genannten Hintergrund ist der Verzicht auf lebensverlängernde Maßnahmen im Zustand einer fortgeschrittenen Demenz ein häufiges Thema. Manche sehen in einem solchen Verzicht ein Zulassen des natürlichen Sterbeprozesses, und in vielen Situationen ist dem tatsächlich zuzustimmen. Das gilt insbesondere dann, wenn das Endstadium der Demenz erreicht ist, bei dem solche Komplikationen fast regelhaft auftreten. Der Verzicht beispielsweise auf die antibiotische Behandlung einer Lungenentzündung und die Beschränkung auf rein palliative Maßnahmen ist dann richtig, wenn dies dem mutmaßlichen Willen des/der Patient:in entspricht. Tatsächlich würde die antibiotische Behandlung möglicherweise an der Prognose gar nicht so viel ändern. Denn nicht selten versterben solche Patient:innen, bedingt durch das Spätstadium der Krankheit, trotz antibiotischer Therapie oder gar trotz Hospitalisierung, und umgekehrt kommt es auch immer wieder vor, dass bei Verzicht auf eine Antibiotikatherapie die Lungenentzündung dennoch überlebt wird – die Medizin lässt sich eben in kein Schema pressen.

Etwas anders präsentiert sich die Situation, wenn ein/e Patient:in noch nicht das Endstadium der Demenz erreicht hat, aber zusätzlich an verschiedenen anderen internistischen Krankheiten leidet (*Multimorbidität* [↗]). Dann kann eine dieser anderen Krankheiten zu einer lebensbedrohlichen Situation führen (z. B. bei einer Durchblutungsstörung der Herzkranzgefäße oder einem Herzinfarkt), und die Demenz ist dann der ausschlaggebende Faktor, um auf eine Hospitalisierung zur Stabilisierung und eine Herzkatheterisierung zu verzichten. Auch das sind oft nachvollziehbare Verzichtsentscheidungen, wenn sie dem mutmaßlichen Patient:innenwillen entsprechen. Allerdings sind hier die möglichen Situationen sehr vielfältig, und gelegentlich verlangt nur schon die adäquate Diagnostik eine Hospitalisierung, womit dann gelegentlich eine Kaskade von Maßnahmen ausgelöst wird, die man sich möglicherweise im Nachhinein, nach Kenntnis der verursachenden Diagnose, so nicht gewünscht hätte.

Oft vergessen wird aber in dieser Diskussion, dass die Demenz ohne das Vorliegen zusätzlicher schwerer internistischer Krankheiten typischerweise über lange Jahre ohne medizinische Komplikationen verläuft, sodass sich hier die Möglichkeit eines Verzichts auf lebensverlängernde Maßnahmen gar nicht erst ergibt.

Patientenverfügung

Die Demenz kann als eine typische Situation betrachtet werden, in der es empfehlenswert ist, rechtzeitig eine *Patientenverfügung* [↗] zu verfassen. Denn im fortgeschrittenen Demenzstadium kommt es fast sicher zur Urteilsunfähigkeit, sodass auf Patientenverfügungen und Stellvertreterentscheidungen zurückgegriffen werden muss. Auch erfüllt die Krankheit fast exemplarisch eine der oft in den Verfügungen genannten Bedingungen, um den Verzicht auf lebensverlängernde Maßnahmen einzufordern, nämlich den irreversiblen Verlust der geistigen Fähigkeiten.

Dennoch ist die Bedeutung einer Verfügung in der konkreten Entscheidungssituation bei fortgeschrittener Demenz bei Weitem nicht so klar, wie man denken könnte. So betont zwar die Schweizerische Akademie der Medizinischen Wissenschaften (SAMW) in ihren Richtlinien zur Patientenverfügung mehrfach deren grundsätzliche Verbindlichkeit. In den gleichen Richtlinien wird aber diese Verbindlichkeit im Kontext der fortgeschrittenen Demenz mit folgender Formulierung relativiert: »Wenn gewichtige Anhaltspunkte dafür bestehen, dass die Patientenverfügung nicht mehr dem Willen des Patienten entspricht, müssen diese unter Einbezug der Vertretungspersonen und Angehörigen sorgfältig abgeklärt werden [...]. Insbesondere bei Patienten mit Demenz können ernsthafte Zweifel aufkommen, ob der in der Patientenverfügung geäußerte Wille dem mutmaßlichen Willen entspricht.«[8]

Persönlich halte ich aus eigener Erfahrung als Arzt diese Formulierung der SAMW für richtig und wichtig, weil sich über den meist jahrelangen Verlauf einer Demenz die Situation tatsächlich ändern kann. Ich kann aber gut nachvollziehen, wenn diese Haltung als eine nicht akzeptable Aufweichung des Grundgedankens einer Patientenverfügung, den eigenen Willen voraus verfügen zu können, abgelehnt wird. So sind denn gelegentlich in den Patientenverfügungen der letzten Jahre Formulierungen wie die folgende aufgetaucht – man könnte quasi von »scharfen« Patientenverfügungen sprechen: »Sollte der behandelnde Arzt, die betreuende Pflegekraft oder das Behandlungsteam aufgrund meiner Gesten, Blicke oder Äußerungen die Auffassung vertreten, dass ich entgegen den Festlegungen dieser Patientenverfügung doch behandelt oder nicht behandelt werden möchte [...] so wünsche ich nicht, dass mir in der konkreten Anwendungssituation eine Änderung meines Willens unterstellt wird, es sei denn, mein Patientenvertreter erkläre ausdrücklich und unmissverständlich, dass ich meinen Willen geändert habe.«

Zum Glück kommt es aber selten so weit, sondern es können fast immer Entscheidungen gefunden werden, die von allen Involvierten mitgetragen werden können.

Exit und Sterbehilfe

Bekanntlich gehört die Schweiz weltweit zu den wenigen Ländern, in denen die Beihilfe zum Suizid erlaubt ist und offen praktiziert wird. Die *Suizidbeihilfe* [↗] in frühen Stadien einer Demenz wird dabei grundsätzlich als zulässig erachtet, solange die Urteilsfähigkeit der sterbewilligen Person erhalten ist. Allerdings wird nach gängiger Praxis in solchen Situationen eine ärztliche Zweitmeinung und ein fachärztliches Gutachten von einem/r *Geriater:in* [↗], Neurolog:in oder Psychiater:in verlangt. Selbstverständlich ist aber ab einem gewissen Punkt der Demenzerkrankung die Urteilsfähigkeit für diese Frage nicht mehr gegeben, sodass auch in der toleranten Schweiz keine Suizidbeihilfe mehr möglich ist.

Das bedeutet, dass ab einem gewissen Zeitpunkt als medizinische Möglichkeit, den natürlichen Verlauf der Demenz abzukürzen respektive vorzeitig zu beenden, lediglich Maßnahmen der passiven Sterbehilfe, also der Verzicht auf lebensverlängernde Maßnahmen im Fall einer medizinischen Komplikation durch die Demenz selber oder aber durch eine internistische Begleiterkrankung, infrage kommen.

Im Gegensatz zur Schweiz ist in den Beneluxländern nicht nur die Beihilfe zum Suizid, sondern auch die aktive Sterbehilfe auf Verlangen (Euthanasie) erlaubt. Auch die Euthanasie bei fortgeschrittener Demenz rein basierend auf einer Patientenverfügung ist grundsätzlich legal. Bemerkenswerterweise wird diese allerdings nur selten praktiziert: Eine Analyse von 75 Fällen von Euthanasie von Menschen mit Demenz in den Niederlanden zwischen 2011 und 2018 ergab, dass die Euthanasie nur in 16 dieser Fälle rein basierend auf einer Patientenverfügung vorgenommen worden war. In den anderen 59 Fälle wurde die Sterbehilfe primär mit einem zum aktuellen Zeitpunkt geäußerten Sterbewunsch begründet (damit analog zur CH-Praxis der Suizidbeihilfe bei Demenz). Allerdings zeigte eine vertiefte Analyse dieser 59 Fälle, dass die Urteilsfähigkeit in neun Fällen von mindestens einem/r involvierten Arzt/Ärztin in Zweifel gezogen worden war, und dass in 14 Fällen die Körpersprache oder früher geäußerte Sterbewünsche zur Beurteilung der Urteilsfähigkeit herangezogen worden waren. Diese Befunde weisen darauf hin, dass die Trennung zwischen aktuellem Sterbewunsch und Sterbewunsch basierend auf einer Patientenverfügung bei Menschen mit Demenz in der Realität keineswegs immer klar ist.[9]

Demenz und Sterbefasten

In den letzten Jahren hat das sogenannte Sterbefasten in der Öffentlichkeit immer mehr Aufmerksamkeit gewonnen.[10] Dabei handelt es sich um eine mit dem Suizid verwandte Entscheidung, das eigene Leben vorzeitig zu beenden, indem freiwillig und bewusst auf die Einnahme von Nahrung und Flüssigkeit verzichtet wird. Das Sterbefasten verlangt aktuelle Urteilsfähigkeit, ja sogar einen starken und konstanten Willen, um diese Entscheidung gegebenenfalls über einen Zeitraum von mehreren Wochen bis zum Schluss durchziehen zu können. Weil aber das Sterbefasten zwingend an eine aktuelle Urteilsfähigkeit gekoppelt ist, kann dieses analog zur Beihilfe zum Suizid nicht in einer Patientenverfügung eingefordert werden. Es ist also nicht möglich, in einer Patientenverfügung zu verlangen, dass einem im Zustand einer fortgeschrittenen Demenz keine Nahrung und Flüssigkeit mehr angeboten werden solle. Dies hat auch die Schweizerische Nationale Ethikkommission 2011 in einer entsprechenden Stellungnahme zum Thema Patientenverfügung und Demenz festgehalten:[11] »Nach Ansicht der Kommission ist es unstrittig, dass es Bereiche gibt, über die man in einer Patientenverfügung nicht verbindlich verfügen darf. So darf man z. B. weder strafbare Handlungen einfordern noch nicht indizierte, medizinisch therapeutische oder pflegerische Maßnahmen beanspruchen, noch Maßnahmen ablehnen, die eine schwere Verwahrlosung der Person oder unerträgliche Schmerzen verhindern sollen. Diese Einschränkungen sind aus Gründen der Sozialethik, der beruflichen Integrität und der Fremdschädigung zu akzeptieren. Generell gilt demgegenüber, dass invasive Maßnahmen, die die körperliche oder psychische Integrität verletzen, immer abgelehnt werden dürfen. Aus diesen Überlegungen ergeben sich folgende Konsequenzen:

- Ein Angebot von patientengewohnter Nahrung, Körperpflege, Bewegung und Beschäftigung ist stets zu erbringen. Eine Patientenverfügung darf nicht verfügen, dies zu unterlassen.
- Maßnahmen für die ›Aktivitäten des täglichen Lebens‹ dürfen jedoch nicht mit Zwang durchgesetzt werden. Ein Mensch mit Demenz hat immer noch das Recht, beispielsweise Nahrung zu verweigern. Es ist jedoch zu prüfen, ob organische Ursachen oder irrationale Ängste für das Patientenverhalten vorliegen, die dann zunächst behoben werden müssen.«

Das Sterbefasten ist generell selten und darf nicht mit dem viel häufigeren Vorkommen einer verminderten Nahrungs- und Flüssigkeitsaufnahme bei allgemeinem Versiegen der Lebenskräfte im fortgeschrittenen Stadium mancher tödlicher Erkrankungen (Krebs, schwere Herzschwäche, schwere Lungenkrankheiten) verwechselt werden. Auch die Demenz führt typischerweise in weit fortgeschrittenen Stadien zu einem solchen Zustand. Es ist dies in der Pflege von fortgeschritten Demenzkranken ein wohlbekannter, meist langsam progredienter Zustand, in dem der/die Patient:in beim Angebot von Nahrung und Flüssigkeit immer häufiger desinteressiert oder aktiv ablehnend reagiert. Noch vor wenigen Jahrzehnten wurden diesen Patient:innen Magensonden gelegt, typischerweise sogenannte *PEG-Sonden* [↗], die direkt durch die Bauchdecke zum Magen führen. Heute hat man hier zum Glück dazugelernt. Die Schweizerische Akademie der Medizinischen Wissenschaften hält in ihren medizinisch-ethischen Richtlinien zur Betreuung und Behandlung von Menschen mit Demenz unmissverständlich fest: »Die Anlage einer sog. PEG-Sonde ist bei einer fortgeschrittenen Demenz generell nicht sinnvoll. Studien zeigen, dass in diesem Stadium der Demenz die Überlebenszeit des Patienten nicht verbessert werden kann. Dagegen kommt es nicht selten zu Nebenwirkungen und Komplikationen (z. B. Aufstoßen der zugeführten Nahrung, Gestörtsein durch die Sonde mit damit einhergehenden Angst- und Unruhezuständen, erhöhtes Dekubitusrisiko), die die Lebensqualität der Patientin schwer beeinträchtigen können.«[12]

Das hohe Alter – eine Falle?

Auch bei einer weitgehenden Toleranz gegenüber verschiedenen Formen der Sterbehilfe ist es oft nicht möglich, langwierige Demenzverläufe zu vermeiden. Der niederländische Arzt und Philosoph Bert Keizer hat über viele Jahre, als die Sterbehilfe in den Niederlanden zwar noch nicht offiziell legalisiert, aber bereits »geduldet« und verbreitete Praxis war, schwer kranke und sterbende Pflegeheimpatient:innen betreut. Er schreibt: »Das Grausame am Alter und besonders am hohen Alter ist, dass es eine Falle ist, in die man unbemerkt reinspaziert. Wenn man sich umdrehen will, um ihr zu entfliehen, ist sie längst zugeschnappt. Die Frage, wann man sein Leben beenden muss, um nicht in die Falle zu geraten, kann niemand beantworten. Muss man sein Leben zum Beispiel zehn Minuten bevor einen die verstümmelnde Hirnblutung ereilt beenden, oder ein Jahr, bevor man so dement ist, dass man nicht mehr weiß, was man beenden will? Kurzum, man kann den richtigen Moment erst feststellen, wenn es zu spät ist.«[13]

Keizer schildert auch, wie er stets damit konfrontiert wird, dass beim Eintritt ins Heim von den Angehörigen in vorwurfsvollem Ton geäußert wird, dass ihre Mutter/ihr Onkel nie in ein Pflegeheim gewollt hätte. In dem für ihn typisch unsentimentalen sarkastischen Stil schreibt er: »Ich ärgere mich immer wieder über den Ton, in dem die Leute das sagen. Was sie meinen, ist: So ein armer Teufel ist mein Onkel nämlich nicht. Dazu passt dann ein mitleidiges Lächeln in Richtung der anderen 36 000 niederländischen Pflegeheimpatient:innen, die es so weit haben kommen lassen.«

Auch Keizer betont also die faktische Unvermeidbarkeit von Abhängigkeit und Zerfall am Lebensende in manchen Fällen, gerade im hohen Alter. Und er kritisiert die Haltung mancher Menschen, dass das Pflegeheim eigentlich vermeidbar sein müsste, wenn man es nur richtig anstellt. Ich kann aus eigener Erfahrung bestätigen, dass diese Haltung nicht selten ist. Sie geht oft einher mit einer gewissen Missbilligung gegenüber Pflegeheimbewohnenden und nicht selten auch gegenüber den Mitarbeitenden in den Heimen. Hinter dieser Haltung steht meines Erachtens eine abgewehrte Angst. Ich glaube, in einer solchen Situation lohnt es sich, vertieft darüber nachzudenken, was genau denn am Endverlauf einer Demenz so angsterregend ist.

Angst vor Abhängigkeit und Zerfall

Krebspatient:innen am Lebensende fürchten sich am meisten vor unkontrollierbaren Schmerzen und Symptomen wie Atemnot. Beim Blick auf den Endverlauf einer Demenz stehen meist ganz andere Befürchtungen im Vordergrund. Eine davon ist die Angst vor Abhängigkeit. Und tatsächlich nehmen ja mit dem Fortschreiten einer Demenz die Abhängigkeit von fremder Hilfe und schließlich die Pflegebedürftigkeit rasch zu. Gerade Menschen, die es bisher gewohnt waren, ein weitgehend unabhängiges Leben zu führen, haben mit einer solchen Vorstellung oft größte Mühe. Das ist verständlich. Manchmal wird dabei aber übersehen, was die Notwendigkeit, Hilfe von anderen Menschen anzunehmen, an positiven Auswirkungen auf zwischenmenschliche Beziehungen haben kann. Im günstigen Falle kann eine Demenzerkrankung in einer Familie Entwicklungen in Gang setzen, die anders nicht möglich gewesen wären. Eine Tochter einer fortgeschritten dementen Patientin erwähnte mir gegenüber einmal: »Meine Mutter musste immer sehr hart arbeiten, um durchzukommen. Das hat sie geprägt. Erst in den letzten Jahren im Pflegeheim hat sie ihre weiche Seite nach außen gekehrt, und ich habe mit ihr noch eine Form der Beziehung erleben dürfen, die früher so nie möglich gewesen wäre.«

Eine weitere Angst betrifft den Verlust der Persönlichkeit. Hierbei geht es nicht so sehr um die zu erwartende eigene Lebensqualität. Im Vordergrund steht vielmehr die Frage: Welche Erinnerung werde ich meinen Angehörigen hinterlassen, wenn ich in meiner letzten Lebensphase gar nicht mehr diejenige Persönlichkeit zeigen sollte, die ich jetzt bin und mit der ich mich identifiziere? Auch diese Befürchtung ist verständlich, denn tatsächlich ist eine demenzielle Entwicklung fast immer mit einer Wesensveränderung verbunden. Es ist nicht das Ziel dieses Texts, solche Entwicklungen beschönigen zu wollen. Dennoch denke ich, dass die Betrachtungsweise eines Verlusts der Persönlichkeit grundsätzlich falsch ist. Was vorliegt, ist vielmehr eine Veränderung der Persönlichkeit. Diese ist aber nicht zwangsläufig negativ. Vielmehr kann die Krankheit auch positive Seiten der Persönlichkeit freilegen, die bisher verschüttet waren, wie Herzlichkeit, Humor oder Ausgelassenheit. Ein Sohn eines Patienten: »Mein Vater war früher ein eher gehemmter, ja verklemmter Mensch. Die Demenz hat ihn grundlegend verändert. In letzter Zeit habe ich ihn erstmals in meinem Leben gelöst und herzlich erlebt. Ich glaube tatsächlich, dass er im Moment eine der besten Zeiten seines Lebens hat.«

Den anderen nicht zur Last fallen wollen

Seinen Angehörigen nicht zur Last fallen zu wollen ist ein weiteres Motiv, das bei medizinischen Entscheidungen am Lebensende von Demenzbetroffenen oftmals eine große Rolle spielt. Dabei kann es bei der empfundenen »Last« um die Pflegebedürftigkeit als solche oder durchaus auch ganz konkret um Finanzielles gehen. Das spielt gerade in der Schweiz, wo die Kosten der Langzeitpflege zu einem höheren Maße aus privaten Taschen finanziert werden als in jedem anderen europäischen Land, eine ganz erhebliche Rolle. Dieses Motiv ist aber in hohem Maße tabuisiert, und entsprechend selten kommt es zur Sprache. Am ehesten noch wagen es Familien, in denen ein hoher Zusammenhalt und eine positive zwischenmenschliche Dynamik herrschen, das sonst Tabuisierte doch anzusprechen. Auch in der ethischen Diskussion gilt dieses Motiv gemeinhin als problematisch, nicht selten wird es als Ausdruck davon gesehen, dass die betroffene kranke Person von ihrer Umgebung *averbale* [↗] Zeichen erhalte, dass man sie eigentlich gerne loswerden möchte.

Demgegenüber hat die bekannte britische Philosophin Mary Warnock unter dem provokanten Titel »A duty to die?« (Eine Verpflichtung zu sterben?) ein ebenso eindrückliches wie hoch umstrittenes Plädoyer dafür formuliert, den anderen nicht zur Last fallen zu wollen als gültiges Motiv für Sterbehilfe zu akzeptieren.[14] Warnock verweist dabei auf die Bedeutung des biografischen Lebens gegenüber der rein biologischen Lebenszeit: »Es ist das biografische, nicht bloß das biologische Leben, worauf es ankommt. Es kann im besten Interesse eines Menschen sein, ihm zu erlauben, sein biografisches Leben in einer Art zu Ende zu führen, die konsistent ist mit seinen Werten.« Sie fährt fort: »Für jemanden, der im ganzen Leben bei seinen Entscheidungen immer auch das Wohlergehen der Familie und der weiteren Gemeinschaft im Auge hatte […] für so jemanden ist es die Verneinung des Grundtenors seines ganzen Lebens, wenn man ihn am Lebensende daran hindern will, die Interessen der anderen vor die eigenen zu stellen.« (Aus dem Englischen übersetzt durch den Autor)

Ich teile grundsätzlich Warnocks Ansicht, dass den anderen nicht zur Last fallen zu wollen ein respektables Motiv für Entscheidungen am Lebensende inklusive Behandlungsverzicht und Suizidbeihilfe sein kann. In der Realität stellt sich allerdings die Frage, wie viele Menschen ein so hohes Maß an innerer Freiheit erreicht haben, wie es Mary Warnock offenbar voraussetzt.

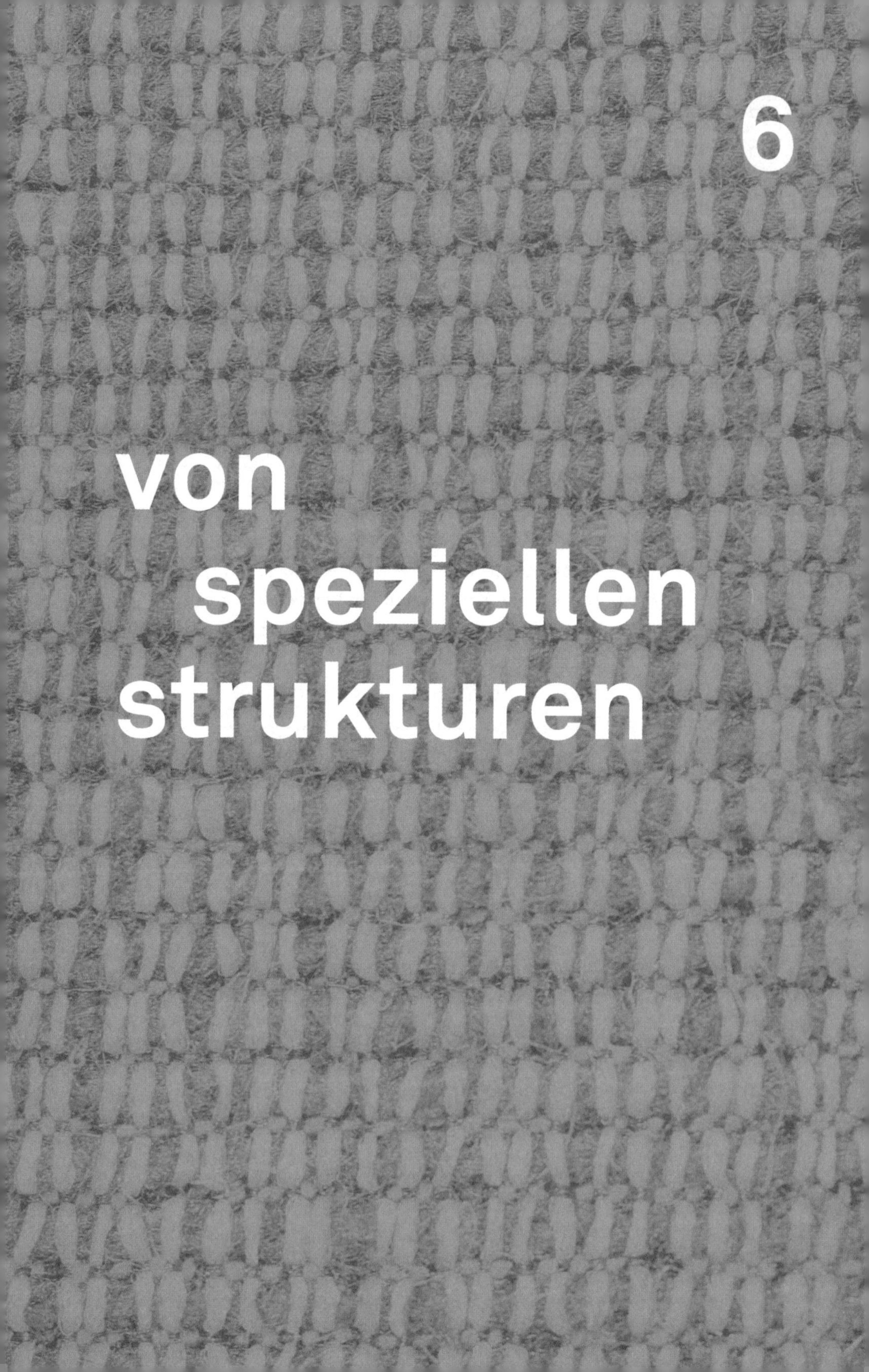

6

von spezielle strukturen

Cornelia Kaya

DemenzSpitex – ein Beruf mit Zukunft

Demenzerkrankte im häuslichen Setting brauchen Spitexfachleute mit einem hohen Know-how bezüglich Demenz [↗]: *Die Mitarbeitenden müssen Kreativität, Flexibilität und breite Schultern mitbringen. Zürich hat zusammen mit anderen Orten eine wichtige Vorreiterrolle bezüglich der Schaffung einer spezifischen DemenzSpitex eingenommen (Fachstelle und Fachdienst Demenz, Social Care-Spitex). Ich habe die Entwicklung einer demenzspezifischen* Spitex [↗] *über Jahre mit verfolgen können und bin zutiefst beeindruckt, wie Mitarbeitende sorgsam mit den Menschen mit Demenz umgehen, auch wenn das Setting der Betroffenen herausfordernd ist, wenn der Haushalt desolat ist und stinkt, wenn Betroffene ungepflegt sind und alles ablehnen. Die Professionellen geben nicht auf, versuchen sogar vor der Haustüre eine Beziehung herzustellen, wenn sie nicht hereingelassen werden.*

Cornelia Kaya war eine Pionierin, heute sind weitere Protagonist:innen dazu gekommen. Mit mehreren habe ich gemeinsame Familiengespräche geführt: Beeindruckt hat mich ihr feines Zuhören, ihr lösungsorientierter Ansatz und ihr Glaube, dass es einen Weg gibt. »Es geht darum, das Eis zu brechen«, formuliert es eine Spitexfachfrau, mit der ich unzählige Kontakte hatte.

Die Spitex als Eisbrecherin bei Menschen mit Demenz, die sich einschließen, die keine Krankheitseinsicht habe, die alle Hilfe ablehnen. Diese Arbeit kann nicht hoch genug geschätzt werden. Es bleibt zu hoffen, dass dies in Zukunft gesundheitspolitisch und finanziell auch gebührend beachtet und abgegolten wird. [IBK]

An- und Zugehörige, die sich mit uns in Verbindung setzen, wissen meist schon, was sie sich von Spitexeinsätzen wünschen: Entlastung für sich selbst und Unterstützung für ihre von Demenz betroffenen Angehörigen wie Duschen, Kleiderwechseln, die Wohnung sauber Halten und die Sicherstellung einer angemessenen Ernährung. Aber wie sieht es mit den Betroffenen selbst aus? Finden sie es sinnvoll und nötig, dass Spitexeinsätze bei ihnen zu Hause stattfinden sollen? Leben sie nicht vielmehr mit dem Selbstverständnis, alleine zurechtzukommen, allenfalls mit etwas Mithilfe aus dem Umfeld?

Es ist unklar, wer gegenüber der Spitex eigentlich der Auftraggeber ist. Sind es die Betroffenen oder die Angehörigen? Die Entscheidung, die Spitex in Anspruch zu nehmen, ist prinzipiell freiwillig, niemand kann und soll dazu gezwungen werden, Hilfe anzunehmen. Wie gelingt es aber, einen Auftrag für Spitexeinsätze zu erhalten von einem Menschen, der keinen Bedarf für Unterstützung sieht, weil er keine Krankheitseinsicht hat? Wie können wir Menschen für eine Zusammenarbeit gewinnen, die keine Notwendigkeit dafür sehen, um dem berechtigten Wunsch der Angehörigen nach Entlastung zu entsprechen?

Zur Klärung und Vereinbarung der gewünschten Maßnahmen trifft sich die Spitex bei den Betroffenen zu Hause zu einem ersten Gespräch. Gemeinsam mit An- und Zugehörigen kommt es zu einer Auftragsklärung oder manchmal auch zu einer »Auftragsenttäuschung«. Enttäuschung, weil die Wünsche der Angehörigen, so sinnvoll und angebracht sie auch sind, zuerst auf ihre Umsetzbarkeit überprüft werden müssen. Für eine gelingende Zusammenarbeit mit Betroffenen und Angehörigen müssen jeweils individuelle Voraussetzungen geschaffen werden, damit eine längerfristige Betreuung auch gewährleistet bleibt. Es bedarf der Klärung von Erwartungen sowohl der Demenzerkrankten wie auch der Angehörigen, es braucht aber auch eine Einschätzung der vorhandenen und verbliebenen Fähigkeiten, damit realistische Vorgehensweisen, die den Umständen angepasst sind, definiert werden können. Häufig trifft die Spitex auf hoch motivierte Töchter, Söhne und Partner:innen, die schon einen weiten Weg bei der Begleitung und Betreuung ihrer Angehörigen hinter sich haben. Sie haben viel unternommen, um das Leben zu Hause zu ermöglichen, um das Zusammenleben bei sich laufend verändernden Umständen zu gestalten. Wir machen uns ein Bild, welche Bewältigungsstrategien die Familie entwickelt hat, wie sie mit den neuen Rollenmustern umgeht und wie es ihr gelingt, das Leben den veränderten Umständen anzupassen. Die Spitex einzubeziehen ist keine einfache Entscheidung, niemand wendet sich leichten Herzens an eine/n Dienstleister:in und bittet um Unterstützung. Es ist ein einschneidendes Ereignis, ist es doch nach innen und außen ein Zeichen dafür, dass die herausfordernde Situation innerhalb der Familie nicht mehr alleine gelöst werden kann; oft sind Familienmitglieder auch am Ende ihrer Kräfte. So sitzen wir dann beim ersten Treffen mit meist erschöpften und belasteten Angehörigen und oft munteren Demenzbetroffenen gemeinsam an einem Tisch.

Zuerst stellt sich Ratlosigkeit ein. Es scheint keine Lösung zu geben, wie die verschiedenen Sichtweisen der Beteiligten auf einen gemeinsamen Nenner gebracht werden können und wie sich daraus ein sinnvoller Einsatz ergeben könnte, der hilfreich und entlastend ist für alle Beteiligten. Es muss die Balance zwischen den verschiedenen Familienmitgliedern gefunden werden, ohne dass das fragile Gleichgewicht durcheinandergebracht wird. Immer wieder stellen sich auch Missverständnisse ein, so als ich einmal davon ausging, dass ein Sohn täglich Einsätze bei seiner Mutter wünsche. Ich hatte dabei aber nicht beachtet, wie wichtig es für ihn war, weiterhin den größten Teil der Betreuung seiner Mutter zu leisten. Davon ausgehend, dass Angehörige Expert:innen sind für ihr Familiensystem und dessen Funktionsweise und dass es nicht unsere Aufgabe ist, Lösungen zu präsentieren und Ratschläge zu erteilen, versuchen wir, gemeinsam einen Betreuungsplan zu entwickeln.

Als Einstieg zu einem gelingenden Beziehungsaufbau können Orientierungswerte hilfreich sein, worunter Vorlieben der Betroffenen zu verstehen sind. Ich kann beispielsweise eine Blume mitbringen, um die Balkonbepflanzung zu bereichern. Dem Herrn, der Blutwürste liebt, bringe ich eine mit zum ersten Treffen. Bei Menschen, die sich an Besuchen freuen, habe ich Zeit für ein ungezwungenes Zusammensein beim Kaffeetrinken. Eine Patientin, früher Ärztin, bat ich, meine verletzte Schulter zu beurteilen, damit sie Gelegenheit erhielt, ihre Kompetenzen zu zeigen, mit meinem Dank für die Untersuchung konnte ihr Selbstwert gestärkt und Vertrauen aufgebaut werden. Mit der Dame, die sich selbst nicht mehr pflegte, sich aber liebevoll um ihre Katze kümmerte, habe ich primär ausschließlich über die gute Pflege gesprochen, die sie ihrem Liebling zukommen lässt.

Für Angehörige sind das vielleicht enttäuschend kleine Interventionen. Wenn es uns aber gelingt, unser Handeln zu begründen und gemeinsam mit ihnen das Vorgehen zu besprechen, entsteht ein fruchtbares Arbeitsbündnis. Es sind die ersten Schritte auf dem Weg zu erweiterten Einsätzen, die zunehmend zur gewünschten Entlastung führen. Vertrauen entsteht im Erleben von Lebensqualität, von Wertschätzung und Wohlwollen und in der Stärkung von Fähigkeiten.

Im Gegensatz zu diesen behutsamen Einstiegen kann viel Irritation, Gehässigkeit, Wut und Trauer entfacht werden, wenn ich als Mitarbeiterin bei einem/einer Kund:in erscheine, die nicht weiß, wer ich bin, weil ich ihr nicht die nötige Aufmerksamkeit schenke. Sie sieht keinerlei Notwendigkeit für meinen Besuch, reagiert äußerst ungehalten, wenn ich sie als Erstes ins Badezimmer bitte und sie auffordere, sich ihrer Kleider zu entledigen. Wird der Zeitdruck spürbar, weil der/die nächste Kund:in wartet, kann dies zu Spannungen und Missverständnissen bis hin zum Abbruch der Behandlung führen. Dies ist frustrierend sowohl für die Betroffenen wie auch für die Mitarbeiter:innen.

Es werden hohe Anpassungsleistungen gefordert, sowohl von den An- und Zughörigen wie auch von den Betroffenen, wenn sie sich an unbekannte Menschen gewöhnen müssen, die sich in die zuvor gewohnten und ritualisierten Lebensgewohnheiten einmischen. Durch Mitwirken von Spitexfachkräften wird starker Einfluss genommen auf Veränderungsprozesse, die alle Mitglieder des Familiensystems betreffen.

Welche Mutter will schon annehmen, dass nicht mehr die Tochter den Haushalt macht und einkauft, sondern eine ihr fremde Person? Und welche Tochter nimmt es leichten Herzens hin, wenn fremde Menschen in der Wohnung schlechte Gerüche oder Zeichen der Verwahrlosung wahrnehmen, womit der wahre Zustand

Wichtige Hirnfunktionen zur Alltagsbewältigung

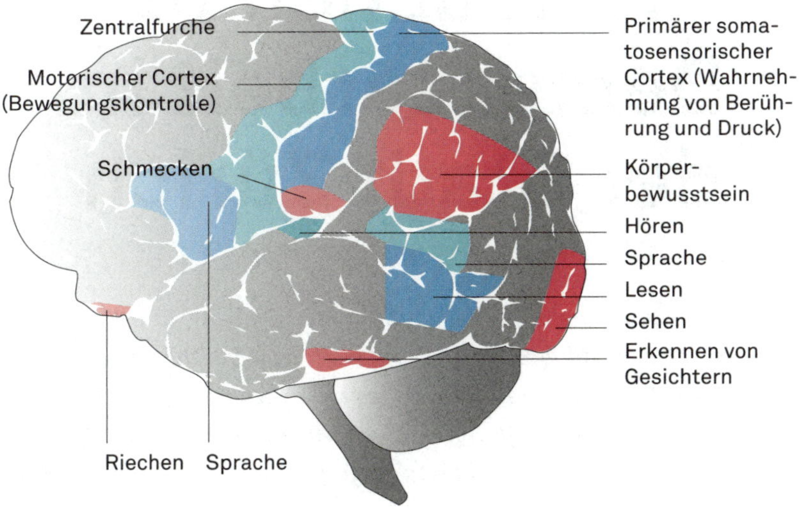

der Mutter nicht mehr länger ignoriert werden kann. Es wird in der ganzen Dimension klar, wie es um die geliebte Mutter steht, dass sie nicht mehr die Fähigkeiten besitzt, die es ihr erlauben, ein selbständiges Leben zu Hause zu führen. Und was geschieht emotional bei der Tochter, wenn sie später feststellt, dass ihre Mutter sich auf den Besuch der Spitexmitarbeiterin freut, als wäre sie die Tochter.

Trotz vieler anspruchsvoller Hürden gelingen immer wieder wunderbare Bündnisse und sinnvolle Begleitungen, wenn man sich von Anfang an gemeinsam auf den Weg macht. Lässt man sich gegenseitig genügend Zeit, sich aneinander zu gewöhnen und sich gemeinsam mit Betroffenen und An- und Zugehörigen auf ein Vorgehen zu einigen, ist eine langfristige Begleitung möglich. Dabei ist der Ausdruck des Respektes gegenüber dem bisher Geleisteten von großer Wichtigkeit. Beziehungen zu gestalten, Familien zu begleiten, gemeinsam Höhen und Tiefen zu durchleben, gemeinsam auf dem Weg zu sein, die verbleibende Lebenszeit so erfüllend wie möglich zu gestalten – was für eine wundervolle Aufgabe.

Gabriela Bieri-Brüning

Aufsuchende Demenzarbeit in der Stadt Zürich

Gefährdungsmeldung der Stadtpolizei: Frau A., Jahrgang 1926, meldet sich auf dem Posten und sagt, dass bei ihr eingebrochen wurde. Das Portemonnaie sei gestohlen worden. Die Polizei findet keine Einbruchspuren. Frau A. mache einen verwirrten Eindruck und könne keine klaren Angaben machen. Sie lebt alleine.

In der Stadt Zürich machen die Einpersonenhaushalte rund 45 % aller Haushalte aus.[1] Von den Klientinnen und Klienten von »Hausbesuche SiL«, einem aufsuchenden Angebot für zu Hause wohnhafte Menschen mit Demenz der Stadt Zürich seit 2008, leben 62 %, also weitaus die Mehrheit, alleine, nur 38 % mit einer Bezugsperson im selben Haushalt.

SiL steht für »Sozialmedizinische individuelle Lösungen«. Ein Team von Pflegenden mit Demenzfachwissen, ergänzt um eine/n *Geriater:in* [↗] und eine/n *Gerontopsychiater:in* [↗], kümmert sich um gefährdete ältere Einwohner:innen der Stadt. Eine Gefährdung bedeutet, dass die Person ihren Alltag nicht mehr bewältigen kann, dass sie Hilfe braucht und diese nicht selber organisieren kann oder will. Die Kosten für Abklärung und Beratung werden zum großen Teil zulasten der Krankenversicherung abgerechnet.

Gefährdungsmeldung der Migros-Filiale: Herr B. kommt täglich einkaufen und beschwert sich, dass man keinen Alkohol und keine VBZ-Billette verkaufe. Oft geht er ohne zu zahlen an der Kasse vorbei und reagiert sehr ärgerlich, wenn man ihn drauf anspricht. Herr B. wirkt ungepflegt.

Zentral sind Bezugspersonen

Demenzbetroffene Menschen, die mit jemandem zusammenleben, können lange gut zu Hause betreut werden. Dies gilt auch für Alleinstehende, denn wichtiger als die Haushaltgröße ist das Vorhandensein einer Bezugsperson. Meist sind dies Angehörige, manchmal nicht verwandte Personen aus dem Bekannten- oder Freundeskreis oder aus der Nachbarschaft, zu denen der Mensch mit Demenz eine gute Beziehung und vor allem Vertrauen hat. Gibt es keine Angehörigen, dann ist das soziale Netz ausschlaggebend. Hat der oder die Betroffene Freund:innen und Bekannte, jemanden aus der Nachbarschaft, der sich um ihn oder sie kümmert? Es geht weniger darum, die Betreuung selber zu übernehmen, als darum, sich bei der Organisation und Aufsicht der Betreuungsstruktur zu engagieren.

Für sozial isolierte Menschen mit Demenz braucht es kommunale oder regionale niederschwellige und aufsuchende Angebote, wie »Hausbesuche SiL« eines ist. In der Stadt Zürich ist dies dringend nötig: Bei Gefährdungsmeldungen wurden bei 33 % der Menschen, die alleine lebten und gar keine Bezugsperson hatten, menschenunwürdige Lebensverhältnisse angetroffen.[2] Dies war lediglich bei 13% der Patient:innen, bei denen die Bezugsperson im gleichen Haushalt lebt, der Fall und bei 22% der Patient:innen, die zwar eine Bezugsperson hatten, die aber nicht im gleichen Haushalt lebt. Menschenunwürdige Verhältnisse liegen vor, wenn weniger als drei Lebensmittel im Kühlschrank vorhanden sind; laut einer Studie ist dann das Hospitalisationsrisiko 3,1-mal höher als in der Kontrollgruppe.[3] Dies ist ein Zustand, den eine zivilisierte Gesellschaft nicht akzeptieren sollte.

Wem fällt es auf?

Menschen mit Demenz fühlen sich vielfach nicht krank. Daher sind sie auch oft nicht dazu zu bewegen, eine Ärztin/einen Arzt oder eine *Memory Clinic* [↗] aufzusuchen, und sehen meist auch nicht ein, dass sie Hilfe brauchen. In der Regel nimmt zunächst die Umgebung die Schwierigkeiten wahr. Je näher die Bezugsperson am Alltag des Betroffenen ist, desto früher geschieht dies. Die Bezugsperson kann dann, in der Regel über den Hausarzt/die Hausärztin, intervenieren.

Frau E. ruft in den letzten Tagen immer wieder bei der Nichte an und wirft ihr vor, den hinteren Teil des Fernsehers gestohlen zu haben. – Der alte Fernseher wurde durch ein neues Flachbildschirmmodell ersetzt.

Bei sozial isolierten Menschen bemerkt die Umgebung zum Teil erst sehr spät Veränderungen wie Verwirrung, Verwahrlosung (ungepflegte Erscheinung, Geruch aus der Wohnung), Verhaltensauffälligkeiten wie nächtliches Stören der Nachbarschaft, wahnhafte Symptome oder auffallenden Gewichtsverlust. Was kann oder soll die Nachbarschaft dann unternehmen? Ich plädiere dafür, dass eine Gefährdungsmeldung an die *KESB* [↗] erfolgt; diese kann eine Abklärung in die Wege leiten, in der Folge kann eine allfällige Demenzdiagnose gestellt und die nötige Hilfe organisiert werden. Im Alter ist es in der Regel eine Erkrankung, die dazu führt, dass die vorher selbständige Alltagsbewältigung nicht mehr möglich ist. Bei über der Hälfte der Gefährdungsmeldungen der über 65-Jährigen in der Stadt Zürich ist eine Demenz die Ursache der Unterstützungsbedürftigkeit.[4]

Tabu versus Rumpelstilzeffekt

Die Tabuisierung der Demenzerkrankung erfolgt auf verschiedenen Ebenen. Zum einen bei den Betroffenen selbst: Manche lehnen aus Angst vor Bevormundung eine Abklärung ab und sind lieber »nur etwas vergesslich« oder sehen ihre Defizite gar nicht ein. Die Tochter erklärt lieber »Mein Vater ist alt und deshalb pflegebedürftig« als »Mein Vater ist demenzkrank«. Oder die Angehörigen haben Mühe, etwas zu unternehmen, da der/die Betroffene das klar ablehnt, eine Diagnostik verweigert und verärgert reagiert. Und nicht zuletzt auch oft noch bei den Hausärzt:innen: »Man kann die Demenz eh nicht behandeln, was soll dann die stigmatisierende Diagnose.«

2004 lag bei einem Drittel der Menschen, die aufgrund ihrer demenzbedingten Pflegebedürftigkeit in ein städtisches Pflegezentrum einzogen, keine Demenzdiagnose vor. Nur bei gerade 10 % aller Eintretenden mit einer Diagnose hatte vorgängig eine *neuro-*

psychologische Diagnostik [↗] stattgefunden. Auch zehn Jahre nach dieser Untersuchung fehlt bei vielen pflegebedürftigen alten Menschen die Demenzdiagnose, obwohl sie die Hauptursache der Pflegebedürftigkeit ist. Demgegenüber steht der von Albert Wettstein (ehemaliger Stadtarzt von Zürich) beschriebene Rumpelstilzeffekt. Wer kennt nicht das Märchen vom Rumpelstilzchen: Es singt: »Heute back' ich, morgen brau' ich, übermorgen hol' ich der Königin ihr Kind! Ach wie gut, dass niemand weiß, dass ich Rumpelstilzchen heiß'!« Rumpelstilzchens Bann wird gebrochen, als die Königin seinen Namen herausfindet. Das Schreckgespenst (Rumpelstilzchen) hat einen Namen und verliert damit seine Unberechenbarkeit und seine Macht. Genau das geschieht bei der Demenzdiagnose: Die oft schwer zu verstehenden Veränderungen im Verhalten und in der Alltagsbewährung der Menschen mit Demenz bekommen einen Namen. Diese haben nichts damit zu tun, dass der/die Betroffene etwas nicht tun will, sondern, dass er/sie es nicht kann. Daher ist die Diagnose nicht nur für die Patientin/den Patienten selbst, sondern auch für das ganze Betreuungsumfeld so wichtig. Durch die Diagnose kann das Rumpelstilzchen entlarvt werden.

Frau D. beklagt sich, dass ihr Mann jede Nacht auf den kleinen Teppich, den sie von ihrer Mutter geschenkt bekommen habe, uriniere, nur weil er seine Schwiegermutter nie leiden konnte. Herr D. leidet an einer Demenz und findet nachts die Toilette nicht. Die diesbezügliche Erklärung ist für Frau D. sehr entlastend.

Herausforderungen bei alleinstehenden Menschen mit Demenz

Neben der Frage, wem die demenzbedingten Veränderungen auffallen, ist die Behandlung ohne Auftrag eine weitere Herausforderung. Für die Behandlung braucht es eine/n Auftraggeber:in. Es gilt der »informed consent«, die Zustimmung der Patientin/des Patienten, nachdem sie oder er über die verschiedenen medizinischen Optionen informiert wurde. Eine Diagnostik oder die Organisation von Hilfe erfolgt nur auf Auftrag.

Menschen mit Demenz ist diese Auftragserteilung oft nicht mehr möglich, im Gegenteil, meist wird die Hilfe abgelehnt. Hier springen in der Regel die Angehörigen ein, die für die bezüglich ihrer Hilfsbedürftigkeit nicht mehr urteilsfähige Person Vertretungsrechte haben. Was aber, wenn es keine Angehörigen oder keine andere vertretungsberechtigte Person gibt oder diese nicht bekannt ist? Diese Frage stellt sich bereits bei der Gefährdungsmeldung. Soll sich die Nachbarschaft einmischen, soll der Bankangestellte oder die Coiffeuse etwas unternehmen? Der Betroffene äußert doch klar, dass er keine Hilfe braucht und keine Einmischung wünscht! Mit welchem Recht mischt man sich da ein? Diese Frage ist nicht einfach zu beantworten. Sich einmischen bedeutet auch sich kümmern, sich um seine Nachbar:innen sorgen, die soziale Verantwortung übernehmen. Bei den meisten alleinstehenden Menschen mit Demenz ist es wichtig, dass ein/e Auftraggeber:in für die Organisation und Finanzierung der Unterstützung ernannt wird. Diese Funktion wird meist von einem Beistand/einer Beiständin übernommen, der/die von der KESB bestimmt wird.

Wenn sich niemand einmischt oder bereit ist, eine Betreuung zu organisieren, kommt es zur Dekompensation. Daraus resultiert dann die notfallmäßige Einweisung ins Heim oder in die Psychiatrie. Bei rechtzeitiger Intervention ist mit entsprechender Unterstützung oft noch ein Verbleib in der eigenen Wohnung möglich. Auch die Finanzierung der Betreuung zu Hause kann eine Herausforderung sein. Demenzkranke brauchen über längere Zeit intensive Betreuung und wenig Pflege im eigentlichen Sinne. Nur die Kompensation von Einschränkungen in den Aktivitäten des täglichen Lebens (Essen, Aufstehen, Toilettengang, Körperpflege, Anziehen) sind kassenpflichtige Pflegeleistungen. Leistungen wie die Unterstützung im Haushalt oder beim Kochen hingegen nicht. Auch die Beaufsichtigung eines Menschen mit Demenz ist keine von der Krankenkasse bezahlte Leistung. Müssen alle Betreuungsleistungen durch Professionelle übernommen werden, kann das sehr teuer werden. Freiwillige von Organisationen wie Nachbarschaftshilfe und vom Pro Senectute Betreuungsdienst sind da manchmal hilfreich.

Positive Aspekte der Betreuung von alleinstehenden Menschen mit Demenz ohne jede Bezugsperson

Es gibt aus meiner Sicht bei der Betreuung von Menschen mit Demenz ohne Angehörige auch positive Aspekte. So haben Angehörige ein Sicherheitsbedürfnis: Die Mutter könnte stürzen, nicht adäquat gekleidet das Haus verlassen oder sich nicht ausgewogen ernähren. Daher kommen manche Betroffene früher ins Heim als andere, im Einzelfall vielleicht zu früh. Aggression, Inkontinenz oder nächtliche Unruhe sind für Angehörige so belastend, dass die Betreuung für sie allein zu Hause nicht mehr möglich ist. Professionelle Betreuende können damit meist besser umgehen. Auch nicht ganz perfekte Situationen, eine gewisse Verwahrlosung des Äußeren und der Wohnung zu akzeptieren ist für nicht Angehörige einfacher. Natürlich müssen relevante Gefahren (Gas, Herd, Medikamente, Zigaretten) berücksichtigt werden, und selbstverständlich braucht es regelmäßige Kontrollen, sodass bei Komplikationen wie Sturz, *Delir* [↗] oder Ähnlichem interveniert werden kann.

Die Betreuung von zu Hause wohnhaften Menschen mit Demenz ist unter gewissen Umständen oft noch lange möglich, wenn das soziale Umfeld bereit ist, diese Umstände mitzutragen und den Lebensstil der Betreuten zu akzeptieren. Hilfreich ist es, wenn die Betroffenen Hilfe annehmen können, das Haus nicht mehr alleine verlassen, sobald sie den Rückweg nicht mehr finden, und nachts nicht die Nachbarschaft wecken. Wenn die Betroffenen aber ständig Angst verspüren, sobald sie alleine zu Hause sind, ist eine Institutionalisierung oft indiziert. Dieser Entscheid ist aber immer eine Gratwanderung zwischen Autonomiebedürfnis und Fürsorge und muss individuell und sorgfältig gefällt werden.

Frau F. wird seit vielen Jahren von der Spitex betreut. Nur essen kann sie noch ohne Hilfe, wenn das Fleisch geschnitten wird. Die Spitex kommt viermal am Tag, dazwischen gehen die Nachbar:innen mal kurz vorbeischauen. Frau F. ist sehr zufrieden zu Hause und bedankt sich für jeden Besuch.

Bei einem Hausbesuch kann neben der konkreten Überprüfung der Alltagsbewährung (Haushalt, Körperpflege, Ernährung, Kühlschrank!, admin. Angelegenheiten) eine kurze neuropsychologische Testung durchgeführt werden. Im Rahmen einer interdisziplinären Diagnosekonferenz werden die Diagnose oder Verdachtsdiagnose gestellt und Maßnahmen erarbeitet. Die Umsetzung erfolgt in Zusammenarbeit mit der Hausärztin/dem Hausarzt und der Spitex.

Zuweiser:innen sind neben der KESB auch Hausärztinnen und -ärzte, Spitex, Sozialdienste von Spitälern und Pflegezentren, Memory Clinics, Angehörige oder Nachbar:innen sowie Bekannte. Auslöser für die Gefährdungsmeldungen sind ungenügende Betreuung (23 %), Verwahrlosung (23 %), Verwirrtheit (10 %), Verhaltensstörungen inkl. Aggressionen (6 %), Wahnvorstellungen und Betagtenmisshandlung (5 %). Manchmal ist eine geplante Wohnungsausweisung wegen nicht Zahlen der Miete oder Belastung der Nachbarschaft der Grund. Die häufigsten eingeleiteten Maßnahmen sind der Antrag auf Beistandschaft, Spitexeinsätze oder die Beratung des Umfelds. Manchmal sind keine Maßnahmen möglich, oder, zum Glück selten, es kommt zur notfallmäßigen Einweisung ins Akutspital, die Gerontopsychiatrie oder ins Heim.

»Hausbesuche SiL« ist ein Erfolgsmodell. Das Angebot entspricht einem großen Bedürfnis von Angehörigen, Spitex, Nachbar:innen und zunehmend auch Hausärztinnen und -ärzten.

Das Angebot von SiL bewährte sich so, dass es im Januar 2016 unter dem Namen AIDA-Care (Aufsuchende, individuelle Demenzabklärung) und im Rahmen der Umsetzung der Schweizer Demenzstrategie auf den ganzen Kanton ausgedehnt wurde. Dazu ein Sohn spontan: »Genau das hätte ich für meine Mutter gebraucht!«

Seit 2016 bietet Alzheimer Zürich ergänzend eine zugehende Beratung im ganzen Kanton an: im Gegensatz zu SiL oder AIDA-Care werden die Patient:innen nicht vor Ort abgeklärt, Betroffene und ihre Angehörigen werden von einer Betreuungsperson begleitet und zwar während des ganzen Krankheitsverlaufes. Diese Person unterstützt das Familiensystem bei der Aktivierung neuer Ressourcen und hilft bei der Organisation von Unterstützungsangeboten, so zum Beispiel beim Aufbau und der Koordination eines interdisziplinären Netzwerkes, das die Patient:innen und Angehörigen optimal betreuen soll. [IBK]

Irene Bopp-Kistler

Herausforderung: Demenzerkrankte im Spital

Demenz und Delir: ein »Zwillingspaar«

Die Sanität bringt eine Frau ins Spital, die in ihrer Wohnung gestürzt ist und erst einige Stunden später von einer Spitexmitarbeiterin aufgefunden wurde. Nun ist sie auf der Notfallstation, weiß nicht, warum sie sich an diesem fremden Ort befindet und schreit laut, einerseits von Schmerzen geplagt, anderseits weil sie einfach wegwill. Weder zum Sturz noch zu Medikamenten, noch zu ihrer sozialen Situation kann sie Angaben machen. Die Hektik und die Stimmen, die sie um sich wahrnimmt, kann sie nicht einordnen, sie wirkt völlig verloren in der ihr so fremden Welt. Ein Chirurg teilt ihr die Diagnose mit, aber mit dem Begriff »Schenkelhalsbruch« kann die etwa 80-Jährige nichts anfangen. Auf Nachfragen bei der Spitexmitarbeiterin kann eine Nichte ausfindig gemacht werden, die ins Spital kommt und mit der Frau spricht. Der Bruch muss operativ versorgt werden, doch die Patientin möchte einfach nur nach Hause. Bis zum Spitaleintritt lebte die Frau alleine zu Hause, sie hatte kaum Kontakt zur Nachbarschaft. Täglich kam eine Mitarbeiterin von der Spitex, um sie im Haushalt zu unterstützen und um ihr die Medikamente zu verabreichen, weil sie wegen ihrer Demenzerkrankung dazu nicht mehr fähig war.

Menschen mit Demenz sind besonders gefährdet zu stürzen, sie nehmen Medikamente nicht richtig ein, haben Gleichgewichtsstörungen, lehnen oft Hilfe ab und suchen die Hausärztin oder den Hausarzt nicht regelmäßig auf. Tritt ein akutes Ereignis auf, müssen sie ihre häuslichen Strukturen, in denen sie sich noch einigermaßen zurechtfanden, plötzlich verlassen und kommen in eine für sie bedrohliche Umgebung. Es braucht von Anfang an einen Behandlungspfad, der interdisziplinär geplant und umgesetzt wird. Idealerweise ist bereits auf dem Notfall ein/e Geriater:in abrufbar, der/die in Zusammenarbeit mit dem chirurgischen Team die richtigen Entscheidungen zu treffen hilft. Die operative Sanierung eines Schenkelhalsbruches ist in jedem Spital ein Routineeingriff. Doch alles, was danach folgt, ist bei Demenzerkrankten kaum vorhersehbar.

Viele Patient:innen mit einer vorbestehenden Demenzerkrankung entwickeln nach einer Operation ein Delir. Hört man dieses Wort, denkt man fast unweigerlich an einen Krankheitszustand, den man mit Alkohol in Zusammenhang bringt. Doch bei ca. 50 % aller hospitalisierten älteren Menschen kommt ein Delir vor, in altersmedizinischen Kliniken sogar bei bis zu 70 %. Eine vorbestehende Demenzerkrankung gehört wie ein hohes Alter zu den größten Risikofaktoren.

Unter einem Delir versteht man einen akuten Verwirrungszustand, fast immer verursacht durch eine akute Erkrankung, eine Operation, Infektionen, Medikamente, toxische Substanzen (wie z.B. Alkohol) oder einen akuten Ortswechsel (z. B. eine Hospitalisierung). Der Begriff »Delir« stammt aus dem Lateinischen und bedeutet »de lira ire«: von der geraden Furche abweichen.

Delirante Patient:innen spüren eine innere Unruhe in sich, sie wirken angetrieben, zeitweilig sind sie aber auch apathisch und kaum ansprechbar. Die innere Unruhe löst einen Bewegungsdrang aus, weswegen die Patient:innen weglaufen möchten, auch wenn sie noch Katheter, Infusionen und andere Schläuche in sich tragen. Oft kommt es dadurch zu weiteren Komplikationen, wenn beispielsweise der Urinkatheter von dem/der Patient:in herausgerissen wird, was eine Blutung in der Blase zur Folge haben kann. Dann wird die Einlage eines dickeren Spülkatheters notwendig, sodass sich der/die Patient:in noch mehr in seiner Freiheit eingeschränkt fühlt. Da delirante Menschen in ihrem Bewusstsein verschoben sind, können sie auch nicht mit Argumenten zufriedengestellt und beruhigt werden. Betroffene berichten u. a. über Realitäts- und Kontrollverlust sowie ein Gefühl der Bedrohung, was zu aggressivem Verhalten führen kann. Man kann versuchen, sie wieder in die Realität zu führen, indem zum Beispiel Fotos von lieben Menschen oder auch Haustieren aufgestellt werden, auf ihre biografischen Eigenheiten eingegangen oder wenn möglichst viel Zeit im Spital mit Angehörigen, für die die Situation ebenfalls belastend ist, verbracht wird. Besuchszeiten müssen lang und vor allem in den Abendstunden möglich sein, denn delirante Menschen zeigen oft eine Tag-Nacht-Umkehr: Tagsüber sind sie schläfrig und antriebslos, beim Eindunkeln werden sie unruhig. Man spricht auch von einem »Sundowning«. Gerade dann, wenn viele Mitarbeitende ihren Feierabend antreten möchten, halten Delirante Pflegefachkräfte und das ärztliche Team auf Trab, deswegen müssen Arbeitszeiten angepasst werden. Während des Delirs kommt es zu einer akuten, organisch bedingten Beeinträchtigung der Gehirnfunktionen. Je schwerer und länger ein Delir besteht, desto häufiger und schwerwiegender sind auch dessen Folgen, so kann es zu einer dauerhaften Verschlechterung der Hirnleistung kommen, zu einem erhöhten Risiko von Stürzen und Infektionen, und die Sterblichkeit ist erhöht.

Für die Angehörigen ist das Aushalten des deliranten Zustandes eines geliebten Menschen beängstigend, und es ist unumgänglich, dass genügend Zeit eingeräumt wird, um mit ihnen zu sprechen. Das Delir wird sich zurückbilden, es kann aber Wochen dauern, und oft wird nicht mehr der gleiche *kognitive* [↗] Zustand erreicht wie vor dem Ereignis. Meist bleibt es für Betroffene und auch Angehörige traumatisch in Erinnerung.

Die Erfahrung zeigt, dass standardisierte Behandlungspfade für Menschen mit Demenz oder Delir im Akutspital mehrheitlich fehlen und dass die aktuellen Fallpauschalen nicht auf Menschen mit Demenz und/oder Delir abgestimmt sind, sodass die Kosten nicht gedeckt sind. Mitarbeitende aller Berufsgruppen kommen oft an ihre Grenzen, Patient:innen mit Delir müssen oft in eine psychiatrische Klinik per *FU* [↗] überwiesen werden, was dazu führt, dass körperlich schwer kranke Menschen in der Psychiatrie nicht adäquat medizinisch versorgt werden können und wieder zurückverlegt werden müssen (Drehtürenprinzip). Für die Spitäler bedeuten delirante und demenzerkrankte Menschen eine große Herausforderung, weshalb immer mehr altersmedizinische Abteilungen gefordert werden und entstehen. Das Problem wird dadurch aber nicht behoben. Im Stadtspital Zürich wurde eine der ersten geriatrischen, aber auch *gerontotraumatologischen* [↗] Abteilungen in der Schweiz aufgebaut: in dieser Abteilung arbeiten Chirurg:innen und Geriater:innen Hand in Hand, das chirurgisch ausgebildete Pflegepersonal ist auch vertraut mit demenzerkrankten und deliranten Patient:innen.

In Zukunft braucht es zudem auch spezifische, geschlossene Abteilungen (*Delirstationen* [↗]) im Akutspital, wofür ich mich seit Jahren einsetze. Ein reizarmes Setting und ein großes Know-how aller Beteiligten sind die Grundlage des Behandlungskonzeptes. Dazu gehören eine optimale Infrastruktur (baulich, aber z. B. auch Bodenbetten) und spezifische Behandlungskonzepte, insbesondere Verhinderung von Fixation und ein minimaler Einsatz von Psychopharmaka. Dies wird bereits im Felix-Platter-Spital in Basel[5] so praktiziert. Die therapeutischen Behandlungen finden auf der Abteilung statt, sodass die deliranten Menschen keinen Ortswechsel erleben, der jedes Mal die Symptome verstärken kann. Bei Angehörigen löst die plötzliche und unerwartete Verhaltensänderung der nahestehenden Person große Angst und Stress aus, was eine Überforderung für das Familiensystem darstellt. Sie benötigen deshalb eine interprofessionelle Unterstützung bezüglich Umgang, damit sie in der Begleitung ihrer Geliebten während des Spitalaufenthaltes eine wichtige Rolle übernehmen können.

Nicht nur Pflegende, sondern auch alle in der Therapie involvierten Fachkräfte (Physio-und Ergotherapie, Logopädie) sollten ein fundiertes Wissen nicht nur über die Demenzerkrankung, sondern auch bezüglich Delir haben. Dieses Wissen sollte auch allen Hilfskräften und den hauswirtschaftlich Angestellten vermittelt werden. Besonders delirante Patient:innen sind darauf angewiesen, dass mit ihnen rund um die Uhr ruhig und professionell umgegangen wird. Teamwork ist mehr als ein gut gemeintes Schlagwort: Ärztinnen und Ärzte, Therapeut:innen, Psycholog:innen, Ernährungsberater:innen, Sozialarbeiter:innen müssen alle »die gleiche Sprache sprechen« und sich permanent auf ein im Team definiertes Behandlungsziel einigen. Das Gleiche gilt aber auch für

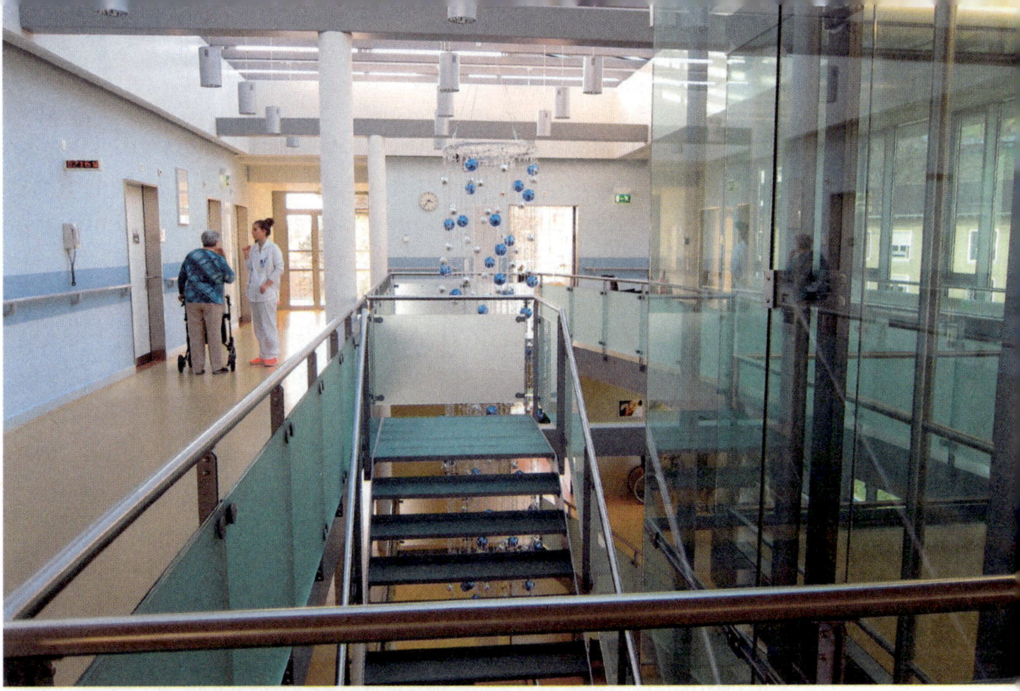

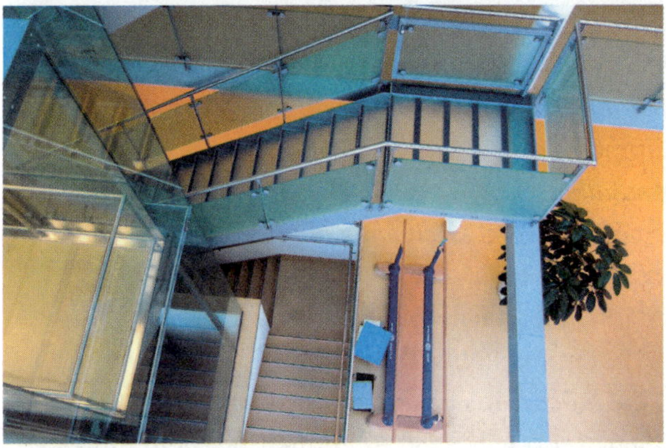

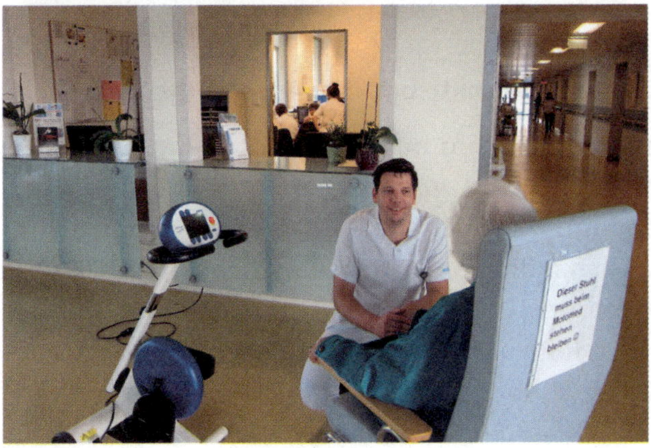

Stadtspital Zürich Waid, Universitäre Klinik für Akutgeriatrie

Oben, Mitte: Genügend Bewegungsraum und Licht sollen verhindern, dass verwirrte Patient:innen entlaufen. Der helle Lichthof lädt zum Verweilen ein, statt den ganzen Tag im Zimmer zu verbringen.

Unten: Keine starre Abgrenzung zwischen Arbeitsplatz und persönlicher Begegnung.

die Kommunikation mit den Angehörigen: Diese ist überragend wichtig, insbesondere in Situationen, in denen die Patient:innen nicht mehr selber Entscheidungen treffen können und ethische Entscheidungsfindungen anstehen.

Das Delir als große Herausforderung im Akutspital, und dennoch spricht kaum jemand darüber: Delirante Patient:innen und ihre Angehörigen werden oft als Störfaktor im Spitalalltag wahrgenommen. Das Delir kann jeden treffen, nicht nur Demenzerkrankte, auch viele andere Menschen, z. B. auf der Intensivstation. Man weiß, dass der richtige Umgang viel wichtiger ist als alle Medikamente. Es ist unsere gesundheitspolitische Aufgabe, dass diesen Menschen mit Würde und Wissen begegnet wird und dass die Finanzierung zur ganzheitlichen Behandlung in Zukunft gesichert wird, auch wenn die aktuellen Fallkostenpauschalen in eine andere Richtung weisen.

Ich stand auf Stelzen, schaute von oben herunter,
konnte mich kaum halten, ich schwitzte vor Angst.
Niemand kümmerte sich um mich, ich hatte Angst herunterzufallen.
Unten die Personen in Weiß, ich ganz alleine hoch über dem Bett,
Alle sprachen über mich, ich verstand sie nicht.
Und niemand hat mir geholfen.
Diese Angst, die möchte ich nie mehr erleben.
[*Patient schildert sein Delir nach Abklingen der Symptome*]

Misshandelte Demenzerkrankte und ihre Angehörigen: ein Tabu

Manchmal ist ein Spitaleintritt notwendig, um Demenzerkrankte vor ihrer Umwelt zu schützen: Misshandlung im Alter, auch *elderly abuse* genannt, ist ein Phänomen, das unterschätzt wird. Während Kindsmisshandlungen in der Öffentlichkeit immer wieder breit diskutiert werden, kommt das Thema Gewalt im Alter kaum zur Sprache. Dies wurde in einem aufrüttelnden Artikel der »NZZ«[6] getan: Tausende von misshandelten alten Menschen wurden in den letzten Jahren der unabhängigen Beschwerdestelle für das Alter (UBA) gemeldet. Demenzerkrankte sind besonders gefährdet, wenn sie in einer Partnerschaft leben oder von Kindern betreut werden, die sich als Geschwister bezüglich Betreuung und Pflege nicht einig sind. Angehörige kommen an die Grenze ihrer Belastbarkeit, können dies jedoch gegen außen nicht formulieren. Neben den Demenzerkrankten müssen aber auch Angehörige und Betreuende Übergriffe und Gewalt ertragen. Ein Spitaleintritt kann in solchen Situationen Distanz schaffen und Schutz geben, damit Strukturen überdacht und gemeinsam nach Lösungen gesucht werden kann. Treten Demenzerkrankte mit Verletzung an eigenartiger Lokalisation ins Spital ein, sollte folglich auch an die Möglichkeit einer Misshandlung gedacht werden.

Neben körperlicher Verletzung sind verbale Aggressionen als nicht minder problematisch einzuordnen. Auch Vernachlässigung und finanzielle Schädigung kann als Misshandlung eingestuft werden. Oft handeln Angehörige aus Angst: Sie befürchten beispielsweise, dass Demenzerkrankte die Wohnung verlassen und zu Schaden kommen könnte, weswegen sie ihn einsperren. Dauerbelastung und fehlende emotionale Distanz sind nachvollziehbare Gründe für Gewalttätigkeiten im häuslichen Bereich,[7] dienen jedoch keineswegs als Entschuldigung. Es geht primär nicht um Schuldzuweisung, sondern um die Thematisierung der Überforderung und Verzweiflung, damit gemeinsam die Zukunft der Betroffenen und Angehörigen geplant werden kann. Das Akutspital kann hierbei mittels Krisenintervention einen wesentlichen Beitrag leisten.

Christa Hanetseder

Wenn es Migrantinnen und Migranten trifft

Eigentlich denken wir, die italienischen Migrant:innen seien angekommen und gehörten zu uns. Das mag für Pizza und Pasta stimmen. Doch wenn es um Krankheit und Tod der frühen Einwanderergenerationen geht, vor allem auch im Zusammenhang mit Demenz, dann ist es etwas komplizierter, und für unser Gesundheitswesen und die Betroffenen von großer Bedeutung.

Eine Tochter berichtet aus dem wechselvollen Leben ihrer Mutter Elisabetta,[8] Jahrgang 1932: Nach einer von Armut, Hunger und Krieg geprägten Kindheit und Jugend verließ diese als junge Frau ihre Heimat Italien, um in der Fremde ein Auskommen zu finden. Die Nachfrage nach Arbeitskräften war in der Schweiz der 1950/60er-Jahre enorm, und so fand sie bald eine Stelle in einer Fabrik, später als Schneiderin. Im Kreis der italienischen Migrant:innen lernte sie Marco F. kennen. Die beiden heirateten, bekamen Kinder, pflegten ein intensives Familienleben und fühlten sich im Freundeskreis aufgehoben.

Elisabetta und Marco F. sind, wie viele der damaligen Arbeitsmigrant:innen, heute im Rentenalter. Der Anteil an Ausländer:innen beträgt bei den 65- bis 79-Jährigen 12 % oder 124 000 Personen, bei den 80-Jährigen und älteren 7 % oder 27 400 Personen. Den Ruhestand verbringen sie in der Schweiz. Durch die vielen Jahre, die sie in der Schweiz gearbeitet, gelebt und wo sie ihre Kinder aufgezogen haben, wuchs oft eine starke Bindung – vielleicht auch entgegen früherer Pläne für eine Rückkehr.

Italiener:innen stellen mit 15,4 % die größte Gruppe der ständigen ausländischen Wohnbevölkerung in der Schweiz, vor den Migrant:innen aus Deutschland, Frankreich, Spanien, Portugal, Serbien, Kroatien, Kosovo, Sri Lanka und anderen. Ein Teil von ihnen erkrankt im Alter an einer Demenz wie Elisabetta F.: »Manchmal habe ich meine Mutter etwas gefragt, und dann hat sie es nicht mehr gewusst. Aber das verlief sehr langsam, sehr schleichend – wir wollten es gar nicht wahrhaben.« Schätzungen gehen davon aus, dass bei den Italiener:innen mindestens 5000 Personen betroffen sind.

Aktuelle Untersuchungen belegen, dass Migrant:innen mit zunehmendem Alter deutlich mehr gesundheitliche Probleme nennen – etwa Migräne, Arthritis, chronische Bronchitis, hohen Blutdruck, Nierenprobleme, Übergewicht oder *Depressionen* [↗] – als die gleichaltrigen Schweizer:innen. Dies hängt auch damit zusammen, dass viele von ihnen in der Schweiz in körperlich anstrengenden, gesundheitsschädigenden und teilweise schlecht(er) entlohnten Berufen gearbeitet haben. Vielfach wohnten sie in günstigen Wohnungen ohne Komfort (z.B. ohne Lift, mit kleinen Badezimmern, ohne Balkon), oft an schlechten Wohnlagen, wo sie Lärm und Verkehr ausgesetzt waren, mit wenig Grünfläche und Erholungsraum.

Auch wissen viele weniger gut Bescheid über Gesundheitsrisiken bzw., wie die Gesundheit erhalten werden kann, und Informationen zu Gesundheitsangeboten, Institutionen und Entlastungsangeboten erreichen sie schlechter. Fachpersonen aus dem Gesundheits- und Altersbereich versorgen umgekehrt die fremdsprachige Bevölkerung zuweilen auch zu wenig gezielt mit den für sie wichtigen Informationen und sind sich teilweise zu wenig bewusst, wie entscheidend es sein kann, über die konkrete Lebensgeschichte Bescheid zu wissen.

Ob und wie sich die spezifische Situation bei einer Demenzerkrankung zeigt, wollte Tanya Kasper Wicki in ihrer Befragung von italienischen Angehörigen Demenzkranker und von Fachpersonen wissen.[9] Sie stellte fest: Es gibt im Umgang und Erleben der Krankheit zum einen viele Gemeinsamkeiten mit Schweizern. Zum anderen verändern jedoch Erfahrungen der Migration die Ausgangslage und den Umgang mit der Demenzerkrankung. In einzelnen Bereichen wirkt sich die Demenzerkrankung verschärfend auf das Leben der Migrant:innen aus und stellt auch Angehörige, Pflegende und Ärztinnen bzw. Ärzte vor zusätzliche anspruchsvolle Aufgaben.

Doppelte Entfremdung

Sofern Pflege und Betreuung und ganz grundsätzlich unser Gesundheitssystem nicht achtsam und bewusst ihre Lebensgeschichte und ihre Erfahrungen berücksichtigen (oder berücksichtigen können), erleiden die Migrant:innen in einem gewissen Sinn einen doppelten Verlust oder eine doppelte Entfremdung. Zum einen werden sie sich durch die Erkrankung selbst fremd, verlieren sich und ihre Nächsten. Zum anderen erleben sie, dass sie in einer gesellschaftlichen Situation leben, die oft wenig auf ihre spezifischen Anliegen und Bedürfnisse vorbereitet ist und nicht angemessen darauf einzugehen vermag. Das Fremdsein wird – wie zu Beginn ihrer Zeit in die Schweiz – wieder Thema.

Oft verändert sich die reale Lebensumgebung tatsächlich, wird (wieder) fremd und unvertraut. Der Fotograf Giuseppe Micciché, der mit seinem demenzkranken italienischen Vater im Quartier spazieren geht, stellt fest: »Fast wie ein Sinnbild für den Verlust seiner eigenen Biografie war auf dem Gelände, wo er 33 Jahre als Magaziner der Schweizerischen Lokomotiv- und Maschinenfabrik gearbeitet hatte, nichts mehr zu sehen als eine riesige Baugrube.«

Zur Verstärkung der Entfremdung tragen viele Faktoren bei:

Gründe der Migration: Eine bedeutsame Rolle spielt bereits, ob sich ein Mensch zur Migration entscheidet oder ob er dazu gezwungen wird, sei es aus wirtschaftlicher Not oder um Krieg, persönlicher Verfolgung, Bedrohung und Gewalt zu entgehen. Es ist bekannt, dass viele Migrant:innen, erhalten sie keine fachkundige Hilfe, lebenslang körperlich und/oder seelisch an den Folgen von Traumatisierungen leiden. Bei einer Demenz, wenn die Fähigkeiten der Steuerung und der Kontrolle nachlassen, können deshalb die durch Traumatisierungen und schwere Verluste entstandenen Verletzungen und Ängste erneut akut werden – ohne dass sich die Kranken das erklären könnten. Die Gründe für das seelische Leid sind für Außenstehende, seien es die Kinder oder Fachpersonen, oft nicht zu erkennen. Das verstärkt die Pein, das Entsetzen und die Entfremdung zusätzlich.

Umstände im Aufnahmeland: Entscheidend ist, auf welche Lebensumstände ein Mensch im Aufnahmeland trifft: Ist der Aufenthaltsstatus prekär oder stabil? Wird die Integration aktiv unterstützt? Ist der Familiennachzug möglich? Zur seelischen Stabilität tragen eine aktive Integration der zugewanderten Menschen, z. B. über Sprach- und Willkommenskurse, eine rasch erteilte Arbeitserlaubnis und der Familiennachzug nachweisbar bei.

Die jetzt alten Migrant:innen erlebten eine Ausländerpolitik der Schweiz, die bis Mitte der 1990er-Jahre keine soziale Integration der zugewanderten Menschen vorsah bzw. keine Hilfe vonseiten der Gesellschaft und des Staates anbot. In der Demenzerkrankung flackert deshalb häufig die Sorge wieder auf, nur durch die Arbeit sicher zu sein. Eine Ehefrau schildert, dass sich ihr demenzkranker Ehemann jeweils für die Arbeit bereitmache und wenn sie frage: »Warum musst du arbeiten gehen?«, dann antworte er: »Ich muss Geld verdienen.« Für ihn sei einfach das Arbeiten wichtig.

Tabuisierung und Stigmatisierung innerhalb der eigenen Gemeinschaft: Krankheiten, die das Gehirn oder Verhalten eines Menschen betreffen, werden in manchen Kulturen und Gesellschaftsschichten teilweise stark tabuisiert. Es bestehen Vorstellungen, dass die Erkrankung die Folge einer Verwünschung oder eine Strafe sei. Ein offenes Gespräch ist dann nur schwer möglich. Anzeichen der Erkrankung werden ignoriert, verschwiegen oder zugedeckt. Man möchte Haltung bewahren und wie bisher weiterleben. Das Verschweigen soll die Kranken und die Familie davor bewahren, ausgegrenzt zu werden und Freundschaften zu verlieren. Da bereits einmal ein neues Leben an einem fremden Ort aufgebaut werden musste, ist dieser Wunsch nachvollziehbar.

Oft fehlt das Wissen über die Krankheit. Ein befragter Gerontopsychiater berichtete: »Die Familien leiden. Sie wissen nicht, was passiert, wieso die Person sich verändert, wieso sie merkwürdig, unruhig oder aggressiv wird.« Ein Rückzug aus dem Bocciaclub oder Chor soll peinliche Begegnungen und Scham über das unerklärliche Verhalten vermeiden helfen. Kranke und Angehörige bleiben dadurch mit ihrem Leid und ihren Belastungen alleine und erhalten zu wenig Unterstützung. Die Tochter beschreibt, wie ihr Vater lange die Betreuung der demenzkranken Mutter leistete: »Vater war verzweifelt und wusste nicht mehr, was er machen soll. Und er hat lange nichts gesagt, weil er uns nicht belasten wollte.« Auch ärztliche Hilfe suchen die Angehörigen manchmal zu spät auf.

Ablehnung institutioneller (Alters-)Einrichtungen: Häufig sind die Migrant:innen skeptisch gegenüber Pflege- und Altersheimen, nicht zuletzt aufgrund negativer Bilder im Herkunftsland und zu wenig Kenntnis der Schweizer Angebote. Die Betreuung der alt gewordenen Eltern wird aber in vielen Kulturen – teilweise sowohl von den Eltern wie den erwachsenen Kindern – als Aufgabe der Kinder verstanden. Ein Sohn: »Mein Verhältnis zu meinem Vater war so: Die eine Hand hat immer die andere unterstützt. Und wenn er mich jetzt braucht, wieso sollte ich jetzt Nein sagen? Es ist selbstverständlich. Ich war dort und habe das gemacht, was er nicht konnte.«

Die immer kränker werdenden Angehörigen schließlich in ein Heim zu geben widerspricht dem Anspruch der Migrantenkinder, für die Eltern bis zuletzt zu sorgen. Sie leiden deshalb oft an Schuldgefühlen. Schuld und Scham bzw. die Abwehr dieser schwierig zu ertragenden Gefühle mögen dann auch in die Kontakte mit den Pflegenden und Ärztinnen oder Ärzten hineinwirken: Mit ihren Wünschen, Anliegen, vielleicht auch Forderungen wollen die Angehörigen »eigentlich« sicherstellen, dass sie weiterhin Sorge tragen zu ihrer Mutter/ihrem Vater und präsent sind. Oft wird dies jedoch als Übergriff in den Heimalltag interpretiert und führt zu Konflikten. Eine Tochter: »Dann wollten sie mir verbieten, die Mutter zu besuchen und sie abzuholen. Sie haben mir die Schuld gegeben, dass sich die Mutter nicht anpassen könne. Sie haben einfach die Situation und unsere gute Beziehung nicht verstanden.«

Mehrfach berichten Angehörige, dass durch die Institutionen zu wenig auf die Sehnsucht nach vertrauten biografischen Verhältnissen eingegangen wird. Essen, Musik, Freizeitangebote, der »Lebensrhythmus« aus der ursprünglichen Heimat, an die im Alter gerne wieder angeknüpft wird, fehlen bisher häufig und verstärken die Fremdheitsgefühle. Eine Tochter: »Meine Mutter war einfach dieses Essen, zum Beispiel Café complet am Abend, nicht gewöhnt. Vom Geschmack her, von der Situation und dann plötzlich an einem Ort, den sie nicht kennt.«

Unterschiedliches Krankheits- und Todesverständnis: In jeder Krankheit, ganz besonders bei einer Demenzerkrankung, treffen unterschiedliche Definitionen und Empfindungen zu Krankheit, Pflege und Sterben/Tod aufeinander. Wie ein Mensch gepflegt werden soll, welche Eingriffe zulässig oder sogar Vorschrift sind, wird auch durch kulturelle, religiöse und spirituelle Vorstellungen gespeist und trifft auf das Berufsverständnis des Pflegepersonals. Fachpersonen berichten über den großen Wunsch Angehöriger, den Kranken möglichst lange am Leben zu erhalten, auch durch aufwändige Operationen und selbst wenn die Lebensqualität zutiefst eingeschränkt und aus ärztlicher Perspektive nicht mehr sinnvoll ist. Der Verlust scheint unerträglich schmerzlich zu sein und soll möglichst lange hinausgezögert werden. Die Ärztin Irene Bopp-Kistler: »Es scheint für die Angehörigen oft unendlich schwierig zu sein, den Kranken loszulassen.« Und sie fügt an: »Eine italienische Patientin, schwer demenzerkrankt, hat Probleme mit der Niere. Der Harnabfluss funktioniert nicht mehr bei einer schweren Infektion und Abszessbildung. Es wurden mehrere Schläuche in den Bauch eingelegt und Infusionen gesteckt. Die Patientin, stark verwirrt, zieht immer wieder an den Schläuchen. Die Familie sitzt den ganzen Tag am Bett der Kranken. Der Ehemann, obschon völlig erschöpft, geht nur wenige Stunden nach Hause, um zu schlafen. Der Sohn fängt die Ärztin bei jeder Gelegenheit ab. Er will viel Medizinisches wissen, vermag sich aber nicht zu öffnen, wenn es um das Sterben geht. Die Patientin war das Zentrum der Familie, die hoch geachtete Mutter. Das Leben müsse erhalten werden, wie auch immer. Schon vor Spitaleintritt war die Patientin schwer pflegebedürftig, konnte keine Minute alleine gelassen werden. Die Pflegefachleute im Spital kommen an ihre Grenzen, denn die Patientin wehrt sich gegen die Körperpflege und die medizinischen Interventionen. In einem Familiengespräch wird nochmals die Gesamtsituation besprochen. Die Familie ist gespalten: Die Tochter kann es nachvollziehen, dass der Sterbeprozess begonnen hat, der Ehemann ist völlig übermüdet und ratlos, braucht viel Umsorgung und Unterstützung vonseiten der Pflege, der Sohn bleibt fordernd und versteht nicht, dass die Medizin an ihre Grenzen stößt.«

Vielleicht setzen manche (italienische) Familien, in denen die Patient:innen hoch geachtet wurden, das Sterben gleich mit einer Minderschätzung oder mit zu wenig Engagement den Geliebten gegenüber. Sterben wird dann als Niederlage empfunden, selbst wenn die Familie religiös verwurzelt ist. In dem Wunsch, das Beste für die Kranken zu tun, vergessen sie sich zu fragen, wie sinnvoll es ist, das Leben unter allen Umständen zu verlängern.

Die Fachpersonen erleben oft, dass sie den Angehörigen gegenüber kaum vom nahenden Sterben und Tod sprechen dürfen, so stark wirken teilweise die Tabuisierungen. Zeitdruck, die Heimorganisation und dadurch häufiger wechselnde Pflegepersonen erschweren die Entwicklung einer vertrauensvollen Beziehung und das Gefühl der Geborgenheit, sodass diese heiklen Themen noch viel schwieriger zu artikulieren sind, sei es vonseiten der Fachpersonen wie der Angehörigen.

Sprachliche Barrieren: Verständigungsschwierigkeiten spielen eine Schlüsselrolle. Weil die in der Mitte des vergangenen Jahrhunderts eingewanderten Italiener:innen oft weder von Arbeitgeber:innen noch von staatlichen Institutionen in ihrer sprachlichen Integration unterstützt wurden und weil sie selber häufig mehrheitlich in ihrer muttersprachlichen (Arbeits-)Gemeinschaft lebten, wurde die (deutsche) Landessprache kaum gelernt. Diese Problematik trifft teilweise auch auf später zugewanderte Menschen zu, z.B. die älteren Kriegsflüchtlinge aus den Ländern des ehemaligen Jugoslawiens oder Sri Lankas in den 1990er-Jahren. Auch können nicht alle zugewanderten Menschen schreiben und lesen, was die Vermittlung wichtiger Informationen weiter einschränkt und auf das gesprochene Wort begrenzt. Bei einer Demenzerkrankung geht zuerst die zuletzt erworbene Sprache verloren. Zudem sprechen manche der Menschen im Verlauf der Erkrankung wieder im Idiom ihrer Kindheit – und werden dann selbst von den eigenen Kindern nicht mehr verstanden. Im Kontakt mit dem Gesundheitssystem erweisen sich die rudimentären Sprachkenntnisse in verschiedener Hinsicht als massiver Nachteil:

Erschwerte Diagnosestellung und -vermittlung: Weil die Betroffenen häufig erst spät eine Ärztin oder einen Arzt aufsuchen, erfolgt auch die zutreffende Diagnosestellung verspätet. Das wirkt sich nachteilig auf eine gezielte Behandlung aus. Bei sehr fernen Sprach- und Kulturräumen (Afrika, Asien) oder einem starken Sprachverlust ist es für Ärztinnen oder Ärzte manchmal fast unmöglich, eine sichere Diagnose zu stellen: Weisen die gezeigten Symptome (massiver innerer Rückzug, Schweigen) auf eine schwere Depression hin, oder liegt eine Demenz vor? Die Krankheit und die medizinischen Maßnahmen, die Hilfs- und Unterstützungsangebote lassen sich schlecht oder zu wenig differenziert erklären. Auf die konkreten Fragen der Betroffenen kann zu wenig detailliert eingegangen werden.

Übersetzung: Professionelle Dolmetschende werden noch immer selten eingesetzt. Ein Mangel, der auch darin begründet liegt, dass die Übernahme der Kosten ungeregelt ist bzw. häufig von der Klinik, dem Heim oder den Angehörigen selber getragen werden muss. Wird nun auf die Angehörigen, vor allem auf die hier aufgewachsenen Kinder, zurückgegriffen, so ist dies verständlich, aber nicht unproblematisch: Zum einen sind die Angehörigen ihrerseits häufig emotional von den Mitteilungen überfordert, sind sie doch immer auch selber von den Auswirkungen betroffen. Zudem sind sie keine ausgebildeten Übersetzer:innen und kennen die medizinischen Fachbegriffe zu wenig genau. Manchmal werden Diagnosen oder andere Inhalte nur »geschönt« mitgeteilt. Bereits früher begleitete die Tochter Elisabetta und Marco F. zu Arztterminen und übersetzte, das tut sie auch jetzt: »Den schlimmeren Teil [der Diagnose] habe ich für mich behalten, um sie zu beschützen. Im Prinzip hat man zu Hause nicht über Krankheiten oder über den Tod oder sonst über etwas Intimes geredet. Das ist für uns ein kleines Tabu gewesen!« Dadurch erhöht sich die Gefahr von Missverständnissen auf beiden Seiten, und die Qualität der Übersetzung leidet.

Wünsche und Visionen

- *Augenmerk auf die Biografie*: Dem Gespräch und dem Erfassen der Lebens- und der Migrationsgeschichte sollte ein wichtiger Platz eingeräumt werden. Bereits das Erzählen ist bei Angehörigen wie Erkrankten ein Akt des Verarbeitens. Die Fachpersonen erhalten wertvolle Informationen, die helfen, Verhaltensweisen und Wünsche besser zu verstehen und adäquat zu beantworten, was alle entlastet.
- *Gesicherte Finanzierung der Übersetzung*: Bei wichtigen Gesprächen werden professionelle Dolmetschende einbezogen – und dieser Dienst muss durch gesicherte Finanzierung gewährleistet werden (Krankenkasse, Fonds).

- *Unterstützung Angehörige*: Die Angehörigen sollten eine sorgfältige Beratung und Begleitung, auch in rechtlichen und finanziellen Fragen, erhalten. Weitere Angebote werden bei Bedarf vermittelt, z.B. muttersprachliche Ferien, Fahr- und Besuchsdienste. Dass sie genau Bescheid wissen und ihre Kranken oft besuchen wollen, wird akzeptiert.
- *Aus- und Weiterbildung der Fachpersonen in Geriatrie, Gerontologie und Pflege*: Es sollten wo möglich auf Demenz bei Migrant:innen geschulte Fachpersonen zur Verfügung stehen, die eine muttersprachliche Demenzabklärung vornehmen können. Tests und adaptierte Abklärungsbögen liegen vor. Zusätzlich zum Fachwissen verfügen Fachpersonen über fundierte transkulturelle Kompetenzen, über Kenntnisse zu Migration/Integration, über migrationsspezifische Lebenswelten, über Diskriminierung und Traumatisierung etc.
- *Eingehen auf spezifische Bedürfnisse:* An frühe Lebenserfahrungen anknüpfende Sinneserfahrungen wirken entlastend und tragen zu Zufriedenheit und Ruhe bei, z.B. durch Einrichten mediterraner Abteilungen/Wohngruppen. Angepasste Essens- und Freizeitangebote werden eingerichtet, die durchaus auch für die anderen Heimbewohner:innen zur Verfügung stehen könnten. Seelsorgerliche Angebote anbieten (Spiritualität, Glaube, Gottesdienste). Gezielte Öffnung bestehender guter Angebote und Senkung der Zugangshürden für Migrant:innen (Museumsbesuche, Alzheimer-Cafés, Gärten etc.)
- *Vernetzung mit Migrationsorganisationen:* Eine gute Vernetzung sollte sichergestellt werden. Die Zusammenarbeit mit Multiplikatoren der Gemeinschaften, denen die Betroffenen angehören, sollte gepflegt werden. Freiwillige aus diesen Gemeinschaften sollten wo immer möglich gefunden und nach entspechender Schulung eingesetzt werden.

Utopien? Diese Menschen haben ihr Leben lang unsere Straßen gebaut, unsere Wohnungen und Büros geputzt, in unsern Spitälern und Heimen gearbeitet, unsere Kinder gehütet. Sie gehören zu uns, sie müssen an unserm Gesundheitswesen genauso partizipieren dürfen wie wir Einheimischen.

Silvia Silva Lima

Facetten der Langzeitpflege

Die Vorstellung, in der Langzeitpflege tätig zu sein, löst unterschiedliche Empfindungen aus: Mitarbeiter:innen in Pflegeheimen sind Pflegende zweiter Klasse, oder es sind Pflegende, die zu bemitleiden sind, weil sie den ganzen Tag mit Demenzerkrankten konfrontiert werden, die nur vor sich hin »vegetieren«.

Menschen, die in der Langzeitpflege arbeiten, ermöglichen Demenzerkrankten in einem fortgeschrittenen Stadium ein Leben in Würde. Diesem würdevollen Umgang bin ich immer wieder in Pflegeheimen begegnet, auch wenn vereinzelt Berichte in den Medien ein eher negatives Bild über die Zustände in Heimen zeigen.

Für die Pflege in Langzeitinstitutionen ist neben einem hohen Fachwissen vor allem Menschlichkeit und Einfühlungsvermögen gefragt. Wichtiger als alle Definitionen von Prozessstrukturen und Qualitätssicherung ist die Haltung der Mitarbeitenden den Demenzerkrankten gegenüber. Haltung ist spürbar und ist Voraussetzung dafür, dass sich nicht nur die Menschen mit Demenz gut aufgehoben, sondern dass sich auch die Angehörigen verstanden fühlen. Pflegefachkräfte in Langzeitinstitutionen sind aus meiner Sicht Künstler:innen im Umgang mit herausfordernden Situationen! [IBK]

Die Kunst der Körperpflege

Frau Y., ehemalige Professorin, seit einigen Jahren an einer Demenz erkrankt und heute im Pflegezentrum lebend, lehnte über Wochen jede Unterstützung ab. Ich wurde zugezogen, da das Umfeld sich zunehmend am Geruch störte. Im Zimmer von Frau Y. stellte ich mich vor und erklärte ihr, dass ich zuständig sei für die heutige Dusche. Frau Y. entgegnete entrüstet, dass sie eine erwachsene Frau sei und selber wisse, wann sie sich zu waschen habe. Auf mein Argument, dass nun schon sechs Wochen kein Duschen stattgefunden habe und es nun wirklich nötig sei, reagierte Frau Y. wütend, äußerte erneut, dass sie kein Kind sei und sie jetzt die Heimleitung und die Polizei rufe, wenn ich nicht sofort verschwinde. So ging es fast eine halbe Stunde hin und her. Ich saß neben ihr auf dem Bettrand und versuchte es ein letztes Mal. Ruhig nahm ich ihren Arm und sagte: »So, jetzt ist es Zeit. Kommen Sie bitte mit.« Frau Y. stand auf, kam mit ins Bad und duschte sich selbständig mit wenig Unterstützung. Sie wusch sich äußerst gründlich, duschte sich lange Zeit mit warmen Wasser ab und schien es richtig zu genießen. Zum Schluss bedankte sie sich für meine Hilfe und ging zufrieden zum Frühstück.

Demenzerkrankte Menschen verlieren im Verlaufe ihrer Erkrankung die Fähigkeiten für die prozeduralen Alltagshandlungen und auch die Einsicht, dass sie Unterstützung und Hilfe benötigen. Ihr vorausschauendes Denken nimmt ab, und somit verstehen sie Aufforderungen oft einfach nicht. Zudem haben sie Probleme beim Erkennen von Gegenständen: eine Zahnbürste wird nicht mehr als solche erinnert und als Haarbürste verwendet oder unbenutzt wieder ins Glas gestellt. Das Spiegelbild zeigt ein unbekanntes Gesicht, und es kommt so weit, dass man sich über die Person ärgert, die immer genau das Gleiche tut wie man selbst. Der Waschlappen wird benutzt, um das Becken zu reinigen und nicht um sich selber zu waschen. Wird Hilfe angeboten, lehnen sie diese häufig ab und fühlen sich gekränkt. Schamgefühle entstehen, wenn eine Pflegende beginnt, die Kleider auszuziehen, weil der Vorgang nicht nachvollzogen werden kann.

Ankündigungen können erschrecken und zu Ablehnung führen – von den Betreuenden ist viel Fingerspitzengefühl und diskretes Unterstützen gefragt. So bitte ich beispielsweise die Bewohner:innen, mich zu begleiten, und spreche erst im Badezimmer vom Waschen und Anziehen, Schritt für Schritt. Abläufe zu vereinfachen, eine wohlwollende Atmosphäre zu schaffen, das Tempo an die Demenzerkrankten anzupassen bei gleichzeitiger Notwendigkeit, die Abläufe speditiv durchzuführen, ist eine Kunst für sich und erfordert hohe Aufmerksamkeit für die jeweilige Person und Situation. Kreativität ist nonstop gefragt. Der Kontaktaufnahme vor jeder Handlung sollte besondere Beachtung geschenkt werden. Gelingt es, die Aufmerksamkeit des demenzbetroffenen Menschen auf sich zu lenken und eine harmonische Stimmung aufzubauen, ist die gemeinsame Handlung einfacher zu meistern. Wirken Pflegende sicher, verstärkt dies das Vertrauen der Demenzerkrankten, und sie sind eher bereit, sich auf etwas, was sie vielleicht nicht verstehen, einzulassen. Das Wissen über frühere Handlungsweisen bezüglich Anziehen und Körperpflege ermöglicht es, die Patient:innen individuell darin zu unterstützen: ob sie sich zuerst mit dem Kopf oder mit den Armen ein T-Shirt überziehen. Liegen keine Informationen vor, versuche ich, mit der betroffenen Person gemeinsam neue Rituale in der Vorgehensweise zu entwickeln, auf die sie gut reagiert und die Sicherheit und Geborgenheit vermitteln. Anfangs erfordert dies behutsames Beobachten der Mimik, der Gestik, der Körpersprache und der Atmung, um dann zu prüfen, was gut geht und tut.

GenussVOLL Essen

Als Pflegende in einem Pflegezentrum, in dem vorwiegend Demenzerkrankte leben, erlebe ich viele Herausforderungen rund ums Thema Essen. Im Verlauf einer Demenzerkrankung nimmt zuerst die Fähigkeit ab, ein Menü zu erstellen, das Nötige dazu einzukaufen und dann zuzubereiten. Im späteren Verlauf kommen Schwierigkeiten mit der Handhabung des Bestecks hinzu, Speisen werden nicht mehr als solche erkannt, Menschen mit Demenz haben Probleme beim Beißen, Kauen, später auch beim Schlucken. Störungen der Motorik und der Koordination beschränken sich somit nicht nur auf den Körper als solchen, sondern auch auf den komplexen Kau- und Schluckakt. Speisen verbleiben lange im Mund und in der Backentasche, und es kommt häufig zum Verschlucken. Das Geschmacksempfinden verändert sich, außerdem werden Hunger und Durst nicht immer als solche erkannt: Menschen mit Demenz sind hoch gefährdet, Gewicht zu verlieren und insbesondere in Hitzeperioden auszutrocknen bis hin zum Verdursten.

Ein Ehepaar (beide an einer Demenz erkrankt) tritt ins Pflegezentrum ein, beide rund 40 kg schwer. Im Gespräch mit dem Arzt erzählt der Mann, was für eine hervorragende Köchin seine Frau sei. Er gehe täglich einkaufen (nur das Beste!), und seine Frau zaubere daraus ein köstliches Menü. Unsere Recherchen ergaben, dass das einzige Lebensmittel in ihrer Wohnung eine einsame Kartoffel im Kühlschrank war. Die Nachbar:innen meinten, dass das Ehepaar schon seit Wochen das Haus nicht mehr verlasse habe und auch keinen Mahlzeitendienst oder die Spitex in Anspruch genommen hätte. Der einzige Besucher war der Treuhänder, der wöchentlich vorbeikam und jeweils einen Kuchen mitbrachte. Im Verlaufe ihres Aufenthaltes im Pflegezentrum entwickelte das Ehepaar sehr unterschiedliche Verhaltensweisen bezüglich des Essens. Der Mann war sehr auf Tischmanieren bedacht, hantierte sorgfältigst mit seinem Besteck, wollte alles selber machen und benötigte zum Streichen der Brote und Zerschneiden des Fleisches unendlich viel Zeit. Dies erschöpfte ihn so sehr, dass er danach kaum mehr die Kraft zum Essen aufbrachte. Er kaute minutenlang auf einem Bissen herum und musste zum Schlucken aufgefordert werden, was ihn wütend machte: »Ich weiß schon, wie man isst.« Zudem klagte er über den schlechten Geschmack der Speisen und verlangte andere Gerichte. Aber auch wenn wir ihm das Gewünschte besorgten, rührte er dies kaum an. Außerdem reagierte er stark auf Reize in der Umgebung, kommentierte das, was er sah und hörte, und vergaß dabei weiterzuessen.

Seine Frau konnte mit dem Besteck nichts mehr anfangen, sie griff mit den Händen in den Teller, manchmal auch von anderen, was Konflikte auslöste, speziell auch mit ihrem Mann, der sich sehr an ihrem Essverhalten störte und sie rügte, worauf sie ebenfalls lautstark reagierte. Sie vergaß auch, dass sie schon gegessen hatte, setzte sich bis zu viermal an den Frühstückstisch und verlangte immer wieder von Neuem nach Essen. Die Naschstationen auf der Abteilung waren schon nach kürzester Zeit von ihr geleert, sie suchte auch in den Nachttischen ihrer Mitbewohner nach Essbarem und nahm somit innert zwei Monaten über zehn Kilo zu.

Das Pflegeteam war gefordert: Diskussionen löste der Vorschlag aus, das Ehepaar während der Mahlzeiten zu trennen. War es »richtig«, sie nach 58 gemeinsamen Jahren zu trennen, gehörten Konflikte in ihrem Alltag nicht dazu? Eine Beobachtung der

Aktivierungstherapeutin half uns weiter. Der Mann schaute beim Essen oft zu einer Mitbewohnerin, offensichtlich orientierte er sich an ihr und machte ihre Gesten nach. Wir setzten die zwei zusammen an einen kleinen Tisch, etwas abgetrennt von den anderen. Er konnte sich besser konzentrieren, und das Essverhalten seiner Nachbarin animierte ihn. Sie bat uns jeweils, ihr beim Schneiden behilflich zu sein, worauf auch er dies ohne Probleme zuließ. Die beiden benötigten über eine Stunde für ihre Mahlzeiten, aßen aber konzentriert und bedächtig. Bei der Ehefrau achteten wir darauf, dass bei den Mahlzeiten jeweils eine Pflegende bei ihr saß, diese unterhielt sich mit ihr und konnte sie somit zu langsameren Essen anregen. Auf den Naschstationen stellten wir mehr Früchte als Süßes bereit.

Schon nach kurzer Zeit änderte sich ihr Essverhalten erneut. Sie fand kaum mehr Ruhe zum Sitzen und aß selten mehr am Tisch, sie ging auch an den Naschstationen vorbei, ohne diese zu beachten. Fast ebenso schnell wie sie zugenommen hatte, verlor sie ihre Kilo wieder. Wir waren nun gefordert, neben ihr herzugehen und ihr im Gehen die Mahlzeiten anzubieten. Eine vollständige Mahlzeit konnte sie nicht mehr bewältigen, sodass wir ihr über den ganzen Tag verteilt immer wieder möglichst eiweißhaltige und kalorienreiche Kleinigkeiten anboten.

Trotz aller Herausforderungen sollte das Essen auch für Menschen, die an einer Demenz erkrankt sind, etwas Lustvolles sein. Es ermöglicht ein Gemeinschaftsgefühl und soziale Kontakte. Beim Genießen auch von einzelnen Häppchen, Austauschen von Rezepten und Miteinbezug in Tätigkeiten werden Erinnerungen an frühere Zeiten geweckt. Mit Geschirrgeklapper, sich wiederholenden Ritualen, bekannten Gerichten und Düften, Zusammensitzen am »Familientisch« kann das Essen trotz Demenz zu einem Erlebnis werden.

Kommunikation ist immer möglich

Tag für Tag erlebe ich in der Begleitung von demenzerkrankten Menschen, wie wechselhaft und wenig vorhersehbar der Alltag ist. Es ist eindrücklich, wie unruhig manche Bewohner:innen hin und her gehen, ganz verzweifelt sind und nicht ausdrücken können, was sie stört. Mit einem Besuch der Toilette, mit einer Nahrungseinnahme, mit einem Schmerzmedikament oder mit Zuwendung kann die Situation wieder beruhigt werden. Es benötigt Einfühlungsvermögen, offene Sinne, Zeit und Geduld, um die unausgesprochenen Wünsche und Beschwerden der Menschen mit Demenz zu erkennen, gefragt ist situatives Anpassen der Angebote, der Umgebung und der Tätigkeiten. Ebenso wichtig ist das Hinterfragen der eigenen Handlungen und Kommunikation.

Frau Z., eine jüngere Bewohnerin, war immer sehr beschäftigt. Als frühere Filialleiterin in einem Lebensmittelgeschäft ordnete und kontrollierte sie die »Waren und Papiere« auf der Abteilung im Pflegezentrum. In der Teeküche nahm sie die Lebensmittel in die Hand und schaute nach dem Datum, im Stationszimmer ordnete sie die Papiere, die herumlagen oder steckte diese in ihre Tasche. Wenn das Telefon klingelte, nahm sie dieses ab. Ihre Möglichkeiten der Kommunikation waren eingeschränkt, sie sprach fast ohne Unterbruch. Zu verstehen war meist nur ein Bruchteil, gewisse Ausdrücke konnte sie phasenweise korrekt und fließend formulieren. So kam sie auch öfters auf uns zu und erteilte mit eindringlicher Stimme Aufträge oder fragte nach unserer Meinung. Einmal erzählte sie mir zwei Minuten etwas in ihrer eigenen Sprache. Am Schluss fragte sie mehrmals: »Was meinsch dezue?« Da stand ich nun und wusste nicht so recht, was ich antworten sollte. Sie packte meinen Arm und fragte nochmals eindringlich nach. In den zwei Minuten hatte ich ein Wort verstanden, nämlich »Äpfel«. Also antwortete ich ihr: »Sie meinen die Äpfel.« Sie begann zu lächeln und sagte: »Genau«, und sprach weiter. Das Zuhören und Wiederholen der einzelnen Worte war das einzige Mittel, um ihr ein Lächeln zu entlocken und ihr einen Moment der Pause im rastlosen Umhergehen und Sprechen zu ermöglichen.

In meiner täglichen Arbeit erfahre ich, wie wichtig der Klang meiner Stimme, die Wortwahl und meine Haltung sind – viel wichtiger als eine Kommunikation, die auf Rationalem aufbaut. Ein demenzbetroffener Mensch hat Schwierigkeiten, Erfahrungen, Wissen und Empfindungen miteinander zu verknüpfen. Vieles kann er auch nicht mehr mit seiner Person oder mit seiner Biografie in einen Zusammenhang bringen. So hat er Schwierigkeiten, auch einfache Fragen zu beantworten, begonnen mit der ersten Überforderung frühmorgens, wenn ihm die Frage gestellt wird: »Haben Sie gut geschlafen?« Manchmal wird diese Frage mit einer standardisierten Antwort erwidert, wie: »Ich schlafe immer gut«, auch wenn die Bewohnerin eine unruhige Nacht verbracht hat. Oft können die Betroffenen die Frage auch nicht beantworten oder weichen aus. Ich habe mir angewöhnt, dass ich die Frage durch eine Feststellung ersetze: »Guten Morgen, schön, Sie zu sehen.«

Im Verlauf des Tages geht es mit der Fragerei meist weiter: »Möchten Sie lieber Kaffee oder Tee? Die grüne oder die rote Bluse? Hat das Essen geschmeckt?« Auch wenn nicht all diese Fragen gestellt werden, muss das nicht zur Folge haben, dass den Menschen mit Demenz alle Entscheidungen abgenommen werden. Vielmehr bin ich als Betreuende gefragt, mit verschiedensten Methoden, über alle Sinneskanäle und immer aufs Neue zu spüren, was der Demenzbetroffene im Moment möchte und braucht. Es ist ein sorgfältiges Abwägen, wo und wann es wichtig ist, die Autonomie zu fördern und zu respektieren, und wann der Zeitpunkt kommt, zum Wohle des Menschen Fürsorge zu zeigen und damit manchmal Entscheidungen zu übernehmen. Der Austausch mit anderen hilft mir, mein Tun zu überprüfen und belastende Situationen zu besprechen. Wenn es mir gelingt, die Wahrnehmungen des demenzbetroffenen Menschen zu erkennen und seine Welt zu akzeptieren, kann ich mit ihm gemeinsam den Alltag kreativ gestalten und einen Weg finden, in Beziehung zu treten und zu kommunizieren.

Zeit

> *»Die Zeit ist unendlich lang und ein jeder Tag ein Gefäß, in das sich sehr viel eingießen lässt.« – Johann Wolfgang von Goethe*

Der Zeitbegriff verschiebt sich bei Menschen mit Demenz, als betreuende Pflegende komme ich immer wieder in Konflikt mit ihrem Zeitempfinden und meinem eigenen Tempo.

Ganz eindrücklich war für mich das Erlebnis mit Frau G., die an einer weit fortgeschrittenen Demenz litt. Es gab Tage, da sprach sie kein Wort, an anderen Tagen beantwortete sie Fragen oder sprach von sich aus. An einem Morgen kam ich in ihr Zimmer, sah, dass sie wach war, wünschte ihr einen guten Morgen, informierte sie, dass ich sie nun pflegen und dann unterstützen werde beim Aufstehen. Während der ganzen Pflege sprach sie kein Wort und als sie im Rollstuhl saß, nahm ich nochmals Augenkontakt mit ihr auf und wollte mich verabschieden. Sie fixierte mich und sagte in ihrer langsamen, unnachahmlichen Sprechweise: »Guten Morgen.« Wahrscheinlich brauchte sie diese ganze Zeit der Pflege, bis sie meine Begrüßung verstanden hatte und darauf antworten konnte. Es ist mir im Arbeitsalltag nicht möglich, eine halbe Stunde auf eine Antwort zu warten, bevor ich zum nächsten Schritt gehe. Aber es hat mich aufgerüttelt und mir wieder einmal mehr gezeigt, wie sich mein Tempo von demjenigen der Menschen mit Demenz unterscheidet. Ich kann nicht immer abwarten, ich muss mir aber dieser Tatsache bewusst sein, was für die Betreuung eine bedeutende Voraussetzung ist.

Manchmal kann es aber auch nicht schnell genug gehen. Wenn eine Bewohnerin aus Angst oder Unsicherheit ruft oder schreit und es mir nicht gelingt, baldmöglichst zu ihr zu gehen und für sie da zu sein, benötige ich später viel mehr Zeit, bis eine Beruhigung der Situation möglich ist. Wenn ich mich verabschiede, wird mir oft die Frage gestellt, wann ich wiederkomme. Da wird mir bewusst, dass Angaben wie beispielsweise »in einer halben Stunde« oder »Morgen« Unverständnis und verdutzte Gesichter auslösen. Ich habe mir angewöhnt zu versichern, *dass* ich wiederkomme, dies mit einer überzeugenden Stimme, um Sicherheit zu vermitteln.

Menschen mit Demenz wissen oft nicht, was sie mit ihrer Zeit anfangen sollen. Umso wichtiger ist es, sie durch Betreuende in den Alltag mit einzubeziehen. Sie können helfen, das Bett zu beziehen, den Tisch zu decken, die Post zu holen, den Salat zu rüsten, Botengänge zu machen. Dies gibt Strukturierung in den Tag und hilft, dass sie sich nützlich vorkommen, und das Selbstwertgefühl wird gestärkt. Für mich ist es eine der spannendsten Aufgaben herauszufinden, was jedem Einzelnen Freude bereitet und was er noch ohne Misserfolgserlebnis tun kann. Einerseits sind die Biografie und das Expertenwissen der Angehörigen hilfreich, andererseits ist Fantasie vonseiten der Pflegenden gefragt. Immer wieder stelle ich fest, wie wichtig und befriedigend diese gemeinsam verbrachte Zeit ist. Bei uns im Pflegezentrum werden regelmäßig sogenannte Erlebnistage organisiert. An verschiedenen Tischen liegen in einem großen Saal die unterschiedlichsten Materialien bereit zum Berühren, Riechen, Auseinandernehmen, Zusammensetzen, Betrachten. Der Saal wird der Jahreszeit entsprechend dekoriert. Im Herbst wurden in einer Ecke farbige Blätter auf den Boden gelegt in der Annahme, dass die Bewohner darüber gehen und das Rascheln spüren können. Herr B. ging schnurstracks dorthin und begann, die Blätter zusammenzunehmen, eine andere Frau eilte ihm zu Hilfe. Als sie beide Hände voll hatten, berieten sie, was nun zu tun sei. Ein dritter Mann kam dazu und sagte, er habe auch noch zwei Hände frei. Als auch diese voll waren, gingen sie gemeinsam auf die Suche nach einem Abfallkübel und entsorgten die Blätter. Sie waren zusammen eine Stunde beschäftigt, um Ordnung zu machen, sie unterhielten sich rege und freuten sich, als sie nach getaner Arbeit einen Kaffee mit Kuchen angeboten bekamen.

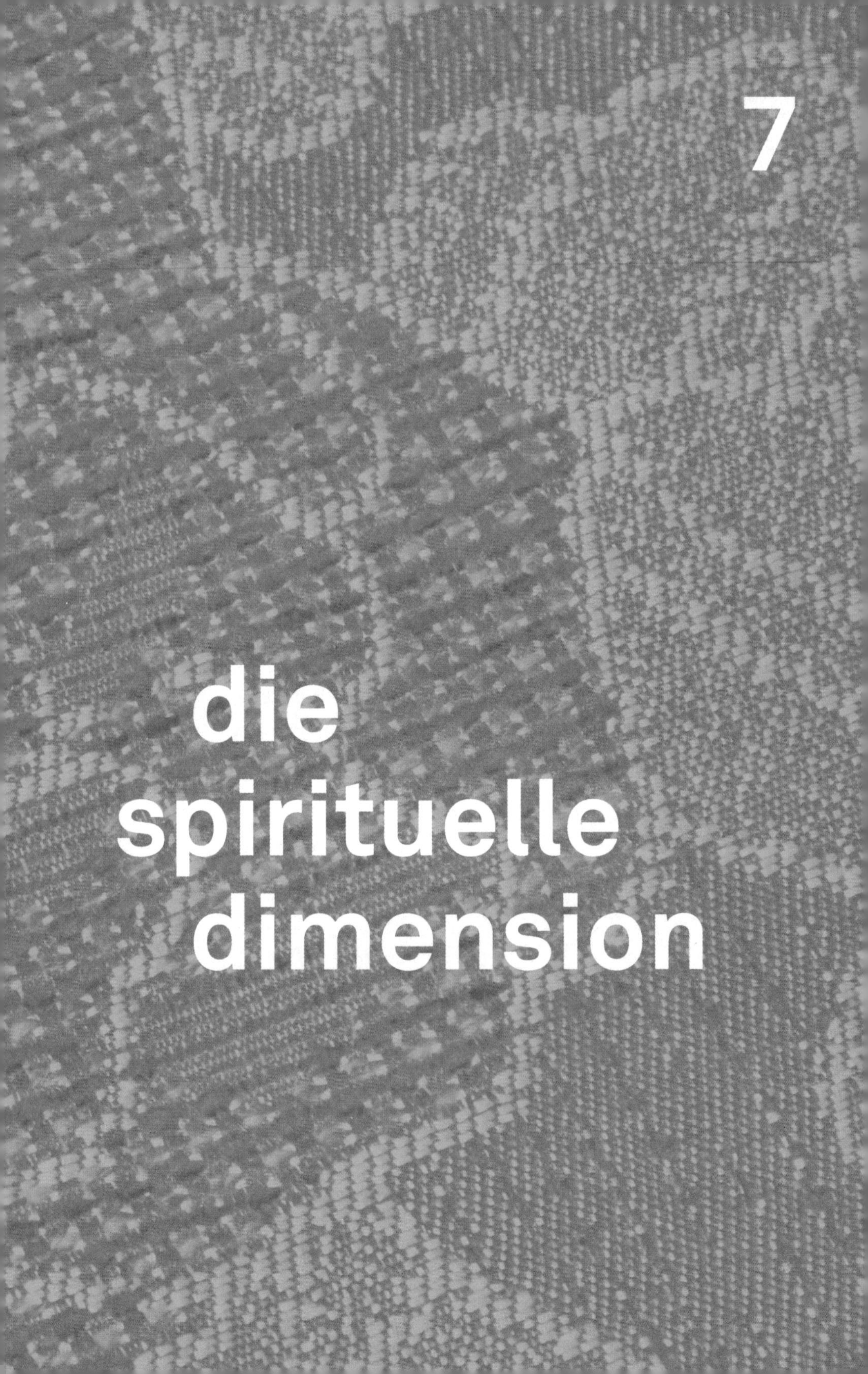

7

die spirituelle dimension

Annina Hess-Cabalzar, Christian Hess

Mensch sein – eine Ermutigung

»Weiß nicht, wer ich bin. Weiß nicht, woher ich komme, weiß nichts von einem Wohin und einem Wozu. Eingeschlossen in der Gegenwart, überraschende Fenster in die Vergangenheit. [...] Seid gut zu mir. Seid geduldig. Tragt Sorge zu meiner mir verloren gegangenen Geschichte.«[1]

Dem einzigartigen Menschen in seinem einmaligen Umfeld zu begegnen und ihn auf seine Situation angepasst zu behandeln und zu begleiten ist das Kernanliegen jeder Heilkunst – auch das der Menschenmedizin.[2] Die Menschenmedizin ist ein ganzheitliches und mehrdimensionales Konzept: Körper, Seele und Geist stehen als untrennbare Aspekte eines jeden Menschenlebens im Fokus. Diesem integralen Menschenbild entsprechend, sucht die Menschenmedizin nach Originalen, nach individuellen Behandlungs- und Handlungsansätzen in der jeweiligen Krankheitssituation unter Beachtung aller betroffenen Bereiche des Menschen. Das gilt auch für die *Demenz* [↗], die demnach nicht immer gleich behandelt werden kann. Jedes Kranksein als existenzielles Ereignis betrifft die unterschiedlichsten Lebensfelder, die je nach Bedarf einbezogen und berücksichtigt werden müssen.

Demenz und Gesellschaft

Historisch betrachtet, gab es zu verschiedenen Zeiten immer dominante Krankheiten. Waren es früher vor allem Infektionskrankheiten – Tuberkulose Anfang des 20. Jahrhunderts, Aids in den 1980er-Jahren –, sind seither die sogenannt nicht übertragbaren Krankheiten ins Zentrum gerückt. Die Tuberkulose hat damals ei-

Lebensfelder

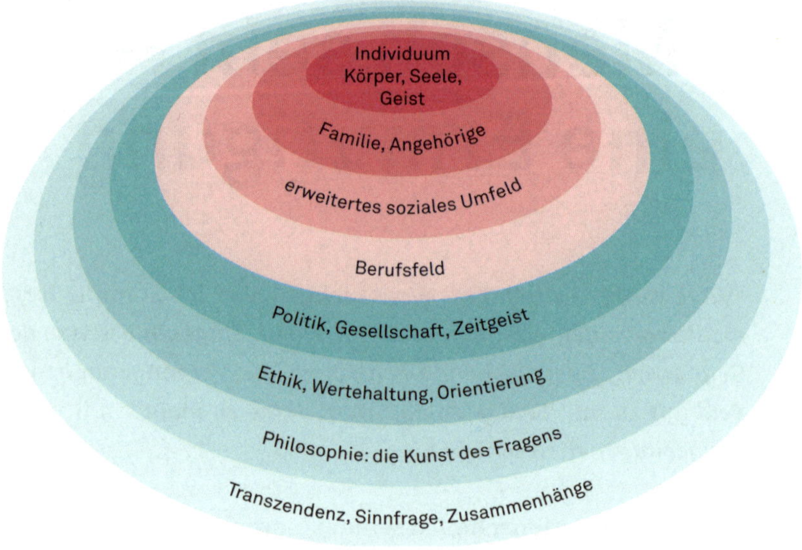

© A. Hess-Cabalzar

ne Auseinandersetzung der ganzen Gesellschaft mit dieser spezifischen Form des Krankseins ausgelöst, die weit über das Medizinische hinaus auch Literatur und Kultur prägte und nicht zuletzt für manche Regionen zu einem treibenden Wirtschaftsfaktor wurde. Was könnte analog dazu die Demenz für unsere Zeit bedeuten? Für eine Zeit, die sich der Machbarkeit, der Effizienz, der Manipulierbarkeit, der individuellen Autonomie und Freiheit, aber insbesondere auch der Gewinnmaximierung mittels Ökonomisierung fast aller Lebensbereiche verschrieben hat? Es ist offensichtlich, dass die Demenz fast allen diesen Zeitzeichen widerspricht, bzw. sie auf gewissermaßen skandalöse Art und Weise herausfordert: Da ist nichts machbar, Effizienz ist fehl am Platz, nichts kann manipuliert werden. Demenz ist der Inbegriff aufgehobener Freiheit und verlorener Autonomie. Und Demenz scheint die Gesellschaft in ihrem absehbaren pflegerischen Aufwand bezüglich menschlicher Ressourcen wie finanzieller Möglichkeiten an Grenzen zu bringen. Demenz ist für unsere Gesellschaft zum größeren Skandalon als der Tod geworden. Dieser kann ja zumindest noch autonom herbeigeführt werden. Das darin verborgene »Nein« zum Leben verbürgt für die Möglichkeit des »Nein« im Leben generell und damit für unsere Freiheit schlechthin. Nicht von ungefähr kommt deshalb für viele die Möglichkeit der Selbstbegrenzung des Lebens, noch vor einer demenziellen Entwicklung, als individuelle Lösung infrage. Uns geht es hier aber vorerst nicht darum, einzelne Reaktionsmuster auf das Phänomen Demenz zu diskutieren, sondern um die Einordnung dieser Krankheit, die als Bedrohung unseres kollektiven gesellschaftlichen Selbstverständnisses wahrgenommen werden muss.

Demenz fordert die ganze Gesellschaft heraus, ihre Prämissen zu überdenken. Denn die Demenz muss zwar individuell getragen, kann aber oft nicht mehr im familiären Rahmen bewältigt werden und wird eben gerade dadurch zu einem Thema für die ganze Gesellschaft. Haben wir dieser Herausforderung tatsächlich nur den Freitod gegenüberzustellen? Das bedeutet ja nichts anderes, als dem Unerträglichen, dem nicht Machbaren durch einen Akt von vorausgehender Machbarkeit zu begegnen. Demenz ist eine Form des Sterbens: eine chronische halt, mit sozialem Tod vor körperlichem, mit seelischen Einbußen und mit scheinbarem geistigen, schrittweisen Zerfall vor dem definitiven Ableben. Was geistig allerdings ganz genau passiert, wissen wir nicht. Das Problem für Außenstehende ist in erster Linie der Abbruch der *kognitiven* [↗] Kommunikation; Emotionales bleibt in irgendeiner Form meist bis am Ende erhalten. Der sogenannt geistige Zerfall kommt einem Rückzug in sich selbst gleich, der ganz anders wahrnimmt und wertet, und vielleicht dem Traum ähnlicher ist als dem Wachzustand. Entsprechend verändert sich das Verhalten, und die Kommunikation wird erschwert bis verunmöglicht. Jetzt braucht es Zeit, Geduld, Gelassenheit, um noch begleiten zu können. Alles Dinge, die man nicht durch kluges Management erreicht, sondern nur durch eine Neuorientierung der Werte, vorerst der eigenen, dann aber auch derjenigen der Gesellschaft. Die dafür benötigten Ressourcen übersteigen die persönlichen rasch und können für die kommende »Epidemie« der Demenz nur von der Gesellschaft als Ganzes, wohl zu Ungunsten von etwas anderem, zur Verfügung gestellt werden. Mittelfristig muss deshalb das fokussierte betriebswirtschaftliche Angehen, das bei der Demenz auch jede öffentliche Institution an Grenzen bringt, überdacht werden.

Die Finanzierung des Versorgungssystems im Alter wirft neue Fragen auf: Was ist es uns wert, würdig mit dem Alter umzugehen? Wie viel Mittel sind in die pharmakologische Forschung der Demenz zu stecken im Glauben, dass es schon eine Lösung geben wird? Was könnten andere Bereiche wie Architektur, Wohnformen, Pflegeeinrichtungen, Personal zu einer Lösung beitragen? Die gemeinsame Verantwortung aller Beteiligten in regionalen Versorgungseinheiten bietet sich als sinnvoller Ansatz an. Der gegenwärtige Anreiz der betriebswirtschaftlichen Optimierung führt in die falsche Richtung.

Wie bereits herausgestellt, nagt die Demenz an den Grundpfeilern der modernen Gesellschaft. Beantwortet sie gerade damit die Frage nach ihrer Bedeutung für unsere Zeit? Gilt es, die Demenz als Relativierung unseres Wertesystems anzunehmen? Gilt es, neu zu denken und neue Lebensformen und Werte zu entwickeln, deren Nutzen möglicherweise weitgehender sein werden, als »nur« die Herausforderung Demenz zu bewältigen. Wir denken zum Beispiel an die von vielen gewünschte Verlangsamung des Alltags, an weniger Konsum zugunsten von mehr Zeit gerade für Menschen mit Demenz, die uns die Abgründigkeit des Lebens, die Grenzen der Verfügbarkeit, die Relativierung der Autonomie vor Augen führen.

Der Herausforderung Demenz wird wohl nur durch grundsätzliches Hinterfragen, durch Korrektur gesellschaftlicher Entwicklungen, vielleicht gar durch einen Marschhalt zu begegnen sein. Konnte die Tuberkulose zumindest in den westlichen Industrieländern durch wissenschaftlichen Fortschritt noch bewältigt werden, müssen wir aber auch dort zur Kenntnis nehmen, dass es vor allem die veränderten Lebensbedingungen mit zunehmendem Wohlstand waren, die sie letztlich fast zum Verschwinden brachte. Der medizinische Fortschritt soll auch in Bezug auf die Demenz eine Möglichkeit zur Bewältigung bleiben, aber ohne Veränderung der Werte und der Haltung gegenüber dem Leben, die so eklatant infrage gestellt sind, lassen sich die Probleme nicht lösen. Realistische Rückbesinnung auf das Menschsein als Leben in einem vernetzten System, in dem Machbarkeit, Manipulierbarkeit und Ökonomisierung nicht alles regulieren können, wird unumgänglich sein und im historischen Rückblick dereinst vielleicht als die tiefere Bedeutung dieser neuen »Epidemie« begriffen werden können.[3]

Demenz und »Freitod«

Soll man dem Schicksal einer allfälligen Demenz und damit dem Verlust der Autonomie durch aktives Beenden des Lebens, solange man noch urteilsfähig ist, zuvorkommen? Soll man der drohenden *Heteronomie* [↗] einen Akt der Autonomie entgegenstellen? Der Tod selbst ist allerdings auch das Ende der Autonomie, insofern ist der Freitod ein Paradox. Diese wenigen Gedanken zeigen schon – neben allen moralischen und ethischen Überlegungen –, dass der Freitod im Zusammenhang mit Demenz, verstanden als zunehmender Verlust von Autonomie, eine Gratwanderung bzw. ein unauflösbares Dilemma beinhaltet. Hinzu kommt, dass sich durch die Option Freitod unmerklich der Machbarkeitswahn, der zunehmend auch den Beginn von menschlichem Leben (In-vitro-Fertilisation, Präimplantationsdiagnostik, Leihmutterschaft etc.) prägt, auch das Ende des Lebens vereinnahmt. Der Aufruf dieser Krankheit, den Grenzen des Machbaren und Manipulierbaren zu begegnen, sie auszuhalten und ohne Zwang auf Sinnzuweisung zu ertragen, bleibt durch die »Lösung« Freitod ungehört.

Ein zweites Problem stellt der gesellschaftliche »Imperativ« dar, der dadurch entstehen kann. Warum sollen Menschen als Demenzkranke weiterleben, wenn es doch zum richtigen Zeitpunkt eine »gute Lösung«, eben den Freitod, gibt und beim Überschreiten dieser Grenze nur noch Kosten, Leiden, Belastungen und Ineffizienz zu erwarten sind? Dies sind alles Aspekte, die in einer durchökonomisierten, hedonistischen, auf Leistungsfähigkeit und Jugend ausgerichteten Gesellschaft unerträglich, ja mehr noch, unnötig scheinen. Meist wird dann mit dem Begriff der Würde argumentiert: »Ein solches Leben ist doch unwürdig«, und gemeint sind die Bedingungen, der Kontext. Würde, wie sie auch in unserer Verfassung verankert ist, meint aber einen nicht zu verlierenden, inhärenten Aspekt, der jedem Menschen zukommt, unabhängig vom Kontext. Würde kann nie verloren werden. Würde darf und kann demnach nicht an bestimmte Bedingungen geknüpft werden. Oder anders formuliert: Freitod kann als individuelle Möglichkeit in Erwägung gezogen werden, aber mit dem Verlust der Würde sollte dieser Entscheid nicht legitimiert werden.

Demenz und individuelle Behandlung

Die individuelle Behandlung demenzkranker Menschen ist komplex, vielschichtig und schwierig. Entsprechend verlockend ist es, als Basis der Behandlung ein Medikament zu geben, das allen Zeit, Hoffnung und Zuversicht vermittelt. Leider haben verschiedenste Studien gezeigt, dass es statistisch gesehen vor allem Hoffnung ist, die angeboten wird und der Nutzen, außer in speziellen Situationen, klinisch wenig relevant ist.[4] Das will nicht heißen, dass für einzelne Patient:innen ein medikamentöser Versuch nicht gerechtfertigt und erfolgreich sein kann, zumal mit einem Placebo-Effekt gerechnet werden darf. Sicher ist aber, dass bei Lebensqualität einschränkenden Nebenwirkungen das Medikament sofort abzusetzen ist, wobei die Magen-Darm-Unverträglichkeiten wie Übelkeit, Erbrechen, Durchfall, Bauchschmerzen, Appetitverlust, aber auch Schwindel für die Patient:innen am schwerwiegendsten sind. Diese *Antidementiva* [↗] haben ihren Platz allerdings nur zu Beginn der Erkrankung. In späteren Phasen können andere Symptome wie Rastlosigkeit, Schlaflosigkeit, Aggressivität, *Depression* [↗] im Vordergrund stehen. Sie werden in aller Regel mit bereits bekannten Psychopharmaka angegangen, die nicht spezifische Demenzmedikamente sind. Leider zeigen auch hier kontrollierte Studien nur schwache Wirksamkeit[5] bei teilweise beträchtlich erhöhten Komplikationen wie gehäuften Stürzen,[6] Übersedation, bis hin zu erhöhter Sterblichkeit.[7] Dennoch bleibt im klinischen Alltag deren Einsatz manchmal unvermeidbar, um die Gesamtsituation sozial tragbar zu halten.

Eine bedenkliche Strategie ist die frühe Medikation mit Antidementiva bei einer minimalen kognitiven Beeinträchtigung, *mild cognitive impairment* [↗] genannt. Hier werden praktisch gesunde, im Alltag wenig bis nicht beeinträchtigte Personen bereits mit Medikamenten behandelt, obwohl viele von ihnen nie eine Demenz entwickeln werden. Durch das Screening nach diesem Zustand werden aber sehr viele Menschen und deren Angehörigen mit dem Schrecken der drohenden Demenzerkrankung konfrontiert, denen ohne diesen Ansatz viel Leid erspart werden könnte.

Selbstverständlich ist es gerechtfertigt weiterzuforschen, um – vielleicht – irgendwann einen Durchbruch zu erreichen. Sicher wäre es jedoch sinnvoll, die finanziellen Mittel nicht allein an die medikamentöse Forschung zu binden. Kommt dazu, dass die ganze pharmakologische Forschung auf einer Hypothese für die Krankheitsentstehung fußt, die keineswegs gesichert ist. Es könnte sein, dass vieles, was wir heute für die Ursache der Demenz anschauen, nur dessen Folge bzw. ein Epiphänomen ist. Die Menschenmedizin versucht deshalb meist ohne diese aktuell verfügbaren Medikamente auszukommen und setzt sich dezidiert gegen das Konzept der Frühbehandlung und damit eines Demenz-Screenings ein. Auch die Medikation in späteren Phasen der Erkrankung soll so zurückhaltend wie möglich gehandhabt werden. Gerade der hohe pflegerische Aufwand verführt in einem ökonomisierten Umfeld zur Medikation, um über die »Ruhigstellung« das Personal nicht übermäßig zu belasten und den Personalschlüssel tief halten zu können. Demgegenüber würde ein menschengerechterer Ansatz eben gerade in höherem Betreuungsaufwand, geeigneten architektonischen Anpassungen, allenfalls familiär-nachbarschaftlichen Kooperationen bestehen. Tagesstrukturierung, *Validierung* [↗], architektonische Maßnahmen und Kunst, die es noch weiter zu erforschen gilt, sind genauso vielversprechend. Es entspricht jedoch dieser auf Machbarkeit und Profit ausgerichteten Gesellschaft, dass sie daran glaubt und darauf hofft, mit einem geeigneten Medikament das Ganze in den Griff zu bekommen und sich dadurch gleichzeitig zu entlasten. Gerade die Börsennotierung der Pharmaindustrie führt zur regelmäßigen Überschätzung der Wirksamkeit von Innovationen, da damit kurzfristig ein Aktiengewinn zu realisieren ist.

Die Demenz zeigt die Grenzen des reduktionistischen, ökonomisierten Medizin- und Weltverständnisses der Gesellschaft auf. Die Frage, ob bei dieser doch vorwiegend als geistige Krankheit imponierenden Situation der Behandlungsansatz allein über den

Körper sinnvoll bzw. überhaupt möglich ist, bleibt unbeachtet. Die Demenz könnte der Wendepunkt in einer reduktionistisch, biologistisch geprägten Medizin sein, die Menschsein, Kranksein, aber auch Gesundsein immer noch in alter cartesianischer Definition auf ein Maschinenwerk reduziert und als einzigen Fortschritt das digitale Muster der Computerwelt einbezieht, um Gehirnfunktionen zu erklären. Das Hirn könnte aber ebenso gut als Transformer denn als Produzent gesehen werden. Defekte im Transformer können exekutive Funktionen stören und verunmöglichen: Das Programm im TV oder Radio kann nicht mehr ausgestrahlt werden. Das heißt aber noch lange nicht, dass das (geistige) Programm deshalb verschwunden oder gar inexistent ist. Wie erwähnt, ist in erster Linie die Kommunikation zwischen der sogenannten »normalen Welt« und der dementen Welt gestört. Was aber genau im Inneren des an Demenz Erkrankten passiert und erlebbar wird, können wir nur erahnen. Respekt vor Autonomie, die so sehr ins Zentrum der postmodernen Gesellschaft gerückt ist, hieße dann eben auch: Diese uns nicht durch Kommunikation zugängliche und damit schlecht bis unverständliche Welt auszuhalten, zu tragen und zu ertragen. Dieses Gewährenlassen wird dann zum Respekt vor der Autonomie einer in der Demenz ganz anders gearteten Welt.

In guten wie in schlechten Zeiten, bis dass der Tod euch scheidet

Vor über zehn Jahren erkrankt der leistungs- und willensstarke, knapp 50-jährige Ehemann. Über zehn Jahre hat die Ehefrau ihn begleitet, gepflegt, Eigenes ungelebt gelassen. Rund um ihren 60. Geburtstag beginnt sie krank zu werden – Herzbeschwerden, Übelkeit, Schwindel sind einige der somatischen [↗] *Symptome. Wohin mit dem inneren Schrei nach eigener Lebendigkeit? Wohin mit dem jetzt krank machenden Versprechen »bis dass der Tod euch scheidet«? »Hat ›seine Krankheit‹ das Recht, mir ›meine Gesundheit‹ zu rauben?«, fragt sich die Ehefrau in schlaflosen Nächten. Und weiter auch: »Reicht mir die große Anerkennung meiner Familie und Nachbar:innen für meine liebende Aufopferung?« Könnte die jetzt 60-Jährige ohne diese Anerkennung le-*

ben? Und dann spricht eine ihr nur flüchtig bekannte Frau, die sie beim Einkaufen auf ihre Blässe angesprochen hatte und der sie ihre Situation schildert, nüchtern das Dilemma aus: »Schuldig werden Sie so oder so. Sie haben die Wahl, ob an Ihrem Versprechen oder an Ihrer Lebendigkeit.« Diese Einsicht öffnete die Tür, um nach einer neuen Lebensform zu suchen.

Ein rund 80-jähriger Ehemann hat seiner zunehmend demenzkranken Ehefrau in guten Zeiten versprochen, dass er ihr im Falle des Verlusts ihrer geistigen Fähigkeiten raschstmöglich zu sterben helfen werde. Dazu haben sie auch einen Exit [↗]*-Ausweis ausgestellt. Allerdings sind die darin angedachten Situationen nicht kongruent mit der sich einstellenden Lebensrealität der Ehefrau. Es ging dort um Beatmung, maschinengestütztes Überleben nach schwerer Krankheit oder Unfall. Für den Fall der Demenz stand die Nahrungsaufnahme im Vordergrund. Diese sollte auf keinen Fall gegen den Willen der Ehefrau erzwungen werden. Das nicht Aufnehmen von Nahrung und Flüssigkeit führt dann in rund zwei Wochen bei fast allen Menschen zum Tod und stellt eine Alternative zum aktiven Freitod, provoziert durch ein Medikament, dar. Wahrscheinlich ist das Stoppen von Nahrungs- und Flüssigkeitsaufnahme sogar der physiologischste Tod, den man sich vorstellen kann und wurde und wird in vielen Kulturen ganz selbstverständlich gewählt. Den meisten Menschen stehen ja weder Magensonden noch Infusionen zur Verfügung.*

Nur: die Ehefrau, der dieses Versprechen gegeben wurde, zeigte offensichtlich gerade am Essen und Trinken die größte Lebensfreude. Kein Leiden war bei ihr zu erkennen. Sie wirkte zufrieden, ja glücklich und hatte mit den Hauptmahlzeiten dreimal am Tag einen wichtigen Fixpunkt von Freude und Lust. Leiden musste ausschließlich der Ehemann, die soziale Umgebung also, der nicht nur Mühe hatte, den Schicksalsweg seiner Frau zu akzeptieren, sondern noch im Dilemma steckte, wie er sein früheres Versprechen einzulösen habe. Darf er in dieser nicht vorhergesehenen Situation neu und anders entscheiden, als er das, während der geistigen Präsenz seiner Frau, mit ihr gemeinsam festgelegt hatte?

Diese kurzen Schilderungen lassen erahnen, mit welch großen Herausforderungen Angehörige konfrontiert sind. Die fortschreitende Krankheit der Patient:innen bestimmt im gleichen Maße zunehmend auch ihr Leben. Sie werden sekundär abhängig, und ihre Lebensgestaltung ist fremdbestimmt. Der Zeitanspruch für die Hilfe und Pflege kann immens sein, was zu Rückzug und zunehmendem Wegfallen von sozialen Kontakten führt. Viele Angehörige sind zudem belastet durch finanzielle Sorgen und können sich keine passende Hilfe leisten. Vernetzte Versorgungskonzepte müssen deshalb auch auf politischer Ebene angegangen werden, statt Einzelmaßnahmen zu finanzieren. Die Menschenmedizin setzt sich für solche Versorgungskonzepte ein, um der unguten Entwicklung, die durch die betriebswirtschaftliche Optimierung entstanden ist, etwas Konstruktives entgegenzuhalten.

Kompetenzen in den Gesundheitsberufen

Sowohl Patient:innen als auch ihre Angehörigen sind in allen Phasen der Demenzerkrankung darauf angewiesen, dass die sie behandelnden und begleitenden Personen aller Berufsgruppen mit Fachwissen, ausgebildeter Intuition und Empathie anwesend sind. Diese Kompetenzen sind an sich in der Begleitung jedes Krankseins erforderlich, wenn auch die Gewichtung unterschiedlich sein kann. Der Hinweis des weltbekannten Bildhauers Auguste Rodin an Künstler:innen ist übertragen auf die Gesundheitsberufe bedenkenswert: Worauf es ankommt: sich rühren lassen, lieben, hoffen, erschauen, leben. Mensch sein, bevor man Künstler:in ist.[8] Worauf es also analog in der Heilkunst ankommt: Mensch sein, bevor man Pflegende oder Pflegender, Ärztin oder Arzt, Psychotherapeut:in, Theolog:in ist. Dies ermutigt alle Behandelnden, die Selbstsorge als Voraussetzung für Fürsorge zu werten und einen bewussten Umgang mit sich selbst zu pflegen. Der Psychotherapeut Erich Fromm empfiehlt eine tägliche Zuwendung zum eigenen Sein: Ich muss mich selbst sein, um den andern zu sehen. Wie könnte ich seine Angst, seine Traurigkeit, seine Einsamkeit, seine Hoffnung, seine Liebe verstehen, wenn ich nicht selber Angst, Traurigkeit, Einsamkeit, Hoffnung und Liebe fühlen würde.[9] Die bewusste Achtsamkeit sich selbst gegenüber kann ergänzt werden durch persönliches, kreatives Gestalten, das hilft, noch Unsichtbares sichtbar und noch Unbewusstes bewusst werden zu lassen.

Weitere Entwicklungschancen bietet die Kunst. Sie gestaltet das Leben in all seinen Formen: das Schöne, Glück, Sinn, Hoffnung, Lebendigkeit ebenso wie Abgründiges, Verzweiflung, Zerrissenheit, Widersprüchlichkeit. Die Auseinandersetzung mit Kunstwerken hilft somit, dem Leben und dem Sterben in seinen vielfältigen Dimensionen zu begegnen und sich dadurch fortlaufend zu entwickeln im Sinne des Dichters R. M. Rilke: »Und wieder rauscht mein tiefes Leben lauter, als ob es jetzt in breiten Ufern ginge. Immer verwandter werden mir die Dinge und alle Formen immer angeschauter.«[10] Selbsteinsicht, Selbstfindung, Selbstgestaltung müssen als erste Kompetenz für alle in der Behandlung und Begleitung Tätigen selbstverständlich sein oder werden. Die zweite Kompetenz befähigt, sich von Eigenem distanzieren zu können. Dieses Hinter-sich-Lassen des Eigenen führt in einen »leeren« Zwischenraum und von dort aus als Drittes in die unvoreingenommene, offene Begegnung mit den Patient:innen. Der Maler Cézanne: »Des Künstlers ganzes Wollen muss schweigen. Er soll in sich verstummen lassen alle Stimmen der Voreingenommenheit. Vergessen, vergessen, Stille machen, ein vollkommenes Echo sein.«[11] Diese »Echosein«-Qualität ist im Zusammensein mit Menschen, die an Demenz leiden, besonders wichtig. Die nicht durch Eigenes getrübte Intuition der Begleitenden, das heißt, die Patient:innen unvermittelt wahrzunehmen, mit ihnen und ihrem Befinden in Resonanz zu treten, kurzum empathisch sein zu können, ist gerade aufgrund der kognitiven Beeinträchtigung von zentraler Bedeutung.

Kulturbildung und -pflege

Die »Kulturbildung und -pflege« jedes Systems gilt es weiter zu beachten und zu fördern – in der Familie, dem Freundeskreis und/oder im professionellen Team. Die fortlaufende Ausbildung auch in existenziellen Themen wie Gesundsein und Kranksein, Sinn und Sinnlosigkeit, Liebe und Lieblosigkeit, Macht und Ohnmacht stellen Verbundenheit und Vertrautheit zu grundsätzlichen Themen her. Dies bildet die Basis für die Bewältigung von existenziellen Herausforderungen, zu denen auch eine Demenzerkrankung gehört. Eine differenzierte und umfassende Beschäftigung mit dem jeweiligen Thema kann durch die Zuordnung zu den entsprechenden Lebensfeldern einerseits und durch die Beachtung beider Pole eines Themas anderseits erreicht werden. Insbesondere das Thema »Macht und Ohnmacht« ist in allen Phasen der Demenzerkrankung sowohl für die Patient:innen als auch für deren Umfeld sowie für das Behandlungsteam von großer Bedeutung.

Neben allem Sinnhaften, Wesentlichen und Notwendigen in der Begleitung und Behandlung von an Demenz erkrankten Menschen erleben sowohl Angehörige als auch das Team fortlaufend belastende Situationen. Entsteht ein Missverhältnis zwischen Kraft und Belastung, werden Einzelne und/oder auch die Systeme (Familie, soziales Netz, professionelle Teams) anfällig, krank und ineffizient. Das hat Auswirkungen auf die Qualität der Begleitung, was die Belastung im Sinne eines Teufelskreises erhöht. Gesundsein bedeutet, in der Lage zu sein, ein Gleichgewicht zwischen Belastung und Ressourcen herzustellen.[12] Es gilt deshalb, Ungleichgewichte frühzeitig zu erkennen und zu korrigieren. Das bekannt gewordene *Resilienz*modell[13] [↗] spricht von einem permanenten Anpassungs- und Entwicklungsprozess, indem Risikofaktoren erkannt und minimiert sowie schützende Faktoren erhöht werden. Das zu Beginn dargestellte Modell der Lebensfelder kann erneut als Grundlage für die Evaluation dienen. Als Erstes gilt es zu erkennen, auf welcher Ebene das Problem, die Belastung sich manifestierten, und dann als Zweites zu verstehen, auf welcher Ebene die Lösung zu finden ist. Probleme können zum Beispiel nicht im Team intern gelöst werden, wenn sie durch mangelnde Führungsstärke der Leitung oder durch gesellschaftspolitische Umstände entstehen. Erschöpfung einer betreuenden Angehörigen kann nicht allein durch das Organisieren einer Reinigungshilfe kompensiert werden, wenn das Problem in der Sorge um die Finanzierung des notwendigen Übertrittes des/der Patient:in in eine Demenzstation liegt.

Ebenen der Klärung von Macht und Ohnmacht

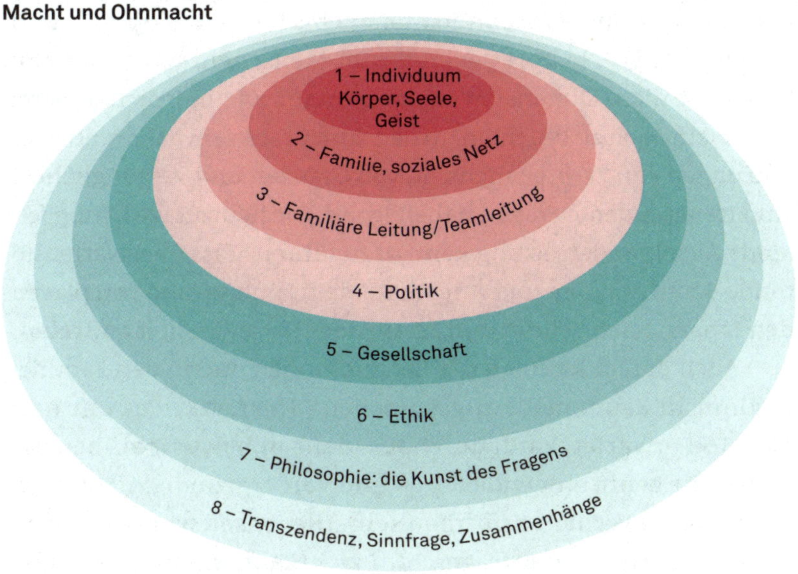

1 – **Individuum – Körper, Seele, Geist:** Geklärte innere Machtverhältnisse: Selbstmächtigkeit und Selbstverlorenheit. Bewusste Macht und Ohnmacht im sozialen und beruflichen Lebensfeld.

2 – **Familie, soziales Netz, interdisziplinäres Team:** Klare Zuordnung der Aufgaben und Verantwortung.

3 – **Familiäre Leitung, Teamleitung:** Mut zur Führung. Bereitschaft zum Umgang mit Ohnmacht.

4 – **Politik:** Gerechte Rahmenbedingungen und Verteilung der Ressourcen.

5 – **Gesellschaft:** Menschenbild des Zeitgeistes erkennen, notwendige Veränderungen angehen.

6 – **Ethik:** Geklärte Haltung & Umgang.

7 – **Philosophie: die Kunst des Fragens:** Klärung der Begriffe und ihrer existenziellen Dimension.

8 – **Transzendenz, Sinnfrage, Zusammenhänge:** Macht des Vertrauens. Ohnmacht der Leere. Ohnmacht gegenüber religiösen Forderungen, Kraft religiöser Bindung.

© A. Hess-Cabalzar

Das Geheimnis des Lebens und des Sterbens

Die Transzendenz – verstanden als individuell zu füllende Form der »übergeordnete Zusammenhänge« bis hin zu religiösen, kirchlichen Formen – gehört generell zum Menschen, seit es ihn gibt. So gilt es, diese Dimension in der Demenz wie in jedem anderen Kranksein auch zu beachten. In den zum Kranksein gehörenden Erfahrungen von Zerbrechlichkeit, von Grenzen und Vergänglichkeit sind transzendente Fragen naheliegend. Die heutzutage häufig fehlende Auseinandersetzung kann dazu führen, dass unerwartet störende Beunruhigung und Ängste auf dem Hintergrund von plagenden Fragen nach Schuld und Strafe oder Ungewissheit auftreten.

Auch die im Rahmen der Behandlungen und in den Familien zu Unrecht kaum mehr angesprochene Thematik, was uns nach dem Tod erwartet, kann durchaus mehr unbewusst als bewusst Grund für beunruhigende Sorge und vordergründig nicht nachvollziehbare Verhaltensformen sein. Die Jenseitsvorstellung der Patient:innen ist zu erfragen, um zu erkennen, ob eine Begleitung, auch über die verbale Kommunikation hinaus, durch Zuversicht, Trost und Vertrauen schenkende Rituale angebracht ist. Sich klärend mit Transzendenz auseinanderzusetzen, sie sowohl als schützenden Faktor wie als Risiko wahrzunehmen, zu erkennen, wo sie Belastung und wo sie Ressource ist, gehört zu einer menschengerechten, umfassenden Behandlung und Begleitung.

Neben aller Beschreibung und den möglichen Unterstützungen für den Umgang mit sich selbst, mit den anderen, mit existenziellen Gegebenheiten und den verschiedenen Ebenen der menschlichen Existenz respektiert die Menschenmedizin das Geheimnis des Lebens und des Sterbens. Trotz aller Bemühungen um Wissen und Erkennen werden wir das Leben und Sterben nie ganz durchschauen. Das Geheimnis der Existenz bleibt. Diese Grenze zu respektieren und sich keinen Machbarkeitsillusionen hinzugeben bietet Raum für Entstehen- und Geschehenlassen sowie für das Vertrauen in das darin erfahrbare Übergeordnete.

Irene Bopp-Kistler

Die andere Seite der Palliation

Palliation [↗] bezeichnet medizinische Maßnahmen, deren primäres Ziel nicht der Erhalt, die Heilung oder die Wiederherstellung der normalen Körperfunktion ist, sondern deren bestmögliche Anpassung an die gegebenen Verhältnisse. Oder um es in den Worten der Weltgesundheitsorganisation WHO auszudrücken: »Die Palliativbetreuung dient der Verbesserung der Lebensqualität von Patient:innen und ihren Familien, die mit einer lebensbedrohlichen Erkrankung konfrontiert sind. Dies geschieht durch Vorbeugung und Linderung von Leiden mittels frühzeitiger Erkennung, hoch qualifizierter Beurteilung und Behandlung von Schmerzen und anderen Problemen psychischer, psychosozialer und spiritueller Natur.«[14]

Neben dem Begriff der Palliation gibt es den Begriff der Palliative Care. Darunter versteht man alle Maßnahmen, die das Leiden eines unheilbar kranken Menschen lindern und ihm so eine bestmögliche Lebensqualität bis zum Ende verschaffen. Die Bezeichnung »Palliative Care« wird international verwendet und mehr und mehr auch im nicht englischen Sprachraum benutzt. Palliative Care leitet sich ab aus dem lateinischen »pallium«, was einem mantelähnlichen Umhang entspricht. Das englische Wort »care« bedeutet »Pflege«, umfasst aber mehr als das: »I care for you« heißt auch: »Ich sorge mich um dich.« Und: »Du bist mir wichtig – so wie du bist.«

Palliation wird immer noch eng verknüpft mit der Pflege unheilbar kranker Krebspatient:innen. Doch ist die Demenzerkrankung nicht auch eine unheilbare Erkrankung? Im Gegensatz zu Krebserkrankten, bei denen primär eine Heilung angestrebt werden kann, ist dies bei Demenzerkrankten nicht möglich, da noch keine kurative (= heilende) Therapie zur Verfügung steht und dies vermutlich auch noch lange so bleiben wird. Und weil dies so ist, werden oft weder Abklärungen durchgeführt noch eine Diagnose gestellt, noch therapeutische Möglichkeiten angesprochen, obwohl es diese gibt.

Der oft gehörte Satz – keine Behandlung, also keine Abklärung – provoziert und lässt die Betroffenen und Angehörigen völlig alleine mit ihrem Schicksal. Dabei brauchen besonders Demenzerkrankte das »Ich sorge für dich« oder »Du bist mir wichtig«. Sie sind auf diese wohlwollende Haltung angewiesen. Denn: Auch eine unheilbare Krankheit kann »behandelt« werden, nicht im engen medizinischen, sondern im übergeordneten Sinn.

Der Palliativmediziner Domenico Borasio betont,[15] dass am Anfang jeder Palliativmedizin die Kommunikation stehe. Und genau hier beginnt die Palliation bei Demenzerkrankten und ihren Familien: mit dem Erklären des Krankheitsbildes, dem sich Hineinversetzen in die Situation und dem *aktiven Zuhören* [↗]. Demenz ist zwar keine unmittelbar lebensbedrohliche Erkrankung, doch sie führt mittelfristig zum Tode. Über Jahre müssen sich Betroffene und Angehörige dieser Tatsache stellen, wobei die Betroffenen dies weniger tun als ihre Angehörigen. Es ist eine völlig andere Situation als bei Krebspatient:innen, die das bevorstehende Sterben meist bewusst wahrnehmen und dies auch mit ihren Angehörigen teilen. Hingegen sind Angehörige von Demenzerkrankten meist alleine mit allen Ängsten und Fragen, die mit Tod und Sterben verbunden sind. Die Demenzbetroffenen nehmen ihre Endlichkeit nicht mehr vollumfänglich wahr, weil ihnen das prospektive (= vorausschauende) Denken fehlt. Man könnte die Hypothese aufstellen, dass Demenzerkrankte ab einem gewissen Stadium möglicherweise von Todesängsten befreit sind. Die schwere Demenz verändert das Bewusstsein in dem Maße, dass die Menschen im Jetzt leben und sich keine Gedanken mehr um die Zukunft machen. Luzide Momente – verbunden mit einer Bitte an Angehörige, ihnen zu helfen, sie nicht alleine zu lassen – können dennoch auftauchen und zeigen, wie sensibel Betroffene die Gesamtsituation wahrnehmen können, obwohl sie nicht wissen, was genau geschieht.

Es kann nicht genügend betont werden, dass die Lebensqualität nicht nur bei Krebspatient:innen durch eine frühzeitige Erkennung, eine hoch qualifizierten Beurteilung und eine adäquate Behandlung gesteigert werden kann. Dasselbe gilt auch für die Demenzerkrankten und ihre Familien. Schmerz kann gelindert werden, insbesondere seelischer Schmerz. Es ist ein Schmerz des permanenten Abschiednehmens von Gewohntem und von Beziehungsmustern. Schmerzen auf der körperlichen Ebene gibt es bei Demenzerkrankten nicht mehr als bei Gesunden. Das ist tröstlich und wird von den Betroffenen so formuliert: »Ich habe ja keine Schmerzen, mir geht es eigentlich gut.« Doch es gibt andere Probleme, die auftreten: Verhaltensveränderungen, Verwirrtheitszustände, Beziehungsprobleme, Depressionen, Verlust von Alltagsfunktionen, Orientierungslosigkeit, am Schluss der Erkrankung auch zunehmende körperliche Beschwerden. Demenzerkrankte und ihre Angehörigen haben das Recht auf Linderung der Symptome, von der Diagnosestellung an. Nicht nur die Demenzerkrankten, sondern auch die Angehörigen brauchen während des ganzen Krankheitsverlaufes Unterstützung und Betreuung. Und sie haben das Recht, dass in jedem Stadium der Erkrankung die Situation neu eingeschätzt wird und ganzheitlich adäquate Maßnahmen ergriffen werden. Meine Erfahrung zeigt, dass das Gefühl des Aufgehobenseins, des Geborgenseins enorm zur Verbesserung der Lebensqualität der betroffenen Familien führt. Palliation bei Demenz darf sich somit nicht ausschließlich auf das Endstadium der Demenz beziehen.

»Gefragt nach ihren Vorstellungen über das Lebensende, antworten die Menschen im Wesentlichen mit zwei Wünschen: Schmerzfreiheit und Geborgenheit. Dabei steht der Begriff der Schmerzfreiheit stellvertretend für den Wunsch nach Linderung von Leiden, nicht nur physischer (= körperlicher) Natur. Unter Geborgenheit verstehen die meisten Menschen das Eingebettet-Sein in ein soziales System, das sie als Individuum mit seiner unverwechselbaren Identität und Würde bis zum Tod akzeptiert und respektiert.«[16] Demenzerkrankte sterben mehrheitlich an einer Lungenentzündung, weil am Schluss fast immer Schluckstörungen dazukommen und die Betroffenen eine verminderte Immunabwehr haben. Es ist ein natürliches Sterben, sie nehmen oft keine Flüssigkeit und Nahrung mehr zu sich. Künstliche Ernährung durch Infusionen oder Sonden wirkt sich oft negativ auf den Sterbeprozess aus, wie Studien zeigen.[17]

Palliation bei Demenz muss in Zukunft zunehmend thematisiert werden: Demenzerkrankte im Akutspital erhalten oft nicht die adäquate Pflege, die sie eigentlich benötigen würden.[18] Ich erhoffe mir deshalb in Zukunft eine Medizin, in der der Begriff der Palliation weiter gefasst wird und auch die Demenzerkrankung mit beinhaltet, und zwar über den ganzen Verlauf der Erkrankung.

Ältere Menschen leiden und sterben an chronischen Krankheiten mit sehr komplexen Verläufen, sie sind *polymorbid* [↗] krank, oft gekoppelt mit einer Demenzerkrankung. Spitzenmedizinische Eingriffe sollten bei *Komorbidität* [↗] vorsichtig evaluiert werden. Oft tut man Demenzerkrankten nichts Gutes, wenn noch technische und operative Eingriffe, Verlegungen auf Intensivstationen oder aus dem Pflegeheim in Akutspitäler durchgeführt werden.

> *Nach einem herzchirurgischen Eingriff kommt es zum Herzstillstand, nachfolgend zur Reanimation (= Wiederbelebung) mit Hirnschädigung. Das Leben vor und nach dem Eingriff wird nie mehr dasselbe sein. Die Patientin wird von der Herzchirurgie auf die altersmedizinische Klinik verlegt. Als »hoffnungsloser Fall«. Sie entwickelt in der Folge eine Lungenentzündung. Wir entschließen uns in Absprache mit der Familie, die Lungenentzündung nicht mehr zu behandeln. Sie stirbt wenige Tage danach. Kurz darauf kommt ein Brief des Herzchirurgen, der nachfragt, wieso wir die Patientin nicht noch einmal intensivmedizinisch behandelt hätten, nach all dem Aufwand, der betrieben wurde.*

Zur Palliation gehört das Abwägen, was eine sinnvolle Medizin ist.[19] Das heißt aber nicht, dass Demenzerkrankte kein Recht auf medizinische Behandlung haben. Ein Mensch mit Demenz, der unter starken Hüftschmerzen leidet, hat sehr wohl das Recht auf eine Hüftprothese, wenn seine Lebenserwartung noch einige Jahre beträgt. Chronische Schmerzen können Verwirrtheit und Unruhe verstärken und vermindern die Lebensqualität. Aber es macht aus meiner Sicht keinen Sinn, wenn ein Mensch mit schwerer Demenz, der an Rhythmusstörungen leidet, noch einen *Defibrillator* [↗] implantiert bekommt. Es kann eine Chance sein, dass er schmerzlos an einer Rhythmusstörung sterben darf.

Die Trauer, die mit der Diagnosestellung beginnt und auch nicht mit dem Tod aufhört, ist ein Prozess über viele Jahre. Die Begleitung im Trauerprozess von Angehörigen und Patient:innen ist eine der wichtigsten Aufgaben der palliativen Betreuung. Tränen sind wichtig für die Verarbeitung des permanenten Abschieds. Im Verlaufe der Demenz geht es ja nicht nur um den eigentlichen Tod, sondern es gilt immer wieder von Neuem Abschied zu nehmen von Gewohntem, lieb Gewonnenem. Doch weil die Trauer schon Jahre vor dem Tod beginnt (wir sprechen auch von einer antizipierten Trauer), ist der Trauerprozess nach dem Tod ein anderer, als wenn der Tod plötzlich oder nach einer kurzen Leidenszeit eintritt. Es tut den Angehörigen gut, auch nach dem Tod nochmals vieles, was so schwer einzuordnen war, diese so schwer zu verstehenden Verlusterlebnisse nochmals zu thematisieren.

Das Leben von Demenzerkrankten führt uns vor Augen, dass auch heute noch nicht alles machbar und berechenbar ist. Möglicherweise erhält das Wort Schicksal genau in diesem Kontext wieder eine neue Bedeutung, gerade in der modernen Gesellschaft, in der wir das Wort Schicksal zunehmend aus unserer Lebensperspektive verbannen. *Unsere Zeit ... war geschenkte Zeit, denn jede Zeit hat ihre Zeit ...*[20] Auch wenn dieser Satz in einem ganz anderen Kontext geschrieben wurde: Jede Zeit hat ihre Zeit. Und das Annehmen des scheinbar nicht Annehmbaren kann dazu führen, das Geschenk des Lebens ganz neu zu verstehen. Dennoch: Die Demenzerkrankung ist eine der größten Herausforderungen, die man sich vorstellen kann. Damit die Zeitspanne für die Angehörigen und die Betroffenen nicht zu einer verlorenen Zeit wird, brauchen sie die Unterstützung und Hilfe der Gesellschaft wie der Medizin. Sie benötigen besonders in Zeiten, in denen sie ihr Schicksal nicht annehmen können, achtsame Zuwendung. Ziel der Palliation könnte sein, dass das Schicksal als Teil des Lebens angenommen wird, dass es trotz allem Schweren nicht mehr als Feind, sondern als Begleiter, wenn auch ein nicht erwünschter, wahrgenommen werden kann. Meine Erfahrung zeigt, dass Demenzerkrankte und ihre Angehörigen uns einen Schritt voraus sein können, dankbar für die Zeit, die ihnen geschenkt wurde, auch wenn diese gemeinsame Zeit, die ihnen noch blieb, nicht der Zeit entsprach, die sie sich vorgestellt hatten.

Gedanken zum Sterben und assistierten Suizid

Die Pole Geburt und Sterben sind Teil unseres Lebens. Wenn wir geboren werden, befinden wir uns in einem Zustand des puren Seins, aufgehoben in der Geborgenheit der Eltern und des Umfeldes. Allmählich entwickelt sich das Bewusstsein so weit, dass wir fähig werden, auch in die Zukunft zu denken.

In unserer Gesellschaft wird Selbstbestimmung großgeschrieben. Selbstbestimmung, Selbstverwirklichung und der Wunsch nach Autonomie sind wichtige Werte geworden. Das ist gut so, doch es gibt auch eine Kehrseite. Unsere Gesellschaft tut sich schwer mit den Begriffen Hilflosigkeit, Abhängigkeit und Schicksal. Schicksal wird heute lediglich als das betrachtet, was nicht sein darf. Der Arzt und Philosoph Giovanni Maio dazu: »Als Folgeerscheinung eines exzessiven Machbarkeitsdenkens suggeriert die moderne Medizin, dass sich der Mensch mit ihrer Hilfe vom Schicksal ganz verabschieden könne. Dabei übersieht sie, dass das Schicksal als Gesamtheit der Vorgaben nach wie vor das ganze Leben bestimmt und dass die Freiheit des Menschen erst angesichts dieser Vorgaben überhaupt möglich wird.«[21]

Doch die Tatsache, dass wir sterben müssen, bleibt. Es stellt sich nur die Frage nach dem Wann und Wie. Ein Großteil der Bevölkerung wünscht sich, dass möglichst lange keine Hilfsbedürftigkeit eintritt und dass sie selbstbestimmt sterben können. Diesem Wunsch kann in einem gewissen Maße mit dem *assistierten Suizid* [↗] entsprochen werden. Dadurch kann die Zeitspanne der Abhängigkeit und des allfälligen Leidens verringert werden. Dem möchte ich meine Erfahrungen von Jahrzehnten der Sterbebegleitung entgegenstellen: Im natürlichen Sterben stellt sich ein Prozess ein, in dem so viele Fragen und Erlebnisse des Lebens nochmals thematisiert werden. Ich habe Menschen erlebt, die kaum mehr ansprechbar waren, und plötzlich äußerten sie einen Satz. Ich habe Familien gesehen, die sich in den Sterbensstunden sehr nahe kamen. Worte, von den Sterbenden gesprochen, entwickelten für die Hinterbliebenen eine kostbare Bedeutung. Ich habe hektische Menschen erlebt, die sich dennoch auf den Sterbensprozess des Angehörigen einließen, auch wenn er ihren ganzen Zeitplan durcheinanderwirbelte. Ich erlebe die Zeit des Sterbens immer wieder als »heilige« Zeit, wobei ich das nicht nur im religiösen, sondern auch im übergeordneten Sinn meine.

Das Sterben der Demenzerkrankten hat noch eine ganz andere Dimension: Menschen mit Demenz nehmen die Zeit des Sterbens nicht so wahr wie andere. Da sie nicht in die Zukunft denken können, ihnen das prospektive Denken fehlt, haben sie vermutlich auch kein Bewusstsein dafür, dass sie bald sterben werden, aber sie reagieren sehr sensibel auf die Gefühle der Angehörigen und der Professionellen, die sie begleiten: Sie können stärkste Ängste empfinden, wenn das Umfeld nicht stimmt. Oft sind sie vor dem Tode vermehrt verwirrt im Sinne eines *Delirs* [↗]. Umso mehr sind sie darauf angewiesen, dass sie in einer ruhigen Atmosphäre, geprägt von einem Gefühl der Geborgenheit, sterben können. Das muss das Ziel einer Palliation bei Demenzerkrankten sein: ein liebevoller, fürsorglicher Umgang, in dem sie sich geborgen fühlen und bis zum letzten Atemzug nicht alleine sind. Deswegen bewähren sich die Oasen in demenzgerechten Pflegeheimen.

Die erste Pflegeoase für Menschen mit Demenz entstand 1998 im Pflegeheim Sonnweid: Michael Schmieder und sein Team hatten festgestellt, wie sehr Menschen, die an einer Demenz leiden, die Gemeinschaft suchen. Er nahm an, störende Verhaltensweisen könnten in einer angepassten Gemeinschaft ebenso wie Angst reduziert werden und soziales Aufgehobensein werde gefördert. Die Erfahrung zeigt, dass dieses Konzept trägt.

Doch wie steht es mit dem assistierten Suizid bei Demenzerkrankten? Das Thema wird von Betroffenen in einem frühen Stadium immer wieder angesprochen. Betroffene sollten spüren, dass sie auch in existenziellen Fragestellungen nicht alleine gelassen werden. In Zukunft werden solche Fragen noch häufiger gestellt werden, weil das Thema assistierter Suizid auch beim älteren Menschen, in den Medien und in Diskussionen der Gesellschaft ein immer größeres Gewicht erhält. Meine persönliche Meinung geht dahin, dass es für unsere Gesellschaft katastrophal wäre, wenn der Druck so groß würde, dass Demenzerkrankte sich gezwungen fühlten, einen assistierten Suizid zu begehen; dasselbe gilt für den älteren Menschen. Es darf nicht sein, dass zunehmende Hilflosigkeit gleichgesetzt würde mit der Forderung, rechtzeitig aus dem

Leben zu scheiden. Vielleicht muss unsere Gesellschaft nur wieder lernen, Hilflosigkeit anzunehmen und nicht die Autonomie über alles zu stellen. Dazu Domenico Borasio: »Künftig werden wir sehr alte Menschen betreuen müssen, die an mehreren Krankheiten gleichzeitig leiden, darunter oft die Demenz. Sie gut zu versorgen wird langfristig viel mehr Menschen helfen als jeder Gesetzesvorschlag zum assistierten Suizid. Für viele ist allein die Vorstellung, in ein Pflegeheim gehen zu müssen, Grund genug, um über Suizid nachzudenken [...] Letztlich müssen wir uns als Gesellschaft fragen, was uns die alten, kranken, pflegebedürftigen Menschen wert sind, die wir alle einmal sein werden ... Wir möchten nicht, dass sich in Zukunft alte, pflegebedürftige und behinderte Menschen dafür entschuldigen müssen, dass sie weiterleben wollen. Es mag nicht ideal sein, aber Hochbetagte können auf Nahrung und Flüssigkeit verzichten – das passiert viel häufiger, als man denkt [...] es ist sogar ein sehr friedlicher Tod, wie uns alle wissenschaftlichen Untersuchungen zeigen. [...]«[22]

Es ist dennoch die ärztliche Aufgabe, die Wünsche der Patient:innen zu respektieren und diese ebenfalls in Würde zu begleiten, wenn sie sich für den assistierten Suizid entscheiden und dies aus freiem Willen tun. Es geht auch hier um die ganzheitliche Palliation in der Phase vor dem Sterben, wie immer der Sterbensprozess aussieht.

Eine schwer demenzerkrankten Patientin, die von ihrem Ehemann liebevoll gepflegt wird, hat hohes Fieber und leidet an einer Lungenentzündung. Ich frage den Gatten, ob er sich vorstellen könne, dass seine Frau zwar aufgenommen würde, wir ihr aber keine Antibiotika mehr verabreichen würden. Er meinte, seine Frau habe stets betont, dass sie nie in ein Pflegeheim eintreten möchte. Sie hätten noch ganz gute Jahre miteinander gehabt, aber in den letzten Monaten sei es sehr schwierig geworden. Die anwesende Tochter wendet resolut ein, dass man ihre Mutter doch nicht einfach sterben lassen könne. Eine Patientenverfügung [↗] *war vor sechs Jahren erstellt worden, zu einem Zeitpunkt, da die Frau noch urteilsfähig war. Sie hat darin explizit darauf hingewiesen, dass sie in einem Fall von ständi-*

ger Urteilsunfähigkeit keine lebensverlängernden Maßnahmen wünsche. Der Mann wurde als Vertrauensperson angegeben. Wichtig war der Einbezug der Tochter, damit sie unser Vorgehen verstehen und sich auf den Sterbensprozess einlassen konnte. Es kamen auch Glaubensfragen und die Lebenssituation der Familie zur Sprache. Die Patientin konnte zwei Tage nach Eintritt in unsere Klinik friedlich sterben, ohne Antibiotika, auch ohne Infusion. Die Weichen zu einer sinnvollen Medizin waren bereits auf dem Notfall gestellt worden.

Palliation bei Demenzerkrankten kann somit bedeuten, dass der richtige Zeitpunkt eines möglichen natürlichen Sterbensprozesses nicht verpasst wird. Palliation kann alternative Wege aufzeigen zum assistierten Suizid. Der über alles stehende Ruf nach Autonomie wird immer noch mit dem Begriff der Würde gleichgesetzt. Die Ärztin Christine Roman: »Unsere Kultur bewertet Autonomie sehr hoch und nimmt als deren Kehrseite Vereinsamung in Kauf. Abhängigkeit wird gering geschätzt – auf Kosten von Halt und Geborgenheit! Der Sterbeprozess ist wohl die letzte Gelegenheit, die Balance von Autonomie und Abhängigkeit, von Einsamkeit und Geborgenheit noch einmal neu zu tarieren.«[23]

Aus meiner Sicht ist gerade im Sterbensprozess, wie lange dieser auch dauert, das Gegenüber gefragt, das Geborgenheit und Fürsorge vermittelt. Würde bedeutet in meinen Augen in erster Linie ein achtsamer Umgang mit Menschen, und zwar mit allen, ob gesund und leistungsfähig, krank, hilfsbedürftig oder kognitiv eingeschränkt. Achtsamkeit als Haltung einer Gesellschaft: Dazu gehört die Akzeptanz der Hilflosigkeit als Teil des Lebens.

Henrike Wolf

Forschung zum Thema Lebensende

Wo und wie sollen wir nach wissenschaftlichen Erkenntnissen suchen, wenn es um ein solch brisantes Thema wie Sterben und gar noch Sterben mit Demenz geht? Bei Fragen über Sterben und Tod stoßen wir nicht nur an ethische und methodische Grenzen, sondern auch an die Grenzen des menschlich Fassbaren.

Gian Domenico Borasio beschreibt im Vorwort seines Buches »Über das Sterben«, dass »viele Menschen, auch (und gerade) hochgebildete und blitzgescheite [...] sich im Angesicht des Todes auf erstaunliche Weise irrational verhalten. Das gilt für Sterbende und ihre Angehörigen [...]. Es gilt aber genauso für professionell Beteiligte wie insbesondere Ärzte.«[24] Gilt das also auch für Wissenschaftler:innen? Oder sind diese gänzlich frei von »Menschlichem allzu Menschlichem«?

Betrachtet man die wissenschaftliche Literatur, so fällt auf, dass es vergleichsweise wenige Erkenntnisse zum Sterben allgemein und noch weniger zum Thema Sterben mit Demenz gibt. Die spärlichen wissenschaftlichen Ergebnisse nähren vermutlich dennoch das öffentliche Bild, das wir vom Lebensende mit Demenz haben. Sterben mit Demenz im Pflegeheim erscheint als Inbegriff »schlechten Sterbens«. Kann Wissenschaft dazu beitragen, Sachlichkeit in das Thema zu bringen, und wie?

Nun, es liegt auf der Hand: Wo Daten und Fakten fehlen, da sollen sie geschaffen werden! In diesem Sinne hat der Schweizerische Nationalfonds 2011 das Nationale Forschungsprogramm »Lebensende« ausgeschrieben. Im Ausschreibungstext war erkennbar, dass man Wert legen würde auf Studien, die das Lebensende mit Demenz beleuchten. Mein Kollege Florian Riese in der Universitären Klinik für Alterspsychiatrie Zürich gab den initialen Anstoß für ein gemeinsames Nachdenken und einen ersten Projektentwurf. Wir erwogen zunächst eine Studie, in der wir das Schicksal unserer Patient:innen, die mit schwerer Demenz in der Psychiatrie lebten, weiterverfolgen könnten. Wir sahen dann aber die viel effektivere Möglichkeit, das Lebensende mit schwerer Demenz aus der Sicht der Pflegeheime zu untersuchen. Pflegeheime sind die Häfen der Menschen mit Demenz und Dreh- und Angelpunkte der Entwicklung.

Die ZULIDAD (Zurich Life and Death with Advanced Dementia)-Studie hat seit 2012 umfangreiche und vielschichtige Daten zur Situation der Schweizer Pflegeheimbewohner:innen mit fortgeschrittener Demenz am Lebensende zusammengetragen. Ein wesentliches Ergebnis war, dass auch bei Menschen mit fortgeschrittener Demenz im Pflegeheim eine Stabilisierung wichtiger Gesundheitsfunktionen möglich ist und dass die eigentliche Sterbephase zeitlich ähnlich verläuft wie bei Menschen, die ohne Demenz im Pflegeheim versterben. Unsere Ergebnisse sprechen für die Anwendung palliativmedizinischer Grundsätze bei Menschen mit schwerer Demenz, und ZULIDAD hat auch gezeigt, dass diese in der Schweiz bereits vielerorts umgesetzt werden.

Die Auswertungsphase ist immer eine spannende Zeit für uns Forscher:innen. Das Besondere bei ZULIDAD war, dass wir neben der herkömmlichen Auswertung der wissenschaftlichen Daten dem Wissenstransfer besondere Aufmerksamkeit widmen konnten. Dies geschah im Rahmen eines partizipativen Teilprojekts, dem Runden Tisch ZULIDAD. Dreißig Forschende, Praktiker:innen und Betroffene haben am Runden Tisch seit 2013 projektbegleitend gearbeitet und über das Studienende hinaus bis 2018 den Leitfaden »Lebensende mit Demenz«[25] entwickelt, der den aktuellen Erkenntnisstand zum Thema zusammenfasst und der sich vor allen Dingen an Angehörige richtet.

In den Jahren des regen Austauschs am Runden Tisch ist mir so manche Einschränkung der Forschung am Menschen zum Thema Sterben nochmals bewusst geworden, zum Beispiel »Wie definiert man und wie misst man ›gutes‹ Sterben«, und ich habe wertvolle Anregungen für die Forschung erhalten. Rund um das Thema Sterben bestehen menschliche, sehr individuelle Aspekte, die in Fakten nicht oder nur schwer angesprochen werden können. Manchmal habe ich das Gefühl, dass bei diesem Thema die Weisheit der Praktiker:innen (Pflegepersonen, Heimärztinnen und -ärzte, Palliativmediziner:innen) dem Stand der Wissenschaft bereits vorausgeeilt ist. Und das ist auch gut so, besonders dann, wenn sich Weisheit mit Menschlichkeit paart.

Die vorliegenden Ergebnisse von ZULIDAD, einschließlich der Leitfaden, sollten helfen, Ängste und Vorurteile gegenüber dem Sterben mit Demenz in einem Pflegeheim abzubauen und die betroffenen Angehörigen bei ihren Entscheidungen zu unterstützen.

Angelika U. Reutter

Weil die Seele nicht verstummt

Manchmal genügt ein einzelnes, klares Wort oder das Summen einer vertrauten Melodie, und wir fühlen uns geborgen. Mit der Sprache wird das ganze Wesen des Menschen angesprochen: Über die Sprache verbinden wir uns mit anderen, und durch das warmherzige Wort, begleitet von einem wohlwollenden Blick, fühlen wir uns in unserem innersten Wesen erkannt.

Durch Sprache geben wir allem einen Sinnzusammenhang, doch was geschieht, wenn die Begriffe keinen Sinn mehr ergeben, wenn ein Mensch aus dem verbindenden Rahmen der Sprache fällt? Das ist es, was den an Demenz erkrankten Menschen passiert: Ihre Gefühle zeigen sich »ungefiltert«, und die Fähigkeit, sich mit Worten verständlich zu machen, löst sich immer mehr auf. Die einstige Selbstverständlichkeit, verstanden zu werden und auf das Gesagte antworten zu können, ist ihnen nicht mehr zugänglich. Der Verlust, dem geliebten Menschen nicht mehr auf der gedanklichen Ebene begegnen zu können, ist schmerzvoll: für die betroffenen Menschen, die ihre Empfindungen nicht in reflektierten Worten ausdrücken können, und für die Angehörigen, die das vertrauensvolle Gespräch vermissen.

Die gewohnte Kommunikation ist durcheinandergeraten. Nichts kann mehr wie zuvor besprochen, geplant und durchgeführt werden. Und es stellt sich die Frage: Was könnte inneren Halt und Zuversicht geben, wenn die vertraute Sprache fehlt? Wie kann man Vertrauen in unaufhaltsame Lebensprozesse finden, die mit bloßem Verstand nicht zu begreifen sind und die vielleicht sogar sinnlos erscheinen? Woher soll die Kraft kommen, den geliebten Menschen ohne Austausch und bestätigende Resonanz zu begleiten und dabei nicht in Erschöpfung, Überforderung und Trauer zu versinken?

Etwas im Leben Unannehmbares anzunehmen fordert den Menschen bis aufs Letzte. Es ist eine Erschütterung, die in ihrer Intimität kaum in Worte zu fassen ist. Deshalb glaube ich, dass einem schweren Schicksalsschlag nicht mit guten Ratschlägen beizukommen ist. Ganz besonders in delikaten Situationen entsteht ein innerer und äußerer Erwartungsdruck, stark sein zu müssen, zu lachen und fröhlich zu sein, auch wenn einem gar nicht danach zumute ist. Ängste, Zweifel und Schuldgefühle, besonders dann, wenn Angehörige es weder emotional noch finanziell »packen« können, lassen sich wohl kaum mit guter Laune und »Es wird schon ...« bewältigen. Schwere Lebenssituationen »schönzureden« hilft dem Intellekt, aber nicht den Gefühlen. Ich weiß aus eigenen Erfahrungen, wie wichtig es ist, alle Emotionen innerlich zu erlauben und sie als Tatsachen anzunehmen, ohne sofort »etwas machen zu wollen« und Lösungen zu suchen. Es ist befreiend zu spüren, dass alle Gefühle – die angenehmen und die unangenehmen – da sein dürfen, dass ich ihnen einen Platz einräumen kann, ohne sie zu bewerten.

Dass dies immer wieder mit Demenzpatient:innen auf eine wundersame und bewegende Art und Weise geschieht, bestätigen viele Angehörige und Pflegende: Eine Patientin stürzt in das Ärztezimmer. »Ich muss meine Tochter um 14.15 Uhr vom Bus abholen. Sie muss in die Schule. Bitte helfen Sie mir.« Die freundliche Antwort: »Frau M., Ihre Tochter ist schon erwachsen und muss nicht mehr abgeholt werden. Frau M., beruhigen Sie sich. Es wird alles gut.« Frau M. stampft und verleiht ihren Worten mit dem Regenschirm, mit dem sie auf den Boden klopft, Nachdruck: »Bitte helfen Sie mir!« Frau M. geht zur Türe, kommt zurück: »Ich muss meine Tochter abholen. Bitte helfen Sie mir!« Ein Pfleger nimmt Frau M. am Arm: »Ich helfe Ihnen. Ihre Tochter hat Ihnen einen wunderbar duftenden Blumenstrauß geschenkt. Kommen Sie, wir gehen auf Ihr Zimmer, zu den Blumen Ihrer Tochter!« – »Blumen«, murmelt Frau M. und streichelt dem Pfleger über die Wange. Sie gehen zusammen auf ihr Zimmer.

Die universelle Seelensprache

Im Zusammenhang mit der Seelensprache – einer universellen Äußerung des menschlichen Geistes, die das ganze Wesen des

Menschen umfasst und nicht nur die Gehirnfunktionen – könnte es bedeutsam sein, aus den Krankheitsbildern unserer Zeit weiterführende Erkenntnisse herauszuarbeiten.

Der Impuls, der durch verschiedene Krankheitsbilder vermittelt wird, trägt unter anderem dazu bei, dass man sich ein mitfühlendes Sprachbewusstsein aneignet. Die anschaulichen Worte der Seelensprache schaffen eine verbindende Wirklichkeit, weil sie die Tiefe des Menschen erreicht und dort den Klang der Seele in Schwingung bringt. Die Seelensprache ist wie ein Brunnen, bei dem man den Boden nicht sieht und doch weiß, dass er da ist.

Das bewusste Mitempfinden der Äußerungen von sterbenden Menschen oder der Stille, die sich in heilig anmutenden Situationen ausbreitet, ist etwas Wunderbares. Die Seele fühlt sich getröstet und angenommen. Deshalb können Worte, die die Stimmung aufnehmen und spiegeln, eine heilende Kraft entfalten, die mit einer intellektuellen Sprache nicht zu erreichen ist.

Die richtigen Fragen – Werkzeuge der Seelensprache

Was wissen wir denn schon, was wirklich in einem Menschen vorgeht, der noch nahe an seinem Ich ist und noch nicht vollkommen die Orientierung verloren hat wie ein/e Demenzkranke/r im Anfangsstadium? Wie fühlt sich dieser Mensch, wenn seine Nerven blank liegen und die Emotionen hervordrängen? Was erlebt seine Seele, wenn er in einem späteren Stadium diesen Bewegungsdrang verspürt und seine Emotionen – seien sie aggressiv oder bedürftig – nach außen auf seine Umwelt projiziert?

Es geht darum, nicht aufzuhören, nach den Bedürfnissen der Seele und des Geistes zu fragen, die bei den Demenzkranken eine Schlüsselstellung einnehmen. Immer wieder neu gestellte Fragen an uns selbst lehren uns, mit dem Herzen zu sehen, was wirklich ist, und zu reflektieren, wie wir den individuellen Bedürfnissen der Betroffenen begegnen und sie stützend begleiten können. Der oft verborgenen Wahrheit durch Fragen, denen wir innerlich nicht ausweichen, ein bisschen näher zu kommen, ist für die Angehörigen wie auch für unsere Gesellschaft eine große Herausforderung. Doch was heißt das, wenn der Zugang zur Gedankenwelt nicht mehr bewusst vollzogen und in der Welt ausgedrückt werden kann, wenn äußere Zielstrebigkeit und Karriere ihren Glanz verlieren? Dann fokussiert sich das Leben auf das Ur-Wesen der Existenz, und die Seele beginnt zu sprechen. Ihrer Sprache zu lauschen, sodass die Seelenschwingung des anderen Menschen Anklang findet, schenkt etwas vom Sternenglanz, wenn es dunkel ist.

Ein Regentag in den Bergen kann trostlos sein. An einem solchen grauen Tag ging ich missmutig in den Garten und entdeckte einen Regenbogen, ein majestätisches Tor zu einer geheimnisvollen, himmlischen Welt. Wie gut ist es in solchen Momenten, sich frei von naturwissenschaftlichen Erklärungen und hereinbrechenden Worten in der Natur geborgen und verbunden zu fühlen. Deshalb ist die Gewissheit, dass die Seele der an Alzheimer erkrankten Menschen nicht verstummt, sehr wesentlich. Das ist kein Trost für das, was nicht mehr möglich ist; es schenkt jedoch Zuversicht, die durch das Schwere hindurchträgt. Denn sie, die wir als De-mente bezeichnen, als Menschen ohne Geist, sind es keineswegs. Ihr Ich-Bewusstsein ist ihnen zwar aufgrund einer Störung der Gehirnfunktionen nicht mehr zugänglich, aber der Geist beschränkt sich nicht nur auf die Gehirnfunktionen, sondern umfasst den ganzen Menschen und belebt seinen ganzen Organismus. Dass wir oft »geistlos« durch den Alltag hetzen und das uns innewohnende seelisch-geistige Potenzial vernachlässigen, müsste uns zum Innehalten und zur Selbsterkenntnis veranlassen, statt uns hauptsächlich auf materielle Werte zu beschränken und einem überbordenden Egoismus zu dienen.

Die Demenzerkrankten zeigen uns die Lebensprozesse, die zwischen der diesseitigen und der jenseitigen Welt stattfinden. Ist man sich dieses »Sich-auf-die-Schwelle-Zubewegens« bewusst, verändert sich der Blick auf diese Krankheit: Sie schenkt uns tiefen Respekt vor einem Menschen, dessen Seele und Geist bereits Erfahrungen von einer anderen Welt machen. Achtsame Anteilnahme ermöglicht dem Geistigen in unserem Alltag einen ihm gebührenden Platz einzuräumen. Alles zu tun, was möglich ist, vertrauensvoll und geduldig anzunehmen, was im Schicksal eines jeden Menschen eingeschrieben ist, lehren uns tägliche Krankheitsprozesse, von denen Rudolf Steiner, der Begründer der Anthroposophie, sagt, dass Krankheit eine verdichtete Biografie sei.

Die Erkenntnis, dass es bei allen Lebensprozessen immer auch um eine seelisch-geistige Entwicklung des Menschen geht, schenkt Vertrauen und den Mut, das anzunehmen, an dem man verzweifeln könnte. Wir hören auf das eigene Herz, auf die innere Stimme und finden den Weg aus der Erstarrung, die uns die Sprache verschlägt. Wir manifestieren die Kraft der Seele; eine versöhnliche Kraft, die um die Rückschläge, Niederlagen oder das eigene Scheitern weiß, und die großzügig Raum gibt für Trauer und Enttäuschung.

Seelensprache im Alltag mit Demenzpatient:innen

Der an Demenz erkrankte Mensch hat einen erschwerten Zugang zu seinem bewussten Ich oder hat diesen gar komplett verloren. Sein kausales und assoziatives Denken, seine materiellen Errungenschaften sind bedeutungslos geworden. Was ihm aber oft noch zur Verfügung steht, ist die Seelenwelt mit ihren Gefühlen und Empfindungen. Manchmal drücken sich diese in Gebärden und Handlungen aus, die einerseits seelenvoll und anderseits schwer zu verstehen sind. Um diesem »Chaos« zu begegnen, brauchen wir die Seelensprache, die die Erkrankten dort erreicht, wo sie sich befinden.

Und für Angehörige und Pflegende heißt es, dem emotionalen Sprachchaos bis hin zur Sprachlosigkeit mit einer bewussten Seelensprache zu begegnen; mit Worten, die aus der Herzenswärme heraus trösten und die eine Verbindung mit der Seele des erkrankten Menschen aufnehmen.

Der größte Trost für die menschliche Seele ist der, dass ein Gegenüber spürt und weiß, wo der andere sich befindet. Dies feinsinnig zu fühlen ist ein Heilungsimpuls in jeder menschlichen Begegnung. Von Betreuenden und Angehörigen ist Selbsterkenntnis gefragt und das Aufarbeiten der eigenen biografischen Verletzungen, der traumatischen Erlebnisse, um nicht unbewusst die eigene emotionale Bedürftigkeit über hilfsbedürftige Menschen befriedigen zu müssen? Dieser lebenslange innere Entwicklungsprozess, der aus dem »um sich selbst« Kreisen herausführt, befreit und befähigt dazu, sich selber mit allen Schwächen und Talenten gernzuhaben.

Eine Cranio-Sacral- und *Psychoenergie-Therapeutin* [↗] begleitet Demenzpatient:innen durch liebevolle Berührungen, die sie intuitiv, je nach Situation, Stimmung und Atmosphäre verändert. Sie stellte fest, dass ihre Behandlungen nur dann wirken, wenn sie ganz bei sich selbst ist und völlig absichtslos. Selbsterkenntnis und der Zugang zur eigenen Spiritualität sind essenziell, um die Patient:innen dort abzuholen, wo sie sind: In den geistigen Zwischenwelten, die unsichtbar sind und doch so nahe wie die Luft, die wir atmen.

Die Therapeutin weiß, dass die ehemalige Juristin eine große Beethoven-Liebhaberin ist; eines Tages lässt sie die Ode an die Menschheit »Freude schöner Götterfunken« leise über einen Musikrecorder laufen. Berührt die bettlägrige Frau die Musik oder ist es ein ganz anderes, inneres Erleben? Plötzlich wird sie, heftiger als sonst, unruhig und schreit: »Angst, Angst, Angst ...« Die zugewandten, beruhigenden Worte: »Sie dürfen Angst haben, die Angst ist in Liebe gehalten«, beruhigen manchmal. Diesmal gelingt es nicht. Die Patientin will nicht berührt werden, ihre Hände sind verkrampft. Die Therapeutin nimmt einen Stuhl und setzt sich still ans Fußende, sie berührt sanft die Zehen. Sie formt mit den Händen eine Schale und ist mit ihrem fürsorglichen Mitgefühl ganz präsent. Es ist, als könnte sie die alte Frau sanft und liebevoll halten, ohne sie physisch zu berühren. Eine andächtige Ruhe erfüllt den Raum: »Von guten Kräften wunderbar umgeben ...«, so wie es Dietrich Bonhoeffer ausdrückt. Die Hände der Patientin entspannen sich, der Körper wird weich, und sie atmet ruhig.

Proviant für die große Sternenreise

Gerne erinnere ich mich an Tante Emma. Ich konnte mich an ihrem feinen schmalen Gesicht, der kräftigen Nase, dem leicht nach vorne geschobenen Kinn und ihren weißen Haaren, zu einem straffen Knoten zusammengebunden, kaum sattsehen. Sie hatte für mich als neunjähriges Mädchen eine geheimnisvolle Ausstrahlung, die offenbar niemand von den Erwachsenen verstand. Tante Emma galt als verrückt, und über die »verrückte Alte« sprach man nur mit vorgehaltener Hand. Es kam vor, dass Tante Emmi, wie ich sie zärtlich nannte, mit der Betonung auf dem »i«, plötzlich in Nachbarsgarten verschwand, sich auf die Gartenbank setzte und von dieser kaum wieder wegzubringen war.

Ihr Gatte war vor einem Jahr gestorben. Der stattliche Mann, stets im weißen Hemd, war ein gemütvoller Mensch und erzählte aufregende Geschichten vom »Herzenhören« und von Menschen, die im Krieg umgekommen waren. Diese wahren Geschichten, dass er die Leichen aus den Luftschutzkellern herausholen musste – was sein Broterwerb war –, klangen für mich nie furchterregend. Er vermittelte mir, dass es im Leben nur darum gehe, mit allem umzugehen. Das könne man nur, wenn man liebt – eine Gnade. Und diese Gnade war Tante Emma und Onkel Paul zuteilgeworden.

Kaum hatte ich meine Koffer ausgepackt, tänzelte Tante Emmi um mich herum. Und ich hüpfte mit. Manchmal gelang es, ihr dabei um den Hals zu fallen. Plötzlich brach sie den Tanz abrupt ab und setzte sich in den alten, mit rotem Samt bezogenen Sessel, in dem der Onkel mir seine Geschichte erzählte und ich auf seinem Schoß sitzend mit seiner goldenen Kette spielte, die in der Westentasche steckte und an der sein Monokel befestigt war. Tante Emmi versank gerne in dem weichen Polster des ihr vertrauten Sessels, verschränkte die Arme vor ihrer Brust und faltete die Hände. Früher tat sie es, wenn sie mit mir betete, nun waren ihre Finger steif, und ihr Blick nach innen gerichtet, weit weg.

In solchen Momenten, in denen die Zeit vergessen schien, setzte ich mich zwischen ihre Beine und wartete auf etwas, was ich nicht wusste. Unvermittelt kam sie in Bewegung, packte mich am Arm und kicherte. In ihrem Schlafzimmer kniete sie vor dem Bett, zog die Decke zur Seite und strahlte: Teller mit Brotresten, gedörrten Pflaumen, Kuchen, Wurst und Käse; es roch unangenehm. Blitzschnell verdeckte sie ihre Schätze unter dem Bett: »Psst …« Ich verstand, das war Proviant für sie und Onkel Paul auf ihrer großen Sternenreise. Und ich würde es niemandem verraten.

Nur weil ich als Kind unbeschwert und herzensoffen auf meine Tante zugehen konnte und wir uns prächtig verstanden, war sie deswegen wieder ein Kind? Die biblische Aussage: »Werdet wie die Kinder …«, bedeutet wohl kaum, so zu bleiben wie ein Kind, das die Entwicklung noch vor sich hat, sondern bewusst zu werden, dass der Erwachsene durch viele Lebensprozesse herangereift ist und dass es vielmehr darum geht, dass wir das innere Kind in uns lieb behalten, das innere göttliche Kind, wie C. G. Jung es nannte.

Ralph Kunz

Demenz und Spiritualität – eine inklusive Sicht

Demenz und Spiritualität in einen Zusammenhang zu bringen ist auf den ersten Blick irritierend. Was können demenzkranke Menschen mit Spiritualität anfangen? Ist das Spirituelle nicht eine geistige Tätigkeit? Und ist nicht gerade der Geist des demenzkranken Menschen stark beeinträchtigt? Oder pointiert theologisch formuliert: Kann jemand sich an Gott erinnern, wenn er oder sie sich selbst vergisst? Wenn Spiritualität und Demenz zusammen gedacht werden, entsteht tatsächlich Klärungsbedarf. Es sind vorab Gerontopsycholog:innen und Theolog:innen, die sich bislang um Antworten bemüht haben.

Fragen, die sich in diesem Zusammenhang stellen, sind keineswegs nur akademischer Natur. Sie beschäftigen zuerst die Menschen mit Demenz selber, ihre Angehörigen und Betreuenden, und sie betreffen ganz konkrete Dinge. Wie viel Sinn macht es beispielsweise, mit eine/m Demenzkranken an einem Gottesdienst teilzunehmen? Oder präziser gefragt, wenn man an den Verlauf der Krankheit denkt: Wie lange macht es Sinn, sich in solchen Gemeinschaften zu bewegen? Wie lassen sich Rituale – auch kleine Alltagsrituale – demenzsensibel gestalten?

Eine erste Klärung gilt dem Begriff Spiritualität. Verstünde man darunter nur eine Leistung des Hirns, würden wir wesentliche spirituelle Dimensionen des Lebens gar nicht wahrnehmen. Um zu einem weiteren und tieferen Verständnis von Spiritualität zu gelangen, muss man freilich die kognitive Verengung des Phänomens aufgeben. Zum Spirituellen gehören auch das Gestische, Klangliche, Geschmackliche und Atmosphärische. Eine ressourcenorientierte Sicht des *Gedächtnisses* [↗] legt Wert darauf, die leibliche Ebene der Erinnerung nicht auf Sprache zu beschränken.[26] Das Leibgedächtnis hat sozusagen eine Tiefenschicht. Gesten und Symbole »sprechen« auf einer anderen Ebene an. Klänge, Gerüche und Atmosphären sind im Körper eingebettete Reminiszenzen, die beispielsweise im Ritual reaktiviert und reanimiert werden.[27] In der entsprechenden Literatur herrscht darüber Einigkeit.

> *Im regionalen Alters- und Pflegezentrum werden werkstags Gottesdienste angeboten. Das Angebot ist bei den Bewohnern gefragt. Wer geistig dazu in der Lage ist, kann der kurzen Predigt folgen, die anderen sitzen, lauschen der Musik und absorbieren die Atmosphäre. Die kritische Phase ist der Anfang. Wenn die Rollstühle anrollen und die Versammlung sich formiert, reagieren einige Bewohner:innen verwirrt. Ihre Unruhe macht andere wiederum unruhig. Eine von der Zentrumsleitung beauftragte Kommission wird damit beauftragt, alle Anlässe im Haus demenzfreundlich zu gestalten. Sie nimmt sich auch dem wöchentlichen Gottesdienst an und kommt auf eine einfache und wirksame Idee. Die Pfarrerin beschallt den Saal über die Musikanlage mit Kirchengeläut. Der feierliche Klang geht durch »Mark und Bein«. Er weckt Empfindungen und beruhigt offensichtlich auf einer atmosphärischen Ebene.*

Wie man Spiritualität begrifflich erfassen kann und wie man sie in der Weite solcher transrationalen Klangräume zu fassen kriegt, ist philosophisch umstritten. Die Diskussionen drehen sich beispielsweise um die Frage, wie man Geist, Gefühl und Gott einander zuordnen kann. Je nachdem, wo man das Religiöse im Innern des Menschen lokalisiert, haben Funktionsstörungen des Hirns unterschiedliche Auswirkungen auf den spirituellen Menschen. Es wird auch darüber gestritten, wie strikt man Glaube, Religion und Spiritualität unterscheiden soll. Einerseits ist das Religiöse nicht zwingend das Christliche und andererseits Spirituelles nicht zwingend religiös. Sonst müsste man alle religiösen Menschen zu Christen erklären oder areligiösen Menschen das Spirituelle absprechen.

Die Tendenz geht heute dahin, im Bereich der Gesundheitswissenschaften Spiritualität philosophisch zu verstehen, nämlich als etwas, das jeder Mensch hat, aber unterschiedlich entwickelt sein kann. Man spricht vom Gefühl der Verbundenheit oder von einem Bedürfnis nach Sinn, das mit der Vorstellung eines göttlichen Wesens verbunden sein kann oder auch nicht. Mit anderen Worten: Auch ein/e Agnostiker:in oder Atheist:in ist ein spiritueller Mensch. Es stellt sich aber die Frage, ob mit einer so offenen Definition aus dem Allerlei nicht ein Einerlei wird. Wenn alles spirituell ist, ist nichts mehr spirituell.[28]

Es ist offensichtlich, dass sowohl religiös abgeleitete wie vom Religiösen komplett abgelöste Definitionen bei der Bestimmung der spirituellen Dimension Schwierigkeiten bereiten. Der schottische Theologe John Swinton geht in seinem Buch einen anderen Weg.[29] Der Titel »Dementia – Living in the Memories of God« zeigt die Richtung an. Wir leben, ob gesund oder krank, religiös oder areligiös, immer auch in den Erinnerungen anderer und bilden dadurch mit anderen zusammen eine Erinnerungsgemeinschaft. In dieser Sicht wird ein Mensch nicht nur als Körper begriffen, der geboren wird, wächst und stirbt, sondern als Teil einer größeren Körperschaft gesehen. Gott ist in dieser Sicht das Symbol für die tragende Gemeinschaft. Dass wir zu ihr gehören, ist eine Gewissheit. Dass wir nicht aus den Gemeinschaften rausfliegen, in denen Sorge und Anteilnahme unmittelbar erfahren werden (könnten), ist leider nicht selbstverständlich.[30]

Ein älteres Ehepaar, das sich zeitlebens in der Kirchgemeinde engagierte, erlebte es am eigenen Leib. Bald war allen in der Gemeinde klar: Der Mann hat Alzheimer [↗]. *Noch war das Ritual ein Bedürfnis für ihn. Sie nahm ihn mit zum Gottesdienst. Schwieriger wurde, was danach kam. Er passte nicht mehr in die wohlgeordnete Welt der sonntäglichen Kirchenkaffeegemeinschaft. Man konnte mit ihm nicht mehr recht plaudern. Die Gesunden machten einen Bogen um das Ehepaar. Es wurde isoliert und exkludiert. Man hat sie sitzengelassen. Eines Sonntags beschloss die Frau, zu Hause zu bleiben. Sie schaltete den Fernseher an.*

Spiritualität hat also auch eine soziale Dimension. Wird sie berücksichtigt, hat das Konsequenzen für das Verständnis des Spirituellen. Es geht nicht um richtige Definitionen oder korrekte Religiosität. Es geht letztlich um die Anerkennung und Achtung der unveräußerlichen Würde jedes Menschen. Daran entscheidet sich, ob wir schwache und zerbrechliche Mitmenschen ausschließen oder ob wir sie – so gut es geht – weiterhin als Teil unserer Gemeinschaft ansehen.

John Swinton sagt, wir bilden eine Gemeinschaft aus Kranken und Gesunden, weil sich Gott an uns erinnert. Das ist eine theologische Interpretation des Sozialen. Gottes Geist ist für diejenigen, die glauben, kein ideologisches Konstrukt, sondern eine heilsame Macht, die am Leib erfahren wird. Ob man diese Sicht des Glaubens teilt oder nicht, ist letztlich einerlei, solange nur seine Wahrheit erlebt werden kann. Der Raum der Erfahrung ist eine Körperschaft – das Neue Testament sagt dazu Leib Christi. Niemand ist ausgeschlossen. Zu dieser Gemeinschaft gehört jeder Mensch und nicht nur diejenigen, die dies oder jenes denken oder sagen können. In diesem Leib ist jeder und jede aufgehoben. Spiritualität ist so verstanden keine menschliche Eigenschaft. Sie ist der Geist dieser bergenden Körperschaft. Sie lässt sich nicht einem Ort in unserem Inneren zuweisen und ist weder eine geistige noch eine religiöse, noch eine seelische Leistung. Spiritualität wird vielmehr gelebt von und in einer Gemeinschaft, die vom Geist Gottes beseelt ihre Schwächsten nicht vergisst. Daran erweist sich und darin zeigt sich der Geist, der Menschen menschlich macht.

Natürlich gilt das auch für Institutionen, die sich historisch betrachtet christlichen Stiftungen der Barmherzigkeit verdanken, aber in der Gegenwart ein säkulares Selbstverständnis haben. Es ist kein Zufall, leitet sich Spital von Hospital und Hotel ab. Pflegeheime und Krankenhäuser sind auch heute noch im besten Falle gastliche Häuser. Spiritualität kann also in einem weiten Sinne auch den »Geist« eines Heims meinen. Es ist die spürbare Kultur der Freundlichkeit und Zuwendung, die von der Belegschaft gepflegt wird, die sich um die Bewohner:innen kümmert. Es sind die kleinen Liebenswürdigkeiten, die es spürbar ausmachen: Blick- und Körperkontakte, der Blumenschmuck, der liebevoll zubereitete Tisch, der Umgang mit den Bewohner:innen.

Die Erinnerung an das Gedächtnis der Religion rückt das Ethos der Sorgekultur in den Vordergrund. Ein wichtiges Anliegen ist die Rücksicht auf die sogenannt Schwachen bei gleichzeitiger Wahrung ihrer Würde als Subjekte. Assistenzbedürftige Menschen sind nicht Objekte der Fürsorge der »Starken«.[31] Sie bleiben unsere Gegenüber. Sie bleiben unsere Väter, Mütter, Geschwister und Freund:innen. Sie beeinflussen und beeindrucken uns mit ihrer Geschichte und verändern dadurch das Leben im engeren wie im weiteren Kreis der Gemeinschaft. Sie gehen nicht vergessen. Wenn sie präsent bleiben, macht die Krankheit etwas Heilsames mit den Gesunden. Sie verstärkt das Bewusstsein, dass es nicht »sie« und »uns« gibt, sondern wir miteinander verbunden bleiben in einer Schicksalsgemeinschaft, die bereichernd sein kann. Indem wir »sie« nicht auf ihre Krankheit reduzieren, tragen »wir« gemeinsam dazu bei, dass die Gesellschaft human bleibt. Eine eindrückliche Beschreibung dieser Verbundenheit findet sich beim Vorarlberger Schriftsteller Arno Geiger.[32]

> *Es gibt da etwas zwischen uns (mir und dem Vater), das mich dazu gebracht hat, mich der Welt weiter zu öffnen. Das ist sozusagen das Gegenteil von dem, was der Alzheimerkrankheit normalerweise nachgesagt wird – dass sie Verbindung kappt. Manchmal werden Verbindungen geknüpft. […] Das Glück, das mit der Nähe zum Tod eine besondere Dichte erhält. Dort, wo wir es nicht erwartet hätten.*[33]

Die Krankheit macht, dass sich die Sohn-Vater-Beziehung verändert. Geiger leidet mit seinem Vater an dessen zunehmenden Entfremdung und Heimatlosigkeit.

> *Die Abende sind es, die einen Vorgeschmack auf das liefern, was bald schon der Morgen zu bieten haben wird. Denn wenn es dunkel wird, kommt die Angst. Da irrt der Vater rat- und rastlos umher wie ein alter König in seinem Exil. Dann ist alles, was er sieht, beängstigend, alles schwankend, instabil, davon bedroht, sich im nächsten Moment aufzulösen. Und nichts fühlt sich an wie zu Hause.*[34]

Drehscheibe Demenz der Kirchgemeinde Zürich
Monika Hänggi (Sozialdiakonin), Roland Wuillemin (Pfarrer)

Im Kirchenkreis sechs der Kirchgemeinde Zürich hat sich in den letzten Jahren ein Schwerpunkt in der Arbeit mit Menschen mit Demenz und ihrer Angehörigen herausgebildet. Durch unser Projekt »Drehscheibe Demenz« intensivieren wir unser Engagement in diesem Bereich und bringen das Thema in der ganzen Kirchgemeinde Zürich ein.

Ausgangspunkt ist für uns die Menschenwürde. Nach dem jüdisch-christlichen Menschenbild ist die Würde jedem Menschen gegeben. Sie ist unzerstörbar und begleitet uns bis zum letzten Atemzug. Dafür stehen wir ein und möchten dies auch in der Öffentlichkeit vertreten. So setzten wir uns zusammen mit vielen anderen für die Enttabuisierung des Themas Demenz und für die Integration von Menschen mit Demenz ein. Zuallererst ist das eine Aufgabe für uns selbst. Wir sind daran, unsere Kirchgemeinde »demenzsensibel« zu gestalten. Das ist ein Prozess, in den die Mitarbeitenden, aber auch die Freiwilligen und die aktiven Gemeindeglieder einbezogen werden sollen.

Dazu gibt es auch ganz praktische Angebote:

- »Dunschtigclub«: Nach dem gemeinsamen Mittagessen verbringen Betroffene und ihre Angehörigen, wenn sie möchten, einen Nachmittag zusammen.
- Singcafé und Tanzcafé: Wir bieten je einen Nachmittag zum gemeinsamen Singen oder Tanzen an.
- Angehörigen-Treff: Ein Austausch für Angehörige.
- Hirntraining: Ein wöchentliches Training mit Papier, Stift und Bewegung.
- Infoveranstaltungen: Vorträge und Austausch.
- »Dialog Demenz«: Eine Tagung für Betroffene, Angehörige, Interessierte und Fachpersonen.

Einige dieser Angebote führen wir zusammen mit der *Spitex* [↗] durch. Dazu kommen weitere Angebote, die noch in der Planung sind. Es geht aber nicht darum, möglichst viele Angebote selbst zu gestalten, sondern uns mit anderen Institutionen zu vernetzen, sodass Betroffene und Angehörige das finden, was für sie passt.

Unsere Erfahrung in der Begleitung von Menschen mit Demenz ist: Neben dem Schwierigen, was diese Krankheit mit sich bringt, ist bei diesen Menschen auch ganz viel Wertvolles da: ihre Direktheit, ihre Emotionalität, manchmal ihr Humor, ihre Spiritualität und einfach ihr Da-Sein. Wir brauchen diese Menschen in unserer Kirche und in unserer Gesellschaft.

reformiert-zuerich.ch/sechs
Drehscheibe Demenz, Kirchenkreis sechs, Winterthurerstrasse 25, 8006 Zürich

Aber gerade dieses Leid wird für Geiger nun zum Anlass, sich seinem Vater auf neue Weise zu nähern. Davon erzählt er, und es entsteht ein Bild der Krankheit, das so feinfühlig mit der Lebensgeschichte des Vaters verflochten wird, dass auch ein Licht auf die Demenz fällt. Sie ist nicht nur das tragische Schicksal, sondern erhellt gleichermaßen die Biografie des Vaters. Die Geschichte des Vaters, die so diskret erzählt wird, dass es nie voyeuristisch wird, ist keine Krankheitsgeschichte. Sie ist ein zärtlicher und barmherziger Blick auf den Vater. Der, der ihn wirft, ist verwundert darüber, dass in der Verwirrung eine Weisheit aufblitzt, auf die ein Gesunder nicht kommen würde.

> *Weil man als Kind seine Eltern für stark hält und glaubt, dass sie den Zumutungen des Lebens standhaft entgegentreten, sieht man ihnen die allmählich sichtbar werdenden Schwächen sehr viel schwerer nach als anderen Menschen. […] Da mein Vater nicht mehr über die Brücke in meine Welt gelangen kann, muss ich hinüber zu ihm […]*

»Der König im Exil« – so bezeichnet Geiger seinen Vater – ist ein zutiefst menschliches und existenzielles Buch, weil es mit seinen präzisen Erkundungen im Grenzland der Krankheit auf Gesundes gestoßen ist. Etwas scheint zwischen den Zeilen auf: In der Tragik ist Hoffnung, in der Verlorenheit ein Sich-Finden und im Vergessen Erinnerung. Es ist eine Beschreibung der biografischen Dimension der Spiritualität. Sie scheint dort auf, wo Mitmenschen sich auf die Krankheit ihrer Angehörigen, Freund:innen oder Anvertrauten einlassen und merken: Die Krankheit zertrümmert das Gedächtnis, aber zerstört es nicht ganz. In den Bruchstücken ist eine Ahnung des Ganzen. Jedes Fragment ist auch ein Torso. Darum ist es wichtig, Betroffene auch als Subjekte des fragmentarischen Gedächtnisses wahrzunehmen. Das gilt freilich für alle kranken, schwachen und in irgendeiner Weise körperlich, geistig oder psychisch eingeschränkten Menschen.

> *Viele Gemeinden haben ihr inklusives Potenzial noch nicht entdeckt. Das gilt selbstredend nicht nur für religiöse Gemeinschaf-*

ten, sondern auch für Quartiervereine oder andere Formationen des kommunalen Lebens. Ein gutes Instrument, um die Chancen und Herausforderungen demenzfreundlicher Gemeinde(n) auszuloten, ist der sogenannte »Inklusionsindex«. Es handelt sich dabei um eine Art Checkliste, mit der die Zugänglichkeit einer Gemeinschaft geprüft werden kann. Wie können Anlässe inklusiv gestaltet werden? Welche Begegnungsmöglichkeiten sind gemeinschaftsförderlich?[35]

Aus christlicher Perspektive ist der inklusive Gottesdienst der zentrale Ort für die gemeinsam gelebte Spiritualität. Dabei geht es auch um eine gemeinschaftlich vollzogene Arbeit an den Bildern der Krankheit – weder besserwisserisch noch missionarisch. Dass die Gemeinde eine Gemeinschaft bildet, wird zur lebendigen Metapher. Die Irritation der Krankheit bleibt. Aber der »Geist Demenz« ist nicht mehr länger ein Schreckensgespenst, das verdammt und verbannt werden muss. Er gehört zum zerbrechlichsten und kostbarsten Gut, das wir haben: unsere Menschlichkeit.

anhang

GLOSSAR / SACHREGISTER

Acetylcholinesterase-Hemmer: Durch die Acetylcholinesterase-Hemmer (Donepezil, Galantamin, Rivastagmin) wird die Information zwischen den Nervenzellen erleichtert, indem das Acetylcholin weniger schnell abgebaut wird und somit länger zur Verfügung steht. Sie sind in der Schweiz bei leichter bis mittelschwerer Demenz zugelassen. S. 174ff.

Aggression / aggressiv / Aggressivität: S. 27, 30, 99f., 111, 135, 154f., 157, 177, 186, 213, 236, 256, 284, 292, 296, 317f., 320, 325, 329, 350, 373

aktives Zuhören: Die gefühlsbetonte Reaktion einer Gesprächspartnerin oder eines Gesprächspartners auf die Botschaft einer Sprecherin bzw. eines Sprechers. Der US-amerikanische Psychologe und Psychotherapeut Carl Rogers hat die Inhalte des aktiven Zuhörens erstmals 1942 als Kommunikationsmittel erwähnt. Durch das in Worte Fassen der Gefühle und des Gesagten, durch sachliches Zusammenfassen und gezieltes Nachfragen fühlt sich der/die Patient:in verstanden. S. 27

Aktivitäten des täglichen Lebens (ATL, im englischen ADL): S. 56ff.

Alleinlebende / Alleinstehende: 24, 60f., 73, 266, 313, 315ff.

Alzheimer / Alzheimerdemenz [↗ auch Demenz]: Häufigste Form der Demenz, beinhaltet etwa 50 % der Demenzen. Auf organischer Ebene führt sie zu Gehirnveränderungen, die hauptsächlich aus Eiweißablagerungen bestehen, den sogenannten Amyloid-Plaques und den Neurofibrillenbündeln (bestehend aus Tau-Proteinen). Zu Beginn sind vor allem Hirnareale betroffen, die für das *Gedächtnis* [↗] mit verantwortlich sind. Mit Fortschreiten der Erkrankung kommt es zu einem zunehmenden Nervenzellenuntergang und als Folge zu einem deutlichen Abbau von Hirnsubstanz. Klinisch stehen am Anfang insbesondere Gedächtnisstörungen im Vordergrund, die Betroffenen leiden aber zunehmend an den für die Demenz typischen Symptomen.

ambiguous loss: Unklarer, nicht richtig einzuordnender Verlust. Geprägt von Prof. Pauline *Boss* [↗] im Zusammenhang mit Vermissten, Schädel-Hirn-Erkrankten, aber auch mit Demenz. S. 133, 147

Amyloid: S. 30f., 34, 73, 180ff., 206f., 211, 235

Amyloid-Angiopathie: ↗ CAA.

Anamnese: Systematische Befragung, die von der Ärztin/dem Arzt oder von einer Fachperson durchgeführt wird, um die aktuellen Beschwerden, die gesundheitliche Vorgeschichte, besondere Dispositionen (z.B. Allergien) und Risikofaktoren, die Lebensumstände und das genetische Risiko des/der Patient:in zu erfassen. Bezüglich Demenzerkrankung ist im Speziellen auch die Fremd-Anamnese durch die Angehörigen einzuholen.

Anosognosie: Krankhaftes Nichterkennen von Störungen des Nervensystems. Ausgelöst durch Schädigung bestimmter Areale im Hirn. Bei Demenz gebraucht, wenn der/die Patient:in seine/ihre Symptome nicht oder anders wahrnimmt. S. 23, 53ff., 69, 259

Anticholinergika: Hemmen die Wirkung von Acetylcholin, dem Hauptüberträgerstoff des Parasympathikus. Der Parasympathikus gehört zum unwillkürlichen Nervensystems und ist an der Steuerung von vielen Körperfunktionen beteiligt. Die Gabe von Anticholinergika hat viele Indikationen, so im Bereich von Asthma-, Blasen-, Magen-Darm- und Augen-Therapie. Als Nebenwirkung kann u.a. vermehrte Verwirrtheit auftreten, weil das Acetylcholin auch im Zentralnervensystem gehemmt wird. S. 157

Antidementiva: Medikamente, die zwar die Demenz nicht heilen können, die aber den Verlauf der Erkrankung lindern können. Laut Studienlage kann die Pflegeheimeinweisung damit verzögert werden. Zu den Antidementiva gehören die *Acetylcholinesterase-Hemmer* [↗] und das *Memantin* [↗]. Anitdementiva können auch Verhaltensauffälligkeiten verbessern. S. 44, 156, 174ff., 178f., 350; antidementiv: 179, 205

Antikörper: S. 181f.

Antipsychotikum: ↗ Neuroleptikum

Antriebslosigkeit/Antriebsmangel/Antriebsstörung [↗ auch Apathie]: S. 27, 48, 69, 175; antriebslos: S. 16, 93, 155, 157, 159, 321

Aphasie [↗ auch primär progressive Aphasie / FTLD]: erworbene Störung der Sprache. S. 292

Apathie: S. 155, 186, 236, 296; apathisch: S. 100, 157, 320

Apraxie: Störung der Ausführung willkürlicher zielgerichteter und geordneter Bewegungen bei intakter motorischer Funktion. Symptom vieler neurologischer Erkrankungen, sehr ausgeprägt bei der *corticobasalen Degeneration* [↗], aber auch bei *Alzheimerdemenz* [↗]. S. 34, 183

Aspiration: Unbeabsichtigtes Eindringen von Flüssigkeit oder Nahrung in die Atemwege. Die Ursache kann ein krankhafter Schluckakt sein, aber auch der Rückfluss von Magenflüssigkeit. Bei Demenzerkrankungen kommt es im Verlauf der Erkrankung häufig zu immer wiederkehrenden Aspirationen. S. 192

Assistenzbeitrag: Mit dem Assistenzbeitrag können Leistungen finanziert werden, die von Personen erbracht werden, die von der behinderten Person (oder ihrer gesetzlichen Vertretung) im Rahmen eines Arbeitsvertrags angestellt worden sind; die Assistenzpersonen dürfen weder mit der behinderten Person verheiratet sein oder mit ihr in eingetragener Partnerschaft leben noch mit ihr eine faktische Lebensgemeinschaft (Konkubinat) führen, noch in gerader Linie mit ihr verwandt sein. S. 188

assistierter Suizid (= Suizidbeihilfe) [↗ auch Exit, Freitod, Suizid]: Unterstützung einer Person in ihrem Ziel, ihr Leben zu beenden. Voraussetzung ist die Urteilsfähigkeit des/der Patient:in. Es wird eine tödliche Dosis eines Medikamentes verschrieben, um dem/der Patient:in die Selbsttötung zu ermöglichen. In der Schweiz ist die Suizidbeihilfe erlaubt, wenn vonseiten der Ärztin/des Arztes keine selbstsüchtigen Motive vorhanden sind (Art. 115 StGB), in Deutschland und in Österreich ist diese nicht erlaubt. S. 299f., 305, 364–367

Atrophie: Schwund von Gewebe. Dieser kann durch ein Ungleichgewicht durch Auf- und Abbau von Gewebe oder auch durch Krankheit (insbesondere bei der Alzheimerkrankheit) entstehen. S. 19

averbal: Nicht durch Worte ausgedrückt. Averbale Kommunikation: Kommunikation mit Gestik, Mimik, nicht mit Worten.

Axon: Strang der Nervenzelle, der dazu dient, die Nervenimpulse vom Zellkörper zur nächsten Nervenzelle zu transportieren und zu übertragen. S. 180

basale Stimulation: Alle pflegerischen und therapeutischen Maßnahmen, die zur Förderung von körperlich und geistig beeinträchtigten Menschen verwendet werden. Die Sinneswahrnehmung, Körperorientierung und Kommunikationsfähigkeit der Patient:innen soll durch die basale Stimulation gefördert und verbessert werden. Ziel ist der Aufbau einer Beziehung zu dem/der Patient:in sowie einer Beziehung zwischen ihm/ihr und seiner/ihrer Umwelt. S. 224

Beratung: aufsuchend, zugehend: S. 24, 27, 64, 69, 71, 74, 124, 147, 187f., 190, 192, 312, 318, 334

Bildspuren: Entstehen direkt aus dem Körper Betroffener. Es sind keine Bilder im üblichen Sinn mit Thema und klar definierter Form, sondern Malspuren, die sich spontan bilden. S. 237, 239

BPSD = behaviorale und psychologische Symptome der Demenz: Verhaltensauffälligkeit bei Demenz. S. 154–157

Borreliose/Borrelien: Wird von einem spiralförmigen Bakterium, dem »Borrelia burgdorferi«, ausgelöst. Sie ist die häufigste durch Zecken übertragbare Erkrankung in der Schweiz. Die Klinik ist vielschichtig, und die Symptome können unspezifisch verlaufen, deswegen bleibt die Erkrankung oft unerkannt. Werden die Symptome nicht erkannt, kann sich das Bakterium auch im Hirn festsetzen, es kommt zur sogenannten Neuroborreliose. S. 21

Boss, Pauline, Prof. emer. Dr.: Psychotherapeutin, Professorin der University of Minnesota und Gastprofessorin an der Harvard Medical School sowie anderen Hochschulen. Internationales Renommee erlangte sie mit ihren Forschungsarbeiten zum Thema Stressreduktion für Familien; zudem hat sie den Begriff des *»ambiguous loss«* [↗] geprägt. Siehe auch: BOSS, P., BOPP-KISTLER, I., PLETSCHER, M. (HG.): Da und doch so fern. Vom liebevollen Umgang mit Demenzkranken, 2014. S. 132f., 147, 150, 187

Burn-out: S. 15f., 64, 75, 88, 120f., 123ff., 164, 264

CAA = cerebrale Amyloid-Angiopathie: Bei dieser Erkrankung kommt es zu Blutungen von kleinen und großen Gefäßen und in der Folge auch zu einer Demenz. Es sind spontane Blutungen in das Hirngewebe, die nicht traumatisch, sondern durch Einlagerung pathologischer Eiweiße in die Gefäßwand zustande kommen. Bei den Eiweißen handelt es sich um das sogenannte Amyloid, das auch in der Alzheimererkrankung eine wesentliche Rolle spielt (Ablagerungen im Gewebe). S. 31

Case Management: S. 17, 264. Case Manager: S. 124f., 187

cholinerge Dysfunktion/Defizit: Ausdruck eines Mangels des Neurotransmitters Acetylcholin, der sich beim Untergang von cholinergen Nervenzellen im Rahmen von Demenzen, besonders beim Alzheimertyp, entwickelt. S. 203

Computertomografie: ↗ CT

Coping/Copingstrategien: Bewältigungsverhalten einer als bedeutsam oder belastend empfundenen Situation oder Lebensphase. Mit diesem Verhalten sind bereits erfolgreich Krisen gemeistert worden, und die Person kann in einer weiteren Krise auf dieses Verhalten zurückgreifen. S. 99, 149, 192

corticobasale Degeneration: Seltene *neurodegenerative Erkrankung* [↗] mit ausgeprägt einseitiger Parkinsonsymptomatik, Gleichgewichtsstörung, *Apraxie* [↗] und alien limb Syndrom (Gefühl, dass ein Glied fremd sei). Immer begleitet auch von *kognitiven* [↗] Defiziten. S. 32, 34

CT = Computertomografie: Röntgenologisches Verfahren, bei dem Querschnittbilder des Körpers erzeugt werden. In der Demenzdiagnostik spielt diese Untersuchung eine wichtige Rolle, wenn eine *MRI-Untersuchung* [↗] nicht möglich ist (z.B. bei Herzschrittmacherträgern) oder wenn der/die Patient:in unruhig ist (das CT braucht weniger Zeit). Die Auflösung ist schlechter als bei der MRI-Unteruchung, zudem besteht eine Röntgenbestrahlung.

Defibrillator: Gerät zur Behandlung von lebensbedrohlichen Rhythmusstörungen, kann heute auch schon beim Menschen eingepflanzt werden. S. 362

degenerativ: S. 160

Delir/delirant/Delirium: Akuter Verwirrtheitszustand, oft ausgelöst durch eine akute Erkrankung (z.B. Infektion oder Operation). Besonders gefährdet sind Menschen mit einer vorbestehenden Hirnerkrankung, z.B. Patient:innen mit Demenz. Typisch für das Delir sind ein akuter Beginn, Fluktuationen, eine Aufmerksamkeitsstörung, Denkstörung und eine veränderte Bewusstseinslage. Oft sind delirante Menschen hyperalert (überaus aktiv), wechselnd mit hypoalerten (schläfrigen) Phasen. S. 78, 186, 213, 295, 317, 319–322, 324, 365

Delirstation: In einer Delirstation werden akut verwirrte (*delirante* [↗]) spitalbedürftige Patient:innen behandelt. Eine besondere Infrastruktur (z.B. geschlossene Strukturen, Bodenbetten, ruhige Atmosphäre u.a.) und spezifische Behandlungspfade mit Verhindern von Fixation, möglichst wenig sedierenden Medikamenten und einer interprofessionellen Behandlung auf der Station sollen dazu führen, dass die verwirrten Erkrankten schneller mobilisiert werden können und weniger Stress erleben. S. 322

Demenz/Demenzerkrankung: Als Demenz bezeichnet man gemäß internationalen Definitionen ein Krankheitsbild, das meist als Folge einer chronisch-fortschreitenden Erkrankung des Gehirns auftritt und sich durch eine Störung von mehreren Hirnleistungsbereichen äußert. Nach internationalen Diagnosekriterien wie *ICD-11* [↗] (*https://icd.who.int/en*) spricht man von Demenz oder nach *DSM-V* [↗] von einer schweren neurokognitiven Störung. Die demenzbedingten Störungen schränken die betroffene Person in ihren Aktivitäten des täglichen Lebens und/oder des Berufs ein und stellen eine deutliche Verschlechterung gegenüber einem früheren Leistungsniveau dar.

Demenz ist ein Überbegriff, am häufigsten ist die *Alzheimerdemenz* [↗]. Weitere Formen sind z.B. die gefäßbedingte Demenz (*vaskuläre Demenz* [↗]), die *Lewy-Body-Demenz* [↗] und die *frontotemporale Demenz* [↗].

demenzfreundlich: S. 379, 385

Demenzstation: S. 285, 288, 356

Depression/depressiv/Depressivität: Zur Diagnosestellung nach *ICD-11* [↗] müssen mindestens zwei Haupt- und zwei Nebensymptome vorhanden sein. *Hauptsymptome:* [1] Gedrückte Grundstimmung (tiefe Traurigkeit): Gefühle der Verzweiflung und »inneren Leere« stellen sich ohne erkennbaren Anlass ein. [2] Interessenverlust (Anhedonie): Die Fähigkeit, sich an wichtigen Dingen oder Aktivitäten des Alltags zu freuen bzw. daran teilzunehmen, geht verloren. Der Interessenverlust kann sich auf alle Lebensbereiche, also Familie, Freundeskreis, Beruf, aber auch Hobbys, Sport oder sexuelle Aktivitäten, erstrecken. [3] Verminderung des Antriebs (Energielosigkeit): Das Gefühl einer starken inneren Müdigkeit und Energielosigkeit lässt jede Aktivität beschwerlich erscheinen. Die Motivation zur Durchführung selbst einfacher Alltagsaktivitäten wie Essenszubereitung oder Körperpflege nimmt ab. *Nebensymptome:* [1] Verminderte Konzentration und Aufmerksamkeit, [2] Mangelndes Selbstwertgefühl und Selbstvertrauen, [3] Gefühle von Schuld und Wertlosigkeit, [4] Negative und pessimistische Zukunftsperspektive, [5] Suizidgedanken oder -handlungen, [6] Schlafstörungen, [7] Verminderter Appetit. S. 15, 22, 25, 32, 42f., 51, 57, 75, 78, 93, 134ff., 149, 154f., 162, 164, 193, 200, 210, 256, 264, 272, 296, 327, 332, 350, 361

Diagnosegespräch: S. 22, 24f., 27ff., 38, 44, 67f., 265

DSM-V = diagnostisches und statistisches Manual mentaler Störungen: (DSM-V 5. Auflage 2013) Die Diagnosegruppe »neurokognitive Störungen« (»neurocognitive disorders«, NCD) im DSM-V ersetzt die Diagnose Demenz von DSM-IV. Der Begriff Demenz wird im neuen Konzept nicht mehr benutzt. Neurokognitive Störungen sind deutlich breiter angelegt als das Demenzkonzept im DSM-IV; sie umfassen auch Frühstadien demenzieller Erkrankungen. So wird zwischen minor (leichter) und major (starker) neurocognitive disorder (neurokognitiver Beeinträchtigung) unterschieden. Minor neurocognitive disorder entspricht dem früheren Begriff des *MCI* [↗] (mild cognitive impairment).

Definition der Demenz (major neurcognitive disorder) nach DSM-V: Signifikante Abnahme der Hirnleistung gegenüber früher in mindestens einer der folgenden Bereiche: Exekutivfunktionen, Lernen und *Gedächtnis* [↗], Sprache, perzepto-motorische Fähigkeit (Wahrnehmung und Bewegung), komplexe Aufmerksamkeit (Konzentration gleichzeitig auf mehrere Dinge), soziale *Kognition* [↗] (z. B. Einfühlungsvermögen).

Im Konzept von DSM-V wird neu nicht mehr obligat eine Gedächtnisstörung zur Diagnosestellung verlangt; dies ist sinnvoll, da bei mehreren Demenzerkrankungen primär nicht eine Gedächtnisstörung im Vordergrund steht (z. B. bei der *Lewy-Body-Demenz* [↗] und *frontotemporalen Demenz* [↗]). Die *Alzheimerdemenz* [↗] beginnt fast immer mit einer Gedächtnisstörung. Zudem wird erstmals auch die soziale Kognition mit einbezogen. S. 30, 47, 56

elderly abuse: Misshandlung im Alter. S. 324

Endpunkt: Definiert das Ziel in einer klinischen Studie. S. 205

Espuma: Schäume aus der iSi-Whipper-Flasche (Rahmbläser). Biozoon stellt Spuma und Gelea her. Beides sind pflanzliche Bindemittel. Spuma für kalte Gerichte, Gelea für warme Gerichte. S. 221, 227

Ethik/ethisch: S. 77, 182f., 191, 278, 301f., 305, 324, 346, 349, 357, 368

Euthanasie: S. 300

evidenzbasiert: Eine medizinische Versorgung, die die Krankheit eines/einer Patient:in auf der Grundlage der besten zur Verfügung stehenden Wissensquellen bzw. wissenschaftlichen Daten behandelt. Bei älteren, *polymorbiden* [↗], auch demenzerkrankten Patient:innen fehlen oft solche Daten, weil die Studienanlagen diese oft ausschließen. S. 156

Exit [↗ auch assistierter Suizid, Freitod, Suizid]: Größte Schweizer Suizidhilfeorganisation. S. 36f., 55, 127, 129, 299, 353

Externalisierung: Innere Motive oder Zuschreibungen werden nach außen verlagert. Das Problem liegt nicht in der Person, sondern außerhalb und kann dadurch mit einem Außenblick betrachtet werden. S. 149

Fahreignung: Allgemeine, zeitlich nicht umschriebene und nicht ereignisbezogene, physische und psychische Eignung zum sicheren Lenken eines Motorfahrzeugs im Straßenverkehr. Die rechtlichen Rahmenbedingungen sind im Schweizerischen Strassenverkehrsgesetz (SVG), in der Verordnung über die Zulassung von Personen und Fahrzeugen zum Straßenverkehr (Verkehrszulassungsverordnung (VZV)) und im Obligationenrecht (OR) geregelt, was einer komplexen Situation entspricht. Das SVG (Art. 14, Abs. 4) (*www.admin.ch/ch/d/sr/c741_01.html*) regelt das ärztliche Melderecht an die Aufsichtsbehörde oder an die Verkehrszulassungsbehörde.

In Deutschland gelten andere Gesetze, zudem besteht im Gegensatz zur Schweiz nicht die Pflicht, ab 70 Jahren alle zwei Jahre die Fahreignung bestätigen zu lassen (*https://de.wikipedia.org/wiki/Fahreignung; www.bast.de/DE/Verkehrssicherheit/Fachthemen/U1-BLL/Begutachtungs leitlinien.pdf?__blob=publicationFile&v=20*). S. 17, 29, 260, 262f.

Fingerfood: S. 225f.

Freitod [↗ auch assistierter Suizid, Exit, Suizid]: S. 347, 349f., 353

frontale Demenz [↗ auch frontotemporale Demenz]: S. 31ff. 182

Frontallappen: S. 62, 157f., 235; Frontalhirn: S. 53, 236

frontotemporale Demenz: ↗ FTD

Frontotemporallappendegeneration: ↗ FTLD

FTD = frontotemporale Demenz: Verhaltensvariante (= behavioral Variante FTD = bvFTD); (siehe auch neue Kriterien: PIJNENBURG, Y. ET AL.: New Diagnostic Criteria for the Behavioural Variant of Frontotemporal Dementia, in: European Neurological Review, 6(4), 2011, S. 234–237). Bei dieser Demenz stehen lange Zeit die Verhaltensauffälligkeiten im Vordergrund, andere *kognitive* [↗] Störungen kommen erst später dazu: verminderte Selbstkontrolle, Enthemmung, Aggressionen, Wutausbrüche, Unruhe, sexuelle Enthemmung, Vernachlässigung der persönlichen Hygiene, unangemessene Gefühlsäußerungen, zwanghafte Handlungen, Rededrang, unpassende Bemerkungen, Witzelsucht, Maßlosigkeit beim Essen und Trinken, Abnahme des Einfühlungsvermögens, Verflachung der Gefühlsäußerungen, Taktlosigkeit, Uneinsichtigkeit, eigenartiges Verhalten, Störung der Planungs-, Organisations- und Urteilsfähigkeit, fehlende *Krankheitseinsicht* [↗]. S. 20, 47, 73f., 155, 157, 159–166, 177, 196

FTLD = Frontotemporallappendegeneration: In einer Konsensuskonferenz, den »Lund-Manchester Kriterien«, wurden erstmals die klinischen und pathologischen Kriterien der FTLD definiert. Seit der Revision dieser Kriterien 1998 werden die *frontotemporale Demenz (FTD)* [↗], die *semantische Demenz (SD)* [↗] und die *progrediente, nicht-flüssige Aphasie* (= PNFA) als die drei prototypischen Syndrome unterschieden, die durch FTLD in Abhängigkeit von der Lokalisation des neurodegenerativen Prozesses verursacht werden. Die wichtigste Form ist die Verhaltensvariante, die frontotemporale Demenz im engeren Sinn (bv FTD), auch *Pick-Krankheit* [↗] genannt. Die progrediente, nicht flüssige Aphasie (PNFA) wurde früher als primär progressive Aphasie (*PPA* [↗]) bezeichnet. Die Nomenklatur hat sich in den letzten Jahren geändert, indem die PPA neu in 3 Untergruppen unterteilt wird, und zwar in die nicht flüssige, agrammatikalische Form der PPA (auch progrediente, nicht flüssige Aphasie, PNFA, genannt), in die semantische Form der PPA (auch semantische Demenz genannt) und in die *logopenische Variante* [↗] der PPA, die zu einer Untergruppe der Alzheimererkrankung zählt. Diesen Formen gemeinsam ist, dass die Demenz immer mit Sprachproblemen beginnt. Die Verhaltensauffälligkeiten sind nicht so stark ausgeprägt wie bei der FTD, dennoch verändert sich auch bei diesen Betroffenen (weniger bei den Betroffenen mit logopenischer Aphasie) die Persönlichkeit langsam und unmerklich. Siehe auch: *www.knd-demenzen.de/die-verbuende/verbund-ftld/projektbeschreibung.html*; Konsortium zur Erforschung der frontotemporalen Lobärdegeneration; GORNO-TEMPINI, M. L., HILLIS, PA. E., WEINTRAUB, S. ET AL.: Classification of primary progressive aphasia and its variants, in: Neurology 76, 2011, S. 1006–1014. S. 32, 35, 68, 70, 160, 177

fürsorgerische Unterbringung: ↗ FU

FU = fürsorgerische Unterbringung: Früher FFE (Fürsorgerische Freiheitsentziehung). Eine Person, die an einer psychischen Störung oder an geistiger Behinderung leidet oder schwer verwahrlost ist, darf in der Schweiz in einer geeigneten Einrichtung untergebracht werden, sofern die nötige Behandlung oder Betreuung nicht anders erfolgen kann. Zu klären ist zuvor, ob eine ambulante Hilfe ausreichen würde. Nur wenn der Zustand der betroffenen Person derart schlecht ist, dass sie im persönlichen Bereich nicht mehr selber für sich sorgen kann, und wenn auch andere Maßnahmen keinen Erfolg haben oder von vornherein ungenügend erscheinen, kann ein Arzt oder eine Ärztin oder die *KESB* [↗] (unter Beizug einer Ärztin/eines Arztes) eine Person gegen ihren Willen in eine geeignete Institution einweisen. S. 162

Galenik/galenisch: Lehre von der Herstellung der Arzneimittel als bestimmte Darreichungsform (Salbe, »Pille«, Tablette, Kapsel, Ampulle zur Injektion, usw.); wird heute vielfach als »Pharmazeutische Technologie« bezeichnet.

Gedächtnis: Das Langzeitgedächtnis wird inhaltlich in verschiedene Systeme eingeteilt. Das *prozedurale Gedächtnis* [↗] speichert motorische Abläufe, das Priming erlaubt, einmal wahrgenommene Objekte schneller wiederzuerkennen. Das *semantische Gedächtnis* [↗] oder auch Wissensgedächtnis genannt, speichert unser erlerntes Wissen über die Welt. Das episodische/biografische Gedächtnis speichert unsere persönlichen Erlebnisse. Allerdings funktioniert dieses Gedächtnis nicht wie eine Videokamera. Unsere Erinnerungen werden nicht wie ein Film abgespielt, sondern setzen sich je nach Gefühlslage oder aktueller Situation immer wieder neu zusammen. Unsere Erinnerungen sind deshalb nur teilweise korrekt. S. 51ff.

Genetik/genetisch: S. 10, 73ff., 81

Geriater:in: Arzt bzw. Ärztin, der/die sich insbesondere um alte *polymorbide* [↗] (mehrfach kranke) Patient:innen kümmert. Geriater:innen sind oft auch spezialisiert auf dem Gebiet der Demenzerkrankungen.

Gerontopsychiater:in: Psychiater:innen, spezialisiert auf alte Menschen und ihre psychischen Störungen, auch Alterspsychiater:innen genannt.

Gerontotraumatologie/gerontotraumatologisch: Bei älteren Patient:innen mit Verletzungen ist es sinnvoll, dass Fachleute der Chirurgie und Geriatrie (Altersmedizin) von Anfang an eng zusammenarbeiten. Deswegen entstehen immer mehr gerontotraumatologische Abteilungen, wo sich die Behandlung nicht auf die chirurgische Versorgung beschränkt, sondern die Therapie von Begleiterkrankungen und die Prophylaxe vor weiteren Sturz- und Frakturereignissen mit einschließt. S. 322

Ginkgo: S. 178f.

GPS-Systeme: S. 58, 163, 189, 261, 284

Halluzination/halluzinieren: S. 31f., 154f., 175, 179

Heteronomie: Fremdgesetzlichkeit bzw. Fremdbestimmtheit, bedeutet Abhängigkeit von fremden Einflüssen bzw. vom Willen anderer. S. 349

Hilflosenentschädigung: In der Schweiz haben sowohl Rentenbezüger:innen einer Invalidenversicherung wie auch Bezüger:innen der Altersvorsorge AHV das Recht zum Bezug einer Hilflosenentschädigung, die unabhängig vom Vermögen oder Einkommen ausbezahlt wird. Hilflos ist, wer für alltägliche Lebensverrichtungen (Ankleiden, Körperpflege, Essen usw.) dauernd auf die Hilfe Dritter angewiesen ist, dauernder Pflege oder persönlicher Überwachung bedarf. S. 188, 273

Hippocampus/Hippocampusvolumen: Es ist eine der evolutionär ältesten Hirnstrukturen des Menschen und befindet sich im Schläfenlappen. Da seine Form an ein Seepferdchen (lat.: Hippocampus) erinnert, wurde ihm dieser Name gegeben. Bei der Alzheimerkrankheit beginnt die Schrumpfung oft in dieser Struktur, die *Atrophie* [↗] kann in der *MRI-Untersuchung* [↗] nachgewiesen werden. Das Hippocampusvolumen kann heute auch digital ausgemessen werden. Der Hippocampus ist äußerst wichtig für das *Gedächtnis* [↗] und die Verarbeitung des Gedächtnisses. S. 14, 19f., 62

Hirnschlag: S. 30, 192

Hydrocephalus malresorptivus/Normaldruckhydrocephalus: S. 20, 32f.

ICD-11 = International Classification of Disease (*https://icd.who.int/en* oder *www.bfarm.de/DE/Kodiersysteme/Klassifikationen/ICD/ICD-11/_node.html*)

Internationale statistischen Klassifikation der Krankheiten und verwandter Gesundheitsprobleme der WHO, 11. Fassung, sie löste am 1.1.2022 die ICD-10 ab, die seit 1991 in Kraft war. ICD dient der Verschlüsselung und Definition medizinischer Diagnosen, sie setzt den Schwerpunkt auf eine interkulturelle Perspektive und eine Anwendbarkeit auch in Entwicklungsländern, im Gegensatz zu *DSM* [↗], das ein nationales Klassifikationssystem der USA ist. DSM muss daher nicht die zahlreichen Kompromisse der ICD berücksichtigen und erhält z.T. genauere diagnostische Kriterien. S. 47f.

Impfung: S. 181

Infektion/infektiös: S. 21, 32f., 156, 212, 295, 320f., 331; Infektionskrankheit: S. 135, 214, 345

Inkontinenz: S. 34, 93, 183f., 317

IV: Invalidenversicherung. S. 38, 88, 171, 273

KESB: Die Kindes- und Erwachsenenschutzbehörden (KESB) stellen den Schutz von Personen sicher, die nicht selbständig in der Lage sind, die für sie notwendige Unterstützung einzuholen: wenn sie noch minderjährig sind und die Eltern sich nicht um sie kümmern können, geistig behindert, psychisch beeinträchtigt oder schwer suchtkrank sind. In der Schweiz kümmert sich die KESB zunehmend auch um Demenzerkrankte. S. 159, 161f., 314, 316, 318

Kognition/kognitiv: Hirnleistungen; allg. Bezeichnung für Prozesse von *Gedächtnis* [↗], Wahrnehmung, Erkennen, Denken, Schlussfolgern, Urteilen, Erinnern etc. Die Kognition beinhaltet somit Denk- und Wahrnehmungsprozesse. Kognitiv beschreibt somit die Fähigkeiten des Menschen, Dinge bewusst wahrzunehmen, Probleme zu lösen, zu lernen, zu planen, sich zu erinnern, zu argumentieren, und viele andere Denkleistungen mehr.

Kommunikation/kommunikativ: S. 17, 22, 24, 28f., 63, 96, 103f., 133, 136, 138, 143, 156f., 177, 191ff., 239, 252, 256, 268f., 288, 296, 324, 339f., 347, 352, 358, 360, 371

Komorbidität: Zu einer Grundkrankheit kommen weitere Krankheiten dazu. S. 156, 174, 362

Krankheitseinsicht [↗ Anosognosie]: S. 24, 53ff., 66, 156, 159, 307f.

Langzeitpflege: S. 45, 305, 335

Lebenserwartung: S. 173, 198, 213, 362

Lebensqualität: S. 63, 66, 94, 127, 174f., 177f., 185ff., 191, 194, 197, 213, 222, 227, 269, 294, 296, 302, 304, 310, 331, 350, 359–362

lebensverlängernde Maßnahme/Lebensverlängerung: S. 213, 297f., 300, 367

Lewy-Body-Demenz (oder Lewy-Körper-Demenz): Bei der Lewy-Body-Demenz handelt es sich um die zweithäufigste neurodegenerative Demenzform, sie hat gewisse Ähnlichkeit mit der Parkinsonkrankheit. Ursache sind winzige runde Eiweißablagerungen im Gehirn, sogenannte Lewy-Körper, wodurch die Gehirnfunktion beeinträchtigt wird. Die Eiweißablagerungen sind 1912 erstmals vom deutschen Arzt Friedrich Lewy beschrieben worden. Typisch sind Aufmerksamkeitsstörungen, Störungen in der Raumwahrnehmung, Fluktuationen und Halluzinationen. Die Patient:innen entwickeln als erstes Symptom entweder eine Parkinsonsymptomatik oder *kognitive* [↗] Störungen, spätestens nach einem Jahr sind diese Symptome aber gemeinsam vorhanden. S. 31ff., 47, 50, 74, 80, 155, 160, 175f., 182, 196

Liquor: Hirnflüssigkeit oder Nervenwasser. Um bei einer Lumbalpunktion Liquor zu entnehmen, sticht die Ärztin/der Arzt mit einer Hohlnadel in den Rücken des/der Patient:in. Er wählt dabei den unteren Bereich der Wirbelsäule (Lendenwirbelsäule) und führt die Nadel zwischen zwei Wirbeln ein. Mediziner:innen bezeichnen die Wirbel in diesem Bereich als Lumbalwirbel (Lendenwirbel) – daher rührt die Bezeichnung Lumbalpunktion. Die Untersuchung des Liquors ist einerseits wichtig, um Entzündungen zu finden oder auszuschließen, andererseits ist es heute auch möglich, sogenannte Demenzmarker zu identifizieren (insbesondere Tau und Amyloid). S. 21f., 33, 46, 182

Liquorpunktion/Liquoruntersuchung: ↗ Liquor

Logopädie: S. 67, 141, 190, 192f., 322

logopenische Variante der Alzheimererkrankung: ↗ FTLD. Unterform der Alzheimererkrankung. Die Gedächtnisstörungen stehen anfänglich nicht im Vordergrund, sondern Sprachprobleme. S. 37, 70

Memantin: Bei der Alzheimererkankung kommt es nicht nur zu einem Mangel an Acetylcholin, sondern auch zu einer Störung im glutamatergen Neurotransmitter-System. Die Modulation der Glutamat-Wirkung im Gehirn, die vorwiegend über NMDA-Rezeptoren (N-Methyl-D-Aspartat) erfolgt, ist ein möglicher Behandlungsansatz. Aufgrund seines spezifischen Bindungsverhaltens am NMDA-Rezeptor blockiert Memantin schädliche Glutamat-Wirkungen, die zu Funktionseinschränkungen im Hirn führen. Es ist bei mittelschwerer und schwerer Alzheimerkrankheit zugelassen und wirkt auch bei Verhaltensauffälligkeiten bei Demenz. S. 174, 176ff.

Memory Clinic: Eine Memory Clinic (in Deutschland Gedächtnisambulanz genannt) ist ein Kompetenzzentrum für die Diagnostik, Behandlung und Beratung bei unklaren Hirnleistungsstörungen und Demenzerkrankungen. Die Abklärung erfolgt ambulant und interdisziplinär (medizinisch und neuropsychologisch). Aus ärztlicher Sicht sind in der Regel *Geriater:in* [↗], *Gerontopsychiater:in* [↗] oder Neurolog:innen beteiligt, es erfolgt obligat eine neuropsychologische Abklärung und eine interdisziplinäre Diagnosekonferenz. Neben der breiten Diagnostik (zu der auch eine Bildgebung des Hirns, eine Laboruntersuchung und oft auch eine Untersuchung der Hirnflüssigkeit gehört) bietet die Memory Clinic in der Regel eine ganzheitliche Beratung und Therapie an. S. 15, 21, 26, 41, 43f., 64, 66, 84, 88, 119, 123, 128, 161, 163ff., 170, 187, 192, 228, 262, 313, 318

MCI = mild cognitive impairment: ↗ NCD, DSM-V. Eine Abnahme der *kognitiven* [↗] Fähigkeiten ohne wesentliche Beeinträchtigung der Alltagsaktivitäten wird als leichte kognitive Beeinträchtigung bezeichnet. Bei einem Teil der Menschen mit MCI bleiben die geistigen Fähigkeiten stabil oder verbessern sich wieder. Bei etwa der Hälfte der Menschen mit MCI entwickelt sich jedoch im Laufe der Zeit eine Demenz. Heute wird das MCI Minor oder Mild Neurocognitive Disorder genannt (NCD). S. 21, 41, 350

mild neurocognitive disorder: ↗ NCD, DSM-V

Mini-Mental-Status: ↗ MMS

MMS = Mini-Mental-Status: Ältester und bekanntester Kurztest zur Beurteilung der Hirnleistung, von Haussärzt:innen und in der Verlaufsuntersuchung häufig verwendet. Das Maximum beträgt 30, das Minimum 0 Punkte. S. 43, 47, 49f.

MRI = Magnetresonanz-Imaging bzw. MRT = Magnetresonanz-Tomografie (auch Kernspintomografie): Bildgebendes Verfahren zur Darstellung von Aufbau und Funktion von Körpergewebe mittels hoher Magnetfelder. Erlaubt z.B. die Darstellung von Gefäß- und Volumenveränderungen (*Atrophie* [↗]) im Gehirn. Macht aber auch Tumoren und Blutungen sichtbar. S. 18, 29, 34, 41, 46, 84, 123, 235

MRT: ↗ MRI

Milieutherapie / milieutherapeutisch: Therapeutisches Vorgehen, um Menschen mit Demenz durch Milieugestaltung Sicherheit und Selbstwertgefühl zu verleihen. S. 22, 156, 189

Multimorbidität: ↗ Polymorbidität

Nebenwirkung: S. 45, 146, 156, 174, 176f., 181, 183, 205, 212f., 302, 350

NCD = neurocognitive disorder: ↗ DSM-V

Neologismus: Wortneuschöpfung

neurocognitive disorder: ↗ NCD, DSM-V

neurodegenerative Erkrankungen: Erkrankung des Nervensystem, die mit dem fortschreitenden Verlust von Nervenzellen einhergeht. S. 31, 34, 159, 203

Neuroleptikum = Antipsychotikum: Medikamente aus der Gruppe der *Psychopharmaka* [↗], die eine beruhigende und sogenannte antipsychotische, d.h. eine den Realitätsverlust bekämpfende Wirkung besitzen. Sie werden hauptsächlich zur Behandlung von Wahnvorstellungen und Halluzinationen eingesetzt. Diese Symptome sind typisch bei Schizophrenie und Manie, sie können aber auch bei Demenzerkrankungen auftreten. Diese Medikamente können auch als Beruhigungsmittel bei Unruhe, Erregungszuständen im Rahmen eines *Delirs* [↗] und Ängsten verwendet werden. S. 179, 236

Neuropsychologie, neuropsychologische Untersuchung: Mittels Tests, Gesprächen und Beobachtungen werden Hirnfunktionen und psychische Vorgänge untersucht. In der Demenzdiagnostik können Defizite und Ressourcen des/der Erkrankten genau definiert werden; die Neuropsychologie ist ein wichtiger Teil der Diagnostik und Voraussetzung für eine individualisierte Therapieplanung. S. 22, 64ff., 71, 123, 205, 272, 314, 318

Nonnenstudie: S. 180

nonverbal: ↗ averbal

Off-Label-Gabe/off-label-use: Verordnung eines zugelassenen Medikamentes außerhalb des in der Zulassung beantragten und von den nationalen oder europäischen Zulassungsbehörden genehmigten Gebrauchs hinsichtlich der Anwendungsgebiete (= Indikationen). S. 176–179, 206

okkult: »verborgen« oder »nicht sichtbar«. In der Medizin findet dieser Begriff Verwendung bei der Suche nach verborgenen Symptomen. S. 31

Okzipitallappen: S. 62

oxidativer Stress: Folge einer hohen Anwesenheit von radikalen Sauerstoffverbindungen, die die physiologische Balance des Körpers überschreitet. S. 202f.

Palliation/palliativ/Palliativbetreuung, -medizin, -pflege/Palliative Care: Alle Maßnahmen, die das Leiden eines unheilbar kranken Menschen lindern und ihm so eine bestmögliche Lebensqualität bis zum Ende verschaffen.

Nach WHO: Die Palliativbetreuung dient der Verbesserung der Lebensqualität von Patient:innen und ihren Familien, die mit einer lebensbedrohlichen Erkrankung konfrontiert sind. Palliation bezeichnet medizinische Maßnahmen, deren primäres Ziel nicht der Erhalt, die Heilung oder die Wiederherstellung der normalen Körperfunktion, sondern deren bestmögliche Anpassung an die gegebenen Verhältnisse ist. S. 10, 26, 146, 175, 293f., 296f., 359–363, 365ff., 369f.

Parietallappen: S. 53, 62

Parkinson-Demenz [↗ Lewy-Body-Demenz]: Nicht jeder, der an Morbus Parkinson erkrankt, entwickelt zwangsläufig eine Demenz. Jedoch erkranken Parkinsonpatient:innen etwa sechsmal häufiger an Demenz als die Allgemeinbevölkerung. Bei der Parkinson-Demenz dominieren Aufmerksamkeitsstörungen und ein verlangsamtes Denken. Häufig bemerken Angehörige Veränderungen in der Persönlichkeit des/der Patient:in, auch *Depressionen* [↗] und Halluzinationen sind bei der Parkinson-Demenz häufig. Sie hat Ähnlichkeit mit der Lewy-Body-Demenz, und es besteht zuerst immer (mindestens ein Jahr!) eine Parkinsonsymptomatik, bevor eine Demenz auftritt. S. 32, 74, 80, 175f.

Partnerschaft: S. 10, 131, 135f., 139, 273f., 277, 281, 325

passierte Kost: Diese Gerichte werden gegart, gemixt und dann durch ein Sieb getrieben, sodass es keine Krümel mehr gibt. S. 227

Patientenverfügung: Für medizinische Maßnahmen und Eingriffe existiert mit der Patientenverfügung eine Möglichkeit für Demenzkranke, ihr Selbstbestimmungsrecht zu einem frühen Zeitpunkt festzulegen. Mit dieser bestimmt die betroffene Person, wie medizinisch und pflegerisch zu entscheiden ist, wenn sie selber keine Entscheidungen mehr treffen kann. In einer Patientenverfügung kann eine Vertrauensperson bestimmt werden, die für die kranke Person entscheidet. Im schweizerischen Erwachsenenschutzgesetz ist hierarchisch festgelegt, wer diese Entscheidung trägt, wenn keine Vertrauensperson bestimmt worden ist (an erster Stelle ist dies der/die Ehepartner:in oder die Beiständin/der Beistand). S. 29, 37, 44f., 78, 81, 188, 298–301, 366

PCA = posteriore corticale Atrophie oder posteriore corticale Dysfunktion: Dieser Krankheitsbegriff wurde im Jahre 1988 geprägt, aber bis heute ist diese Demenzform wenig bekannt. Meistens tritt sie vor dem 60. Altersjahr auf. Sie beginnt ganz unmerklich und führt die Betroffenen zuerst zur Augenärztin/zum Augenarzt, weil sie vermeintliche Visuseinschränkungen bemerken. Zu Beginn sind in erster Linie hintere (posteriore) Bereiche des Gehirns des visuell-räumlichen Netzwerkes betroffen. Diese Bereiche steuern die Wahrnehmung und die räumliche Verarbeitung. Gegenstände werden nicht mehr richtig erkannt. Betroffene verirren sich früh, manchmal sogar in der eigenen Wohnung. Sie haben Schwierigkeiten mit Lesen und Schreiben. Das *Gedächtnis* [↗], die *Krankheitseinsicht* [↗] und die Sprache bleiben lange erhalten, weshalb die Betroffenen oftmals sehr unter dieser Demenzerkrankung leiden. S. 66, 70

PEG = perkutane endoskopische Gastrostomie oder PEG-Sonde: Künstlicher Zugang zum Magen direkt durch die Bauchwand. Der Vorteil der PEG gegenüber den sog. transnasalen Magensonden (die via Nase, Rachen und Speiseröhre in den Magen geführt werden) besteht im deutlich kürzeren Zugangsweg. Eine PEG kann nur durch eine/n Spezialärztin/-arzt (Gastroenterolog:in) angebracht werden, der/die die Sonde im Rahmen einer Magenspiegelung von innen durch die Bauchwand in den Magen einzieht. S. 302

perkutane endoskopische Gastrostomie: ↗ PEG

Persönlichkeit: S. 11, 27, 33, 46, 93, 97, 109, 111, 114–117, 133f., 147, 151, 156f., 161, 164, 237, 240, 252, 304

PET = Positronen-Emissions-Tomografie: Funktionell-bildgebendes Verfahren, bei dem Stoffwechselvorgänge im Körper mit schwach radioaktiven Substanzen sichtbar gemacht werden. S. 22f., 46, 165, 182, 235

Pflegeoase: S. 290, 365

Pick-Erkrankung: ↗ FTLD

placebokontrolliert/Placebo-Kontrolle: Klinische Überprüfung der Wirksamkeit einer (medikamentösen) Therapie gegen ein Scheinmedikament (Placebo), das zwar die gleiche Darreichungsform wie das Medikament hat, aber keine wirksamen Inhaltsstoffe. S. 205

polymorbid/Polymorbidität (= Multimorbidität): Mehrfacherkrankung, mehrere Krankheiten sind gleichzeitig vorhanden. S. 295, 297, 362

Positronen-Emissions-Tomografie: ↗ PET

posteriore corticale Atrophie: ↗ PCA

PPA = primär progressive Aphasie [↗ auch FTLD, logopenische Aphasie]: Demenzformen, bei denen primär eine Sprachstörung im Vordergrund steht. Die Ursache ist entweder eine Demenzerkrankung aus dem Formenkreis der FTLD oder auch die *logopenische Variante der Alzheimerdemenz* [↗]. S. 33, 70, 160

präsenile Demenz: Kap. 1: Irene Bopp-Kistler, »Die Frage der Vererbung«; Kap. 2: Margrit Sprecher; Kap. 3: Isabella Lauener, Joël Meier; Kap. 5: Christoph Harms; S. 160

Prävention/präventiv: S. 31, 41, 198ff., 204f., 208–212, 216f.

primäre Demenzformen: Die primären Formen machen 90 % aller Demenzfälle bei über 65-Jährigen aus. Es liegen neurodegenerative oder *vaskuläre* [↗] Veränderungen vor. Die Nervenzellen des Gehirns können degenerieren, also ohne äußerlich erkennbare Ursache untergehen (wie bei der *Alzheimerdemenz* [↗]), oder sie können z.B. wegen Durchblutungsstörungen schwere Schäden erleiden (diese Form wird als vaskulärer Demenztyp bezeichnet). Mit zunehmendem Alter treten häufig Mischformen der *vaskulären* [↗] und neurodegenerativen Demenz auf.

primär progressive Aphasie: ↗ PPA, FTLD

Progredienz: Fortschreiten.

progressive supranukleäre Paralyse (PSP)/Steele-Richardson-Olszewski-Syndrom: Seltene *neurodegenerative Erkrankung* [↗] des Hirns, die neben einer meist nur leichten Hirnleistungsstörung zu schweren neurologischen Symptomen führt, z.B. beeinträchtigte Augenbewegungen und parkinson-ähnliche Symptome. Es kommt zu häufigen Stürzen, und schon früh ist das Schlucken beeinträchtigt, aber auch die Stimmbildung. S. 34, 192

prozedurales Gedächtnis: Beinhaltet Fertigkeiten, die automatisch, ohne nachzudenken, eingesetzt werden. Dazu gehören vor allem motorische Abläufe (Fahrradfahren, Schwimmen, Tanzen, Skifahren etc.). Der Inhalt kann nur im Kontext einer bestimmten Prozedur, eines bestimmten Verhaltens, abgerufen werden. Auch beim Autofahren finden automatisierte Abläufe statt, die wir nicht bewusst steuern, z.B. beim Schalten oder Bremsen. S. 52, 71, 260

Psychoedukation: Systematische und strukturierte Vermittlung von Wissen: Mit der Psychoedukation wird eine Verbesserung des Verständnisses einer Erkrankung und deren Behandlung angestrebt. Dies soll auch die Krankheitsbewältigung erleichtern. Im Bereiche Demenz dient die Psychoedukation im Besonderen dem besseren Verständnis der Angehörigen. S. 157, 186

Psychoenergie-Therapie®: Transpersonale Therapie zur Potenzialentwicklung. Individuelle und kollektive Energiemuster werden wertfrei erkannt und durch Akzeptanz und bewusste Wahl gewandelt. S. 375

Psychopharmaka: S. 156, 175ff., 178f., 322, 350

pürierte Kost: Mit dem Mixstab, Mixer, Fleischwolf. Hier gibt es noch kleine Krümel im Speisebrei (im Gegensatz zur *passierten Kost* [↗]). S. 221, 226f.

Reframing: »Umdeutung«, die einer Situation oder einem Geschehen eine andere Bedeutung oder einen anderen Sinn zuweist und dadurch einen anderen Blickwinkel erlaubt. S. 150

Regression/regressiv/Retrogenesis [↗ auch Rückwärtsentwicklung]: S. 112f., 149, 171

Resilienz: Spannkraft, Elastizität, Widerstandsfähigkeit, lat. resilere = abprallen. Rückgriff auf soziale und persönliche Stärken, psychische Widerstandsfähigkeit; Fähigkeit, Krisen zu bewältigen und als Anlass für Entwicklungen zu nutzen. S. 134, 140, 356

Rituale/ritualisieren: S. 136f., 158, 218, 232, 251, 310, 337, 339, 358, 378ff.

rückwärts/Rückwärtsentwicklung [↗ auch Regression/Retrogenesis]: S. 63, 98, 113, 118, 139, 187

Scham/Schamgefühl/schämen: S. 10, 15, 39, 51, 57f., 64, 104, 138f., 163f., 166, 184, 192, 194f., 219, 329f., 336

Schlafstörung: S. 135, 154f.

Schuldfähigkeit: S. 78f.

SCI = Subjective Cognitive Impairment, auch ***Subjective Cognitive Decline*** genannt: Subjektiv empfundene Gedächtnisstörung oder Hirnleistungsstörung, ohne dass in der *neuropsychologische Untersuchung* [↗] ein Korrelat gefunden werden kann. Ist klinisch meist nicht relevant, kann aber auch selten die Vorstufe einer beginnenden Alzheimerkrankheit sein. S. 21

sekundäre Demenzformen: Haben eine Ursache, die prinzipiell reversibel (rückgängig) wäre. Es hängt aber von der Länge und der Schwere ab, ob die *kognitiven* [↗] Störungen wirklich wieder rückgängig gemacht werden können. Deswegen sollte möglichst früh bei auftretenden kognitiven Störungen nach möglichen Ursachen gesucht werden.
Infektionen: z.B. *Borreliose* [↗], HIV-Infektion, Syphilis oder andere Infektionen; Stoffwechselerkrankungen: Unter- oder Überfunktion der Schilddrüse, Kalziumstoffwechselstörung u.a., Mangelzustände: z.B. Vitamin-B-12-Mangel, Verletzungen des Gehirns: Blutungen im Hirn oder *Subduralhämatom* [↗], gestörte Zirkulation der Hirnflüssigkeit (genannt *Hydrocephalus malresorptivus* [↗]), Tumore im Hirn, Medikamente und/oder Alkohol, *Depression* [↗] (die Depression kann zu kognitiven Störungen führen, aber auch im Rahmen einer beginnenden Demenzerkrankung auftreten). S. 32

semantische Demenz [↗ auch FTLD]: Wird im weitesten Sinne zu den *frontalen Demenzformen* [↗] gezählt. Erkrankte sprechen, lesen und schreiben zwar flüssig und grammatikalisch korrekt, aber sie können bestimmte Dinge nicht mehr richtig benennen und verstehen Begriffe oder die Bedeutung von Geräuschen und Objekten nicht mehr. S. 33, 67, 70f., 160, 167, 170

semantisches Gedächtnis: Gehört zum Bereich des Langzeitgedächtnisses, es speichert Fakten, Weltwissen und Bedeutung von Wörtern/Erlerntem. S. 52, 67, 70f.

Sexualität/sexuell: S. 10, 116, 138f., 158, 161, 163, 274

Smoothfood: Rohe oder gegarte, frische oder gefrorene, ernährungsphysiologisch hochwertige Lebens- und Nahrungsmittel, die durch Schneiden, Mixen, Pürieren, Passieren, Pacosieren oder durch Aufschäumen (iSi-Whip) in eine geschmeidige Konsistenz (Smoothfood) gebracht werden, ohne ihre ernährungsphysiologische Hochwertigkeit einzubüßen. Die Smoothfood-Technik verbindet klassische Zubereitungsarten mit Anwendungen der Molekularküche. Dadurch wird sowohl bei den Inhaltsstoffen, bei der Konsistenz als auch bei der Konzentration der Geschmacks- und Aromastoffe eine außergewöhnlich hohe Qualität erreicht, was die Ernährung von Menschen mit einer Schluckstörung entschieden verbessert. S. 226f.

somatisch: körperlich.

Spitex: Abkürzung für »spitalexterne Hilfe und Pflege«, ist eine im deutschschweizerischen Sprachraum verwendete Bezeichnung für die Hilfe und Pflege zu Hause. Sie entspricht der ambulanten Pflege in Deutschland. S. 24, 26f., 60, 139, 185, 229, 282f., 307–311, 317ff., 338, 383

Stadieneinteilung Demenz: S. 59

Sterbefasten: S. 300f.

Sterbehelfer:in/Sterbehilfe: S. 128, 299f., 302, 305

Sterben: S. 99, 129, 138, 231, 240, 256, 267, 269, 293, 296f., 302, 305, 330ff., 347, 353, 355, 358, 360ff., 364–370, 373

Subduralhämatom: Blutung zwischen dem Hirn und der Dura (= harte Hirnhaut). Das akute Subduralhämatom tritt nach einem Trauma auf. Das chronische Subduralhämatom tritt insbesondere bei älteren Patient:innen nach leichten Traumata oder auch spontan auf, oft auch unter Therapie mit Medikamenten, die die Blutgerinnung hemmen. S. 18, 20

Subjective Cognitive Impairment: ↗ SCI

Suizid/suizidal/Suizidalität [↗ auch assistierter Suizid/Suizidbeihilfe, Exit, Freitod]: S. 16f., 25, 165, 300, 366

Sundowning: S. 321

Tanzcafé: S. 383

Tau-Protein: S. 30, 34, 74, 180, 182

technische Hilfsmittel: S. 58, 66, 189f.; Hilfsmittel: S. 184

Temporallappen: S. 53, 62, 160, 167, 235

TimeSlips-Methode: S. 246

Trauma/traumatisch/Traumatisierung: S. 28, 99ff., 321, 328, 334, 375

Uhrentest: Weit verbreitetes Kurzverfahren zur Demenzabklärung, das Aufschluss zu *kognitiven* [↗] Funktionen gibt. Getestet wird besonders die Planungsfähigkeit. Dabei muss eine Uhr mit allen Zahlen und Zeigern gezeichnet werden. S. 47, 49f.

urteilsfähig/Urteilsfähigkeit: S. 17, 43, 47, 77–81, 299ff., 316, 349, 366

Validation: »für gültig erklären«. Es handelt sich um eine Kommunikationsmethode, begründet von Naomi Feil, die auf einer wertschätzenden Haltung basiert und verschiedene verbale und *nonverbale* [↗] Techniken zur einfühlenden Gesprächsführung mit Demenzerkrankten beinhaltet. S. 27, 191, 195, 268f.

vaskulär: Gefäß betreffend.

vaskuläre Demenz: Zweithäufigste Form der Demenz (ca. 20 %). Sie entsteht meistens durch arteriosklerotische Veränderungen oder Verschluss der Hirngefäße, was zu Minderdurchblutungen im Gehirn führt. Dies bewirkt ein Absterben kleinster Hirngebiete (auch mikrovaskuläre Encephalopathie genannt) oder ganzer Hirnareale bei größeren Durchblutungsstörungen (Hirninfarkt, Makroinfarkte oder Multiinfarktsyndrom). Viele Mikroinfarkte geschehen unbemerkt. Bei ständigem Auftreten von spontanen kleineren und/oder größeren Blutungen spricht man auch von *Amyloid-Angiopathie* [↗]. S. 30ff., 80, 155

Ventrikel: (Hirnventrikel, auch Hirnkammern) Ausgedehnte, mit *Liquor* [↗] gefüllte Hohlräume im Innern des Gehirns, die miteinander verbunden sind. Es gibt vier Ventrikel: Die beiden Seitenventrikel liegen im Großhirn, sie sind ihrerseits in Vorder-, Hinter- und Unterhirn unterteilt. Der dritte Ventrikel liegt im Zwischenhirn und der vierte im Rautenhirn. Die Zirkulation des Liquors in den Ventrikeln ist mit dem äußeren Liquorraum (Hohlraum um das Hirn bzw. das Rückenmark) verbunden. S. 14, 19, 33f., 54

Vererbung [↗ auch genetisch]: S. 72

Verhaltensauffälligkeit/Verhaltensstörung: ↗ BPSD. S. 28, 68, 71, 135, 154f., 157, 160, 166, 175, 177, 179, 236, 280, 282, 296, 314, 318

Verhaltenssteuerung: Das Vorderhirn steuert unser Verhalten. Es hilft, Pläne auszuführen, Situationen vorwegzunehmen, Konsequenzen abzuschätzen, uns anzupassen, logisch zu denken, Gefühle zu kontrollieren und Bedürfnisse notfalls aufzuschieben. S. 68, 70

Vorsorgeauftrag/-vollmacht: Damit Menschen ihr Selbstbestimmungsrecht wahren können, besteht die Möglichkeit, vorsorgliche Maßnahmen zu treffen. Mit einem Vorsorgeauftrag oder -vollmacht bestimmt man eine oder mehrere Personen, die sich um persönliche oder finanzielle Angelegenheiten kümmern und die Vertretung übernehmen, wenn die Urteilsfähigkeit nicht mehr gegeben sein sollte. S. 29, 188

Wahn/wahnhaft: S. 51, 108, 143, 154f., 314, 318

Zurechnungsfähigkeit: S. 78f.

ANMERKUNGEN

Vorwort

1 MAIO, G.: Abschaffung des Schicksals? Menschsein zwischen Gegebenheit des Lebens und medizinisch-technischer Gestaltbarkeit, 2. Auflage, 2013.

1. Kapitel

1 PETERSON, R. C. ET AL.: Mild Cognitive Impairment. Clinical characterization and outcome, Arch Neurol 56, 1999, S. 303–308. RÜEGGER-FREY, B. ET AL.: Mild cognitive Impairment (MCI). Ein nützliches Konzept für die Praxis? in: Hausarzt Praxis, 2009, S. 8–14.

> WINBLAD, B. ET AL.: Mild Cognitive Impairment. Report of the International Working Group of Mild Cognitive Impairment, in: J Intern Med 256, 2004, S. 240–246. PETERSEN, R. C.: Mild Cognitive Impairment. Clinical practice, in: New Engl J Med 364, 2011, S. 2227–2234.

> BOPP-KISTLER, I. ET AL: Altersbedingte Vergesslichkeit oder beginnender krankhafter Prozess? Früherkennung der Demenz, in: Der informierte Arzt 1, 2012, S. 27–28.

2 www.alzheimer-europe.org/policy/positions/disclosure-diagnosis.

3 BOPP-KISTLER, I.: Diagnoseeröffnung und Begleitung, in: Therapeutische Umschau 72(4), 2015, S. 225–231.

4 BORASIO, G. D.: Über das Sterben. Was wir wissen, was wir tun können, wie wir uns darauf einstellen, 2011, überarbeitete Auflage 2014.

5 DERKSEN, E., VERNOIJ-DASSEN, M., GILLISSEN, F. ET AL.: Impact of diagnostic disclosure of dementia on patients and carers. Qualitative case series analysis, in: Aging Ment Health 10(5), 2006, S. 525–531.

6 KEIGHTLEY, J., MITCHELL, A.: What factors influence mental health professionals when deciding wheter or not to share a diagnosis of dementia with the person?, in: Aging Ment Health 8(1), 2004, S. 13–20.

7 BAMFORD, C., LAMONT, S., ECCLES, M. ET AL.: Disclosing a diagnosis of dementia. A systematic review, in: Int J Geriatr Psychiatry 19, 2004, S. 151–169.

8 JHA, A., MITCHEL, A.: To tell or not to tell; comparision of older patients' reaction to their diagnosis of dementia and depression, in: Int J Geriatr Psychiatry 16, 2001, S. 879–885.

9 [siehe Anmerkung 4]

10 OLAZARAN, J., REISBERG, B., CLARE, L. ET AL.: Nonpharmacological

Therapy in Alzheimer's Disease. A systmatic review of efficacy, in: Dement Geriatr Cogn Disord 13, 2010, S. 161–178.
11 [siehe Anmerkung 4]
12 trotzDem: https://trotzdem.org.
13 ROHRA, H.: Aus dem Schatten treten. Warum ich mich für die Rechte als Demenzbetroffene einsetze, 3. Auflage, 2012.
14 www.deutsche-alzheimer.de/publikationen.
15 QIU, C. ET AL.: Twenty year changes in dementia occurence suggest decreasing incidence in central Stockholm, Sweden, in: Neurology 80, 2013, S. 1888–1894.
16 GRONEMEYER, R.: Das 4. Lebensalter. Demenz ist keine Krankheit, 2013.
17 LE COUTEUR, D., DOUST, J., CREASY, H. ET AL.: Political drive to screen for pre-dementia: not evidence based and ignores the harms of diagnosis, in: BMJ 347, 2013, S. 5125.
18 PENTZEK, M., ABHOLZ, H. H.: Das Erkennen von Demenzen in der Hausarztpraxis – eine kritische Übersicht zur Studienlage, in: NeuroGeriatrie 1, 2004, S. 69–76.
> VASSILAS, C. A., DONALDSON, J.: Telling the truth: what do general practitioners say to patients with dementia or terminal cancer?, in: Br J Gen Pract 48, 1998, S. 1081f.
19 WOLLNY, A., FUCHS, A., IN DER SCHMITTEN, J. ET AL.: Zwischen Nähe und Distanz. Eine Studie zu hausärztlichen Wahrnehmungsweisen von an Demenz erkrankten Personen, in: Zeitschrift für Allgemeinmedizin, 2010, S. 425–434.
20 PENTZEK, M., FUCHS, A., ABHOLZ, H. H.: Die Einstellungen der Hausärzte zu Demenzen – Kognitive, affektive und externe Komponenten, in: Nervenheilkunde 24, 2005, S. 499–506.
21 MAURER, K., MAURER, U.: Alzheimer, das Leben eines Arztes und die Karriere einer Krankheit, 1998.
22 KESSLER, H., SUPPRIAN, T.: Zum Problem der Krankheitseinsicht bei Patienten mit Demenz vom Alzheimer-Typ, in: Fortsch Neurol Psychiat 71, 2003, S. 541–548.
23 SALMON, E. ET AL.: Neural Correlates of Anosognosia for Cognitive Impairment in Alzheimer's Disease, in: Human Brain Mapping 27, 2006, S. 588–597.
24 MONSCH, A. U. ET AL. (SCHWEIZER EXPERTENGRUPPE): Konsensus 2012 zur Diagnostik und Therapie von Demenzkranken in der Schweiz (Consensus 2012 – Diagnosis and Treatment of Patients with Dementia in Switzerland), in: Praxis 101 (19), 2012, S. 1239–1249.
25 BOUMENDJEL, N. ET AL.: Refrigerator content and hospital admis-

sion in old people, in: Lancet 12; 356(9229), 2000, S. 563.

26 HELD, CH., ERMINI-FÜNFSCHILLING, D.: Das demenzgerechte Heim: Lebensraumgestaltung, Betreuung und Pflege für Menschen mit Alzheimerkrankheit, 2006.

27 REISBERG, B.: Dementia: a systematic approach to identifying reversible causes, in: Geriatrics 4, 1986, S. 30–46.

> REISBERG, B.: Demenz: Systematisches Vorgehen zur Erkennung reversibler Ursachen, Moderne Geriatrie 1987, S. 8–29.

28 WEINTRAUB, S., MESULAM, M. M.: With or without FUS, it is the anatomy that dictates the dementia phenotype, in: Brain 132, 2009, S. 2906–2908.

29 KARNER, E., JENNER, C., DONNEMILLER, E. ET AL.: Das klinische Syndrom der posterioren kortikalen Atrophie, in: Der Nervenarzt 77, 2006, S. 208–214.

30 GORNO-TEMPINI, M. L., HILLIS, A. E., WEINTRAUB, S. ET AL.: Classification of primary progressive aphasia and its variants, in: Neurology 76, 2011, S. 1006–1014.

> MESULAM, M. M.: Primary progressive aphasia and the language networks. The 2013 H. Houston Merritt Lecture, in: Neurology 81, 2013, S. 456–462.

31 WEINTRAUB, S., WICKLUND, A. H., SALMON, D. P.: The neuropsychological profile of Alzheimer disease, in: Cold Spring Harb Perspect Med. 2, 2012, S. 1–18.

32 Praxishandbuch Demenz, Mabuseverlag, 2012. S3-Richtilinien Demenz: www.dgppn.de/publikationen/s3-leitlinie-demenzen.html.

33 HUC, A. ET AL: Int J Geriatr Psychiatry. 2021; 36, S. 1158–1170. Genetic testing in Dementia – A medical genetic perspective.

34 In Deutschland »Einwilligungsfähigkeit« genannt; auf Englisch »decision-making capacity«.

35 Das vorliegende Kapitel orientiert sich an den folgenden drei wissenschaftlichen Publikationen der Autoren.

> HÜRLIMANN, D., TRACHSEL, M.: Urteilsfähigkeit, Zurechnungsfähigkeit und Schuldfähigkeit: Alles Müller, oder was?, in: Swiss Medical Forum 15(25), 2015, S. 604–606.

> TRACHSEL, M., HÜRLIMANN, D., HERMANN, H. ET AL.: Umgang mit besonderen Herausforderungen bei der ärztlichen Beurteilung von Urteilsfähigkeit, in: Bioethica Forum. Swiss Journal of Biomedical Ethics 8(2), 2015, S. 20–24.

> TRACHSEL, M., HERMANN, H., BILLER-ANDORNO, N.: Cognitive fluctuations as a challenge for the assessment of decision-making

capacity in patients with dementia. American Journal of Alzheimer's Disease and Other Dementias 30(4), 2014, S. 360–363.

36 Das Recht auf Selbstbestimmung ist ein Element des in Artikel 10 Absatz 2 der Schweizerischen Bundesverfassung garantierten Rechts auf persönliche Freiheit.

37 BERGHMANS, R.: Capacity and consent, in: Curr Opin Psychiatr. 14(5), 2001, S. 491–499.

> BUCHANAN, A. E., BROCK, D. W.: Deciding for Others: The Ethics of Surrogate Decision Making. Cambridge, England, 1989.

38 (1) Ability to understand the relevant information, (2) ability to appreciate the medical consequences of the situation, (3) ability to reason about the treatment choices, and (4) ability to communicate a choice.

> GRISSO, T., APPELBAUM, P. S.: Assessing Competence to Consent to Treatment: A Guide for Physicians and Other Health Professionals. Oxford, England, 1998.

39 www.samw.ch/de/Ethik/Themen-A-bis-Z/Behandlung-und-Betreuung-von-Menschen-mit-Demenz.html.

40 TRACHSEL, M., HERMANN, H., BILLER-ANDORNO, N.: Cognitive fluctuations as a challenge for the assessment of decision-making capacity in patients with dementia. American Journal of Alzheimer's Disease and Other Dementias, 30(4), 2014, S. 360–363.

41 SESSUMS, L. L., ZEMBRZUSKA, H., JACKSON, J.L.: Does this patient have medical decision-making capacity? in: JAMA 306(4), 2011, S. 420–427.

2. Kapitel

1 HELD, CH.: Was ist »gute« Demenzpflege, 2013.

2 www.spiegel.de/spiegel/print/d-40171775.html.

3 www.dasgehirn.info/denken/das-gehirn-im-alter/wenn-das-kriegstrauma-zurueckkommt-194.

> MAERCKER, A., VONMOOS, M.: Trauma und Demenz, in: SEIDLER, G. H., FREIBERGER, H. J., MAERCKER, A. (HG): Handbuch der Psychotraumatologie, 2. Auflage, 2015, S. 305–309.

4 www.alzheimer-bw.de.

5 BAER U., SCHOTTE-LANGE, G.: Das Herz wird nicht dement: Rat für Pflegende und Angehörige, 2013.

6 Ebd., S. 7.

7 Ebd., S. 16.

8 WELLING, K.: Der person-zentrierte Ansatz von Tom Kitwood – Nachdruck aus Unterricht Pflege, 9. Jg., H. 5, 2004.

9 Alle Namen auf Wunsch der Betroffenen geändert.

3. Kapitel

1 KENNETH, E. C. ET AL.: Patient and Caregiver Characteristics Associated with Depression in Caregivers of Patients with Dementia, in: J Gen Intern Med. 18(12), 2003, S. 1006–1014.

2 KIECOLT-GLASER, J. K., DURA, J. R., SPEICHER, C. E. ET AL.: Spousal caregivers of dementia victims: longitudinal changes in immunity and health, in: Psychosom Med. 53(4), 1991.

3 VEDOVELLI, K. ET AL.: Psychophysiological correlates of cognitive deficits in family caregivers of patients with Alzheimer Disease, Neuroscience 286, 2015, S. 371–382.

4 SIMPSON, C., CARTER, P.: The Impact of Living Arrangements on Dementia Caregiver's Sleep Quality, in: Am J Alzheimers Dis Other Demen. 30(4), 2014.

5 KAPPUS, E.-N.: Rites de Passages. Begleiter des Übergangs, in: Sozialaktuell 12, 2009, S. 14–17.

6 Rituale (les rites de passage): http://de.wikipedia.org/wiki/Arnold_van_Gennep.

7 SCHULZ, R. ET AL: Resources for Enhancing Alzheimer's Caregiver Health Investigators. End-of-life care and the effects of bereavement on family caregivers of persons with dementia, in: N Engl J Med. 349(20), 2003, S. 1936–1942.

8 Das Harry-Potter-Universum ist eine fiktionale Realität. Es ähnelt unserer eigenen Realität mit der Ausnahme, dass Magie existiert und ihre Bewohner zaubern können.

9 Dementoren sind seelenlose böse Kreaturen. Sie saugen die Seele aus ihren Opfern, das Glück und die Erinnerung.

10 Der Patronus-Zauber ist ein Zauberspruch, der gegen die Dementoren eingesetzt wird. Der Zauber wird durch die Vorstellung eines glücklichen Ereignisses oder Gedankens aufgerufen und erzeugt ein silbernes Tier, das dem Charakter des Zauberers entspricht und die Dementoren vertreibt.

11 Lord Voldemort ist der ultimative Böse, gegen den alle Guten der magischen Welt kämpfen. Er kann nur von Harry Potter besiegt werden.

12 Zauberer und Hexen sind die »normalen« Bewohner:innen des Harry-Potter-Universums. Sie sind Menschen mit magischen Eigenschaften. Daneben gibt es im Universum noch die verschiedensten nicht menschlichen und halb menschlichen Kreaturen. Ihre Fähigkeiten sind angeboren, sie müssen aber als Zauberlehrlinge in Zauberschulen vieles dazulernen.

13 SIMPA Projekt 2010. Musikalische Wanderung. Ein Aktivierungs- und Entlastungsfilm für Menschen mit einer Demenz und deren Angehörigen. (Universität Zürich, Zentrum für Gerontologie).

14 WILZ, G. ET AL.: Gruppenarbeit mit Angehörigen von Demenzkranken. Ein therapeutischer Leitfaden, 2001.

15 KINDL-BEILFUSS, C.: Fragen können wie Küsse schmecken. Systemische Fragetechniken für Anfänger und Fortgeschrittene, 2008.

16 FINKEL, S.: Introduction to Behavioural and Psychological Symptoms of Dementia (BPSD), in: Int J Geriatric Psychiatry 15, 2000, S. 2–4.

17 LYKETSOS, C. G. ET AL.: Mental and behavioral disturbances in dementia: findings from Cache County Study on Memory and Aging, in: Am J Psychiatry 157, 2000, S. 708–714.

18 [siehe Anmerkung 16]

19 LEE, H. B., LYKETSOS, C. G.: Depression in Alzheimer's disease: heterogeneity and related issues, in: Biol Psychiatry 54, 2003, S. 353–362.

20 AALTEN, P. ET AL.: The course of neuropsychiatric symptoms in dementia. Part I: findings from the two-year longitudinal Maasbed study, in: Int J Geriatr Psychiatry 20, 2005, S. 523–530.

21 Ebd.

22 DE VUGT, M. E. ET AL.: Behavioural disturbances in dementia patients and quality of the marital relationship, in: Int J Geriatr Psychiatry 18, 2003, S. 149–154.

23 SAVASKAN, E. ET AL.: Empfehlungen zur Diagnostik und Therapie der behavioralen und psychologischen Symptome der Demenz (BPSD), in: Praxis 103, 2014, S. 135–148.

24 www.deutsche-alzheimer.de/uploads/media/infoblatt11_frontotemporale_demenz.pdf; PIJNENBURG Y. A. L.: New Diagnostic Criteria for the Behavioural Variant of Frontotemporal Dementia, in: European Neurological Review 6(4), 2011, S. 234–237.

25 HÜRLIMANN, E.: Jung und dement – Wenn das Leben plötzlich ausser Kontrolle gerät, S. 30.

26 [siehe Anmerkung 24]

27 Name geändert.

4. Kapitel

1 KRESSIG, R. W.: Demenztherapie: multifaktorieller Approach, in: Der informierte Arzt 3(08), 2013, S. 18–21.

2 ROUNTREEA, S. D. ET AL.: Effectiveness of antidementia drugs in delaying Alzheimer's disease

progression, in: Alzheimer's & Dementia 9, 2013, S. 338–345.
3 MANABU, I. ET AL.: Long-Term Safety and Efficacy of Donepezil in Patients with Dementia with Lewy Bodies: Results from a 52-Week, Open-Label, Multicenter Extension Study, in: Dement Geriatr Cogn Disord 36, 2013, S. 229–241.
> RONGVE, A. ET AL.: Time until nursing home admission in people with mild dementia: comparison of dementia with Lewy bodies and Alzheimer's dementia, in: Int J Geriatr Psychiatry 29, 2014, S. 392–398.
4 GEORGESCU, D.: Off-label-use in der alterspsychiatrischen Demenzbehandlung, in: Swiss archives of neurology and psychiatry 166(4), 2015, S. 135–142.
5 LIU, H. ET AL.: An Updated Review of Randomized Clinical Trials Testing the Improvement of Cognitive Function of Ginkgo biloba Extract in Healthy People and Alzheimer's Patients, in: Front Pharmacol, 2020, Vol 10, Article 1688.
6 www.awmf.org/uploads/tx_szleitlinien/038-013l_S3-Demenzen-2016-07.pdf.
7 www.nzz.ch/wissenschaft/medizin/gefaehrliche-psycho pharmaka-1.18541465: Verhaltensstörungen bei Demenz: gefährliche Psychopharmaka (13.5.2015).
8 [siehe Anmerkung 4]
9 LANGBALLE, E.M.: Short- and long-term mortality risk associated with the use of antipsychotics among 26,940 dementia outpatients: a population-based study, in: J Geriatr Psychiatry 22, 2014, S. 321–331.
10 JEFFER, K. Y., CHANG, T., VANLE, B.: Troazodon for insomnia: a systemytic review. Inov Clin Neurosci 14 (7–8), 2017, S. 24–34.
11 SAVASKAN, E. ET AL: Empfehlungen zur Diagnostik und Therapie der behavioralen und psychologischen Symptome der Demenz (BPSD), Praxis 103, 2014, S. 135–148.
12 GÖRSS, D. ET AL.: Late: nicht jede Demenz ist Alzheimer: Diskussion einer neuen Krankheitsentität am Fallbeispiel. Nervenarzt 92, 2021, S. 18–26.
13 FELBECKER, A. ET AL.: Demenzerkrankungen – Das Wichtigste für Ärzte aller Fachrichtungen (Elsevier Essentials), 2019 (S. 110–112: Suzie Diener, Ansgar Felbecker).
> Die forschenden Pharmaunternehmen vfa, September 2021: www.vfa.de/de/arzneimittel-forschung/woran-wir-forschen/neue-alzheimer-medikamente-in-entwicklung.html).
14 TEUNISSEN, C. E. ET AL.: Blood-based biomarkers for Alzheimer's

disease: towards clinical implementation. Lancet Neurology 21, 2022, S. 66–77.

15 [siehe Anmerkung 13]

16 [siehe Anmerkung 13]

17 STECHLER, E., KNÜVENER, C., LÄMMLER G. ET AL.: Praxishandbuch Demenz. Erkennen – Verstehen – Behandeln, 2012, S. 83–87.

18 www.prosenectute.ch/de/dienstleistungen/beratung/docupass.html.

19 www.alzheimer-schweiz.ch/de/ueber-demenz/beitrag/hilfsmittel > siehe: »Adressen zum Bezug von Hilfsmitteln«.

20 MITCHELL, W., WHARTON, A.: Der Mensch, der ich einst war – Mein Leben mit Alzheimer, 2019.

21 https://alzheimer.ch/magazin/kultur/buecher/lifehacks-gegen-das-vergessen.

22 aus: MITCHELL, W., WHARTON, A.: Der Mensch, der ich einst war – Mein Leben mit Alzheimer, 2019.

23 https://alzheimer.ch.

24 STEINER, J.: Sprachtherapie bei Demenz – Aufgabengebiet und ressourcenorientierte Praxis, 2010.

> STEINER, J.: Sprache als Teil des Selbst – Sprachtherapie als Stützung des Selbst. In: ZIMMERMANN, H.-P., PENG-KELLER, S. (HG.): Tagungsband »Seelsorge bei Demenz«, 2021.

> www.youtube.com/watch?v=xcKhYpQdBRs.

25 alzheimer.ch; https://alzheimer.ch/magazin/wissen/bildung/ich-fuhle-also-bin-ich.

26 www.dementiaallianceinternational.org/rip-richard-taylor-phd.

27 TAYLOR, R.: Alzheimer und ich. Leben mit Dr. Alzheimer im Kopf (aus dem Amerikanischen; Original erschienen 2007, deutsche Übersetzung 2011).

28 ROHRA, H.: Aus dem Schatten treten. Warum ich mich für die Rechte als Demenzbetroffene einsetze, 3. Auflage, 2012.

29 https://trotzdem.org.

30 Alzheimer's Association, Alzheimer's Disease Facts and Figures 2015, Alzheimer's & Dementia 2015.

31 BELSKY, D. W. ET AL.: Quantification of biological aging in young adults, in: Proc Natl Acad Sci USA, 2015, S. 112 (30).

32 LIVINGSTON, G., HUNTLEY J., SOMMERLAD, A. ET AL.: Dementia prevention, intervention, and care: 2020 report of the Lancet Commission. Lancet. Aug 8 2020; 396(10248), S. 413–446; doi:10.1016/s0140-6736(20)30367-6.

33 SOLOMON A. ET AL.: Advances in the prevention of Alzheimer's disease and dementia, in: J Intern Med. 275(3), 2014, S. 229–250.

34 VAN DEN BRINK, A. C., BROUWER-BROLSMA, E. M., BERENDSEN, A. A. M., VAN DE REST, O.: The Mediterra-

nean, Dietary Approaches to Stop Hypertension (DASH), and Mediterranean-DASH Intervention for Neurodegenerative Delay (MIND) Diets Are Associated with Less Cognitive Decline and a Lower Risk of Alzheimer's Disease-A Review. Adv Nutr. Nov 1 2019; 10(6), S. 1040–1065; doi:10.1093/advances/nmz054.

35 FERNANDO, W. M., MARTINS, I. J. ET AL.: Br J Nutr. 114(1), 2015 Jul 14, S. 1–14.

> CHATTERJEE, P., FERNANDO, M., FERNANDO, B. ET AL.: Potential of coconut oil and medium chain triglycerides in the prevention and treatment of Alzheimer's disease. Mech Ageing Dev. Mar 2020; 186, S. 111209; doi:10.1016/j.mad.2020.111209.

36 SUTALANGKA, C. ET AL.: Moringa oleifera mitigates memory impairment and neurodegeneration in animal model of age-related dementia. Oxid Med Cell Longev. 2013, S. 695936; doi: 10.1155/2013/695936.

37 LITTLEJOHNS, T.: Vitamin D and the risk of dementia and Alzheimer disease, in: Neurology 83, 2014, S.1–9.

38 SCHELTENS P. ET AL.: Alzheimer's & Dementia 6, 2010, S.1–10.

> SCHELTENS P. ET AL.: Journal of Alzheimer's Disease 31, 2014, S. 225–236.

39 BURCKHARDT, M., WATZKE, S., WIENKE, A., LANGER, G., FINK, A.: Souvenaid for Alzheimer's disease. The Cochrane database of systematic reviews. Dec 15 2020; 12(12): Cd011679; doi:10.1002/14651858.CD011679.pub2.

40 CRAMER, P. E., LANDRETH, G. E.: ApoE-Directed Therapeutics Rapidly Clear β-Amyloid and Reverse Deficits in AD Mouse Models, Science Vol. 335, March 23 2012.

41 CHU, C. S., TSENG, P. T., STUBBS, B. ET AL.: Use of statins and the risk of dementia and mild cognitive impairment: A systematic review and meta-analysis. Sci Rep. Apr 11 2018; 8(1), S. 5804; doi:10.1038/s41598-018-24248-8.

42 LEINENGA, G., GÖTZ, J.: Scanning ultrasound removes amyloid-β and restores memory in an Alzheimer's disease mouse model, in: Sci. Transl. Med. 7, 278ra33 (2015).

43 LEVOLD, T.: Metaphern der Resilienz, in: WELTER-ENDERLIN, R., HILDEBRAND, B.: Resilienz. Gedeihen trotz widriger Umstände, 3. Auflage, Heidelberg 2010.

44 Neurosci Lett, 2019 Jan 18; 690, S. 232–236; doi: 10.1016/j.neulet.2018.10.048. Epub 2018 Oct 24. Effects of a medium-chain triglyceride-based ketogenic formula on cognitive function in

patients with mild-to-moderate Alzheimer's disease.
Miho Ota, Junko Matsuo, Ikki Ishida, Harumasa Takano, Yuma Yokoi, Hiroaki Hori, Sumiko Yoshida, Kinya Ashida, Kentaro Nakamura, Takeshi Takahashi, Hiroshi Kunugi.

45 Review: Role of Ketogenic Diets in Neurodegenerative Diseases (Alzheimer's Disease and Parkinson's Disease) Dariusz Włodarek Nutritients 2019; 11 (1), S. 169. Doi: 10.3390/nu 11010169.

46 »Dementia prevention, intervention, and care: 2020 report of the Lancet Commission«, Vol. 396, S. 413–446: www.thelancet.com/article/S0140-6736(20)30367-6/fulltext.

47 BESIMO, C. E., BESIMO-MEYER R. H.: Orale Gesundheit von Menschen mit Demenz. Schweiz Z Ganzheitsmed 2015; 27, S. 44–49.

> BESIMO C. E., BESIMO-MEYER R. H.: Demenz und Ernährung. Participation, 2, 2015, S. 6–10.

48 JACOBSEN, J.-H. ET AL.: Why musical memory can be preserved in advanced Alzheimer's disease, in: BRAIN 138, 2015, S. 2438–2450.

49 PALISSON, J. ET AL.: Music enhances verbal episodic memory in Alzheimer's disease, in: Journal of Clinical and Experimental Neuropsychology 37 (5), 2015, S. 503–517.

50 JANATA, P.: Brain networks that track musical structure, in: Ann N Y Acad Sci. 1060, 2005 Dec, S. 111–124.

51 Alzheimer-Bulletin beider Basel: www.alzheimer-schweiz.ch/fileadmin/dam/Sektionen/Basel/Dokumente/Alzheimer-Bulletin/ALZBB-Alzheimer-Bulletin-2014-2.pdf.

52 VERGHESE, J. ET AL.: Leisure activities and the risk of dementia in the elderly, in: N Engl J Med 348, 2003, S. 2508–2516.

53 SPRINGER, S., GILADI, N., PERETZ, C. ET AL.: Dual-tasking effects on gait variability. The role of aging, falls, and executive function, in: Movement Disorders 21, 2006, S. 950–957.

54 SULSER, R.: Ausdrucksmalen für Menschen mit Demenz, 2007.

55 BAER, U. A.: Innenwelten der Demenz. Das SMEI-Konzept Neukirchen-Vluyn 2007, S. 81.

56 BRYDEN, CH.: Mein Tanz mit der Demenz, 2011, S. 180.

57 Aus einem Flyer des Theater Thikwà, einem Theater für Schauspieler mit und ohne Behinderungen in Berlin, das ich 1990 begründete (www.thikwa.de).

58 Alle Namen sind zum Schutze der Teilnehmenden geändert worden.

59 Diesen Begriff verdanke ich dem deutschen Performance-Kollektiv »Rimini Protokoll«.

60 LPGs waren in der DDR die Landwirtschaftlichen Produktionsgenossenschaften.

61 www.mariannepletscher.ch.

5. Kapitel

1 MOSIMANN, U.P., … BOPP-KISTLER I., … ET AL.: Konsensusempfehlungen zur Beurteilung der medizinischen Mindestanforderungen für Fahreignung bei kognitiver Beeinträchtigung, Originalartikel in: Praxis 101 (7), 2012, S. 451–464.

2 Ebd.

3 Ronald Reagans Zitat im Spiegel (23.2.2010): www.spiegel.de/spiegel/spiegelwissen/d-69123028.html.

4 GILDEN, D. M. ET AL.: Using U.S. Medicare records to evaluate the indirect health effects on spouses. A case study in Alzheimer's disease patients, in: BMC Health Services Research 14, 2014, S. 291.

5 NORTON, M. C. ET AL.: Greater Risk of Dementia when spouse has Dementia? The Cache County Study, in: J Am Geriatr Soc 58, 2010, S. 895–900.

6 MITCHELL, S. L. ET AL.: The clinical course of advanced dementia, in: N Engl J Med 361, 2009, S. 1529–1538.

7 KOPPITZ, A. ET AL.: Type and course of symtoms demonstrated in the terminal and dying phases by people with dementia in nursing homes, in: Z Geront Geriat 48, 2015, S. 176–183.

8 Schweizerische Akademie der medizinischen Wissenschaften, Patientenverfügungen (2009/12).

9 MANGINO D. R. ET AL.: Euthanasia and assisted suicide of persons with dementia in the Netherlands, in: Am J Geriat Psychiatry 28, 2020, S. 466–477.

10 CHABOT, B., WALTHER, C.: Sterbefasten – Selbstbestimmtes Sterben durch freiwilligen Verzicht auf Essen und Trinken, 2015.

11 Schweizerische Nationale Ethikkommission im Bereich Humanmedizin. Stellungnahme 17/2011 Patientenverfügung – ethische Erwägungen zum neuen Erwachsenenschutzrecht unter besonderer Berücksichtigung der Demenz.

12 Schweizerische Akademie der Medizinischen Wissenschaften, Betreuung und Behandlung und Betreuung von Menschen mit Demenz (2017).

13 KEIZER, B.: Das ist das Letzte! Erfahrungen eines Arztes mit Sterben und Tod, 1997.

14 WARNOCK, M.: A duty to die? Omsorg 4, 2008, S. 3–5.

6. Kapitel

1 Bundesamt für Statistik, 2015.

2 MÜLLER, S.: Quantitative Analyse der 400 ersten Fälle des Projektes

SiL 2008–2011 anhand der elektronischen Krankengeschichten, Masterarbeit Medizin unter Leitung von Albert Wettstein.

3 BOUMENDJEL, N.: Refrigerator content and hospital admission in old people, in: The Lancet 356, 2000, S. 563.

4 Analyse der Gefährdungsmeldungen des Stadtärztlichen Dienstes Zürich (SAD), 2008.

5 DelirUnit, universitäre Altersmedizin, Felix-Platter-Spital Basel.

6 www.nzz.ch/zuerich/misshandelte-betagte-ueberforderte-angehoerige-1.18098003.

7 MULNARD, R., LIAO, S., GIBBS, L. ET AL.: Screening for abuse and neglect of people with dementia, in: J Am Geriatr Soc. 58(3), 2010, S. 493.

8 Name geändert.

9 KASPER WICKI, T.: Demenz: Umgang mit der Krankheit und Unterstützungsbedürfnisse in der italienischen Migrationsbevölkerung in der Deutschschweiz. Unveröffentlichte Master-Thesis Weiterbildungslehrgang Public Health der Universitäten Basel, Bern, Zürich 2012.

7. Kapitel

1 Die Texte stammen von Annina Hess-Cabalzar und schildern ihr persönliches Erleben.

2 HESS, CH., HESS-CABALZAR, A.: Menschenmedizin. Für eine kluge Heilkunst, 2006.

3 Markt-Mensch-Medizin, 2013. Zeit-Mensch-Medizin, 2014, Akademie Menschenmedizin. Erhältlich unter www.menschenmedizin.ch.

4 AD2000 Collaborative Group: Long-term donepezil treatment in 565 patients with Alzheimer's disease (AD2000): randomised double-blind trial, in: The Lancet 363 (9427), 2004, S. 2105–2115.

5 BANERJEE S. ET AL.: Sertralin or Mitrazepine for depression in dementia (HTA-S ADD): a randomised, multicentre, double-blind, placebo-controlled trial, in: The Lancet 378, 2011, S. 403–411.

6 WOOLCOTT, J. S. ET AL.: Metaanalysis of the impact of 9 medication classes on falls in eldely persons, in: Arch Intern Med 169, 2009, S. 1052–1060.

7 BALLARD, C. ET AL.: Quetiapine and rivastigmine and cognitive decline in Alzheimer's disease: randomised double blind placebo controlled trial, in: BMJ 330(7496), 2005, S. 874.

8 SCHÖNBERG, K., RODIN A.: Kunst ist nichts als Empfindung, Hörbuch, 2000.

9 LUBAN PLOZZA, B.: Begegnungen und Hoffnungen. Zum 10. Todestag von Erich Fromm, in: Hospitalis 60(11), 1990, S. 646–652.

10 RILKE, R. M.: Briefe über Cézanne, 1952, S. 117.

11 KILLER, P.: Ein Lesebuch zum Thema Kunst und Qualität, 1990, S. 60.

12 HESS-CABALZAR, A., FORSTER, M., NEUENSCHWANDER, H.: Caring for the carers. Bigorio 2010: Konsens zur »best practice« für Palliative Care in der Schweiz–Expertengruppe von palliative.ch.

13 LEVOLD, T.: Metaphern der Resilienz, in: WELTER-ENDERLIN, R., HILDEBRAND, B.: Resilienz. Gedeihen trotz widriger Umstände, 3. Auflage, Heidelberg 2010.

14 www.palliative.ch/de/was-ist-palliative-care.

15 BORASIO, G. D.: Über das Sterben. Was wir wissen, was wir tun können, wie wir uns darauf einstellen, 2011, überarbeitete Auflage 2014.

16 Ebd. S. 38.

17 SAMPSON, E. L.: Palliative care for people with dementia, in: British Medical Bulletin 96, 2010, S.159–174.

> GOODMAN, C. ET AL.: End of life care for community dwelling older people with dementia. An integrated review, in: Int J Geriatr Psychiatry 25, 2010, S. 329–337.

18 SAMPSON, E. L. ET AL.: Differences in care received by patients with and without dementia who died during acute hospital admission: a retrospective case note study, in: Age Ageing 35 (2), March 2006, S.187–189.

19 SAMPSON, E. L.: 2010, S.159–174.

20 RÜFFER, A.: Fräulein Franzen besucht das Glück, 2014.

21 MAIO, G.: Medizin in einer Gesellschaft, die kein Schicksal duldet. Eine Kritik des Machbarkeitsdenkens der modernen Medizin, Zeitschrift für medizinische Ethik 57, 2011, S. 79–98.

22 Sterbeversicherung im Nachttisch: Interview von Laura Höflinger mit Gian Domenico Borasio: www.spiegel.de/spiegel/print/d-129976958.html (Der Spiegel: 44/2014).

23 www.saez.ch/docs/saez/2014/47/de/saez-03145.pdf.

> ROMAN, CH.: Nachdenken über Suizidbeihilfe, in: Schweizerische Ärztezeitung 95, 2014, S. 47.

24 BORASIO, G. D.: Über das Sterben. Was wir wissen, was wir tun können, wie wir uns darauf einstellen, 2011, überarbeitete Auflage 2014.

25 EICHER, S., GESCHWINDNER, H., WOLF, H., RIESE, F. (HG.): Lebensende mit Demenz. Ein Leitfaden für Angehörige – gemeinsam erarbeitet von Angehörigen, Praktikerinnen/Praktikern und Forschenden. Universität Zürich, Zentrum für Gerontologie, 2018.

26 Vgl. ROY, L. K.: Demenz in Theologie und Seelsorge, 2013, S. 206.

27 Grundlagen dazu bei FUCHS, TH.: Leib, Raum, Person. Entwurf

einer phänomenologischen Anthropologie, 2000.

28 Vgl. dazu KÖRTNER, U.: Leibsorge und Seelsorge, in: ders., Leib und Leben. Bioethische Erkundungen zur Leiblichkeit des Menschen, 2010, S. 90–113.

29 SWINTON, J.: Dementia. Living in the Memories of God, 2012.

30 Wenn die ganze Gesellschaft als Körperschaft (oder System) angesehen wird, ist es gar nicht möglich rauszufliegen. Niklas Luhmann spricht von der »Vollinklusion«. Schaut man aber auf soziale Gemeinschaften innerhalb des gesellschaftlichen Systems, gibt es auch die Exkludierten. Vgl. dazu KRONAUER, M.: Exklusion. Die Gefährdung des Sozialen im hoch entwickelten Sozialismus, 2002.

31 Zum Verständnis der Hilfe vgl. SIGRIST, CH.: Kirchen Diakonie Raum. Untersuchungen zu einer diakonischen Nutzung von Kirchenräumen, 2014, S. 94–102.

32 GEIGER, A.: Der alte König in seinem Exil, 2011. Das Beispiel wird ausführlich kommentiert und im größeren Zusammenhang der Demenzliteratur eingebettet in: KUNZ, R.: Demenz als Metapher oder vom Glück und Elend des Vergessens. Eine religionsgerontologische Deutung, in: ZThK 111, 2014, S. 437–453.

33 Ebd., S. 179.

34 Ebd., S. 10–12.

35 Die Evangelische Kirche im Rheinland hat einen ausgezeichneten Ratgeber geschaffen. Er eignet sich nicht nur für Kirchgemeinden und ist herunterladbar unter: www.ekir.de/pti/orientierungshilfe-da-kann-ja-jede-r-kommen-709.php.

WEITERFÜHRENDE UNTERSTÜTZUNG

Hilfreiche Links

www.alzheimer-schweiz.ch/fileadmin/dam/Alzheimer_Schweiz/Dokumente/Ueber_Demenz/Hilfsmittel/Hilfsmittelliste_April-2021.pdf: Äußerst nützliche Zusammenstellung von Hilfsmitteln aller Art

www.sahb.ch: Kompetenzzentrum für Hilfsmittelberatung

Hilfreiche Apps/Hirntraingsprogramme

www.zdnet.com/article/ipad-opens-digital-doors-for-the-elderly

BrainTwister der Universität Bern (Training des Arbeitsgedächtnisses): *www.apn.psy.unibe.ch/content/application/braintwister/index_ger.html*

Happy Neuron (Gedächtnis, Konzentration, Sprache, Logik, Visuelles): *www.happyneuron.de*

Neuronation (Gedächtnistraining): *www.neuronation.de*

Lumosity, ein Projekt zur menschlichen Kognition: *www.lumosity.com*

Memofit: *www.memofit.net/portal/Memofit/Pros*

Internetgestütztes geführtes Bewegungstraining: *www.bewegung-bei-demenz.de*

Mindmate: interaktive Spiele, um die kognitive Denkleistung zu fördern: *www.mindmate-app.com*

Auguste: Quiz&Denkspiele: *www.tk.de/presse/themen/digitale-gesundheit/digitale-medizinprodukte/app-auguste-demenz-2058766?tkcm=ab*

Alzheimer&YOU: für Angehörige/Freund:innen/Bekannte, Tipps für einen aktiven und abwechslungsreichen Alltag mit Menschen mit Demenz: *www.alzheimerandyou.de*

www.wissenschaft-x.com/8-great-apps-for-dementia-and-alzheimers-patients-and-their-families

Nützliche Literatur zu Menschen mit Migrationshintergrund

Wenn es Migrantinnen und Migranten trifft

BUNDESAMT FÜR GESUNDHEIT BAG: Gesundheit der Migrantinnen und Migranten in der Schweiz. Wichtigste Ergebnisse des zweiten Gesundheitsmonitorings der Migrationsbevölkerung in der Schweiz 2010, Bern 2012.

BUNDESAMT FÜR GESUNDHEIT BAG: Nationales Programm Migration und Gesundheit. Bilanz 2008–13 und Schwerpunkte 2014–17, Bern Frühling 2013.

DOMENIG, D.: Transkulturelle Kompetenz – Lehrbuch für Pflege-, Gesundheits- und Sozialberufe, 2. Auflage, Bern 2007.

HANETSEDER, CH.: Doppelt fremd – Demenzerkrankung in der Migration am Beispiel von Italienerinnen und Italienern. Schweizerisches Rotes Kreuz, Bern Oktober 2013.

HANETSEDER, CH., BÜHLMANN, R.: Migration – Alter – Gesundheit – Die Situation älter werdender Migrantinnen und Migranten in der Schweiz – Eine Toolbox für Fach- und Lehrpersonen. Herausgegeben vom Schweizerischen Roten Kreuz, Bern Dezember 2015.

HUNGERBÜHLER, H., BISEGGER, C.: »Und so sind wir geblieben ...« Ältere Migrantinnen und Migranten in der Schweiz. Herausgegeben vom Nationalen Forum Alter und Migration und der Eidgenössischen Kommission für Migrationsfragen EKM, Bern Dezember 2012.

MICCICHÉ, G.: Cento passi, Zürich 2014.

SALIS GROSS, C., SOOM AMMANN, E., SARIASLAN, E., SCHNEEBERGER GEISLER, S.: Migrationssensitive Palliative Care, Schlussbericht, Bern 2014.

Übersetzung: *www.inter-pret.ch/infothek/transkulturelle-kompetenz.html*

BUCHEMPFEHLUNGEN DER HERAUSGEBERIN

BAER, U., SCHOTTE-LANGE, G.: Das Herz wird nicht dement – Rat für Pflege und Angehörige, 2013.

BASTING, A.: Das Vergessen vergessen – Besser leben mit Demenz, 2012.

BECKER, S.: Demenz – Den Alltag mit Betroffenen positiv gestalten – Ein praktischer Ratgeber für Angehörige, 2018.

BODE, S.: Frieden schließen mit Demenz, 2014.

BOPP-KISTLER, I., PLETSCHER, M. (HG): Da und doch so fern (deutsche Ausgabe des Buches von Pauline Boss »Loving someone who has dementia«, 2011), 2. Auflage, 2015.

BORASIO, G. D.: Über das Sterben – Was wir wissen, was wir tun können, wie wir uns darauf einstellen (Schweizer Ausgabe), 2014.

BORASIO, G. D.: Selbst bestimmt sterben – Was es bedeutet, was uns daran hindert, wie wir es erreichen können, 2014.

BOSS, P.: Leben mit ungelöstem Leid – Ein psychologischer Ratgeber (deutsche Übersetzung der Originalausgabe »Ambiguous loss – Learning to live with unsolved grief«, 1999), 2000.

BRYDEN, C., BÖRGER, H.: Mein Tanz mit der Demenz – Trotzdem positiv leben, 2011.

BROER, D.: Mr A – Alzheimer des Vaters, 2012.

DOMASIO, A. R.: Ich fühle, also bin ich – Die Entschlüsselung des Bewusstseins, 3. Auflage, 2001.

GEIGER, A.: Der alte König in seinem Exil, 2011.

GENOVA, L.: Still Alice. What if you were to lose every memory you ever had?, 2009.

GERBER-HESS, M.: Als Oma noch Tango tanzte, 2013.

HELD, CH.: Bewohner, 2017.

HELD, CH.: Was ist »gute« Demenzpflege? Demenz als dissoziatives Erleben – Ein Praxishandbuch für Pflegende, 2013.

HELD, CH.: Wird heute ein guter Tag sein? Erzählungen aus dem Pflegeheim, 2010.

HELD, CH., ERMINI-FÜNFSCHILLING, D.: Das demenzgerechte Heim – Lebensraumgestaltung, Betreuung und Pflege für Menschen mit Alzheimerkrankheit. 2. vollständig erneuerte und erweiterte Auflage, 2006.

HÜRLIMANN, E.: Jung und dement – Wenn das Leben plötzlich ausser Kontrolle gerät, 2021.

KITWOOD, T.: Demenz: Der personenzentrierte Ansatz im Umgang mit verwirrten Menschen, 6. ergänzte Auflage, 2013.

KLIE, TH. (HG.): Wohngruppen für Menschen mit Demenz, 2002.

MICCICHÉ, G.: Cento Passi, 2014.

MERKI, K.-E., KRÄMER, G.: Rückwärts! Und alles vergessen – Anna und Otto Nauer: Mit Alzheimer leben, 2002.

NEUBAUER, F., DE GROOTE, K.: Auf Flügeln der Kunst – Ein Handbuch zur künstlerisch-kulturellen Praxis mit Menschen mit Demenz, 2001.

OBERMÜLLER, K. (HG): Es schneit in meinem Kopf – Erzählungen über Alzheimer und Demenz, 2006.

OPPIKOFER, S., NIEKE, S., WILKENING, K.: Aufgeweckte Kunst-Geschichten – Menschen mit Demenz auf Entdeckungsreise im Museum, 2015.

ROHRA, H.: Aus dem Schatten treten – Warum ich mich für die Rechte als Demenzbetroffene einsetze, 3. Auflage, 2012.

SACKS, O.: Der einarmige Pianist – Über Musik und das Gehirn (deutsche Übersetzung von Hainer Kober der Originalausgabe »Musicophilia – Tales of music and the brain«, 2007), 2008.

SCHÄNZLE-GEIGER, H., DAMMAN, G.: Alois und Auguste – Geschichten über das Vergessen – Alzheimer und Demenz, 2009.

SCHMIEDER, M, ENTENMANN, U.: Dement, aber nicht bescheuert – Für einen neuen Umgang mit Demenzkranken, 2015.

SHABANHANGI, N. R., SZYMKIEWICZ, B.: Deeper into the soul – Beyond Dementia and Alzheimer's toward forgetfulness care, 2008.

STEINER, J.: Sprachtherapie bei Demenz, 2010.

SULSER, R.: Ausdrucksmalen für Menschen mit Demenz, 2007.

TAYLOR, R.: Alzheimer und Ich: »Leben mit Dr. Alzheimer im Kopf«, 3. ergänzte Auflage, 2011.

VAN DEUN, U.: Alzheimer – der lange Weg des Abschiednehmens – Tagebuch einer großen Liebe, 2006.

WOODTLI, M., MÜLLER, CH.: Mit Alzheimer im Land des Lächelns – Neue Heimat für Margrit Woodtli, 2013.

WINTER, A.: Bleib wie du wirst – Deine Demenz, unser Leben. 2. Auflage, 2012.

ZEISEL, J.: »Ich bin noch hier!« Menschen mit Alzheimer-Demenz kreativ begleiten – eine neue Philosophie, 2011.

WEITERFÜHRENDE INFORMATIONEN

Im Internet gibt es inzwischen eine Vielzahl von interessanten Websites mit Informationen über Demenz bzw. die Alzheimererkrankung. Im Folgenden wird nur eine Auswahl der verschiedenen Seiten vorgestellt. Der Verlag übernimmt keine Verantwortung für die Aktualität der Inhalte bzw. mögliche Links der Internetseiten. Stand der Informationen Februar 2022.

www.aktion-demenz.de: Seite des Vereins Aktion Demenz e.V. Der Verein möchte das bürgerschaftliche Engagement wecken und fördern und wendet sich nicht nur an Fachpublikum.

www.alter-pflege-demenz-nrw.de: Seite der Landesinitiative Demenz-Service Nordrhein-Westfalen. Dies ist eine gemeinsame Plattform einer Vielzahl von Akteuren, in deren Zentrum die Verbesserung der häuslichen Situation von Menschen mit Demenz und die Unterstützung ihrer Angehörigen stehen.

www.alz.ch: Die Schweizerische Alzheimervereinigung engagiert sich für die Erhaltung der Würde von Menschen mit einer Demenz und ihren Angehörigen und für die Verbesserung ihrer Lebensqualität. Die Seite informiert über aktuelle Themen rund um die Krankheit. Der Schwerpunkt der Vereinigung liegt auf der Beratung von Betroffenen und ihren Angehörigen.

www.alzheimer.ch: Crossmediale und zeitgemäße Demenzplattform, die das Wissen zum Thema Demenz bündelt, vernetzt und vermittelt. Man erhält wertvolle Informationen, praktische Tipps und Anregungen und kann sich in Foren austauschen.

www.alzheimer-ethik.de

www.alzheimer-forschung.de: Die Alzheimer Forschung Initiative e.V. (AFI) ist ein gemeinnütziger Verein, der mit Spendengeldern die Alzheimer-Forschung unterstützt und Betroffene sowie die Öffentlichkeit über die Alzheimer-Krankheit aufklärt.

www.alzheimer-gesellschaft.at: Seite der österreichischen Alzheimer Gesellschaft mit Schwerpunkt auf Wissenschaft und Forschung.

www.alzheimer-selbsthilfe.at: Seite des Alzheimer Angehörigen Austria Vereins mit nützlichen Informationen zu vielen Themen der Krankheit für Betroffene und Angehörige.

www.bag-selbsthilfe.de: Die BAG SELBSTHILFE vertritt als bundesweiter Zusammenschluss die Interessen der behinderten und chronisch kranken Menschen.

www.demenzmeet.ch/meets2021: Demenz Meets sind Mut machende Zusammenkünfte von Menschen mit Demenz, ihren Angehörigen und Fachleuten. Sie finden in der Schweiz, in Deutschland und in Österreich statt.

www.demenz-ded.de: Deutsche Expertengruppe Dementenbetreuung e.V.

www.demenz-support.de: Zentrum für Informationstransfer zum Thema Demenz. Herausgeber der Zeitschrift »Demenz«, ein Gesellschaftsjournal, in dem das Thema Demenz aus einer zivilgesellschaftlichen, übergreifenden Perspektive beleuchtet wird.

www.deutsche-alzheimer.de: Seite der deutschen Alzheimer Gesellschaft mit Hilfen für Betroffene und ihre Angehörigen. Sie bietet den Service der Online-Beratung, die Möglichkeit, Informationsblätter, Materialien und Broschüren herunterzuladen bzw. zu bestellen. Darüber hinaus bietet sie eine umfassende Adressenliste von allen regionalen Alzheimer Gesellschaften, Beratungsstellen und Angehörigengruppen in Deutschland.

www.dgpalliativmedizin.de: Die Deutsche Gesellschaft für Palliativmedizin befasst sich unter anderem auch mit der Palliativbetreuung fortgeschrittener demenziell Erkrankter.

www.dhpv.de: Die Seite des Deutschen Hospiz- und Palliativverbandes (DHPV) beschäftigt sich u. a. auch mit der hospizlichen Begleitung von Menschen mit Demenz in fortgeschrittenen Stadien bzw. in der Sterbephase.

www.dialog-ethik.ch: Interdisziplinäres Institut für Ethik im Gesundheitswesen

www.dian.wustl.edu: Homepage von DIAN (Dominantly Inherited Alzheimer Network), dem Netzwerk für die dominant vererbte Alzheimer-Krankheit.

www.gerontologie.ch/de: Gerontologie.ch versteht sich als schweizerische Plattform des gesamten Arbeitsbereichs Gerontologie. Als interdisziplinäre Fachorganisation bringt sie Personen und Institutionen zusammen, die in der Erforschung von Alterungsvorgängen und/oder in der praktischen Altersarbeit tätig sind.

www.hirnliga.de: Hirnliga e. V.

www.idem-berlin.de: IdeM Informationszentrum für demenziell und psychisch erkrankte sowie geistig behinderte Migrant:innen und ihre Angehörigen.

www.kda.de: Seite des Kuratoriums Deutsche Altershilfe (KDA) mit vielen nützlichen Informationen zur Pflege und Betreuung von alten Menschen und hilfreichen Informationen zu aktuellen Veröffentlichungen zum Thema Demenz.

www.kompetenznetz-demenzen.de: Kompetenznetz Demenzen e.V.

www.palliative.ch: Internetseite der schweizerischen Fachgesellschaft für Palliativmedizin

www.patientenleitlinien.de: Internetseite mit gut verständlichen medizinischen Informationen für Patient:innen.

www.proinfirmis.ch: Pro Infirmis leistet und vermittelt Beratung und Unterstützung für Menschen mit geistiger, körperlicher und psychischer Behinderung und ihre Angehörigen. Sie kümmert sich in der Schweiz im Besonderen auch um junge Betroffene.

www.promenz.at: Der Verein PROMENZ möchte gemeinsam mit Betroffenen die Lebensqualität bei Demenz, Alzheimer oder anderen Formen der Vergesslichkeit verbessern.

www.prosenectute.ch/de/ratgeber/gesundheit/krankheiten/demenz-alzheimer-vergesslichkeit.html: Nützliche Seite der Pro Senectute mit Informationen und Angeboten zur Unterstützung

www.ungekuenstelt.ch: Ungekünstelt vermittelt das schöpferische und kreative Wirken von Menschen mit Demenz einer breiten Öffentlichkeit. Dabei liegt der Fokus auf dem erschaffenen Werk und seiner Ästhetik und nicht auf der künstlerischen Erfahrung des Betroffenen.

www.wegweiser-demenz.de: Internetportal des Bundesministeriums für Familien, Senior:innen, Frau und Jugend (BMFSFJ) mit vielen Informationen zum Thema Demenz.

www.wg-qualitaet.de: Vom Bundesministerium für Familie, Senior:innen, Frauen und Jugend gefördertes Modellprojekt zur Qualitätssicherung in ambulant betreuten Wohngemeinschaften für Menschen mit Demenz.

BIOGRAFIEN

Klaus Bally, PD Dr. med., Facharzt für Allgemeine Innere Medizin FMH, Hausarzt in Basel von 1986 bis 2018; Lehr- und Forschungstätigkeit am Universitären Zentrum für Hausarztmedizin beider Basel mit dem Forschungsschwerpunkt der hausärztlichen Betreuung von Menschen am Lebensende und von Menschen mit Demenz in der Schweiz. Sein spezielles Interesse gilt der Altersmedizin, der Palliative Care und der Migrationsmedizin.

Sacha Beck, Dr. med. MHA, Facharzt für Innere Medizin und Geriatrie. Langjähriger Kaderarzt auf der Memory Clinic und in der stationären Versorgung der Universitären Klinik für Akutgeriatrie Stadtspital Zürich Waid. Seit 2019 Aufbau des unabhängigen, altersmedizinischen Zentrums Age Medical in Zürich. Ärztlicher Leiter, Konsiliararzt und Berater verschiedener Altersinstitutionen im Kanton Zürich. Ehemals Vizepräsident der Schweizerischen Fachgesellschaft für Geriatrie. Lehrbeauftragter der Universität Zürich.

Christian E. Besimo, Prof. Dr. med. dent., Fachzahnarzt für Rekonstruktive Zahnmedizin SSO, war Chefarzt des Bereiches Orale Medizin an der Seeklinik Brunnen und ist Hochschullehrer mit dem Lehrauftrag Alterszahnmedizin sowie Systemische Kommunikation an der Universität Basel. Weitere Lehraufträge erhielt er 2008 und 2009 an der Medizinischen Universität in Graz sowie 2015 im Rahmen eines Senior Fellow Ships an der Technischen Universität in Dresden. Er ist wissenschaftlicher Leiter eines Masterstudienganges in Alterszahnmedizin an der Dresden International University.

Markus Biedermann. Seit über vier Jahrzehnten leistet der eidgenössisch diplomierte Küchenchef, Diplom-Gerontologe und Heimleiter Markus Biedermann Pionierarbeit im Bereich Esskultur im Alter. Ständig hat er sich und seine Arbeit weiterentwickelt und innovative Impulse für eine zukunftsfähige Verpflegung im Alter gesetzt. Im Zentrum seines Schaffens steht der Dialog mit den Heimbewohner:innen, die Auseinandersetzung mit ihren Bedürfnissen und ihrer Essbiografie. So hat er nebst zahlreichen aktivierenden Esskonzepten auch Projekte für Menschen mit Demenz oder Schluckstörungen entworfen, wie beispielsweise Essen als basale Stimulation, Fingerfood oder Smoothfood, die Revolutionierung der pürierten Kost.

Gabriela Bieri-Brüning, Dr. med., Fachärztin Allgemeine Innere Medizin mit Schwerpunkt Geriatrie, Stadtärztin, Chefärztin des Geriatrischen Dienstes und ärztliche Direktorin der Gesundheitszentren für das Alter der Stadt Zürich. Sie leitet die Memory Clinic Entlisberg und das aufsuchende Angebot Hausbesuche SiL (Sozialmedizinische individuelle Lösungen) sowie die Kommission für Langzeitgeriatrie der Fachgesellschaft für Geriatrie (SFGG).

Regula Bockstaller, klinische Psychologin mit Spezialisierung in Gerontopsychologie und systemische Psychotherapeutin. In ihrer Praxis 60plus bietet sie gruppentherapeutische Angebote für Menschen mit einer beginnenden Demenz sowie Beratungs- und Therapiegespräche für Menschen im Alter an. Für die Alzheimervereinigung des Kantons Zürich leitet sie diverse Angehörigengruppen.

Irene Bopp-Kistler, Dr. med., Internistin mit Schwerpunkt Geriatrie, hat die Altersmedizin am Stadtspital wesentlich mitgeprägt und aufgebaut und im Jahre 1997 die Memory Clinic zusammen mit Brigitte Rüegger-Frey gegründet. Für sie standen neben der Abklärung und Behandlung immer die Betroffenen und Angehörigen im Mittelpunkt. Irene Bopp-Kistler war während vieler Jahre Lehrbeauftragte der Universität Zürich. Sie war Gründungsmitglied der Fachgesellschaft für Geriatrie (SFGG) und langjähriges Vorstandsmitglied. Sie brachte ihr Wissen in zahlreichen Gremien ein, so auch in der nationalen und kantonalen Demenzstrategie und in diversen Vorständen. Ein Herzensanliegen sind ihr die Enttabuisierung der Demenzerkrankung. 2020 wurde sie von Alzheimer Zürich mit dem Fokuspreis für ihr Lebenswerk ausgezeichnet. Seit der Pensionierung Ende 2021 arbeitet sie in einer Praxis in Zürich, wo sie sich weiterhin für die Anliegen der Demenzerkrankten einsetzt, zudem ist sie in diversen Projekten insbesondere für

Jungbetroffene, aber auch für die bessere Versorgung in der Grundversorgung engagiert.

Georg Bosshard, PD Dr. med., Facharzt für Allgemeine Innere Medizin (speziell Geriatrie) und Privatdozent der Universität Zürich für Klinische Ethik. Er verfügt als Spitalgeriater wie als Pflegeheimarzt über eine breite klinische Erfahrung. Neben seiner klinischen Tätigkeit ist er ein international bekannter Referent und Verfasser zahlreicher wissenschaftlicher Artikel zu medizinethischen Fragen am Lebensende.

Anna Katharina Diederichs, Studium der Romanistik und Germanistik an der Universität Zürich, Dr. phil I. Gymnasiallehrerin von 1970–2002 für die Fächer Deutsch und Französisch an der Kantonsschule Enge, in der Zeit auch Präsidentin des Fördervereins der VHS Zürich, Vorstandsmitglied des BPW (business and professional women), Mitglied des Stiftungsrates der Dr. A. Streuli Stiftung, langjährige Praktikumsleiterin für angehende Gymnasiallehrerinnen und -lehrer, Expertin für Französisch an verschiedenen Kantonsschulen.

Rainer Diederichs, Buchhändlerlehre in München, Verlagspraktikum und Germanistikstudium in Zürich mit Abschluss als Dr. phil. I. Wissenschaftlicher Bibliothekar an der Zentralbibliothek Zürich: Leiter der Informations- und Pressestelle der Bibliothek sowie Betreuung der Zürcher Bibliothekarenkurse. Lehraufträge an Universität und Volkshochschule Zürich.

Margrit Dobler, Sozialarbeiterin HFS und Demenzfachfrau sowie Gruppenleiterin von Gesprächsgruppen für Angehörige von Demenz- und FTD-Erkrankten; sie hat jahrelange Erfahrung in der Beratung von Angehörigen wie auch von Institutionen. Sie verfügt über Erfahrung mit dem Thema Demenz in der eigenen Familie (Mutter und Schwiegermutter).

Michael Gagesch, Dr. med., Facharzt für Allgemeine Innere Medizin, spez. Geriatrie FMH. Seit 2016 Oberarzt der Klinik für Altersmedizin am Universitätsspital Zürich. Research Fellow am Zentrum Alter und Mobilität und Koordinator Lehre des Lehrstuhls Geriatrie und Altersforschung der Universität Zürich (Prof. Dr. H.A. Bischoff-Ferrari, DrPH). 2012–2014 Ausbildung in Geriatrie am Stadtspital Zürich Waid und Sanatorium

Kilchberg. Neben einem Schwerpunkt in der akutmedizinischen Behandlung hochbetagter Menschen einschließlich Risikoabklärung vor Operationen beteiligt er sich aktiv an der Erforschung von körperlicher Gebrechlichkeit (engl. frailty). Weitere klinische Interessen sind neurodegenerative Erkrankungen (v.a. Demenz und Delir), geriatrische Onkologie und Ernährung im Alter.

Christa Hanetseder, Dr. phil., Psychologin in eigener Praxis. Viele Jahre in sozialen Institutionen, an Fachhochschulen und beim SRK tätig. Arbeitsschwerpunkte sind u. a. Alter, Migration, Demenz, Traumatisierung. *www.hanetseder.ch*

Monika Hänggi Hofer, 1960. Studium der Sozialarbeit/Sozialpädagogik in Fribourg, langjährige Tätigkeit als Sozialpädagogin in verschiedenen Institutionen, danach Ausbildung zur Supervisorin an der Schule für Sozialarbeit Zürich. Aufbau des Eltern-Kind-Zentrums in Stäfa. Seit 8 Jahren tätig als Sozialdiakonin in der Kirchgemeinde Zürich, Schwerpunkt Senior:innenarbeit und Demenz. In der Projektleitung »Drehscheibe Demenz« der KG ZH.

Christoph Harms, Dr. med., Facharzt FMH für Anästhesie und Intensivmedizin. Bis 2018 Chefarzt Anästhesie am Spital Zofingen. Seither widmet er sich seinen persönlichen Interessen, zu denen in erster Linie die buddhistische Geistesschulung und Meditation gehören. Nach wie vor verfolgt er seine langjährigen, außerklinischen Interessenschwerpunkte der Kursentwicklung, Schulung und Workshopmoderation in Teamtraining und Themen der allgemeinen Lebensberatung. *www.gespräch.ch*

Brigitte Hauser, Erstausbildung zur Pflegefachfrau, danach Studium der Theologie in Basel und Madurai, Südindien. Seit 2002 ist sie als Spitalpfarrerin in Zürich tätig.

Christoph Held, Dr. med., Facharzt Psychiatrie FMH, gerontopsychiatrischer Konsiliararzt Gesundheitszentrum Dielsdorf und Age Medical. Dozent an den Fachhochschulen Bern, Careum Aarau und ZHAW Winterthur sowie an der Universität Basel. Publikationen u.a.: »Das demenzgerechte Heim« (2003), »Wird heute ein guter Tag sein? Erzählungen« (2010), »Accueillir la demence« (2010), »Was ist gute Demenzpflege – Verändertes Selbsterleben bei Demenz?« (2017), »Bewohner«, Erzählungen (2017).

Christian Hess, Dr. med., 1988–2012 Chefarzt Innere Medizin am Spital Affoltern, hat zwei Jahre in Ifakara (Tansania) gearbeitet und war Initiant des »Modell Menschenmedizin«. Hess war Mitglied der kantonalen Ethikkommission Zürich, mit Annina Hess-Cabalzar Autor des Buches »Menschenmedizin – für eine kluge Heilkunst« (2006) sowie Vorstandsmitglied der »Akademie Menschenmedizin«. *www.menschenmedizin.com*

Annina Hess-Cabalzar, MA, beruflich in Psychotherapie, Coaching, Supervision tätig, Präsidentin der Akademie Menschenmedizin, Stiftungsrätin SPO Patientenschutz. Bis 2012 Leiterin der integrierten Psychotherapie PsyA®T am Spital Affoltern und Mitglied der Spitalleitung. Autorin zahlreicher Publikationen zur Integration der Geisteswissenschaften und der Kunst in der Medizin. Sie doziert an verschiedenen Hochschulen und Institutionen im In- und Ausland. *www.menschenmedizin.com*

Daniel Hürlimann, Prof. Dr. iur., hat an der Universität Bern Rechtswissenschaften studiert, promoviert und die Anwaltsprüfung abgelegt. Er hat eine Habilitation zu Recht und Medizin am Lebensende verfasst (frei zugänglich unter *www.huerlimann.com/habil*) und ist als Professor an der Berner Fachhochschule tätig.

Cornelia Kaya, gelernte Hauspflegerin, diverse Weiterbildungen in den Bereichen Kommunikation, Demenz und Palliative Care. Seit 15 Jahren in Führungsposition bei der Spitex Zürich; arbeitete bei der Entwicklung des Demenz-Konzeptes mit und ist verantwortlich für dessen Umsetzung. Ausbildung zur systemischen Beraterin, seit 2014 Beratung Social Care bei der Spitex Zürich Limmat. *www.gemeinsamunterwegs.ch*

Ralph Kunz, Prof. Dr. theol., hat in Basel, Los Angeles und Zürich studiert. Er war Pfarrer der reformierten Landeskirche des Kantons Zürich und ist seit 2004 Professor für Praktische Theologie in den Bereichen Gottesdienst und Seelsorge. Sein Forschungsschwerpunkt ist die Religionsgerontologie.

Isabella Lauener, dipl. Logopädin und angehende Reittherapeutin im Zürcher Oberland.

Joël Meier, Master-Studium in Medienwissenschaften; Consultant in einer Zürcher Agentur für digitale Kommunikation.

Andrea Mühlegg-Weibel, diplomierte Pflegefachfrau und Lebensmittelingenieurin HTL, Validation®Teacher sowie MAS in Supervision und Organisationsberatung PHSG, Leiterin Sonnweid der Campus, Bildung, Beratung und Praxisbegleitung. 29 Jahre für die Sonnweid AG tätig.

Martin Mühlegg, Journalist, Texter, Kulturvermittler und Lebensmittelingenieur. Er schreibt seit 20 Jahren für verschiedene Publikationen über Demenz, unter anderem für den Bildungsordner »Demenz verstehen« und die Fachzeitschrift »Das Heft«. Seit 2016 ist er Chefredaktor der Plattform *alzheimer.ch.* 2020 initiierte er das Online-Lexikon *demenzwiki.ch,* das seit Februar 2022 online ist.

Katharina Müller, diplomierte Pflegefachfrau HF mit Weiterbildung in Palliative Care; Preisträgerin des Projektwettbewerbs »Wohnen im Alter« 2014. Gründerin des Vereins Treffpunkt Demenz und Kultur; DAS Demenz und Lebensgestaltung, Berner Fachhochschule, 2009–2011; Alzheimerfokuspreis für mobiles Malatelier, 2007; Aufbau und Leitung Selbsthilfegruppe Jungbetroffener, Alzheimer Schweiz von 2015–2019.
www.demenz-kultur.ch, www.mobiles-malatelier-demenz.ch

Susanne Nieke, Kommunikationswissenschaftlerin und Gerontologin, aktuell Moderatorin (*www.gutgesagt.ch*) und Age Innovation Facilitator für Projekte im Altersbereich. Zuvor tätig bei der Alzheimervereinigung des Kanton Waadt, wo sie gemeinsam mit Nicole Gadient, Projekt- und Bildungskoordinatorin, das kantonale Museumsbesuchsprogramm »pARTage« für Menschen mit neurokognitiven Störungen ins Leben gerufen hat (*www.alzheimer-vaud.ch/visites-au-musee*). Davor am Zentrum für Gerontologie an der Universität Zürich und im Rahmen des Universitären Forschungsschwerpunktes »Dynamik Gesunden Alterns« beschäftigt mit Fokus auf Projektfinanzierung (öffentliche Stiftungen), Projektmanagement sowie Moderation. Beginn der beruflichen Laufbahn während 10 Jahren in der Unternehmenskommunikation des IT-Konzerns IBM in Deutschland, Schweiz, Österreich und England.

Antoinette Niggli, diplomierte Pflegefachfrau mit Ausbildung zur Musiktherapeutin SFMT an der EAG-FPI. Seit über 18 Jahren als Musiktherapeutin in ihrer eigenen Praxis in Bern tätig und arbeitet bei Diaconis Palliative Care in Bern. Einen wichtigen Schwerpunkt legt sie auf die Arbeit mit Demenzerkrankten, u.a. in Zusammenarbeit mit der Alzheimervereinigung Zürich und der Universitären Klinik für Altersmedizin im Stadtspital Zürich Waid.

Sandra Oppikofer, Dr. phil., Betriebsökonomin und Sozialpsychologin. Am Zentrum für Gerontologie der Universität Zürich leitet sie den Bereich Entwicklung und Evaluation und im Rahmen des Universitären Forschungsschwerpunktes »Dynamik Gesunden Alterns« den Bereich gerontologische Lebensqualität-Forschung. Forschungsschwerpunkte: u. a. translationale Gesundheitsforschung, Projektinnovation, psychologische Gesundheitsinterventionen im Alter. Darüber hinaus macht sie die individuelle Beratung für Projektevaluation und -entwicklung.

Angelika U. Reutter, M. A. in Psycholgie (Antioch University, USA), diplomierte Psychosynthese-Therapeutin. Sie arbeitet seit über 25 Jahren in eigener psychologischer Praxis in Küsnacht bei Zürich. 2006 entwickelte sie die Psychoenergie-Therapie®.
www.angelikareutter.ch

Petra Rösler (*1968) ist Bildungsmanagerin mit den Schwerpunkten Demenz / Palliative Geriatrie und koordiniert einen demenzfreundlichen Bezirk in Wien (Ö). Weiter ist sie Referentin und Organisatorin zu Themen der Freiwilligentätigkeit mit besonderem Fokus auf Corporate Volunteering. Daneben verfasst und übersetzt sie Texte zu Nachhaltigkeit und CSR.

Brigitte Rüegger-Frey, lic. phil., Fachpsychologin für Neuropsychologie und zertifizierte neuropsychologische Gutachterin, leitete fast 30 Jahre den Psychologischen Dienst an der Universitären Klinik für Akutgeriatrie am Stadtspital Zürich Waid. Auch arbeitete sie viele Jahre zusammen mit Irene Bopp-Kistler in der Memory Clinic. Seit ihrer Pensionierung betreibt sie eine eigene neuropsychologische Praxis und ist Kooperationspartnerin der Praxis AgeMedical, Zentrum Gesundheit im

Alter in Zürich. Sie beschäftigt sich nach wie vor intensiv mit dem Thema Demenz und unterstützt Betroffene und deren Angehörige (Diagnostik, Beratung, Rehabilitation). *www.rueggerfrey.ch*

Michael Schmieder. Ausbildung zum Krankenpfleger. Er besitzt einen Master in angewandter Ethik der Universität Zürich. Von 1985 bis 2015 leitete er die Sonnweid in Wetzikon und entwickelte wegweisende Modelle zur Betreuung von Menschen mit Demenz. Er ist Mitglied des Stiftungsrates der Walder Stiftung Zürich. Heute ist Schmieder als Berater, Autor und als Redakteur für *www.alzheimer.ch* tätig.

Silvia Silva Lima, Fachexpertin für Demenzfragen im Gesundheitszentrum für das Alter Käferberg. Seit bald 40 Jahren ist sie im Pflegeberuf tätig und seit bald 30 Jahren hat sie sich auf die Begleitung von Personen mit Demenz spezialisiert.

Margrit Sprecher, Reporterin für verschiedene in- und ausländische Publikationen wie »NZZ« und »Die Zeit«. Letzte Buchveröffentlichung: »Irrland«, erschienen im Dörlemann Verlag.

Jürgen Steiner, Prof. Dr. habil, langjährig tätig an der Interkantonalen Hochschule für Heilpädagogik Zürich (HfH), praktischer Schullogopäde im Raum Winterthur, Expertenbeirat Forschung Alzheimer Schweiz, Fachlektor im Schulz-Kirchner-Verlag; Zusatzausbildungen zum Gesprächstherapeut, EPL-Kommunikationstrainer, Qualitäts-Assessor, Systemischer Berater. Print: »Sprachtherapie bei Demenz« im Reinhardt-Verlag, 2010, YouTube: »Stärkung des Selbst – Ressourcen fördern« (*https://bit.ly/3hHJiUn*)

Manuel Trachsel, PD Dr. med. Dr. phil., Arzt, Medizinethiker und Psychologe, ist Leiter der Abteilung Klinische Ethik am Universitätsspital Basel (USB) und an den Universitären Psychiatrischen Kliniken Basel (UPK). Zudem ist er Privatdozent am Institut für Biomedizinische Ethik und Medizingeschichte der Universität Zürich. Manuel Trachsel hat über 100 wissenschaftliche Beiträge in Fachzeitschriften und Büchern publiziert. Forschungsschwerpunkte: Ethik und Philosophie der Psychiatrie, Psychotherapie und Palliative Care, Schnittbereich von

Psychiatrie und Palliative Care, Patient:innenautonomie, Urteilsfähigkeit und informierte Einwilligung.

Christine Vogt, Regisseurin für Inklusives Theater/Kulturwissenschaftlerin MA, Dozentin an verschiedenen Hochschulen. Seit 1990 Theaterarbeit mit Schauspieler:innen mit und ohne Behinderungen. Ab 2011 Theaterprojekte mit Demenzerkrankten, seit 2015 in fester Anstellung im Pflegewohnheim »Am Kreuzberg« Berlin als Leiterin des Theaterensembles PAPILLONS (Träger: Stiftung Unionhilfswerk Berlin). *www.grenzbereiche-theater.de, www.unionhilfswerk.de/papillons*

Karin Wilkening, Dr. phil., Dipl.-Psych., Professorin i.R. für Soziale Gerontologie an der Ostfalia Hochschule Wolfenbüttel. 1967–2011 Lehrbeauftragte für »Praxisfelder der Gerontopsychologie« an der Universität Zürich; seit 2012 Gastforscherin und wissenschaftliche Leiterin des Projekts »Aufgeweckte Kunstgeschichten« am Zentrum für Gerontologie der Universität Zürich (ZfG).

Henrike Wolf, PD Dr. med. habil., Fachärztin und Privatdozentin für Psychiatrie und Psychotherapie. Langjährige, internationale Forschungserfahrung auf dem Gebiet neurobiologischer, klinischer und epidemiologischer Alzheimer- und Demenzforschung, unter anderem am schwedischen Karolinska Institut. Von 2012–2018 leitete sie gemeinsam mit Florian Riese das ZULIDAD-Projekt an der Universität Zürich. Seit 2017 widmet sie sich als Leitende Ärztin bei den Psychiatrischen Diensten Graubünden der psychiatrischen Versorgungsforschung. Seit 2021 ist sie in eigener Praxis in Sils-Maria tätig.

Roland Wuillemin, geb. 1967 im Emmental. Nach einer Lehre als Maschinenmechaniker Theologiestudium in Bern und Wien. Seit 2003 reformierter Pfarrer in Zürich. Er begleitet seit über 20 Jahren Menschen mit Demenz und ihre Angehörigen. Seit 2021 ist er Co-Projektleiter der Drehscheibe Demenz der Kirchgemeinde Zürich.

BILD- UND GRAFIKNACHWEIS

Alle Grafiken sind gezeichnet von Saskia Nobir.

2f. © Alita Ong / Stocksy.com
12 © pixabay.com | ID 1200219
14 © Irene Bopp-Kistler
19f. © Mit freundlicher Genehmigung des Institutes für Radiologie, Stadtspital Zürich Standort Waid
23 © Irene Bopp-Kistler
32 © Irene Bopp-Kistler
41 © Alzheimervereinigung Schweiz
49f. © Irene Bopp-Kistler
52 © Irene Bopp-Kistler
54 © Irene Bopp-Kistler
62 © Irene Bopp-Kistler
65 © Mit freundlicher Genehmigung des Institutes für Radiologie, Stadtspital Zürich Standort Waid
82 © pixabay.com | Pexels
110 Karin Schuh. Briefe 2015. © Karin Schuh
130 © pixabay.com | stux
158 © Irene Bopp-Kistler
172 © pixabay.com | PellissierJP
174 © Schematische Darstellung nach Prof. Andreas Monsch
179 © Saskia Nobir
181 © Irene Bopp-Kistler
203 © Saskia Nobir
204 © Saskia Nobir
210 © Schematische Darstellung nach: »Dementia prevention, intervention, and care: 2020 report of the Lancet Commission«, Vol. 396, S. 413–446: www.thelancet.com/article/S0140-6736(20)30367-6/fulltext
221 Oben: © Markus Biedermann Mitte/unten: © Katharina Jäger
235 © Irene Bopp-Kistler
236 © Irene Bopp-Kistler
238–242 © Bilder mit Zustimmung der Angehörigen abgedruckt
243 © Katharina Müller
245 © Jos Schmid
246 Mathias Stom (um 1600–nach 1650); Christus und die Samariterin, um 1630; Öl auf Leinwand; 156 x 121,5 cm; Kunsthaus Zürich, Stiftung Betty und David Koetser, 1986; © 2014 Kunsthaus Zürich
258 © pixabay.com | bradgump
279 © Christoph Harms
286 © Dominique Meienberg
289 Mitte: © Dominique Meienberg Oben/unten: © Véronique Hoegger
306 © pixabay.com | Hannibal-8height
311 © Irene Bopp-Kistler
323 © Irene Bopp-Kistler
344 © pixabay.com | RitaE
346 © Annina Hess-Cabalzar
357 © Annina Hess-Cabalzar
386 © pixabay.com | lora_ag

DANK

Dieses Buch legt Fakten dar und eröffnet Perspektiven. Und es erzählt viele Geschichten. Auch die Entstehungsgeschichte dieses Buches wäre eine eigene Geschichte – dank großartiger Co-Autoren, denen an erster Stelle Dank gebührt. Es braucht im Besonderen Mut, wenn Betroffene und Angehörige schreiben, doch genau das macht das Buch aus.

Danken möchte ich auch dem Team des Verlags – Saskia Nobir und Anna Basile –, die diesem Buch seine Gestalt und den letzten Schliff gegeben haben. Auch in der vollständigen Überarbeitung der dritten Auflage wurde ich vom Verlag außergewöhnlich unterstützt.

Ganz besonders danke ich meiner Familie und engen Freunden, die mich immer wieder von Neuem inspiriert und motiviert haben.

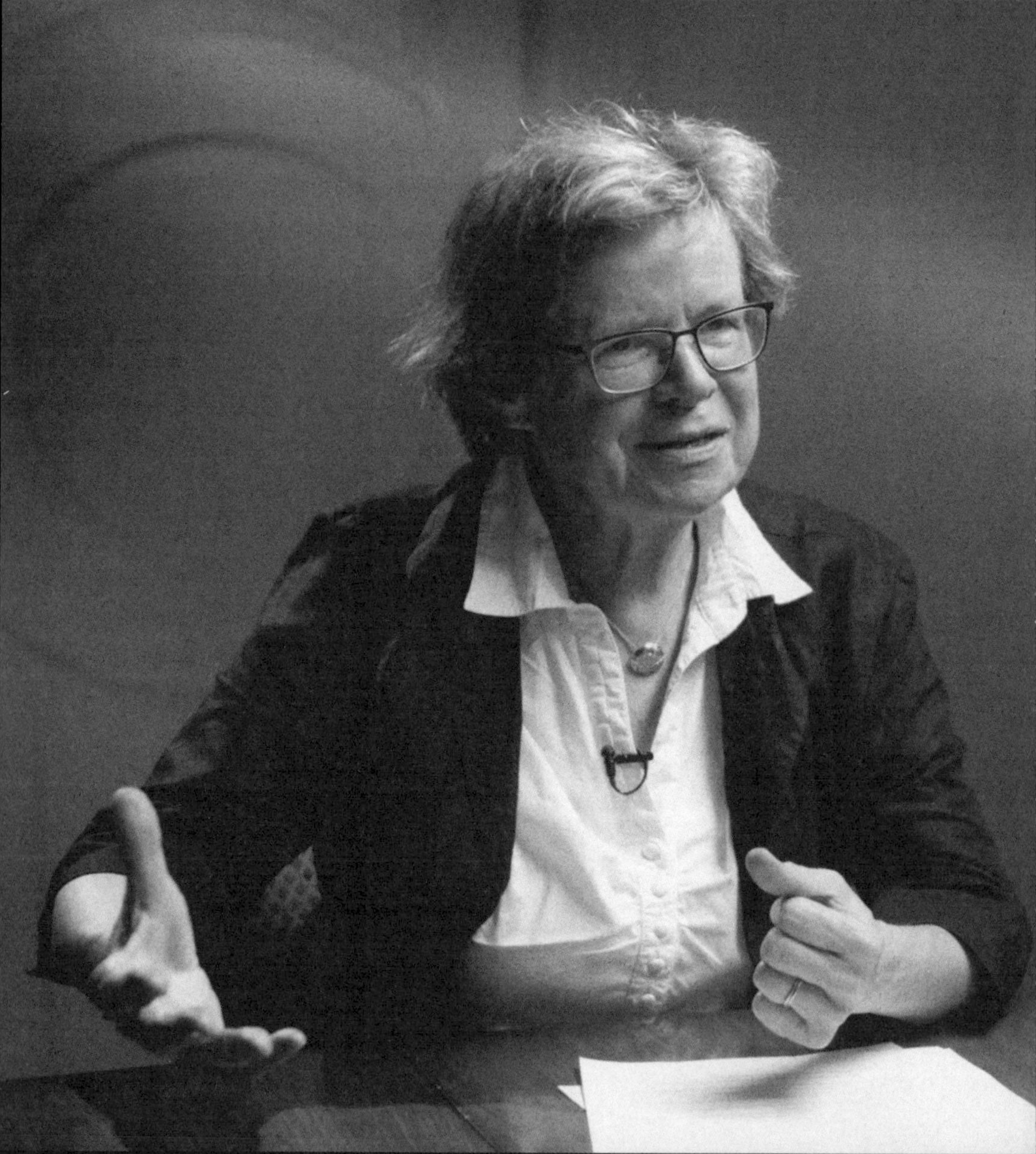

Regelmäßig erscheint ein Video mit einem rund zehnminütigen Gespräch mit unseren Autor:innen. Wir sprechen mit ihnen über die Themen ihrer Bücher: sachlich, aufschlussreich, auf den Punkt gebracht.

Scannen Sie den QR-Code mit Ihrem Smartphone oder Tablet ein und lassen Sie sich von unseren Videos begeistern.

Foto: Irene Bopp-Kistler im Gespräch mit Anne Rüffer zum Buch »Demenz.«.

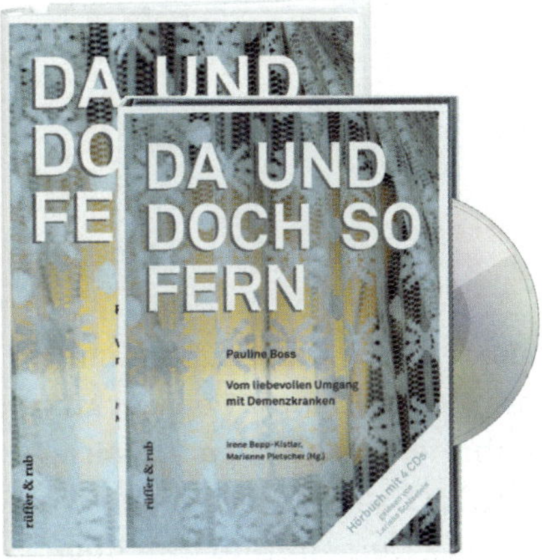
DA UND DOCH SO FERN
Pauline Boss
Vom liebevollen Umgang mit Demenzkranken
rüffer & rub
Hörbuch mit 4 CDs

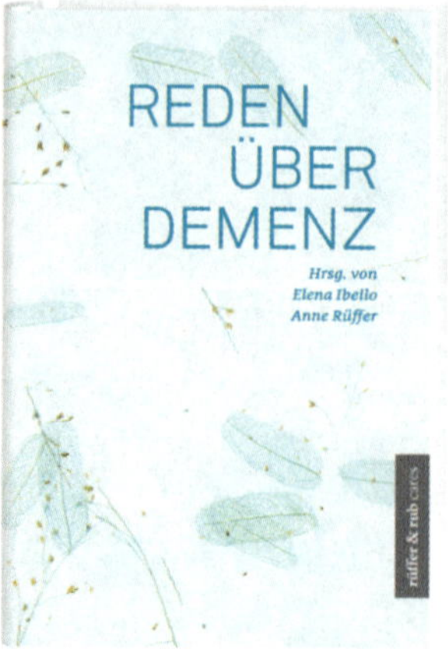

Elena Ibello,
Anne Rüffer (Hg.)

Reden über Demenz

168 Seiten | Broschur
ISBN 978-3-906304-29-8

In »Reden über Demenz« steht die Kommunikation mit Demenzkranken und ihren Angehörigen im Mittelpunkt. Fachleute wissen heute, was Menschen mit Demenz und ihre Angehörigen empfinden und welche Art der Anteilnahme eine wertvolle Unterstützung bedeutet. Für die bestmögliche Lebensqualität ist es essenziell, einfühlsam zuzuhören und zu reden. Man soll die Betroffenen nach ihren Ängsten und Wünschen fragen, ihre Worte jedoch nicht immer wörtlich nehmen. Damit die Betroffenen möglichst Halt im Leben haben, müssen auch die Angehörigen ohne Scham oder Schuldgefühle über die Krankheit sprechen können. Das Buch richtet sich an Angehörige von Demenzkranken, an Gerontolog:innen, Pflegefachleute sowie Ärztinnen und Ärzte. Das Thema wird von Fachleuten aus verschiedenen Perspektiven beleuchtet. Ein Porträt und eine Reportage sowie Stimmen von pflegenden Angehörigen zeigen den alltäglichen Umgang mit Demenzkranken.

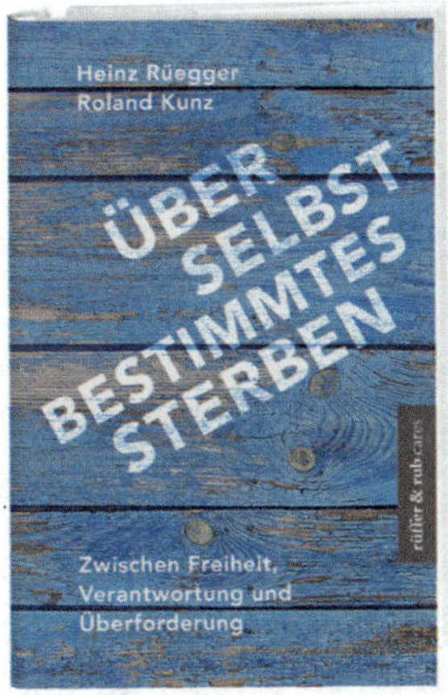

Heinz Rüegger
Roland Kunz

Über selbstbestimmtes Sterben
Zwischen Freiheit, Verantwortung und Überforderung

208 Seiten | Hardcover
ISBN 978-3-906304-70-0

Gespräch mit den Autoren zum Buch »Über selbstbestimmtes Sterben«

Das Leben ist endlich und geht früher oder später unweigerlich auf den Tod zu. Bis in die jüngste Vergangenheit war der Mensch dem Sterben und dem bevorstehenden Tod ohnmächtig ausgesetzt. Es war ein fremd verfügtes Schicksal, gegen das die Betroffenen nichts ausrichten konnten.

Dies hat sich radikal geändert. Heute stehen der Medizin praktisch in jeder Situation lebenserhaltende und -verlängernde Möglichkeiten zur Verfügung. Das bringt zwar einen unbestreitbaren Freiheitsgewinn mit sich, bürdet den Sterbenden aber zugleich eine moralische Verantwortung für ihr Sterben auf. Das bedeutet, dass jede und jeder sich mit dem Thema »Selbstbestimmtes Sterben« auseinandersetzen sollte. Denn es müssen am Lebensende oft schwierige Entscheidungen getroffen werden: Sollen medizinischen Eingriffe gemacht werden und mit welchen möglichen Folgen ist zu rechnen? Soll die Ärzteschaft alles ihr Mögliche tun, um Leben zu verlängern, auch wenn die Lebensqualität darunter leidet? Oder bevorzugen die Patient:innen Palliative Care, bei der auf heilende medizinische Maßnahmen verzichtet wird und mit lindernden Maßnahmen der Sterbeprozess erleichtert werden soll?

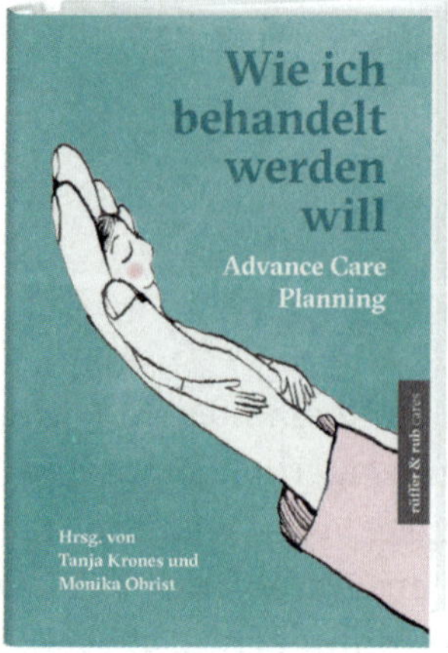

Tanja Krones,
Monika Obrist (Hg.)

Wie ich behandelt werden will
Advance Care Planning

224 Seiten | Broschur
ISBN 978-3-906304-62-5

Gespräch mit den Herausgeberinnen zum Buch »Wie ich behandelt werden will«

Haben Sie sich schon einmal Gedanken dazu gemacht, wie Sie im Krankenhaus behandelt werden möchten, wenn Sie nach einem schweren Unfall oder mit einer unheilbaren Krankheit nicht mehr urteilsfähig sind?

Wer schwer krank ist, soll seine Behandlung mitbestimmen und seine Werte und Wünsche darin einfließen lassen können. Ist die betroffene Person plötzlich urteilsunfähig, stehen das Behandlungsteam und die Angehörigen vor schwierigen Entscheidungen. Advance Care Planning (ACP), auf Deutsch etwa »vorausschauende Behandlungsplanung«, kann solche Situationen klären und zur Entlastung von allen Betroffenen führen. ACP ist ein Werkzeug für Patient:innen, mit dem die eigenen Erwartungen an die Behandlung eindeutig und verständlich schriftlich formuliert werden können. Im Gespräch mit einer Expertin wird eine Patientenverfügung «plus» festgehalten, eine Art erweiterte Patientenverfügung. Dank ihr können das Behandlungsteam und die Angehörigen den mutmaßlichen Willen der betroffenen Person genauer umsetzen.